TRAITÉ PRATIQUE

des

MALADIES DE L'APPAREIL RESPIRATOIRE

LILLE

Vve MASSON, ÉDITEUR, 40, RUE FAIDHERBE

1902

TRAITÉ PRATIQUE

DES

MALADIES DE L'APPAREIL RESPIRATOIRE

PAR LE

Dr G. CARRIÈRE

Professeur Agrégé des Facultés de Médecine

Chargé du Cours de Clinique Médicale des Maladies des Enfants
à l'Université de Lille

Lauréat de l'Académie de Médecine

LILLE

Vve A. MASSON, Éditeur, rue Faidherbe, 40

1902

DU MÊME AUTEUR SUR LE MÊME SUJET :

Étude histologique des épanchements hémorrhagiques de la plèvre.
Revue de Médecine, 10 mars 1897.

La congestion idiopathique du poumon.
Revue de Médecine, 1898. (Couronné par l'Académie de Médecine. Prix Alvarenga de Piauhy.)

Influence de l'hydropneumothorax sur l'évolution de la tuberculose pulmonaire. *Archives cliniques de Bordeaux*, 1894.

La spléno-pneumonie dans la fièvre typhoïde.
Archives cliniques de Bordeaux, 1897.

Causes, mécanisme, étendue des déplacements du cœur et des organes abdominaux dans les épanchements pleurétiques.
(Mémoire couronné par la Faculté de Bordeaux en 1897. Prix Godard.)

Sur quelques résultats comparatifs des méthodes radioscopiques et cliniques dans les épanchements pleurétiques.
Archives d'Électricité, 1898.

Des troubles nerveux périphériques qui surviennent dans le cours de la tuberculose pulmonaire.
Thèse Bordeaux, 1897. (Couronnée par la Faculté de Bordeaux. Prix Godard.)

Étude chimique et histologique des épanchements pleurétiques.
Écho Médical du Nord, 1899.

Sur une forme anormale du pneumonoconiose.
Gazette Hebdomadaire, 1899.

Valeur séméiologique des cellules éosinophiles dans les crachats tuberculeux. *Écho Médical du Nord*, 1899.

Contribution à l'étude du micrococcus tétragènes en pathologie.
Presse Médicale, 1898.

Le foie dans la pneumonie lobaire aiguë. *Société de Biologie*, 1898.

Tumeur du médiastin. *Société centrale de Médecine du Nord*, 1899.

Métastase d'un chondrome dans l'artère pulmonaire.
Archives provinciale de Médecine, 1899.

Traitement des bronchopneumonies infantiles. *Nord Médical*, 1901.

Un cas de diphtérie trachéo-bronchique. *Nord Médical*, 1901.

Séro-diagnostic de la tuberculose. *Société de Biologie*, 1901.

Des moyens à utiliser dans la lutte contre la tuberculose.
Académie de Médecine. — *Nord Médical*, 1901.

Le tubage. *Nord Médical*, 1901.

La trachéotomie. *Nord Médical*, 1901.

PRÉFACE

A la demande de plusieurs de mes élèves, aujourd'hui des confrères et des amis, je me suis décidé à rédiger et à publier ces leçons qui, je l'avoue, n'ont aucune prétention scientifique et qui, primitivement n'étaient destinées qu'à l'enseignement.

Certes, les manuels de pathologie interne ne manquent point à notre époque et je n'ai pas le désir d'en créer un nouveau dont la nécessité ne se fait point sentir.

Ce que j'ai désiré et recherché avant tout, c'est faire un livre de pratique.

Me basant sur une bibliographie très complète, je n'ai pas voulu, dans ces leçons, qui sont néanmoins au courant des dernières recherches, citer tous les noms dont l'énumération fastidieuse entrave la lecture et la rend indigeste. Je n'ai retenu que ceux qui s'imposaient.

Tout ce qui n'est qu'accessoire pour le médecin praticien, je l'ai fait imprimer en petits caractères, de telle sorte que le lecteur peut élaguer de suite ce qui ne l'intéresse qu'accidentellement : il en est ainsi de l'historique, de l'anatomie pathologique, de la pathogénie et de ce qu'il n'est pas nécessaire de savoir en bactériologie.

J'ai beaucoup insisté sur le diagnostic différentiel sur lequel on passe trop rapidement, à mon avis, dans la majeure partie des manuels.

Je me suis appesanti sur le pronostic si important en pratique et sur lequel le malade et son entourage insistent tellement.

Enfin, j'ai exposé longuement le traitement des maladies que nous avons étudiées. Ici encore, j'ai élagué tout ce qui m'a semblé inutile, et je n'ai retenu que les médications ayant déjà fait leurs preuves, qui seules intéressent les praticiens.

Pour la commodité des recherches, pour faciliter la révision avant un examen, j'ai placé des notes marginales dont la lecture permet de faire un résumé rapide de toute question.

En accomplissant ce travail, en préparant ces leçons, en les publiant, je n'obéis qu'à un seul but : être utile à mes élèves, à mes confrères, à mes amis, trop heureux si j'apprends un jour que j'ai pu y réussir !

Lille, Avril 1902.

LES INFECTIONS BRONCHIQUES AIGUËS

MESSIEURS,

Les voies respiratoires, au-dessous du larynx et jusqu'aux alvéoles pulmonaires, peuvent se diviser en quatre départements bien distincts. Le premier va de la glotte à l'entrée des bronches dans le poumon : c'est la partie trachéo-bronchique. Le second va de l'entrée des bronches dans le poumon jusqu'à l'engagement des bronches de subdivision dans les interlignes des lobules composés : ce sont les bronches de distribution. Le troisième est compris entre les lobules composés : ce sont les bronches interlobulaires. Quant au quatrième, ce sont les bronchioles, bronchioles intra-lobulaires et bronchioles terminales, qui le constituent.

Tous ces canaux, tous ces tubes sont tapissés par une muqueuse qui se continue directement avec la muqueuse laryngée d'une part, avec l'épithélium alvéolaire d'autre part.

C'est à l'**inflammation de cette muqueuse que l'on donne le nom de bronchite.** Ce terme de bronchite, du reste, s'applique à l'inflammation de la muqueuse de l'un quelconque des départements que nous venons de décrire, le quatrième excepté ; car, dans ce cas, les phénomènes inflammatoires revêtent un caractère particulier : cliniquement c'est la bronchite capillaire.

L'inflammation des bronches est le type de ce que nos pères appelaient autrefois le catarrhe. — Inflammation, catarrhe, étaient pour eux la conséquence d'une perturbation fonctionnelle de l'organisme.

« Normalement, disaient-ils, il existe dans l'organisme un certain » degré d'humidité que le cerveau attire puis rejette au dehors par

» l'intermédiaire des glandes. Si l'humidité est trop considérable, la
» maladie apparaît : elle frappe le cerveau, si celui-ci la retient toute ;
» s'il la renvoie aux glandes, c'est le catarrhe qui apparaît. »
Cette théorie surannée a vécu. Elle a succombé sous les efforts de
Van Helmont, de Schneider et de Broussais.

Ce qu'est l'in-flammation. Aujourd'hui, *l'inflammation est considérée comme le résultat de l'action sur un tissu, sur un organe, d'un agent mécanique ou toxique :* voilà ce que nous apprend la clinique ; — *elle est aussi et surtout le résultat de l'action des microbes :* voilà ce que nous apprend l'école bactériologique.

Toute l'étiologie des Bronchites tient dans cette définition et nous distinguerons :

Trois variétés de bronchites. 1° Des **bronchites infectieuses**; 2° des **bronchites toxiques**; 3° des **bronchites mécaniques**.

Mais avant d'entrer de plein pied dans l'étude des causes des infections bronchiques aiguës, qu'il me soit permis de vous dire quels sont les travaux qui ont contribué à l'édification des connaissances que nous possédons actuellement sur ce sujet.

Historique. Connues dès la plus haute antiquité, les bronchites furent décrites pour la première fois par **Badham**, en 1814. **Pinel, Bichat, Broussais** en donnèrent des descriptions forcément incomplètes : il y manquait l'auscultation.
En découvrant cette méthode d'investigation clinique **Laennec** put compléter les recherches de ses prédécesseurs et il donna de la bronchite aiguë une description restée classique.
La thèse d'agrégation de **Hayem**, en 1869, résume, et fixe l'état des connaissances que l'on possédait à cette date, sur ce sujet.
Depuis cette époque l'histoire des bronchites est entrée dans une voie nouvelle, la voie bactériologique. Mais à part les leçons de **G. Sée** et de **Ferrand**, à part les travaux de **Marfan**, on ne trouve que des matériaux épars dans la littérature médicale : ce sont ces matériaux que j'ai réuni et qui vont me servir pour édifier cette leçon.

Il y a un instant à peine, je vous ai dit que les causes de Bronchites comprenaient : 1° les **infections**; 2° les **poisons**; 3° les **traumatismes**, les agents mécaniques.

Passons en revue, si vous le voulez bien, ces différents ordres de causes.

Bronchites infectieuses I. — **L'infection** est la source principale des bronchites aiguës: *Normalement, en effet, les voies respiratoires renferment des microbes.*

Flore microbienne des bronches. **Von Besser**, en 1889, dans le Journal de Ziegler, rapporte le résultat de ses investigations chez des sujets morts sans affections des voies respiratoires. Toujours il a trouvé des bactéries dans le mucus bronchique. Il y a décrit de nombreuses espèces microbiennes, parmi lesquelles le pneumocoque, le streptocoque et le staphylocoque occupent le premier rang.

Claisse, dans sa thèse, aboutit aux mêmes conclusions ; mais, affirme-t-il, les micro-organismes du mucus bronchique normal, sont moins nombreux que ne le veut Von Besser. Ils deviennent de moins en moins nombreux à mesure que l'on descend dans les fines ramifications de l'arbre bonchique, et il se passe ici ce qui se passe dans l'expérience du long tube effilé de Pasteur. Si vous faites circuler un courant d'air chargé de microbes dans un long tube effilé, vous constaterez que le nombre des micro-organismes déposés sur la paroi du tube est considérable à l'entrée, infinitésimal à la sortie.

Pansini, en 1895, isole du mucus bronchique normal 21 espèces microbiennes distinctes.

Klipstein enfin, en 1898, prétend que la flore microbienne est moins abondante que ne l'ont dit ses prédécesseurs : les voies respiratoires inférieures ne renfermeraient pas de microbes, en revanche on en trouve de nombreux dans les grosses bronches et la trachée.

La conclusion de ces recherches est la suivante : *A l'état normal on trouve, dans la trachée et les bronches, des espèces microbiennes variées, dont le nombre va en diminuant au fur et à mesure que l'on apppoche de l'alvéole ; parmi ces espèces, certaines sont pathogènes, d'autres ne le sont pas mais peuvent le devenir.*

S'il en est ainsi, me direz-vous, tout le monde devrait avoir des bronchites ! Non, tout le monde n'a point des bronchites, car l'organisme ne se laisse point facilement envahir par ses hôtes dangereux, il a ses moyens de défense.

Nous touchons ici à une des plus graves questions de la pathologie générale, tout récemment traitée par M. Charrin dans son cours du Collège de France.

Pour se défendre contre l'invasion microbienne, la muqueuse bronchique possède : 1º *des cils vibratils*, destinés à repousser, à expulser, à rejeter au dehors l'envahisseur menaçant ; 2º *une sécrétion bactéricide*, qui l'englue et le tue ; 3º *des réactions phagocytaires*. Vous savez que certains éléments cellulaires désignés par les Allemands sous le nom de « staubzellen », s'occupent spécialement d'appréhender au corps les microbes envahisseurs, de les digérer s'ils y parviennent, et de les rejeter à l'extérieur.

Peu nous importe que ces éléments cellulaires proviennent des cellules épithéliales comme le veulent Virchow, Knauff, Ruppert et Fleiser ; des leucocytes comme le veulent Metchnikoff, Slaviansky et Tchistowitch ; qu'ils proviennent enfin des deux origines, comme le veulent Schöttelius, Arnold et Fleck ; leur but est le même : arrêter l'invasion microbienne.

4° *La muqueuse normale semble imperméable aux microbes,* comme l'ont démontré Flugge et Morse. Muskatbluth, Büchner, Flette ont ; il est vrai, combattu ces conclusions, mais ; à leur tour, ont-ils vu cette invasion sur des épithéliums absolument sains ? C'est ce qui ne ressort pas assez nettement de leurs travaux.

Telles sont les défenses que possède la muqueuse bronchique contre l'invasion microbienne. Une seule de ces défenses vient-elle à faiblir, le nombre des envahisseurs devient-il trop considérable, leur virulence est-elle exagérée, l'organisme est vaincu, il y a maladie.

Voici donc un premier mode d'infection bronchique : c'est **l'infection sur place.** Il peut y avoir aussi **infection exogène.** Ici, l'armée microbienne arrive de l'extérieur, du larynx, du naso-pharynx, entraîné par l'air lui-même ou par la sécrétion muqueuse : « le rhume de cerveau tombe sur la poitrine » comme dit le public. Les envahisseurs nouveaux, venus du dehors, parfois en grand nombre, avec une virulence quelquefois redoutable, triomphent de nos leucocytes et ici encore la bronchite est constituée.

Enfin l'infection peut-être **endogène.** Nos ennemis, en ce cas, sont apportés non plus par air, mais par le sang qui irrigue la muqueuse bronchique ; ils la lèsent et voilà encore la bronchite constituée !

En pratique, *il est bien difficile de faire la part des choses et de savoir si l'infection s'est faite sur place, si elle est venue du dehors ou du dedans* et il n'y a pas lieu par conséquent de maintenir la classification de Marfan en infections bronchiques exogènes, infections bronchiques endogènes. Je prends comme exemple les bronchites de la syphilis secondaire que Marfan plaçait dans le cadre des bronchites endogènes ; est-elle bien d'origine endogène ? — oui, si elle est due au bacille spécifique de la syphilis, — non, si, comme il est probable, cette bronchite est due à une infection secondaire. Il en est de même pour la bronchite malarienne, tant qu'on ne sera pas fixé sur la nature de ces bronchites, on ne pourra rien dire de leur origine.

Marfan établissait encore une autre distinction entre les infections bronchiques. Il y en a de spécifiques dues à des agents spécifiques déterminés ; il y en a de non spécifiques dues à des microbes variés.

On ne peut guère admettre cette classification. A part les bronchites tuberculeuses, charbonneuses dont la nature spécifique est prouvée, toutes les autres sont de nature encore indéterminées. Les bronchites de la grippe, de la fièvre typhoïde par exemple ne sont qu'exceptionnellement dues au bacille de Pfeiffer ou à celui d'Eberth, habituellement elles résultent d'infections secondaires nullements spécifiques. Cette seconde classification n'est donc pas plus justifiée, jusqu'à nouvel ordre, que la première.

En résumé, les bronchites infectieuses ne sauraient jusqu'à nouvel ordre, jusqu'à ce que des recherches suivies en aient fixé la nature exacte, se subdiviser en classes secondaires.

Ceci nous mène à parler de la bactériologie générale des bronchites aiguës.

Parmi les microbes les plus souvent en cause dans la production des bronchites, c'est assurément le **pneumocoque de Talamon Frænkel** qui tient la première place.

Marfan l'a trouvé dans l'expectoration de tous les sujets atteints de bronchite qu'il a examinés. Ceci est aisé à comprendre, puisque le pneumocoque est l'hôte le plus habituel des cavités bronchiques.

Immédiatement après lui, comme fréquence, vient le **streptocoque**. C'est surtout dans les bronchites de l'enfance que Hutinel et Claisse l'ont rencontré. Comby, il est vrai, ne partage pas leur opinion et croit que le pneumocoque est aussi souvent en cause.

Le pneumobacille de **Friedlander** a été trouvé par Claisse dans sept cas, par Silvestrini dans trois cas. Tripot, dans sa thèse, y a consacré une étude fort complète.

Le **coli-bacille** serait la cause de certaines bronchites des enfants en bas-âges et atteints d'affection gastro-intestinale : c'est ce qui ressort des recherches de Sevestre et Lesage.

On a trouvé enfin une foule d'autres espèces microbiennes ; je vous citerai seulement les espèces chromogènes rencontrées par Frick, par Combemale et François dans certains cas.

Voilà, où nous en sommes bactériologiquement. Ces recherches, il ne faut pas se le dissimuler, sont bien loin d'être closes, et celui qui les reprendrait sérieusement, d'une façon suivie, éclairerait sans doute bien des problèmes obscurs encore de l'histoire des bronchites aiguës.

Examinons maintenant les infections bronchiques aiguës.

Dans la **grippe**, la bronchite aiguë est la règle, surtout dans certaines épidémies, et Comby, en 1893, a trouvé vingt-sept fois la bronchite sur vingt-sept cas de grippe. Cette bronchite a des caractères particuliers dont nous nous occuperons prochainement.

Elle est due soit au bacille de Pfeiffer qui fourmille dans les crachats, soit à des associations streptococcique, pneumococcique ou staphylococcique.

Bactériologie des bronchites.

Bronchites de la grippe.

De la Dothie-
nentérie

De la
rougeole.

Des autres
maladies
infectieuses.

Dans la **dothienentérie**, la bronchite est aussi très fréquente. Chantemesse et Widal, Polguère ont trouvé dans deux cas le bacille d'Eberth, mais il faut faire à ce sujet quelque restriction et se demander si ces auteurs n'ont pas confondu ce microbe avec le coli-bacille. Dans l'immense majorité des cas, les bronchites de la fièvre typhoïde sont dues à des pneumocoques, au streptocoque ou au staphylocoque.

Dans la **rougeole**, la bronchite est aussi très fréquente. Pielicke et Canon y ont trouvé leur micro-organisme, mais, le plus souvent, il s'agit de microbes banals. Les bronchites aiguës non spécifiques de la **diphtérie** ne nous sont pas connus au point de vue bactériologique. Dans un cas de bronchite **érysipélateuse**, Schleimberger a trouvé le streptocoque de Fehleisen. Dans le **charbon bactérien**, la bronchite est fréquente. Lodge père et Lodge fils ont affirmé que l'inoculation de cette maladie se ferait très souvent par les bronches.

Bien souvent chez les **tuberculeux** vous verrez apparaître des bronchites non spécifiques. Le phtisique est un terrain tout préparé pour la pullulation microbienne, ses moyens de défense sont affaiblis, l'infection se produit. La bactériologie nous apprend qu'en ce cas c'est le streptocoque, le pneumocoque, le staphylocoque, la tétragène qui sont le plus souvent en cause.

Le **muguet**, envahit quelquefois brusquement les bronches : Noël Guéneau de Mussy, Parrot, Gübler, en ont rapporté des exemples.

Les bronchites aiguës de la **coqueluche** sont fréquentes. On y a retrouvé tous les microorganismes considérés comme spécifiques de cette affection (protozoaires, bacilles); il est vraisemblable qu'il s'agit en ces cas d'infection secondaire. Dans les **affections pulmonaires**, la bronchite est un élément surajouté presque de règle. On la note dans les congestions actives, la pneumonie, la pleurésie. Les bronchites aiguës de l'**Impaludisme** sont encore bien mal connues et, si l'on ne discute plus sur leur réalité, leur pathogénie est des plus obscures. La **morve** s'accompagne fort souvent de bronchite. Combien de fois entendez-vous vos **syphilitiques** vous dire : « C'est curieux comme je m'enrhume facilement depuis que je suis malade ! » Cette constatation est fort juste. Le syphilitique est sujet aux bronchites, que ces bronchites soient dues à l'iodurisme, au microbe spécifique ou à des infections secondaires : questions irrésolues ! Le **typhus** s'accompagne quelquefois de bronchites aiguës. Canali a rapporté une observation de bronchite due à l'**actinomycose** ; seul le début de la maladie fut aigu, la marche en fut chronique.

Dans les **infections descendantes du pharynx, du larynx et du naso-pharynx** c'est le pneumocoque et le streptocoque qui sont le plus souvent en cause. Enfin dans les **états cachectiques,** adynamiques, chez les mourants la bronchite est fréquente.

Dans tous ces cas la pathogénie est identique : *la maladie infectieuse, la cachexie prépare le terrain, affaiblit ou annihile les défenses de l'organisme, l'infection bronchique peut se réaliser.*

II. — A côté de ces bronchites infectieuses il en est d'autres dans lesquelles la bronchite semble due à l'action des poisons sur la muqueuse des bronches. Ces poisons sont **exogènes,** c'est-à-dire introduits dans l'organisme, ou **autochtones,** fabriqués par l'organisme lui-même.

Bronchites
toxiques.

La première classe comprend les **bronchites iodiques, bromiques** ou **cantharidiques.** Combien de fois serez-vous obligé de suspendre un traitement ioduré ou bromuré à cause de la bronchite intense qu'il produit ?

Quant à la cantharidine, elle détermine de violentes poussées bronchiques, et c'est de cet alcaloïde que se sont servis Cornil et Ranvier pour reproduire expérimentalement la bronchite chez l'animal.

L'alcool, qui s'élimine en partie par les bronches et le poumon, peut aussi déterminer des bronchites aiguës.

Wachholz, enfin, a signalé des bronchites dans l'empoisonnement par l'**acide carbolique.**

Les bronchites dues à des **auto-intoxications** sont tout aussi fréquentes. Vous les trouverez dans l'**urémie,** l'**insuffisance hépatique,** chez les **arthritiques,** les **diabétiques** et les **goutteux :** Bence Jones, dans ce dernier cas, a souvent trouvé la muqueuse bronchique incrustée de sels d'urate de soude. Vous les trouverez aussi chez les dilatés de l'estomac (Bouchard et Legendre).

Quelle est la nature intime de ces bronchites toxiques ? Deux théories sont ici en présence. L'une fait de la bronchite le résultat de l'action irritative des poisons sur les glandes bronchiques par lesquelles ils s'éliminent en partie. L'autre fait des bronchites toxiques une dépendance des bronchites infectieuses : le poison diminue la résistance des parois bronchiques en altérant le fonctionnement épithélial, glandulaire et les réactions phagocytaires, l'infection se produit.

Il est difficile, dans l'état actuel de la science, de se prononcer entre ces deux théories. Il serait nécessaire, pour résoudre le

problème, d'instituer des recherches suivies pour faire la part de
ce qui revient au poison et à l'infection.

Bronchites mécaniques. III. — La troisième catégorie de notre classification comprend les **bronchites mécaniques** ou **traumatiques**. Les traumatismes susceptibles d'adultérer la muqueuse bronchique peuvent être endogènes ou exogènes.

Les *traumatismes exogènes?* ce sont les poussières, les vapeurs irritantes. Les sujets, que leur profession expose à respirer une atmosphère chargée de poussières animales, végétales, minérales ou métalliques, sont sujets à la bronchite.

Ceux qui respirent des *gaz irritants*, comme les vidangeurs, ceux qui travaillent au milieu des vapeurs d'ammoniaque, de chlore, de brome, d'iode, d'acide picrique, d'acide nitrique, d'acide chlorhydrique, acétique, de gaz sulfureux, d'acide hypoazotique, le sont aussi.

Reynault et Sarlet, dans ces derniers temps, ont décrit une bronchite spéciale chez les ouvriers qui travaillent la mélinite.

Poussières, gaz irritants ou délétères, agissent vraisemblablement en lésant directement la muqueuse, en paralysant nos moyens de défenses, en favorisant l'infection.

Les bronchites aiguës par traumatismes endogènes sont celles qui succèdent aux *lésions cardio-vasculaires*. Je ne parle pas ici de ces bronchites dues à la stase sanguine du cœur droit : ce sont là des bronchites torpides et non aiguës ; je parle des bronchites aiguës, actives telles qu'on les observe dans l'insuffisance aortique ou dans les angeïo-névroses.

Ces bronchites ont une pathogénie bien obscure. Il semble que dans ces cas il n'y a pas, à proprement parler, bronchite, car il n'y a pas inflammation de la muqueuse, il y a simplement flux séreux, sécrétion glandulaire exagérée.

Bronchites infectieuses, bronchites toxiques, bronchites mécaniques, toutes, en résumé, semblent ressortir de l'infection microbienne. — C'est elle qui domine toute l'étiologie des bronchites aiguës, notion précieuse, puisqu'elle nous permet de prévoir la prophylaxie et même jusqu'à un certain point la symptomatologie de cette affection.

Mais, arrivé au terme de cette étude étiologique, vous devez vous demander, ce que je fais de la bronchite *a frigore*. Je ne l'ai point oubliée, bien loin de là.

Bronchites *a frigore*. Il est de notion courante qu'en dehors de toute infection, de toute intoxication, de tout traumatisme, il existe des bronchites aiguës (et c'est le plus grand nombre) que l'on ne peut attribuer qu'à un **refroidissement** local ou général. Dans quelle catégorie allons-nous les placer ?

De nombreuses recherches ont été entreprises pour élucider la pathogénie de cette bronchite : Rossbach, Riegel et Ackermann l'ont reproduite expérimentalement.

Je crois que la bronchite *a frigore* peut rentrer à la fois dans ces trois catégories. L'air froid respiré peut agir sur la muqueuse bronchique à la façon d'un trauma, diminuer la résistance des épithéliums, des leucocytes, favoriser l'infection. Dans des recherches entreprises avec mon ami le Dr Castets, communiquées à l'Académie de Médecine en 1897, et destinées à élucider la pathogénie de ces accidents *a frigore*, nous avons établi que chez l'animal refroidi il y avait à la fois intoxication et infection. L'intoxication est prouvée par ce fait que le sérum sanguin des animaux refroidis est quatre fois plus toxique que celui des témoins. L'infection est démontrée parce que le sang, stérile avant le refroidissement, donne des cultures après qu'il a eu lieu. Ceci pourrait peut-être s'appliquer aux bronchites aiguës.

Ce qu'on peut affirmer c'est que la fonction bactéricide des humeurs qui est sous la dépendance du système nerveux (Bouchard et ses élèves) est diminué à la suite du refroidissement : l'infection peut donc se produire.

Nous voilà arrivés au terme de ce chapitre d'Étiologie générale des bronchites. Si j'ai été un peu long, c'est que je voulais que vous eussiez bien présents à l'esprit les cas dans lesquels l'infection se produit et comment elle se produit, afin que dans la pratique vous puissiez agir sciemment et combattre la cause pour supprimer l'effet.

Lésions des bronchites.

Bien que la mort, dans les bronchites soit relativement rare, elle se produit quelquefois du fait de l'affection causale.

A l'autopsie, en ouvrant les bronches, vous trouverez alors une muqueuse rouge vif, carminée, d'autant plus apparente qu'elle aura été détergée du mucus ou du muco-pus qui la recouvrait.

Elle a parfois un aspect granité et est ponctuée d'ecchymoses.

Dans les petites bronches, le muco-pus est abondant et vous le verrez sourdre de leur lumière comme une goutte jaune verdâtre, opaque, visqueuse, si vous pressez le parenchyme pulmonaire.

Toutes les parties constituantes de la bronche sont du reste lésées dans les bronchites aiguës.

De l'épithélium.

1° **Épithélium.** — Le premier fait, pour Hamilton, c'est la chute des cils vibratiles, la disparition du plateau strié qui surmonte la cellule. Le protoplasma de celle-ci, infiltré de substance muqueuse, se gonfle, distend la cellule qui ne tarde pas à éclater, déversant dans la bronche leur contenu muqueux. La cellule elle-même dont le noyau est nécrosé ne tarde pas à desquamer. Elle peut du reste, indépendamment de cette dégénérescence muqueuse subir la tuméfaction trouble ou la nécrose de coagulation.

Les cellules épithéliales sont dissociées par des leucocytes mononucléaires ou polynucléaires, leurs débris se retrouvent dans l'expectoration et les leucocytes nécrosés vont former des globules de pus.

Des glandes.   2° Les **glandes** sont tuméfiées, par leur goulot dilaté on voit parfois sourdre une goutte de pus. Les épithéliums glandulaires présentent les mêmes altérations que les épithéliums de revêtement. Autour des culs-de-sac glandulaires on note une infiltration leucocytique prononcée.

Des vaisseaux   3° Les **vaisseaux** dilatés sont souvent entourés d'un manchon de leucocytes mono et polynucléaires.

Les **lymphatiques** sont bourrés de leucocytes ; les **fibres élastiques** et les **fibres musculaires** lisses peuvent, si le processus est plus profond, être dissociées par l'infiltration leucocytique. Les fibres musculaires, en ces cas, sont souvent dégénérées. Elle explique l'apparition ultérieure de la dilatation bronchique. Les **cartilages** sont ordinairement épargnés sauf dans certaines bronchites suppuratives (celles de la typhoïde en particulier) où l'on a noté des chondrites suppurées ou ossifiantes. Les **petits ganglions** péri-bronchiques sont aussi tuméfiés : cette tuméfaction légère ou peu marquée dans les bronchites légères est souvent très accentuée dans les bronchites infectieuses : en ce cas il peut même y avoir suppuration ganglionnaire. Enfin, en certains cas, on peut constater *de visu*, sur les coupes, la pénétration microbienne.

Telles sont les lésions anatomo-pathologiques communes à toutes les bronchites aiguës. Ajoutons que, dans certaines bronchites, il y a des lésions véritablement spécifiques. C'est ainsi que dans la morve, on retrouve les granulations, le chancre, caractéristique de cette infection. C'est ainsi que dans la variole on peut retrouver des pustules sur la muqueuse bronchique.

Mais ce sont là des cas rares qui ne sauraient nous arrêter bien longtemps.

Étude clinique.   Vous venez de voir comment les agents microbiens, cause des bronchites, s'introduisent dans la place, comment ils l'envahissent ; vous avez vu les réactions de défense de celle-ci : vous avez vu les dégâts de la lutte ; nous allons maintenant étudier les signes révélateurs de cette lutte.

Nous avons appris que la lésion réactionnelle de l'invasion microbienne, c'était la dégénérescence, la fonte ou la nécrose de l'épithélium, c'était l'exode leucocytaire, la mort de certains de ces défenseurs.

Ces produits cellulaires ou sécrétoires, tombés dans la cavité bronchique, vont l'obstruer plus ou moins, donnant naissance à des symptômes fonctionnels, à des symptômes physiques.

D'un autre côté, les micro-organismes qui pullulent dans cet exsudat non bactéricide, dans cet épithélium altéré, dans cette paroi bronchique peuvent :

a) Envahir secondairement l'organisme tout entier : le fait est exceptionnel ;

b) Sécréter des substances toxiques, des toxines.

Dans l'un et l'autre cas se produisent des *symptômes généraux*.

L'intoxication joue un rôle important dans la genèse de ces accidents généraux. Si en effet, suivant l'exemple de Claisse, nous prenons des crachats de bronchite aiguë, si nous débarrassons ces crachats des microorganismes qu'ils renferment, nous pouvons nous convaincre qu'ils possèdent une toxicité très marquée, et, en les injectant à l'animal nous pourrons obtenir l'hyperthermie, la dyspnée et des dégénérescences vésicales.

Étudions maintenant ces trois ordres de symptômes.

L'accumulation des produits de sécrétion, des débris cellulaires desquamés et dégénérés, des leucocytes plus ou moins altérés, dans la lumière des bronches va déterminer l'apparition de deux ordres de symptômes : **Signes fonctionnels**

1° Elle va exciter les régions tussipares des bronches d'où la *toux ;* 2° Ces produits vont être rejetés au dehors par *l'expectoration*. Ce sont là les deux symptômes fonctionnels capitaux des bronchites aiguës.

a) **Toux.** – La muqueuse des bronches est douée d'une sensibilité exquise. Dès qu'un corps étranger quelconque, liquide ou solide, vient la chatouiller, il se produit un acte réflexe destiné à rejeter l'intrus au dehors. Nicaise a démontré que les bronches se dilataient pendant l'expiration. Or la toux est un phénomène expiratoire. Normalement, dans la respiration calme, les crachats cheminent vers la trachée, sous l'influence des mouvements des cils vibratiles et sous l'influence du courant d'air expiratoire. Quand ces crachats arrivent dans un rayon plus sensible (tussipare) il en résulte un mouvement réflexe qui décuple les forces expiratoires et, quand le crachat parvient aux régions bien plus sensibles de la trachée, l'effort plus violent encore qui aboutit au rejet du crachat. **La toux.**

C'est à ce mouvement respiratoire qu'on donne le nom de toux. L'arc réflexe de la toux nous est bien connu à l'heure actuelle. L'influx sensitif suit le pneumogastrique pour arriver au centre (Rosenthal a constaté qu'après la section du vague, la toux ne se produirait plus).

Les recherches de Koth ont établi que le centre de la toux était situé dans la moelle allongée au voisinage du centre respiratoire.

Les voies centrifuges de l'influx moteur sont les nerfs phréniques et intercostaux.

Ses caractères   La toux, dans les bronchites aiguës présente deux caractères principaux :

a) Si l'exsudat n'est pas encore fluide, s'il y a seulement hyperèmie (c'est ce qui se passe au début de la bronchite) *la toux est sèche, brève, quinteuse.* Elle est constituée par des séries de saccades expiratoires, plus ou moins nombreuses, plus ou moins vives, réveillant parfois des douleurs cuisantes en arrière du présternum, aux insertions du diaphragme et des intercostaux.

b) Si l'exsudat est fluide la *toux est grave.* Ici les saccades expiratoires sont suivies d'effet et s'accompagnent du rejet d'un ou de plusieurs crachats.

La toux est donc un acte salutaire puisqu'il est destiné à débarrasser les bronches des produits toxiques ou infectieux qui les encombrent.

Rappelez-vous ce fait, Messieurs, et ne cherchez pas à combattre systématiquement la toux dans les bronchites. Faites le seulement quand elle devient trop douloureuse, quand elle est une cause d'insomnie, d'hyperémie ou lorsque vous craindrez l'apparition de l'emphysème ou de la dilatation des bronches.

Les crachats.   2° **Expectoration.** — Les crachats, dans les bronchites aiguës, sont : muqueux, muco-purulents, purulents.

Muqueux.   **Les crachats muqueux** se trouvent au début des bronchites aiguës ; c'est le *sputum crudum* des anciens : ils sont transparents, incolores, visqueux, aérés et mousseux.

Ils renferment de l'eau, des sels (phosphates, chlorure, carbonates et sulfates de sodium, de potassium, de chaux, de magnésie et de fer). Si vous y ajoutez quelques gouttes d'alcool ou d'acide acétique, il se forme des filaments opaques de *mucine.*

Salomon y a trouvé du glycogène ; Escherich, un ferment analogue à la trypsine.

Examinez ces crachats au microscope, vous constatez qu'ils renferment fort peu d'éléments cellulaires. Ceux-ci sont des cellules en dégénérescence muqueuse ou des leucocytes.

Les premières sont rondes ou aplaties, leur contenu est finement granuleux, leur noyau est à peine visible. Parfois elles présentent encore quelques cils. Si vous ajoutez une goutte d'acide acétique étendu, vous constatez que ces cellules gonflent, deviennent transparentes ; leur noyau est alors très net, leurs contours très marqués, elles renferment quelquefois des vacuoles.

Si vous colorez par la thionine phéniquée, vous voyez le protoplasma de ces cellules se colorer en rouge violacé (réaction de la substance muqueuse). Les leucocytes que vous y rencontrez sont parfois dégénérés, nécrosés, parfois ils présentent les réactions colorantes qu'ils ont à l'état de vie : ce sont des leucocytes polynucléaires et mononucléaires qui dominent. J'y ai retrouvé des cellules éosinophiles en proportion anormale (7 %).

Enfin vous y trouverez des micro-organismes variés.

Les **crachats muco-purulents** n'apparaissent qu'un peu plus tard dans l'évolution des bronchites aiguës. Examinez alors le crachoir de votre malade : au milieu des parties muqueuses transparentes, vous voyez des parties purulentes opaques, jaunâtres ou verdâtres. Le mélange des deux substances est tantôt intime, tantôt les parties purulentes flottent dans le liquide ou se déposent au fond. *[Muco-purulents.]*

Leur composition chimique est la même ; les sels y sont plus abondants ; on y trouve de la pyine et de la mucine, rarement de la cholestérine, microscopiquement ce sont les globules de pus qui dominent. Ils sont arrondis, leur protoplasma est irrégulièrement granuleux, leurs noyaux sont mal colorés.

On y trouve encore des leucocytes polynucléés et rarement des plaquettes de cholestérine.

Les **crachats purulents** sont verdâtres, opaques, fluides. Leur odeur est fade. Ici, plus de mucus, les épithéliums sécréteurs sont détruits, on ne trouve que des globules de pus. Dans quelques cas l'expectoration est sanglante, l'hypérémie a été trop intense, il y a eu de petites ruptures vasculaires. Enfin on a signalé des cas (très rares) de bronchite avec expectoration fibrineuse. *[Purulents.]*

La présence d'un exsudat dans les bronches va mettre obstacle au passage de l'air, d'où : signes physiques révélés par l'examen des malades. *[Signes physiques.]*

Inspectez avec soin le thorax de vos malades, palpez-le, percutez-le : il ne présente rien d'anormal.

Appliquez maintenant votre oreille sur la paroi thoracique : vous percevez aussitôt un ensemble de bruits anormaux surajoutés au murmure vésiculaire normal.

Ces bruits anormaux, ce sont les râles de la bronchite. Ils ont, suivant que l'exsudat existe ou est absent des caractères particuliers qui permettent de distinguer en : a) râles secs ; b) râles humides.

Les **râles secs** se produisent quand l'exsudat est fort épais, ou quand il manque, en ce cas on les attribue à l'épaississement de la muqueuse hypérèmiée et comme engluée. *[Les râles secs.]*

On les subdivise en râles ronflants et râles sibilants.

Le **râle ronflant** a une tonalité très grave. Laënnec le comparait au ronflement de l'homme qui dort, au son d'une corde de basse qu'on frotte avec le doigt, au roucoulement de la tourterelle. Il se passe dans les grosses bronches.

Le **râle sibilant** a une tonalité plus aiguë, et ressemble à un sifflement prolongé. Quelquefois bref, il se rapproche du « cri des oiseaux » (Laënnec). Il prend naissance dans les bronches moyennes.

Les caractères de tous ces râles sont les suivants :

1° *Ils sont mobiles*, c'est-à-dire se substituent les uns aux autres dans le cours de deux respirations successives, parfois même d'une seule. Ils disparaissent quelquefois pendant une ou plusieurs respirations. Ils changent de place.

2° *Ils se produisent surtout pendant l'expiration.* C'est à l'expiration que se produit le premier râle de la bronchite ; c'est encore à l'expiration qu'on perçoit le dernier.

3° *Ils se propagent très loin*, en avant comme en arrière, au sommet comme à la base : d'où l'impossibilité d'établir un diagnostic topographique.

Les râles humides.

Quand l'exsudat est fluide ce ne sont plus des râles secs que vous allez percevoir : ce sont des **râles humides**.

Ils sont constitués par une série de petits bruits éclatants se succédant plus ou moins rapidement. *Ils sont irréguliers. Ils changent d'aspect* dans le cours d'une même respiration ou de deux respirations successives.

Ils se produisent aux deux temps de la respiration : surtout pendant l'expiration. *Ils ont un caractère bullaire*, c'est-à-dire sont constitués par des bulles traversant un liquide. On ne saurait mieux les comparer qu'au bruit d' « une pipe qui jute. » Les bulles sont plus ou moins volumineuses suivant le diamètre des bronches où elles prennent naissance. Elles sont plus ou moins éclatantes suivant la profondeur de la situation de ces bronches.

Signes généraux.

Tels sont les symptômes locaux des bronchites aiguës. Mais, tous ces produits pathologiques qui encombrent les voies bronchiques possèdent parfois un pouvoir toxique, bien mis en évidence dans les expériences de Claisse.

Ces toxines fabriquées dans les bronches vont être resorbées et produiront les **symptômes généraux**, symptômes d'intoxication.

Mais ici il vous faut tenir compte de la nature et de la virulence du microbe causal. Ces symptômes généraux varieront donc essentiellement suivant la cause de la bronchite.

Fièvre, courbature, céphalée, troubles digestifs, différeront donc suivant les cas : de là nécessité pour nous d'étudier dans la prochaine leçon les formes cliniques des bronchites aiguës.

Il m'est impossible de vous dire quel est en général le pronostic des bronchites aiguës. *Éléments du pronostic.*

Ce qu'on peut dire, c'est *qu'une bronchite aiguë ne doit jamais être négligée.* La bronchite aiguë est chose très sérieuse parfois.

1° *Elle peut passer à la chronicité ;*

2° *Elle peut envahir les fines ramifications bronchiques :* **bronchite capillaire ;**

3° *Elle peut ouvrir la porte à une infection secondaire* plus grave, et en particulier à la tuberculose ;

4° *Elle peut retentir sur le cœur* primitivement ou secondairement lésé, et nous verrons ce que sont les bronchites des cardiaques ;

5° Enfin, *chez certains individus, chez les bossus* en particulier, elle a un pronostic particulièrement grave que nous étudierons.

Si donc une bronchite aiguë ne tue pas par elle-même, elle peut ouvrir la porte à une autre affection, qui, elle, n'épargnera pas le malade.

Il est donc nécessaire d'être fixé de bonne heure sur le diagnostic de la Bronchite aiguë pour intervenir activement et traiter efficacement la maladie. Le **Diagnostic** est facile. Il repose tout entier sur la présence des *râles bronchiques*. *Diagnostic.*

Ce sont ces râles dont la présence vous permettra de ne pas confondre la Bronchite avec : 1° la *toux hystérique* ; 2° les *toux réflexes* (hépatique, rénale, utérine, gastro-intestinale).

Une fois le diagnostic de Bronchite établi, il vous en faudra soigneusement *rechercher la cause*. Ce sera parfois difficile, mais cela est absolument nécessaire, car combattant la cause, vous combattrez l'effet, et vous aurez ainsi la clef d'une thérapeutique étiologique vraiment efficace.

Nous avons vu que la cause des bronchites aiguës c'est l'infection microbienne, entraînant à sa suite l'encombrement des bronches qui était la cause des symptômes généraux de la bronchite. C'est dans ces notions que nous allons puiser tous nos moyens thérapeutiques. *Traitement.*

1° Nous chercherons à combattre directement l'infection des bronches ; 2° Nous exciterons et chercherons à donner de nouvelles forces aux défenses de l'organisme attaqué ; 3° Nous essaierons de débarrasser les bronches des exsudats qui les encombrent ; 4° Nous modifierons ces sécrétions, nous les rendrons moins toxiques, nous essaierons de les tarir ; 5° Enfin nous favoriserons l'élimination des poisons élaborés dans les bronches et dont le passage dans le sang produit des symptômes généraux.

Combattre l'infection bronchique.

I. — **Pour combattre l'infection bronchique** existante nous userons des **antiseptiques.** Pris en inhalations, en fumigations, en pulvérisations ils ne donnent guère de résultats, ils ne parviennent point jusqu'aux bronches. Les administrerez-vous par la voie buccale ou rectale ? ce sera bien inutile ! Ce que vous chercherez surtout ce sera de vous opposer à l'infection générale et vous y parviendrez en donnant **la quinine.** Aux doses quotidiennes de 0 gr. 50 à 0 gr. 60 le **sulfate de quinine** est un excellent antiseptique général, qui tonifiera le système nerveux et excitera les moyens de défense. Vous le préférerez à l'antipyrine qui n'est qu'un faible antiseptique et qui a une tendance congestive sur les bronches.

Favoriser les défenses de l'organisme.

II. — Vous **favoriserez la défense de l'organisme** par ses défenseurs naturels en soumettant les malades au **repos,** dans une chambre dont la température sera de 18° à 20°. Vous leur conseillerez de peu remuer ; les mouvements réveillent la toux qui exagère la congestion des bronches. Vous ordonnerez une **alimentation légère** consistant en lait, œufs, poulet. Vous stimulerez enfin le système nerveux, grand régisseur des défenses de l'organisme par des grogs chauds et des tisanes alcoolisées.

Favoriser l'expulsion des exsudats.

III. — Vous devez essayer de **faire expulser les exsudats accumulés dans les bronches.** La toux s'en charge mais est quelquefois impuissante. Vous favoriserez cette expulsion :

a) En fluidifiant les exsudats ;

b) En favorisant la contraction des muscles de Reissessen.

Pour fluidifier les sécrétions, ayez recours à la **Belladone** ou au **Jaborandi.** Vous donnerez une inhalation chaude renfermant 20 gr. de feuilles de belladone. Mais vous préférerez le Jaborandi. Une infusion théiforme avec 3 gr. de feuilles de Jaborandi détermine une véritable chasse des mucus (A. Robin). Vous favoriserez la contraction des fibres de Reissessen au moyen de l'ipéca. Dès votre première visite vous donnerez l'ipéca chez l'adulte associé avec le tartre stibié selon la formule classique :

```
Poudre d'Ipéca............  1 gr. 50.
Tartre stibié ............  0 gr. 05 centigr. en 3 paquets.
```

Faire dissoudre chaque paquet dans un demi verre d'eau. On prend chaque verre à une demie heure d'intervalle et on s'arrête si le malade vomit avant le troisième verre. On conseille au malade de boire de l'eau tiède pour éviter les vomissements à vide. Chez l'enfant j'emploie la formule :

    Sirop d'ipéca .... 30 grammes.
    Poudre d'ipéca .... 1 gr. 50.
Une cuillerée à café de 5 en 5 minutes jusqu'à vomissement.

L'ipéca pris de la sorte a plusieurs avantages :

1º Il provoque la sécrétion des bronches, fluidifie l'exsudat ; 2º Il excite la contraction des fibres de Reisseisson ; 3º Il cure les bronches, car dans l'acte du vomissement les compressions successives auxquelles est soumis le poumon, expriment le parenchyme pulmonaire.

Les jours suivants vous pouvez donner l'ipéca à doses réfractées : je ne vous le conseille pas, il est trop dépressif. Vous préférerez le **kermès, l'oxyde blanc d'antimoine, l'aconit** ou **l'ergotine.**

Vous formulerez le kermès ainsi qu'il suit. Potion avec :

    Kermès minéral .... 0 gr. 15 à 0 gr. 30.
    Looch blanc du Codex ... 120 gr.

L'oxyde blanc se donne suivant la formule.

    Oxyde blanc d'antimoine .... 2 à 6 gr.
    Sirop de polygala .... 30 gr.
    Julep gommeux .... 90 gr.
    à prendre par cuillerées à soupe dans la journée.

L'alcoolature de racines d'aconit se donnera aux doses de X à XXX gouttes par jour dans les tisanes. L'ergotine se donnera de 1 à 4 gr. par jour.

IV. — Vous devrez encore **modifier les sécrétions,** les rendre moins toxiques, les supprimer si elles persistent. Les **balsamiques,** vous fournissent à ce titre plusieurs médicaments. Le principal d'entre eux est le **baume de tolu.** On le donne sous forme de sirop de 30 à 40 gr. par jour ; sous forme de pastilles, ou sous forme de pilules associées à la **terpine** selon la formule. Pilules avec :

Modifier
les secrétions.

    Terpine ....)
    Baume de tolu...................) aà 4 gr.
    f. s. a. 40 pilules. A prendre de 4 à 8 par jour.

L'opium tient, dans le traitement des bronchites aiguës une place importante : il exerce une action d'arrêt sur la sécrétion bronchique. Renaud le considère comme le médicament par excellence des bronchites aiguës. C'est lui qui entre dans la composition des sirops pectoraux (de Lamouroux, de Flon) ; des pâtes pectorales, des bonbons pectoraux, et de nombre de potions béchiques. Sans doute *l'opium a de grands avantages*. Il calme les insomnies. Mais *il ne faut point en abuser.* La toux, nous l'avons vu, est un acte physiologique qu'il ne vous faut combattre que dans quelques conditions particulières. *A la fin d'une bronchite ou dans le cours d'une bronchite avec toux fréquente violente et douloureuse, donnez l'opium et donnez-le suivant la méthode de Renaud.* Pilules avec :

Extrait thébaïque............... 50 centigr.
Extrait de datura, de belladone
   ou de jusquiane............... 25 centigr.
f. s. a. 50 pilules.

Prendre 3 pilules avant de se coucher. La nuit, si on se réveille, en prendre une ou deux. Mais ne pas dépasser cette dose. L'eau de laurier-cerise, incorporée aux potions à la dose de 10 à 20 gr. donne aussi de très bons résultats.

Favoriser le rôle des émonctoires. V. — En dernier lieu, avons-nous dit, il nous faudra **favoriser l'élimination des substances toxiques** élaborées dans les bronches et résorbées dans l'organisme. Vous y parviendrez : 1º Par le **régime lacté** qui favorise la diurèse, il n'est pas nécessaire, sauf indications spéciales, qu'il soit absolu ; 2º par l'**ingestion des boissons chaudes** qui favorisent la diurèse et la diaphorèse. C'est là le secret de l'efficacité des tisanes. « La tisane, disait Axenfeld, est une caresse pour la trachée et les bronches. » Conseillez-les à vos malades et choisissez parmi les innombrables espèces : l'hysope, le lierre terrestre, la capillaire, la guimauve, la réglisse, la violette, les quatre fleurs pectorales ; 3º Vous y parviendrez aussi par les **oxymels** et en particulier par l'oxymel scillitique à la dose de 15 à 20 gr. dans les tisanes ; 4º Enfin, c'est peut-être à ce mode d'action qu'est dû le succès du **Benzoate de soude** si préconisé dans ces derniers temps. Trois ou quatre fois par jour faire prendre au malade, dans une infusion de tilleul ou d'oranger, une cuillerée à soupe de la potion suivante :

Benzoate de soude........... 20 grammes.
Sirop de polygala............ 100 —
Julep gommeux.............. 200 —

La révulsion. A côté de ces traitements, rationnels, il en est d'autres, peut-être un peu empiriques mais dont l'action bien qu'inexpliquée est parfois très satisfaisante. De ce nombre est la **révulsion.** Certes,

je ne vous engage pas à user du Wlinsi, du thapsia ou du vésicatoire dont l'action est nulle ou douteuse. Mais ayez recours aux
ventouses sèches, aux *badigeons de teinture d'iode*, aux enveloppements chauds et humides du thorax, aux cataplasmes sinapisés.

Telles sont les indications thérapeutiques générales des bronchites. Elles sont nombreuses, vous le voyez, mais en les remplissant exactement, vous aurez la certitude d'avoir fait tout ce qui
dépendait de vous pour guérir votre malade, et c'est là, n'est-il
pas vrai notre but dans la vie.

DEUXIÈME LEÇON

FORMES ET VARIÉTÉS CLINIQUES DES BRONCHITES AIGUËS

MESSIEURS,

Dans la dernière leçon, nous avons étudié les causes générales, les symptômes et le traitement commun à toutes les bronchites. Dans celle-ci je ferai passer sous vos yeux les formes cliniques que vous aurez le plus souvent l'occasion de rencontrer.

I. — Bronchite a frigore.

Bronchite a frigore.

Parmi celles-ci, la **bronchite a frigore** tient assurément la première place. Je vous en ai déjà dit quelques mots à propos de l'étiologie générale des bronchites. Comme son nom l'indique, elle

Etiologie.

est la **conséquence immédiate du refroidissement du corps, ou d'une partie du corps.** Aussi l'observez-vous dans les climats froids ou tempérés, dans les pays à variations brusques de température, dans les saisons à température variable (printemps et automne).

Tantôt le **refroidissement du corps est général :** c'est un sujet qui, ayant le corps en sueur, se trouve exposé à un courant d'air, est trempé par la pluie ou tombe dans une eau glacée. Tantôt **le refroidissement est local :** le malade s'est enrhumé après avoir eu froid aux pieds, aux mains ou à la tête.

Mais, sur un ensemble d'individus exposés au même refroidissement, certains contractent la bronchite, alors que leurs voisins sont épargnés par elle. C'est que *chaque sujet possède une prédisposition acquise ou héréditaire, à contracter la bronchite :* ce sont ces causes prédisposantes qu'il nous convient d'étudier tout d'abord.

Au premier rang parmi ces causes, il convient de placer **l'hérédité** : c'est le fils d'un bronchitique qui est voué dès sa naissance aux bronchites à répétition ; voilà l'**hérédité directe**. Causes prédisposantes. L'hérédité.

A côté de celle-ci, se place l'**hérédité indirecte** : on observe les bronchites aiguës chez les enfants des lymphatiques, des scrofuleux, des arthritiques.

L'arthritisme et le **lymphatisme**, du reste, sont par eux-mêmes, en dehors de toute notion héréditaire, les principales causes prédisposantes des bronchites aiguës.

De ces notions découle toute une série d'indications prophylactiques qu'il vous faut parfaitement connaître. Indications prophylactiques tirées de ces notions.

Entourez de précautions les enfants des lymphatiques et des arthritiques, les arthritiques et les lymphatiques eux-mêmes ; — n'allez pas cependant jusqu'à les cloîtrer, ne les élevez pas « dans du coton ». Habituez-les de bonne heure au refroidissement, aguerrissez-les contre le froid par l'hydrothérapie quotidienne, les frictions sèches, le massage, le séjour au grand air, à la campagne ou au bord de la mer.

En agissant ainsi, vous rendez l'organisme plus résistant, en augmentant les moyens de défense qu'il possède contre l'invasion microbienne.

A côté de ces prédispositions héréditaires, il convient de citer la **prédisposition acquise** : les surmenés, les intoxiqués, les malades sont sujets aux bronchites.

Quoiqu'il en soit, vous voilà en présence d'un sujet qui, à la suite d'un refroidissement, est atteint de bronchite. Comment se présente cette bronchite, comment va-t-elle évoluer ? Etude clinique.

Elle peut évoluer suivant deux types, deux formes principales :

    a) Forme légère ;

    b) Forme intense.

I. — La première est **apyrétique** ; c'est à peine si le malade se plaint d'un **léger malaise**, d'une céphalée peu marquée, d'une courbature insignifiante. Forme légère.

Il sort, il vaque à ses occupations habituelles et ne vous ferait certainement pas appeler s'il n'était inquiété par une **toux** sèche, quinteuse, pénible, réveillant une sensation de cuisson en arrière du sternum.

La toux détermine parfois, si elle est très fréquente, des sensations de tiraillement au niveau des muscles intercostaux ou au niveau des insertions du diaphragme. Elle s'accompagne en général d'une expectoration peu abondante et les crachats revêtent les caractères des **crachats séreux ou muqueux** que je vous ai décrits dans la précédente leçon.

Vous inspectez, vous palpez, vous percutez le thorax de votre malade et vous ne constatez rien, absolument rien d'anormal. Mais si vous appliquez votre oreille sur la poitrine, en arrière ou en avant, au sommet ou à la base, vous percevez alors de **nombreuses sibilances, de gros râles ronflants** : voilà votre diagnostic porté, il s'agit d'une bronchite aiguë légère à la période dite de crudité.

Au bout de **2 à 3 jours, la toux devient plus grasse, l'expectoration muco-purulente ;** la bronchite entre dans la période de coction. Auscultez alors le patient : sibilances et râles sonflants ont disparu, et, à leur place, vous entendez des **râles humides,** de dimensions variables, à grosses, moyennes ou fines bulles, disparaissant après un effort de toux ou après un effort respiratoire.

Attendez trois ou quatre jours encore et tout disparaîtra, votre bronchite aiguë sera terminée, votre malade sera guéri.

C'est là, Messieurs, ce qui se passe dans les trois quarts des cas. Parfois, je dois à la vérité de dire que, soit que la bronchite ait été négligée, soit que l'infection ait été plus profonde, la bronchite aiguë, légère d'abord, prend un caractère d'intensité plus grande, d'acuité plus vive, ou bien traîne en longueur, passe à l'état chronique.

Mais l'allure de la bronchite n'est pas toujours aussi simple : vous l'allez le voir dans la forme intense.

Ici, l'affection débute comme une véritable infection, et, les symptômes fonctionnels et physiques restant toujours les mêmes, seuls, les **symptômes généraux présentent un caractère d'acuité plus grande.**

Le malade auprès duquel vous êtes appelé vous dit alors qu'à la suite d'un refroidissement local en général, il a soudain ressenti **des frissonnements** plus ou moins marqués, plus ou moins prolongés. Il était courbaturé, il avait de la **fièvre,** des nausées, de la céphalalgie ; puis il a commencé à **tousser** et à **cracher.**

Vous constatez en effet que la peau est chaude, le pouls fréquent, ample et bien frappé et votre thermomètre monte à 38, 39 degrés.

Le patient **est oppressé,** mais cette dyspnée n'est jamais très prononcée, c'est plutôt un signe d'intoxication toxémique qu'un indice d'une gêne quelconque de l'hématose.

La toux est sèche, quinteuse, très pénible : la douleur rétro-sternale qu'elle éveille est vive. La malade expectore à grand'peine quelques crachats muqueux.

L'examen physique vous révèle l'existence des **mêmes signes stéthoscopiques** que nous avons trouvés dans la forme légère avec cette différence qu'ils sont un peu plus étendus, un peu plus disséminés.

Au bout de 3 à 5 jours la bronchite aiguë entre dans sa phase de coction. Vous en êtes avertis : 1° par la chûte thermique ; 2° par l'apparition des phénomènes critiques.

Son évolution.

Le thermomètre, qui jusqu'alors s'était tenu aux environs de 38°, 39°, tombe brusquement à 37° ou au-dessous : c'est là un premier mode de défervescence. Beaucoup plus fréquemment la **chûte thermique** se fait en lysis, c'est-à-dire que la température revient progressivement à son chiffre normal.

Les **phénomènes critiques** passent parfois inaperçus ; recherchez-les, Messieurs, parce qu'ils ont une importance pronostique capitale : c'est tantôt une diaphorèse très intense, le malade transpire abondamment jusqu'à mouiller ses draps ; tantôt une polyurie plus ou moins marquée avec décharge uratique ; tantôt enfin, mais plus rarement, une diarrhée séreuse.

L'oppression disparaît, le malade, plus calme, se sent mieux ; la toux devient grasse, l'expectoration muco-purulente ; vous percevez encore à l'auscultation des râles crépitants qui s'effacent progressivement les jours suivants et les bronches reviennent « ad integrum. » En huit jours le malade est sur pied ; mais qu'il n'abuse point de ses forces car, à la moindre imprudence, la rechûte le guette.

Dans certains cas l'inflammation, au lieu de rétrocéder, envahit de proche en proche la muqueuse bronchique et gagne les plus fines ramifications ; c'est la **bronchite capillaire**, le catarrhe suffocant dont nous verrons ultérieurement les caractères chimiques. *Méfiez-vous quand, vers le 4° ou 5° jour d'une bronchite aiguë, vous verrez l'état général s'aggraver, le thermomètre monter aux environs de 40°, une dyspnée vive apparaître. Auscultez minutieusement alors vos malades, et, si vous percevez le moindre râle sous crépitant, instituez d'urgence la thérapeutique énergique de la bronchite capillaire.*

Complications.

La capilarisation.

Quelquefois encore la guérison se fait attendre, la bronchite traine en longueur, le malade tousse et crache sans cesse, la **bronchite devient chronique.**

Chronicité.

Ne négligez point ces formes traînantes, agissez de bonne heure à l'aide d'une thérapeutique énergique. En un mot, faites tout au monde pour enrayer la tendance à la chronocité.

La Bacillose. N'oubliez pas surtout que ces formes traînantes et insidieuses masquent bien souvent l'invasion d'un adversaire redoutable, le bacille de Koch. Tous vos phtisiques ne vous disent-ils pas d'une manière unanime : « Cela me vient d'un rhume négligé », constatation d'une justesse absolue et bien faite pour tenir votre esprit en éveil.

Éléments du pronostic. C'est en tenant compte de ces éléments que vous réserverez toujours le pronostic d'une bronchite aiguë : vous l'établirez sur les notions suivantes :

1° La nature de la bronchite ;

2° Sa localisation ;

3° La constitution du sujet chez lequel elle évolue.

1° Il est probable que le pronostic varie avec **l'agent microbien** causal : mais, faute de recherches, on ne peut rien dire encore sur ce sujet.

2° La vraie bronchite *a frigore* frappe simultanément les deux poumons : « *On n'a pas le droit quand on est sain,* disent certains auteurs, *d'avoir une bronchite localisée* ». Défiez-vous avec soin de ces bronchites localisées à un département bronchique, de celles surtout qui n'occupent qu'un sommet du poumon, elles dépendent presque toujours d'une invasion bacillaire.

3° Enfin tenez grand compte de la **constitution de votre sujet.**

a) Ou bien c'est un homme qui n'a aucun passé pathologique héréditaire ou acquis : la bronchite chez lui sera généralement bénigne.

b) Ou bien c'est un sujet qui a eu, dans ses ascendants directs ou collatéraux, des phtisiques ; c'est un homme dans le passé duquel vous pouvez soupçonner la possibilité d'une contagion bacillaire (par sa femme, ses amis ou ses co-habitants), ayez alors l'esprit en éveil ; faites toutes sortes de restrictions à votre pronostic. Ne vous prononcez jamais qu'après vous être entouré de toutes les précautions scientifiques nécessaires. Pratiquez avec soin l'examen bacilloscopique des crachats, inoculez-les aux cobayes, pratiquez-le séro-diagnostic de la tuberculose suivant le mode recommandé par Arloing et Courmont et alors, preuves en mains, dites à la famille du malade, vos pensées et vos craintes.

c) Combien plus encore seront nécessaires toutes ces précautions si votre sujet tousse chaque hiver, est sujet à la bronchite, présente le faciès caractéristique de ceux que le professeur Landouzy appelle les « candidats à la phtisie ».

d) Vous verrez bientôt enfin le pronostic que comporte la bronchite quand elle survient chez un bossu, chez un cardiaque, chez un brightique, je n'y insiste pas.

Le **diagnostic** de la bronchite en tant que bronchite, repose sur la constatation des symptômes physiques.

Éléments du diagnostic.

La nature *a frigore* de la bronchite ne saurait être affirmée que :

1° Par une étude très détaillée des antécédents des malades ;

2° Par un examen minutieux du malade lui-même.

Et quand vous n'aurez ainsi relevé aucune des autres causes des bronchites aiguës, alors, mais alors seulement, vous affirmerez que vous êtes en présence d'une bronchite aiguë *a frigore* : c'est donc un diagnostic par exclusion.

Souvenez-vous surtout des avertissements que je vous donne au sujet de la tuberculose, et que cette crainte salutaire vous mette constamment en garde contre une erreur de diagnostic et surtout contre une erreur de pronostic qu'il est parfois bien difficile d'éviter.

Le traitement à appliquer, dans le cas dont nous nous occupons, est celui des bronchites en général.

Traitement.

Agissez vite et très énergiquement, dans la forme intense en particulier, de crainte que l'inflammation ne gagne les plus fines ramifications bronchiques.

Résumons ce traitement et formulons l'ordonnance suivante :

1° **Repos au lit ou à la chambre** à 18°, 20°. Lait, bouillons, œufs. **Grogs chauds. Tisane quelconque** avec 1 cuillerée à café par tasse de rhum ou de cognac ;

2° **Un vomitif** avec 1 gr. 50 d'ipéca et 0,05 ctgr. de tartre stibié, à prendre d'après le mode précédemment indiqué ;

3° Un cachet, matin et soir, de 0,25 à 0,50 de **sulfate de quinine;**

4° Enfin une **potion** dans laquelle vous combinerez les divers principes utiles dont je vous ai entretenu : le kermès, comme expectorant ; l'alcoolature de racines d'aconit, comme dessicateur bronchique et pour atténuer les réflexes tussipares ; la noix vomique comme tonique général; les opiacés et le tolu comme calmant. Formulez donc :

Teinture de noix vomique ..	X gouttes.
Alcoolat. de rac. d'aconit ...	XX gouttes.
Kermès minéral	0,15 à 0,20 centigrammes.
Sirop diacode.............	
Sirop tolu	aa 30 grammes.
Eau de fleurs d'orangers....	60 grammes.

A prendre par cuillerée à soupe dans la journée.

Si la bronchite est plus intense, appliquez des **badigeons de teinture d'iode** et pratiquez l'enveloppement ouaté du thorax.

Vous vous trouverez bien, en ce cas, d'adjoindre au traitement précédent une cuillerée à soupe, 3 à 4 fois par jour, dans une infusion de tilleul, de la potion suivante :

> Benzoate de soude .... 20 grammes.
> Sirop de polygala .... 100 grammes.
> Eau de tilleul .... 200 grammes.

Si la bronchite traîne en longueur, ne guérit pas, si l'expectoration persiste sans diminuer, conseillez alors à vos malades de prendre chaque jour deux des pilules suivantes :

Carbonate, chlorhydrate ou mieux benzoate d'ammoniaque }	aa 1 gr.
Gomme adragante	
Poudre d'ipécacuanha	0,25.
Extrait de jusquiame	0,10.
Mucilage	Q. S.

Pour 20 pilules.

Cette formule est extrêmement efficace pour arrêter et tarir la secrétion bronchique.

Qu'il me soit permis maintenant de vous donner quelques conseils sur ce que vous aurez à faire chez les personnes sujettes aux bronchites aiguës à répétition.

Lutte contre les bronchites à répétition. **Les poussées seront traitées comme il a été dit plus haut,** mais, dans l'intervalle, vous ne devez point rester inactifs, les bras croisés. Vous devez vous opposer autant que possible à la répétition des accès. Vous y parviendrez en tenant compte des deux indications suivantes, qui se posent à vous :

1º **Aguerrir l'organisme contre les refroidissements ;**

2º **Combattre la diathèse** en cause qui est le plus souvent ici l'arthritisme.

Vous conseillerez donc à votre client d'habiter autant que possible un **climat moyen,** sans variations brusques de la température ; de vivre en plein air ; d'éviter avec soin l'enseignement oral ou le chant, s'il y est obligé de par sa profession. Vous lui conseillerez de s'abstenir de la bicyclette et des exercices abusifs de la respiration.

Vous lui ordonnerez de se faire chaque matin, au saut du lit, sur tout le corps, une **lotion froide,** rapide, avec une grosse éponge. Cette lotion sera suivie de friction sèche et d'une promenade.

Au printemps et à l'automne, votre malade devra prendre une quarantaine de **douches froides** quotidiennes. La douche en jet est préférable. Elle ne doit guère durer plus de 30 secondes, pendant lesquelles le doucheur asperge tout le corps sauf la tête. Après quoi il fera une friction sèche. Le tout sera suivi d'une promenade au plein air.

En second lieu, il sera nécessaire, pour arriver au but proposé, **de combattre la diathèse;** en l'espèce, c'est l'arthritisme que vous aurez le plus souvent en vue. Pour ce faire, conseillez à vos malades le traitement suivant :

1º Vingt jours de suite, prendre une cuillerée à soupe de la solution suivante :

> Eau.................... 300 grammes.
> Arseniate de soude...... 10 centigrammes.

Se reposer dix jours ensuite et recommencer

2º Vingt jours de suite, on prendra chaque matin, dans une tasse de lait chaud, un demi-verre d'eau de Labassère. Avec le reste du demi-verre, on se gargarisera soigneusement ; Dix jours de repos, puis recommencer l'arsenic ;

3º En règle générale, vos malades se trouveront bien de faire chaque année une **cure thermale** avec des eaux sulfureuses (Eaux-Bonnes, Cauterets, Luchon) ou arsenicales (La Bourboule, Mont-Doré).

Vous venez de voir ce qu'est en général la bronchite aiguë *a frigore* chez l'adulte ; nous allons voir maintenant les particularités cliniques qu'elle présente quand elle évolue chez les enfants ou chez les vieillards.

II. — Bronchites de l'Enfance.

La muqueuse bronchique des enfants est des plus susceptibles et la bronchite chez eux, est donc des plus fréquentes.

L'enfant y est prédisposé par ses antécédents héréditaires *et par sa pathologie propre*, c'est-à-dire par les maladies dont il est si fréquemment atteint.

Prédisposition héréditaire.

L'arthritisme, le **lymphatisme** des parents sont les plus fréquents des causes de la susceptibilité des bronches chez les enfants.

Le rôle de la **dentition** dans l'étiologie des bronchites est des plus délicats à définir. M. Comby considère ce facteur étiologique comme une quantité négligeable. Il est pourtant bien logique de penser que la dentition par les douleurs qu'elle provoque, par les

Le rôle de la dentition.

insomnies qu'elle détermine, diminue la résistance de l'organisme et favorise de ce fait l'infection bronchique.

Vous verrez souvent la bronchite remplacer un eczéma qui, sous l'action de votre thérapeutique venait de se guérir ; vous la verrez aussi survenir chez des enfants à gros ventre, polyphagiques et polydypsiques, chez des rachitiques.

Celui des infections gastro-intestinales. Depuis les travaux de MM. Sevestre et Lesage on sait le rôle important que jouent les **infections gastro-intestinales** dans la genèse des bronchites de l'enfance. Ces auteurs n'ont-ils pas démontré que, dans la majeure partie des cas, les bronchites étaient dues au Bactérium coli commune ?

Ajoutez à ceci que les bronchites aiguës chez l'enfant sont souvent consécutives au **coryza** et aux **fièvres éruptives** (la rougeole en particulier) et vous aurez, dans son ensemble les conditions étiologiques de cette affection à cet âge.

Toutes ces causes, en résumé, n'agissent que d'une seule et même façon sur l'organisme, en diminuant sa résistance, ses moyens de défense, en favorisant de ce chef l'invasion microbienne. Celle-ci est ordinairement causée par le streptocoque, le coli bacille et le pneumocoque, puis, avec une fréquence moins grande par d'autres espèces encore (pneumobacille, staphylocoques).

Étude clinique. Ce qui domine toute l'histoire clinique des Bronchites de l'Enfance ce sont les deux éléments suivants :

Caractères cliniques. 1° **L'intensité des symptômes généraux** ;

2° **La gravité du pronostic** du fait de la transformation possible et fréquente en Bronchite capillaire.

Ce sont là deux traits saillants et qu'il vous faut parfaitement retenir.

Cliniquement les Bronchites de l'Enfance se présentent sous deux aspects bien distincts : la forme légère, la forme grave.

Type léger. *a)* La **forme légère** débute généralement par un **catarrhe oculo-nasal** qui précède immédiatement l'apparition de la **fièvre**. Celle-ci est variable : tantôt continue avec exacerbations vespérales, tantôt franchement intermittente, elle ne dépasse qu'exceptionnellement 39° 5.

Elle s'accompagne de malaise, d'angoisses, de nausées.

L'enfant est ordinairement oppressé mais la **dypsnée** chez lui est irrégulière, paroxystique, unie à un stertor plus ou moins marqué qui disparaît après la toux. Celle-ci est fréquente, souvent suivie de vomissements.

L'expectoration est nulle; elle se produit quelquefois au réveil, ou lorsqu'on berce les enfants.

Cette phénoménalité clinique attire immédiatement votre attention sur l'appareil respiratoire et vous constatez alors que ni les vibrations vocales, ni la sonorité thoracique ne sont modifiés. A l'auscultation, au contraire, vous percevez en arrière une **pluie de râles humides,** révélateurs, mêlés au ronchus trachéal.

Plus de doute, votre diagnostic est fait !

Il est rare que la bronchite chez l'enfant ne s'accompagne de **troubles gastro-intestinaux :** la langue est saburrale, l'appétit nul, la constipation opiniâtre.

L'état de vos petits malades restera ainsi stationnaire pendant quatre à huit jours ; à ce moment ou bien il se produit une aggravation, la dypsnée s'accentue, la bronchite se capillarise ; ou bien les phénomènes s'amendent, la guérison s'effectue et peu à peu les sujets reviennent à la santé.

b) La forme grave *succède à la précédente* ou *débute d'emblée* avec le caractère de gravité qu'elle conservera jusqu'à la fin.

Type grave.

Vous serez souvent appelé brusquement auprès d'un enfant qui étouffe, vous dit-on. Vous arrivez en toute hâte et vous apprenez des parents que, *bien portant auparavant* ou *légèrement enrhumé* depuis quelques jours seulement, cet enfant a été subitement en proie à une **fièvre** élevée, à une **oppression très intense.**

Vous constatez, en effet, que le thermomètre monte à 39°-40°, que le pouls est fréquent et parfois incomptable. Le faciès est cyanosé, anxieux et exprime une soif d'air très marquée qui se traduit par la dilatation des narines, les mouvements passifs des ailes du nez et le tirage. L'enfant est **oppressé,** et la respiration s'accompagne d'un bruit spécial, on dit qu'elle est *rêche.*

La **toux** est pénible, angoissée ; elle n'est suivie d'aucune expectoration. Les vibrations vocales, la sonorité thoracique restent pourtant normales. En auscultant le malade vous vous convaincrez aisément de l'existence d'un encombrement bronchique très marqué se traduisant par des **râles humides** de toutes dimensions mêlés à de gros ronchus ou à de fines sibilances.

Quelle sera l'évolution ultérieure de la bronchite qui a atteint ce degré.

Évolution.

1° *Ou bien elle disparaît brusquement.* Spontanément ou sous l'influence d'un traitement bien conduit, la fièvre tombe, la dyspnée disparaît, la toux moins fréquente devient moins pénible, le faciès redevient normal. Les râles bronchiques diminuent de nombre et d'intensité. Votre petit malade revient à la santé.

2º *La bronchite disparait encore, mais seulement après vous avoir donné une alerte* ; après avoir donné naissance à un de ces **accidents congestifs** si parfaitement décrits par Cadet de Gassicourt.

Brusquement, sans cause apparente, votre petit malade devient plus oppressé, le thermomètre monte à 40º. On vous fait appeler, et, en examinant le malade vous trouvez en arrière et aux bases une zone submate plus ou moins étendue. Dans cette zône les vibrations vocales sont exagérées, la respiration très obscure et vous y percevez des râles crépitants très fins, indice de la participation pulmonaire.

Ces accidents durent généralement deux jours, disparaissent et tout rentre dans l'ordre : l'enfant que vous croyez plus mal, guérit, alors que vous le croyiez plus en danger.

3º *La bronchite peut encore descendre dans les plus fines ramifications, elle se capillarise* ou gagne même l'alvéole donnant naissance à la **broncho-pneumonie.**

4º *La mort* peut enfin **survenir au milieu d'accidents cérébraux.** L'enfant est alors agité, présente des convulsions, perd connaissance, renonce à la lutte et meurt.

Le **pronostic** *de ces bronchites est donc loin d'être bénin.* Elles ne sont point à la vérité, redoutables par elles-mêmes, mais bien par les accidents susceptibles de survenir dans leur cours. « La bronchite, chez l'enfant, disait Cadet de Gassicourt, ne tue » pas par elle-même, mais parce qu'elle ouvre la porte à des » maladies, qui elles, peuvent tuer.

Réservez-donc toujours votre pronostic lorsque vous êtes appelés à donner vos soins à un enfant atteint de bronchite.

Avant de vous prononcer, établissez soigneusement votre bilan et tenez toujours compte des facteurs suivants :

1º Rappelez-vous, tout d'abord que *l'hyperthermie n'a par ellemême aucune signification*, elle ne peut que vous induire en erreur car l'on a vu des cas bénins très hyperpyrétiques, à côté de graves presque apyritiques.

2º *La fréquence du pouls n'a aucune valeur pronostique.*

3º *Vous ne pourrez non plus tenir un grand compte de la dyspnée* : elle n'est nullement proportionnelle à la gravité du cas.

4º Vous trouverez au contraire dans *l'examen bactérioscopique* des crachats de précieuses indications pronostiques. N'oubliez point en effet que Hutinel et Claisse ont presque toujours vu la mort survenir du 2ᵉ au 3ᵉ jour dans les bronchites à streptocoques ;

que Tripot a vu constamment la mort se produire du 2e au 4e jour dans les bronchites à pneumobacille de Friedlaender. Il est donc indispensable de vous procurer ces crachats par les méthodes usuelles.

5º Rappelez-vous surtout que *c'est de l'état général de vos petits malades que vous retirerez les plus précieuses indications pronostiques.*

L'intoxication est-elle profonde, l'organisme déprimé, le pouls est-il petit, filiforme et mou ; le faciès est-il angoissé, cyanosé : le pronostic est des plus sombre. L'état général est-il bon, l'enfant à les plus grandes chances de faire les frais de sa maladie et de s'en tirer.

Le diagnostic de la bronchite n'est pas plus difficile chez l'enfant que chez l'adulte. La constatation seule des signes physiques et en particulier des râles, secs ou humides de la bronchite suffiront pour écarter toute erreur de diagnostic et c'est là en effet que vous puiserez les éléments nécessaires pour distinguer la bronchite d'une affection, décrite en 1846 par Behnend sous le nom de toux nocturne périodique. Qu'il me suffise de vous dire qu'en ce cas il n'y a aucun signe stéthoscopique. **Diagnostic.**

S'il est des cas où il est nécessaire d'intervenir activement, c'est assurément lorsque vous êtes en présence d'un enfant atteint de bronchite aiguë. Temporiser serait vous exposer à voir éclore de redoutables complications. **Intervention thérapeutique.**

Les indications à remplir sont ici les mêmes que chez l'adulte avec quelques particularités intéressantes.

Pour faire l'antisepsie générale vous aurez recours à la **quinine** aux doses de 0.15, 0.20, 0.50 centigrammes en deux prises dans du miel ou de la confiture. Néanmoins comme l'enfant refuse souvent la quinine pour son amertume, vous serez obligé de la faire absorber par la voie rectale et vous employerez alors les suppositoires dont voici la formule : Antisepsie générale.

> Chlorydrate de quinine. 0.10 à 0.20 centigrammes.
> Beurre de cacao. ...... 3 grammes.

Je les préfère à l'administration de la quinine par frictions cutanées qui donne souvent chez l'enfant des éruptions parfois intenses.

Pour favoriser l'expulsion des crachats, il vous faut, dès le premier jour, **faire vomir vos malades.** Un de mes vieux confrères et amis avait recours aux titillations de la luette. C'est un Favoriser l'expulsion des crachats.

bon procédé à employer chez les tout jeunes enfants ou chez ceux déjà plus âgés qui sont en imminence de collapsus, chez lesquels par conséquent vous ne pouvez avoir recours à l'**ipéca**.

C'est en effet à ce médicament que vous donnerez la préférence, suivant en cela les conseils tout récemment donnés par M. Comby.

Chez les enfants du premier âge le sirop d'ipéca suffira. Il renferme 1 centigramme d'ipéca par gramme.

Formulez 20 à 30 gr. de sirop d'ipéca, à prendre une cuillerée à café de cinq en cinq minutes jusqu'à vomissement.

Après deux ans, ajoutez au sirop de la poudre d'ipéca, suivant la formule :

> Poudre dipéca . . . . .   0,30 à 0,60, suivant l'âge
> Sirop d'ipéca . . . .   30 grammes

à prendre comme précédemment. Lorsque le malade vomit, il faut, pour favoriser les vomissements et empêcher qu'ils ne se fassent à vide, faire prendre aux enfants de l'eau tiède ou de l'infusion de polygala.

« L'ipéca, dit Comby, est le remède par excellence des bronchites de l'enfance. » Les jours suivants votre première visite, vous y aurez encore recours, mais à doses réfractées et associé à l'opium qui calme la toux et arrête les sécrétions. Il n'est point de meilleure formule que celle de la **poudre de Dower** que voci :

> Poudre d'ipéca . . . . } aa 1 gramme.
> Poudre d'opium . . . . }
> Sulfate de potasse . . . . }
> Nitrate de potasse . . . . } aa 4 grammes.

Dix centigrammes de poudre de Dower renferme donc un centigramme d'opium et un centigramme d'ipéca.

Vous en donnerez donc de 0,20 à 0,30 centigrammes (suivant l'âge) à vos petits malades, en 4 ou 5 paquets à prendre dans la journée.

Le sirop de Desessarts a aussi beaucoup de vogue, mais je lui préfère la poudre de Dower.

Jurasz, dans ces derniers temps, a tenté de détrôner l'ipéca et de remplacer par l'apomorphine. C'est là un mauvais médicament que je ne saurais vous recommander de rejeter, car il déprime trop l'organisme, ce qu'il faut éviter à tout prix.

Vous aurez donc recours à l'ipéca, au début, comme vomitif, dans le cours de la maladie, à doses réfractées. sous forme de **poudre de Dower.**

Ajoutez à ceci, si le cas est pressant, l'**alcoolature de racine** d'aconit aux doses quotidiennes de III à X gouttes, suivant l'âge, dans une infusion de feuilles d'eucalyptus. Ce médicament agira à la fois comme antithermique et comme excitant des muscles de Reissessen.

Vous favoriserez l'élimination des substances toxiques en soumettant vos malades au **régime lacté.** Vous avez vu du reste que la poudre de Dower renferme des substances dunétiques (sels de potasse), et que par cela même elle se recommande encore plus à vous.

Enfin, vous aurez recours à **la révulsion** qui, chez l'enfant, donne souvent des résultats inattendus.

Employez dans ce but les **cataplasmes sinapisés** (parties égales de farine de lin et de moutarde), les **ventouses sèches.**

Dans les cas plus graves ayez recours aux enveloppements thoraciques humides, ou secs après badigeons de teinture d'iode : ne pratiquez jamais ces derniers chez les nouveau-nés. N'hésitez pas enfin à avoir recours aux **bains à 39°** renouvelés toutes les trois heures.

A l'aide de ces moyens, habilement combinés suivant les cas, le praticien judicieux arrivera à combattre, presque toujours victorieusement, les bronchites aiguës de l'enfance.

III. — Bronchites des Vieillards.

Chez les vieillards dont les processus réactionnels sont réduits au minima, ce qui caractérise les Bronchites aiguës, c'est :

1º **La tendance à la chronicité** : la réaction curative ne se produit pas, l'organisme ne prend pas le dessus ; la bronchite passe à l'état chronique.

En second lieu ces bronchites sont **ordinairement apyrétiques.** La fièvre est l'indice d'une réaction dont l'organisme débilité du vieillard ne peut point faire les frais.

Les bronchites des vieillards se **capillarisent avec une facilité incroyable.** A cet âge, en effet, les muscles sont affaiblis, l'effort est imparfait, l'expectoration difficultueuse. Les produits anormaux qui encombrent les bronches n'étant plus expulsés, s'accumulent, tendent à descendre dans les bronches capillaires : la bronchite devient capillaire.

Et du reste, même si l'effort d'expulsion se produit, un autre danger se présente : l'emphysème. La charpente élastique du poumon est en effet altérée chez le vieillard, elle perd sa résistance, se rompt au moindre effort de toux ou d'expectoration et l'emphysème se produit.

Enfin le myocarde des vieillards est lui-même adultéré en général. Si le surcroît de travail qui lui est imposé, du fait de la bronchite est au-dessus de ses forces, il fléchit, d'où troubles **cardiaques** divers, ralentissement de la circulation sanguine dans les veines, hypostase et menaces d'asystolie.

Pronostic. Tel sont en quelques mots, Messieurs, les caractères principaux des bronchites aiguës du vieillard. Leur **pronostic est donc fort assombri** du fait de ces complications possibles, et je ne saurais trop vous engager à ne jamais vous prononcer qu'après avoir très soigneusement examiné l'état général de votre malade et surtout l'état de sa fibre cardiaque, car *c'est l'état du cœur qui vous fournira le plus souvent la clé du pronostic.*

Indications thérapeutiques particulières. Il y a donc là pour vous une source d'indications thérapeutiques nouvelles. Tout en instituant le traitement général des bronchites que je vous ai précédemment formulé, ajoutez-y des **toniques du cœur.**

Vous avez ici le choix entre le **strophantus** et la **caféine.**

Le **strophantus** est un bon médicament tonique du cœur qui, de plus jouit de propriétés dunétiques puissantes. Vous pourrez employer la **teinture de strophantus** aux doses de 10 à 20 gouttes par jour dans une infusion de feuilles de polygala ou encore l'extrait de strophantus en granules de cinq milligrammes (deux à quatre par jour).

La **caféine** donne cependant, il me semble, des résultats plus favorables, plus sûrs et plus constants. Vous la donnerez en potion suivant la formule :

Caféine..................	0,50 à 1 gramme.
Benzoate de soude.......	2 —
Sirop de punch..........	30 —
Eau.....................	90 —

ou mieux et s'il vous faut agir plus rapidement, en injection hypodermique, d'après la formule classique :

Caféine..................	aa 5 grammes.
Benzoate de soude........	
Eau.....................	20 —

un centimètre cube de cette solution renferme donc 0,25 centigr. de caféine.

En plus de ces indications vous vous trouverez bien, chez le vieillard de faire une **révulsion énergique** du côté des bases pour combattre l'hypostase. Appliquez donc en cette région 6 à 12 ventouses sèches ou même scarifiées, si la congestion est déjà établie.

IV. — Autres variétés.

Chez les **bossus**, les **scoliotiques**, les individus qui présentent des déformations thoraciques ou vertébrales, les bronchites aiguës revêtent des caractères de gravité sur lesquels Marfan a le premier insisté et qu'il est nécessaire que vous connaissiez bien.

Les déformations et la rigidité de la cage thoracique ont pour conséquence la petitesse du poumon. Il en résulte un rétrécissement du champ de l'hématose qui produit la dypsnée.

A la longue la dypsnée entraîne à sa suite **l'hypertrophie du cœur** obligé de travailler davantage pour assurer l'équilibre respiratoire. Tout va bien lorsque cette hypertrophie compensatrice existe ; mais qu'une bronchite survienne, de nouveau le poumon devient insuffisant : d'où dyspnée. Mais le cœur, à ce moment, ne peut plus suffire à cette nouvelle tâche qui lui est imposée, il faiblit, se **dilate**, de là **asystolie.**

C'est là une épée de Damoclès suspendue sur la tête des bossus et des scoliotiques qui sont atteints de bronchite ; ne l'oubliez jamais et réservez votre pronostic en ce cas.

Bien plus, pour devancer le danger imminent *administrez les* **toniques du cœur.** Grâce à eux, vous permettrez à cet organe de supporter le surcroit de besogne qui lui est imposé du fait de la bronchite et vous lui permettrez de sortir victorieux de la lutte.

Ici encore c'est la **caféine** qui vous rendra les services les plus signalés. Administrez là comme je vous l'ai indiqué il y a un instant à peine.

Les IMPALUDÉS sont fréquemment atteints de bronchite.

Il est certain que l'impaludisme, en affaiblissant les moyens de défense que possède l'organisme, n'agit qu'à titre de cause seconde. La majeure partie des bronchites des paludéens n'est donc nullement spécifique et ne relève point de l'hématozoaire de Laveran.

Il est néanmoins des cas où, semble-t-il, la bronchite constitue un véritable accident paludéen. Elle en possède l'intermittence, elle est comme ces accidents justiciables du **traitement quinique.** C'est ainsi que Gœser a rapporté l'observation d'un paludéen qui, chaque matin, avait un accès de bronchite, bronchite qui disparut sous l'influence du sulfate de quinine. Laennec et Gintrac, du reste, en avaient observé des exemples analogues.

Bronchite des typhiques.

Chez les TYPHOÏDIQUES, la bronchite aiguë peut s'observer à la période d'ascension, à la période d'état ou pendant la convalescence. Dès le début d'une fièvre typhoïde, la bronchite peut dominer le tableau clinique ; on ne voit qu'elle, on ne décèlera que plus tard la dothiénentérie : c'est alors que l'on dit qu'il y a **broncho-typhoïde.** Ce sont ces cas que Guéneau de Mussy et Millée désignent sous le nom de fièvre typhoïde à début grippal.

Après la fièvre typhoïde, les malades conservent enfin une certaine susceptibilité des bronches, ils s'enrhument facilement.

Ces bronchites de la dothiénentérie n'ont rien de caractéristique, si ce n'est **leur tendance à se capillariser.** Elles ont été fort bien étudiées par MM. Billout et Gilbert. Je ne saurais mieux faire que de vous renvoyer à leurs travaux.

Il est généralement aisé de constater l'existence de la bronchite des typhoïdiques. La bronchite ne vous échappera jamais si vous auscultez vos malades, mais la notion causale est plus difficile à reconnaître. Il vous faut, pour y parvenir, rechercher avec soin les signes cardinaux de la fièvre typhoïde : les taches rosées, la courbe thermométrique cyclique, la tuméfaction de la rate, le météorisme, les gargouillements, la diarrhée, la douleur iliaque droite, l'état de stupeur. Enfin, et s'il vous reste quelques doutes, vous aurez recours au séro-diagnostic, dont je n'ai pas à vous donner ici la technique.

Les bronchites aiguës de la fièvre typhoïde n'ont pas elles-mêmes **aucune valeur pronostique spéciale.** Si elles ne se capillarisent pas, elles constituent seulement un épiphénomène de peu de valeur. *Elles n'assombrissent donc point le pronostic de la dothiénentérie.*

Il n'en est plus de même lorsqu'elles deviennent capillaires : en ce cas, elles peuvent par elles-mêmes mettre en danger la vie de vos malades.

Rappelez-vous surtout qu'*en aucun cas, la bronchite aiguë ne constitue une contre-indication à la balnéothérapie,* qui reste encore, malgré tout, la méthode de choix en ce cas.

Quant au traitement à appliquer en cette occurence, il ne présente absolument rien de spécial : c'est le *traitement général des bronchites aiguës.*

Bronchites grippales.

La GRIPPE, qui dans certaines de ses épidémies s'accompagne presque constamment de bronchite, imprime à ces bronchites des caractères particuliers.

Signes physiques, signes fonctionnels ne présentent rien de spécial ; les signes généraux sont ceux de la grippe, seule l'**expectoration** présente des caractères particuliers qu'il vous faut bien connaître. Elle est **abondante**, d'abord *muqueuse, aérée,* puis **rapidement purulente,** revêtant l'aspect de la *purée de pois.* Sept ou huit jours après elle redevient claire, mousseuse, avec des masses purulentes nummilaires en suspension. Ceci dure trois à quatre semaines puis tout rentre dans l'ordre. Il peut même se faire qu'à un moment donné, cette expectoration présente l'odeur gangrèneuse : Chantemesse et Widal en ont rapporté un exemple.

Ces bronchites grippales ne sont **pas habituellement graves :** elles *ne se capillarisent qu'exceptionnellement* mais sont remarquables par leur **tendance à la rechûte.**

La nature grippale de la bronchite qui seule présente quelques difficultés a été reconnue, se basera, sur la notion d'une épidémie actuelle, sur la coexistence chez les malades des symptômes cardiaux de la grippe : endolorissement lombaire, courbature. asthénie généralisée, et surtout la constatation de la présence dans les crachats du couo-bacille de Pfeiffer.

Le pronostic des bronchites grippales *n'est relativement grave que par sa tendance à la capillarisation et à la rechûte.*

Le traitement que vous devez appliquer en ces cas ne se distingue en rien du traitement général. Je vous engage néanmoins à ne pas user chez les grippés atteints de bronchite, de l'antipyrine, ce remède souverain de l'influenza. L'antipyrine, vous ne l'ignorez pas, a une action congestive sur les muqueuses, (enanthèmes) et de par ce fait même, il vaut mieux en ce cas avoir recours au sulfate de quinine.

Insistez sur la médication tonique : les alcools, le vin de quinquina ; plus tard, dans la convalescence ayez recours aux glycérophosphates et à l'huile de foie de morue en particulier, à l'huile de foie de morue iodo-saccharinée.

N'oubliez pas que la grippe est une affection dans laquelle le micro-organisme agit surtout par ses toxines, et que par conséquent, il vous faudra favoriser les émonctoires : en ce qui concerne cette indication je vous conseille surtout la formule suivante :

> Poudre de Dower.................... }
> Poudre de Scille.................... } aa 2 gr.
> en vingt cachets, à prendre de 3 à 5 par jour.

Dans la ROUGEOLE, la bronchite aiguë survient avant ou après

Bronchites de la rougeole.

l'exanthème. Ce qui la caractérise, c'est la tendance à la capillarisation.

*Vous devez toujours songer à la rougeole lorsque vous êtes
appelés à donner vos soins à un enfant atteint de bronchite
aiguë*, surtout si comme c'est la règle, la bronchite s'est annoncée
par du coryza. Recherchez alors avec soin les signes de cette fièvre
éruptive, le catarrhe oculo-nasal, l'angine, l'éruption. Recherchez
aussi deux signes récemment découverts et qui semblent avoir une
certaine valeur au point de vue du diagnostic précoce de la rougeole.
Bolognini a attiré l'attention sur une crépitation neigeuse perçue
par la palpation de l'abdomen et qui serait un signe pathognomonique précoce de la rougeole. Koplik a signalé des tâches rouges à
centre blanc bleuâtre sur la muqueuse de la face interne des joues.
Je ne suis pas définitivement fixé sur la valeur de ces symptômes;
ils pourront néanmoins vous être ultérieurement utiles.

La bronchite de la rougeole a toujours, sitôt qu'elle est un peu
intense, un *pronostic sérieux*. *Redoutez-la*, car elle est fort
souvent l'avant-coureur de complications beaucoup plus redoutables et qui ne pardonnent guère : la **bronchite capillaire** et
la **broncho-pneumonie.**

Par elle-même, la bronchite de la rougeole ne commande pas
d'indications thérapeutiques spéciales. Insistez sur les révulsifs
locaux et sur les bains chauds sinapisés à 37°.

Bronchites de la coqueluche. — Les bronchites aiguës sont bien loin d'être rares dans le cours ou
à la suite de la Coqueluche. Elles se caractérisent en ce cas par
un certain nombre de traits sur lesquels il me semble nécessaire
de m'appesantir. Ces bronchites s'accompagnent **en général
d'accès fébriles, se capillarisent très aisément**; enfin, et ce
n'est pas là un de leurs moindres caractères, elles sont *tenaces*,
récidivent à chaque instant, sont sujettes à des retours interminables.

Enfin ces bronchites de la coqueluche se caractérisent fort
souvent par l'apparition, dans le cours de leur évolution, de
phénomènes bizarres sur lesquels le professeur Renaut a le premier
attiré l'attention.

Brusquement, sans symptômes prémonitoires, on constate que
certaines parties du parenchyme pulmonaire deviennent imper-
méables; vous auscultez, plus de murmure vésiculaire!

Le lendemain vous ne retrouvez plus cette zône *d'atelectasie;*
elle a disparu ou c'est en un autre lieu que vous observerez des
des phénomènes analogues. Leur origine est totalement inconnue.

La nature coquelucheuse de la bronchite sera souvent difficile à reconnaître : *c'est la quinte classique qui vous dictera le diagnostic ;* il vous suffira de l'entendre pour déceler la maladie. Mais la bronchite, dans quelques cas, peut déformer la quinte et la rendre méconnaissable.

Certains médecins pensent alors que la simple constatation des ecchymoses conjonctivales ou de l'ulcération du frein de la langue suffit pour établir le diagnostic. N'y attachez point une importance capitale.

Comby a vu l'ulcération sublinguale dans la simple bronchite. Les hémorrhagies conjonctivales font souvent défaut, comme j'ai pu m'en convaincre. Recherchez alors si, comme le veut Meunier, il y a hyperleucocytose, car cette hyperleucocytose, d'après lui, et d'après mes recherches, a une certaine valeur sémeiologique.

D'après ce que je vous ai dit plus haut, vous concevez qu'il vous faudra réserver le pronostic de la coqueluche qui s'accompagne de bronchite, et qu'il est nécessaire d'instituer de bonne heure un traitement énergique.

Ce traitement, ce sera *celui de la bronchite en général*, auquel vous ajouterez des bains chauds systématiques qui donnent d'excellents résultats. Vous traiterez en même temps la coqueluche.

Les bronchites des ALBUMINURIQUES ont été fort bien étudies par Lasègue, qui en distinguait trois grandes variétés. La première ne nous regarde pas, ce n'est point de la bronchite, et l'accès d'asthme urémique ne saurait rentrer dans cette étude. La troisième ne nous occupera pas non plus : c'est la broncho-pneumonie.

Seule, la seconde forme entre dans ce chapitre.

Elle est caractérisée par la **violence de la toux** et de la **dyspnée**, **l'abondance de l'expectoration** et la **diffusion des râles** qui sont disséminés dans toute la hauteur des deux poumons.

N'oubliez jamais lorsque vous serez appelé à donner vos soins à un sujet atteint de bronchite, n'oubliez jamais d'examiner les urines : vous y trouverez bien souvent le corps du délit, l'albumine.

Le pronostic de ces accidents est *relativement sérieux*, très sérieux même, car la mort peut survenir soit par urémie, soit par asphyxié. Ne vous effrayez point cependant outre mesure, agissez énergiquement et vite.

Saignez votre malade ; tirez lui 300, 400, 500 cc. de sang ; couvrez son thorax de ventouses sèches ; soumettez-le au **régime lacté absolu**, et vous assisterez alors à une véritable résurrection ; la dyspnée se calme, la toux disparaît, les râles disparaissent, et le malade est rapidement sur pied.

Inutile d'ajouter que si vous ne voulez pas assister au retour d'accidents analogues, vous devrez, sans tarder, instituer le traitement général de l'albuminurie que je n'ai pas à vous décrire ici.

Chez les CARDIAQUES, ce que l'on observe généralement, ce sont les *bronchites chroniques et torpides :* il en est ainsi *surtout dans les affections mitrales.*

Dans les lésions aortiques, cependant, il n'est pas rare d'observer des poussées aiguës de bronchites apyrétiques, dont les caractères et la pathogénie sont des plus obscurs.

Mais à côté de celles-ci, il existe une forme de **bronchite aiguë à répétition** sur laquelle M. Huchard a tout spécialement attiré l'attention et qui est ordinairement symptômatique d'une myocardite chronique.

Il s'agit de poussées aiguëes de bronchite s'accompagnant d'une *dyspnée très marquée,* de toux, *d'expectoration abondante, albuminurie, quelquefois hémoptoïque.*

Les râles de la bronchite sont en ce cas disséminés dans toute l'étendue des deux poumons.

En auscultant le cœur, vous entendez soit un dédoublement des bruits anormaux, soit des irrégularités du rythme, soit enfin un assourdissement des bruits.

Le danger est alors imminent, car le cœur peut alors succomber sous cet excès de travail, il peut se dilater, l'asystolie éclate et emporte le malade. Rappelez-vous, en effet, Messieurs, qu'en général toute bronchite, qu'elle soit cause ou effet d'une lésion cardiaque est un danger menaçant lorsque le cœur est faible et c'est au cœur que vous devez chercher la clé du pronostic.

Votre intervention thérapeutique dans les cas de ce genre doit être des plus énergiques.

Tout en remplissant à la lettre les *indications habituelles des bronchites, agissez sur le cœur,* renforcez sa tonicité, donnez-lui de la force et de l'énergie à l'aide de la caféïne.

A la moindre menace d'asystolie, saignez largement vos malades, couvrez-les de ventouses.

Si le cœur est irrégulier, s'il bat de par trop vite, ayez recours à la **digitale.** Donnez à vos malades pendant trois jours une infusion quotidienne de 0.50 à 0.75 de feuilles de digitale ou mieux encore en une fois 2 gouttes de la solution alcoolique de **digitaline** suivant la formule de Petit :

Digitaline cristallisée........	0.10
Glycérine (D = 1250).........	33 c³ 3
Eau..........................	14 c³ 6
Alcool à 95°.................	q. s. p. 100 c³

cinquante gouttes font un milligramme de digitaline.

Sous l'influence de ce traitement vous verrez rapidement tout rentrer dans l'ordre, pour prévenir le retour de semblables accidents, vous ferez bien de traiter la maladie du cœur.

Quant aux BRONCHITES TOXIQUES ou celles qui proviennent d'auto-intoxication, elles sont encore mal connues et ne nous offrent guère de particularités intéressantes.

Une seule offre dans ses allures quelque chose de particulier : c'est la **bronchite à répétition des dilatés de l'estomac** sur laquelle MM. Legendre et Bailly ont attiré l'attention. Celle-ci survient par accès généralement en rapport avec une crise dyspeptique.

Elle s'accompagne quelquefois de brusques accès asthmatiformes que l'on a dénommé avec Hénoch : Asthme dyspeptique.

Leur pronostic dépend de celui de l'affection causale ; et c'est à cette cause que devra s'attaquer toute votre thérapeutique.

Telles sont, Messieurs, les différentes formes cliniques de bronchites aiguës qu'il vous était nécessaire de connaître ; elles sont nombreuses vous le voyez. Chacune d'entre elles néanmoins est stigmatisée par deux ou trois caractères principaux que j'ai essayé de vous mettre en évidence. Gravez-les dans votre mémoire, car ils vous seront indispensables pour établir un diagnostic avec un pronostic exact.

TROISIÈME LEÇON

DES BRONCHITES CHRONIQUES

Messieurs,

Nous avons étudié dans la dernière leçon les processus inflammatoires aigus qui se localisent sur les bronches, nous nous occuperons aujourd'hui de l'évolution chronique de ces processus, des bronchites chroniques.

La fréquence des bronchites chroniques est telle que ceux d'entre vous qui fréquentent les services hospitaliers, en ont déjà, sans nul doute, observé maints exemples.

Le diagnostic, le plus souvent aisé, est parfois extrêmement difficile et nécessite alors toute l'attention du clinicien doublée de celle de l'homme de laboratoire.

Il est donc nécessaire de bien connaître les caractères de ces bronchites chroniques.

L'histoire des malades que vous observez est presque toujours la même. Le plus souvent c'est en présence d'adultes dépassant la trentaine ou encore de vieillards que vous vous trouverez. Il ne vous faut pas croire néanmoins que l'enfance soit complètement épargnée ! Contrairement à ses prédécesseurs, qui la considéraient comme rare, M. Comby a définitivement démontré que de deux à cinq ans la bronchite chronique est relativement assez commune. Tous les sexes sont indistinctement frappés.

Causes. Procédons maintenant, si vous le voulez bien, à l'interrogatoire de vos malades.

Hérédité. Dans leurs antécédents héréditaires vous rencontrerez fréquemment les maladies que M. le Professeur Bouchard fait rentrer dans le cadre du **neuro-arthritisme**. En compulsant à ce sujet les 26 observations de bronchites chroniques que je possède, je trouve dans les antécédents héréditaires de mes malades :

L'obésité, 15 fois ;

L'hémiplégie, 12 fois ;

La goutte et le rhumatisme chronique, 17 fois.

L'asthme, 23 fois.

Cette dernière notion est sûrement inexacte, car vous le savez, dans le public on considère comme asthmatiques tous les gens plus ou moins oppressés.

Je trouve encore chez les parents de mes sujets :

10 fois le diabète ;

8 fois la gravelle ;

2 fois le cancer.

Enfin, dans bien des cas il y a, semble-t-il, une véritable **hérédité directe** ou **homologue** et 15 fois les parents de mes malades avaient été ou étaient encore des catarrheux eux-mêmes.

Quant aux antécédents personnels des sujets atteints de bronchite chronique, ils sont aussi nombreux. *(Antécédents personnels.)*

Vous trouvez, en effet, dans leur histoire des traces évidentes de ce que nous appelons les maladies constitutionnelles, en tête desquelles se placent tout naturellement : le **lymphatisme** et l'**arthritisme.**

L'influence du **lymphatisme** est surtout bien sensible chez les enfants. Ce sont ceux qui présentent les signes manifestes de ce qu'on désigne sous le terme un peu vague de lymphatisme, qui sont plus particulièrement frappés. Et du reste, sur 26 adultes même, 12 avaient eu dans leur enfance des glandes, des manifestations scrofuleuses ou tuberculeuses. *(Le lymphatisme.)*

L'influence de l'**arthritisme** est tout aussi manifeste. Dix de nos malades avaient eu ou avaient des dermatoses, des dartres, des migraines, la goutte, la blennorrhée ou des éruptions urticariennes : toutes manifestations appartenant en propre à la diathèse dont nous nous occupons. Ajoutez à cela que bien souvent il y a alternance entre les poussées de bronchites chroniques et ces épiphénomènes, que l'un d'entre eux peut disparaître pour faire place à la bronchite ou bien vice-versa. *(L'arthritisme.)*

Six de nos malades étaient enfin des obèses.

Indépendamment de ces diathèses, la bronchite chronique s'installe chez des gens qui ont eu à plusieurs reprises des **affections des voies respiratoires.** — Chez seize des malades sur lesquels *(Affections des voies respiratoires.)*

porte cette statistique, la susceptibilité des bronches était pour ainsi dire congénitale : ils avaient eu des poussées de bronchite qui peu à peu s'étaient rapprochées et finalement avaient fini par se confondre. Six d'entre eux avaient eu des broncho-pneumonies ou des « fluxions de poitrine ». Cinq des pneumonies, trois des pleurésies, trois d'entre eux enfin étaient des asthmatiques. Notez encore, que souvent l'emphysème est cause de bronchite chronique mais, comme celle-ci très souvent s'accompagne d'emphysème, il est bien difficile en ce cas de faire la part des choses.

Les **maladies infectieuses** elles-mêmes ont été incriminées par quelques médecins : la grippe et la rougeole semblent surtout justiciables de ce reproche.

Je dois enfin, attirer tout particulièrement votre attention clinique sur les cas de bronchites chroniques survenant chez des **dyspeptiques,** ou plus souvent, comme l'ont dit MM. Bouchard et Legendre, chez des **dilatés de l'estomac.**

Comment en ce cas, agit la dilatation de l'estomac ? Agit-elle à la manière d'une intoxication ? Est-elle seulement un accident concomittant, ressortissant comme la bronchite chronique de la diathèse neuro-arthritique ? Voilà ce que l'on ne sait pas.

A côté de ces causes principales il convient de citer deux autres ordres de faits qui ont leur importance.

Les cardiopathies.

Vous n'ignorez pas, en effet, que chez les **vieux cardiaques,** la circulation est ralentie et paresseuse, qu'il en résulte une stase plus ou moins accusée dans certaines des cavités du cœur. Si vous vous rappelez que les veines qui rampent dans les parois bronchiques se jettent dans l'azygos et de là dans le cœur droit, vous vous expliquerez alors, que toute stase du cœur droit s'accompagnera de stase bronchique, et cette stase bronchique prolongera, produira l'inflammation chronique de la muqueuse, la bronchite chronique.

Influence des professions.

Il vous faut enfin vous souvenir qu'un certain nombre de professions exposent tout particulièrement aux bronchites : qu'il existe des **Bronchites Professionnelles.** Ce sont les professions qui obligent à respirer dans une atmosphère surchargée de vapeurs irritantes ou de poussières de diverses natures qui sont surtout en cause. Dans la première des deux classes nous placerons les vidangeurs, les ouvriers des usines à gaz, ceux qui travaillent à la fabrication du brome, de l'iode, de l'acide nitrique, de l'éther amylique ou de la mélinite.

Les poussières qui, inhalées, peuvent jouer un rôle dans la

production de la bronchite chronique sont de nature métallique, minérale, végétale ou animale.

Ce sont les *poussières métalliques* qui agissent chez les peintres, les horlogers, les poinçonneurs, les tailleurs de limes, les graveurs, les typographes, les fabricants d'aiguilles, de couteaux, de clous, d'outils ou d'épingles, chez les doreurs et les fondeurs en caractères d'imprimerie.

Ce sont les *poussières minérales* qui agissent chez les fabricants de meules, de tableaux, d'ardoises, chez les porcelainiers, les potiers, les maçons, les cimentiers, les lithographes, les tailleurs de pierres et de diamants.

Ce sont les *poussières végétales* qui agissent chez les meuniers, les charbonniers, les mineurs, les tisserands, les fabricants de bleu d'outremer, les ramoneurs, les boulangers, les menuisiers, les charpentiers, les bucherons, les cigarières.

Ce sont enfin des *poussières animales* qui agissent chez les selliers, les pelletiers, les fabricants de boutons, de chapeaux, de drap, de brosses et de peignes, chez ceux qui travaillent les os et la corne.

Si j'insiste sur ces faits c'est que, vous le verrez dans un instant, il vous faut absolument connaître la cause et la nature intime de la bronchite chronique si vous voulez être sûr de votre pronostic et de l'efficacité de votre thérapeutique.

Dominant toutes ces causes que nous venons d'énumérer et qui ne sont, à proprement parler, que des causes prédisposantes, il n'y en a qu'une seule de vraiment déterminante : c'est **l'infection bronchique.**

Comme dans les bronchites aiguës, l'infection est ici favorisée par les divers ordres de cause précédemment énumérés.

Les diathèses, le lymphatisme, l'arthritisme, l'obésité, etc... agiront en diminuant la résistance du terrain, en affaiblissant tous ses moyens de défense. La goutte, la dilatation de l'estomac favoriseront l'infection en lésant la muqueuse bronchique par laquelle s'élimineront certaines substances toxiques : Bence Jones n'a-t-il pas retrouvé des cristaux d'urate acide de soude dans les glandes bronchiques ?

Les maladies des voies respiratoires agissent plus directement, et il en est de même de ces poussières, de ces vapeurs irritantes qui produisent les bronchites dites professionnelles.

Les bronchites chroniques, comme les bronchites aiguës ressortissent donc de l'infection ; elles n'en diffèrent que par le mode chronique de leur évolution.

**Enquête bac-
tériologique.**

Mais quel est l'agent microbien facteur de cette infection ? Ici règne l'obscurité la plus complète. Seize fois j'ai trouvé le streptocoque, 15 fois le pneumocoque, 5 fois le pneumo-bacille, 2 fois le coli bacille, 1 fois le pyocyanique, 4 fois le tétragène. On a aussi trouvé l'oïdium albicans, des saccharomyces, des sarcines, des leptothrix, le bacillus viridis flavescens. Rappin enfin y a rencontré un bacille spécial.

Rarement monomicrobiennes les bronchites chroniques sont presque toujours polymicrobiennes. Ces notions peuvent avoir leur importance puisque, vous le verrez, dans un cas de bronchite chronique streptococcique, j'obtins un résultat heureux sous l'action du sérum de Marmorek.

Si, après avoir procédé à la minutieuse enquête que je viens de vous indiquer, vous demandez à vos malades comment a débuté leur affection, voici ce que vous apprenez :

L'un, bien portant pendant la belle saison, s'enrhumait à l'apparition de l'automne et sous l'action du moindre refroidissement. Abandonnés à eux-mêmes, ces rhumes ont été négligés, ils se sont reproduits pour ainsi dire à chaque instant, ils n'étaient plus séparés que par de courtes rémissions qui ont elles-mêmes fini par disparaître : la bronchite est devenue chronique.

Chez le second, les bronchites ont alterné avec des manifestations articulaires ou abarticulaires (dermatoses). C'est là le point de départ de la théorie des endermoses de Guéneau de Mussy.

Chez le troisième, la bronchite chronique, symptomatique d'une cardiopathie, a évolué parallèlement à l'affection du cœur : elle disparaissait quand le myocarde suffisait à sa tâche, elle reparaissait lorsqu'au contraire il faiblissait. En ce cas vous notez dans l'histoire de vos malades les manifestations symptomatiques de la cardiopathie : les palpitations, la dyspnée d'effort, les œdèmes bi-malléolaires à répétition.

Le quatrième a présenté ou même présente encore les symptômes de ce que M. le Professeur Dieulafoy dénomme le petit brightisme. Ce sont eux qui ont éveillé l'attention du malade, ce sont eux aussi qui doivent attirer celle du clinicien et la concentrer sur l'analyse des urines.

Enfin dans quelques cas exceptionnels la bronchite chronique s'est installée progressivement, insidieusement à l'insu des malades : c'est ce qui se passe dans les bronchites professionnelles.

Dans tous ces cas et quelle qu'en ait été la cause, **la bronchite chronique n'a pas une évolution uniforme.** Elle présente des recrudescences en rapport avec les variations barométriques et « la muqueuse bronchique devient alors, pour me servir de l'expression de C. Paul, un véritable baromètre, ou mieux un hygromètre sensible à la moindre humidité, au moindre froid. »

Si maintenant, après avoir scruté avec attention l'histoire de l'affection pour laquelle viennent vous consulter vos malades vous examinez avec soin leur état actuel, voici ce que vous constatez : **ils toussent, ils crachent, ils sont oppressés.** — Ce sont là les trois termes principaux de l'étude clinique des bronchites chroniques ; étudions-les successivement.

Les malades toussent, vous disais-je, et la **toux** est de règle chez eux. Elle est ordinairement *quinteuse, pénible* et *sans fin*. Tantôt matutinale, tantôt vespérale elle est bien souvent continuelle. Elle survient, impérieuse, à la suite d'une conversation tant soit peu animée, d'une marche un peu rapide ou d'un effort si petit qu'il soit. Qui de vous ne les a entendues ces *quintes interminables* dans le silence de la visite hospitalière ? Qui de vous n'a constaté qu'elles étaient constituées par une série d'inspirations brèves, saccadées et sans reprises, qu'elles étaient toujours suivies du rejet d'un ou plusieurs **crachats**, dont nous allons maintenant énumérer les caractères.

C'est sur les caractères de l'expectoration qu'on a voulu créer d'innombrables subdivisions des bronchites chroniques ; seule la classification de Laënnec me semble de quelque valeur, mais encore n'est-elle pas absolue. Laënnec distinguait cinq espèces différentes : la bronchite sèche et celles qui s'accompagnent d'expectoration muqueuse ou séreuse, muco-purulente, purulente et fétide.

Dans la *bronchite sèche*, la toux est interminable, très pénible ; elle n'est suivie que de l'expulsion d'un minuscule crachat : « c'est la montagne qui accouche d'une souris. » Ce crachat est du reste très caractéristique : il est visqueux, d'une consistance analogue à l'empois : c'est le crachat perlé.

La *forme séreuse* qui constituait le catarrhe pituiteux de Laënnec est au contraire caractérisé par une expectoration des plus abondantes. Les malades rejettent de 2 à 600 grammes en 24 heures d'un liquide incolore, transparent, fluide, gommeux et légèrement spumeux. C'est une véritable phlegmorrhagie bronchique, une broncho-blennorrhée.

La *bronchite chronique à crachats muco-purulents* est de beaucoup la plus fréquente ; ici l'expectoration est ou bien continue, ou bien paroxystique, et, en ce cas, c'est le matin que les patients remplissent leur crachoir d'un liquide muqueux dans

La toux.

L'expectoration. Ses caractères.

lequel flottent des flocons purulents grisâtres ou verdâtres de volume variable.

Les *crachats purulents* sont de consistance diverse, ils ont ordinairement une teinte verdâtre et on ne saurait mieux faire que de les comparer à la purée de pois.

Dans certains cas enfin, cette expectoration purulente ou muco-purulente dégage une odeur plus ou moins nauséabonde : c'est ce qui caractérise les *bronchites fétides*.

De nombreuses recherches ont été entreprises sur la composition chimique de cette expectoration, elles concordent presque toutes. Bamberger, Biermer, Kossel, Renke, ont presque tous constaté que ces crachats renfermaient :

$$
\begin{array}{lll}
\text{de 95} & \text{à 98} & \text{parties d'eau.} \\
\text{de 1} & \text{à 3} & \text{» de substances organiques.} \\
\text{de 0.6} & \text{à 0.8} & \text{» de substances inorganiques.}
\end{array}
$$

Ils y ont de plus signalé des traces de chlore, d'azote, de potasse et de phénols.

Au point de vue histologique l'expectoration des bronchites chroniques renferment très peu d'éléments cellulaires dans les formes séreuses, un grand nombre au contraire dans les autres variétés.

Ces éléments cellulaires sont de nature diverses : ce sont des cellules épithéliales en dégénérescence graisseuse ou muqueuse ; des leucocytes polynucléaires ou mononucléaires, des globules de pus. On y trouve quelquefois, même en nombre anormal, des cellules éosinophiles ou encore, mais le fait est plus rare, des éléments cellulaires à granulations δ, ϵ.

Enfin il n'est pas rare d'y rencontrer, chez les vieux emphysémateux, des corpuscules arrondis, légèrement anguleux, présentant des stratifications concentriques assez régulières : ce sont les corpuscules amylacés de Friedreich fort bien décrits par Zahn.

A côté de ces éléments on trouve, disséminés dans la préparation, des microorganismes variés répondant aux espèces ci-dessus énumérées.

L'oppression. La **dyspnée** est le troisième symptôme dont se plaignent vos malades. Ils sont tous oppressés ou en imminence de dyspnée. Faites-leur monter un escalier, faites-les descendre de leur lit, marcher plus ou moins vite autour de leur chambre ou de votre cabinet, faites-les même seulement, plusieurs fois de suite, s'asseoir ou s'étendre dans leur lit : la dyspnée apparaît. Tous ces malades sont suffoqués au moindre effort, ce qui, vous le comprenez sans peine, les empêche de vaquer à leurs occupations habituelles ou professionnelles.

Dans quelques cas, particulièrement dans cette forme décrite par Laënnec sous le nom de catarrhe sec, il se produit de véritables *accès d'oppression* analogues à des accès d'asthme : c'est *l'asthme humide de Jaccoud*.

La constatation des symptômes fonctionnels que je viens de décrire peut vous mettre sur la voie du diagnostic, fixer votre attention sur l'appareil respiratoire, mais il est nécessaire, pour établir ce diagnostic sur des bases solides, de passer à l'examen des symptômes physiques que présentent les malades. Vous vous apercevez alors qu'il n'existe chez eux aucune modification du thorax, de sa sonorité ou des vibrations vocales ; vous constaterez seulement chez eux comme chez tous les vieux tousseurs du reste, une certaine hypertrophie des sterno-cléido-mastoïdiens sur laquelle Eichorst le premier a fixé l'attention.

Si vous appliquez l'oreille sur la paroi thoracique vous percevez des deux côtés, au sommet comme à la base, en avant comme en arrière, des **râles sibilants** ou **ronflants**, si le catarrhe est sec, des râles **muqueux** de toutes dimensions, irréguliers, en chapelets, parfois même, si les fines ramifications bronchiques sont atteintes, des râles sous-crépitants.

Le mélange de ces différents bruits anormaux constituent un ensemble discordant que les cliniciens d'autrefois comparaient au chant de la tourterelle ou encore au son que l'on obtient en frolant d'un coup d'archet une corde de violoncelle, c'est le **bruit de tempête**.

En écoutant cette description vous avez du vous dire que j'oubliais bon nombre de symptômes. Cette omission est absolument volontaire.

Ce que je viens de vous décrire, en effet, c'est la bronchite chronique pure, indépendante de tout élément surajouté. Or, parmi ces éléments, il en est quelques-uns qui sont pour ainsi dire de règle : c'est ce qui fausse les résultats de l'investigation clinique. C'est le cas de l'**Emphysème**.

Le parenchyme pulmonaire est souvent altéré chez les hommes d'un certain âge : les arthritiques, les obèses présentent presque toujours des lésions dégénératives de la charpente élastique du poumon. Cette même dégénérescence est du reste l'apanage de la sénilité : Kornikoff en a fourni les preuves.

Par suite de la gène respiratoire et des violents efforts que les patients doivent faire pour y suppléer, par suite des efforts de toux nécessaires pour débarrasser les bronches des sécrétions morbides qui les encombrent, les alvéoles qui ont perdu leur élasticité se laissent dilater, les travées conjonctivo-élastiques qui les séparent se déchirent : l'emphysème est constitué.

Vous constaterez alors, pour peu que la lésion dure depuis

quelque temps, des modifications du thorax, qui devient globuleux, volumineux, et qui présente les saillies cleïdo et sterno-mamelonnaires avec l'angle sternal si bien décrits par Louis. Les vibrations vocales sont alors abolies ; la cage thoracique, sous le doigt qui percute, rend un son tympanique. A l'auscultation, vous notez que le rythme, suivant lequel se fait la respiration, est plus ou moins modifié : l'inspiration est brève, humée ; l'expiration prolongée et parfois saccadée. Le murmure vésiculaire ne s'entend plus, on ne perçoit plus que des râles.

Atelectasie. Les exsudats bronchiques peuvent devenir si abondants que la toux est insuffisante pour en débarrasser les voies respiratoires, parfois même il suffit que celle-ci ne se produise pas avec assez d'énergie pour que le résultat soit le même : le poumon ne reçoit plus suffisamment d'air, les alvéoles s'affaiblissent, le parenchyme s'atélectasie, et on assiste alors à l'évolution de *l'asphyxie par anhématose.*

Stase pulmonaire. Un poumon dans lequel les voies bronchiques sont aussi obstruées est un poumon dans lequel la circulation sanguine se ralentit : la stase, l'hypostase en sont la conséquence. De là des congestions passives se décelant par l'apparition d'une zône submate à la base, zône dans laquelle les vibrations vocales sont très notablement exagérées et au niveau de laquelle l'oreille perçoit un souffle doux, ou plus ordinairement de fines crépitations.

Objectivement du reste, la congestion va se traduire par des modifications notables de *l'expectoration qui devient nettement hemoptoïque.* Si vous examinez alors ces crachats au microscope, vous y trouverez de grosses cellules chargées de granulations pigmentaires ocres ou brunâtres, que les Allemands appellent des « cellules à hémosidérine » et qu'ils considèrent comme l'indice d'un trouble circulatoire pulmonaire par retentissement cardiaque, d'ou le nom de « Herzfehlerzellen » qu'ils leur donnent encore. Ces « cellules du cœur lésé » ont bien leur importance, et je ne saurais trop vous engager à soigneusement les rechercher toutes les fois que vous soupçonnerez un état congestif passif.

Si la stase sanguine se produit dans les capillaires pulmonaires, il en résulte, vous le comprenez très aisément une augmentation de tension en amont, dans le domaine de l'artère pulmonaire. Cette augmentation de tension se traduit par une chûte énergique des valvules sigmoïdes pulmonaires, d'où **retentissement exagéré**

Retentissement cardiaque. **du second bruit à la base et à gauche.**

Si cette tension augmente encore, les sigmoïdes pulmonaires

tombent et s'accolent avant les sigmoïdes aortiques, refoulées qu'elles sont par le sang qui vient d'être lancé dans l'artère pulmonaire où la tension est énorme. La synergie aortique et pulmonaire est de ce fait, détruite et vous noterez alors un **dédoublement du second bruit**, un bruit de rappel ayant son maximum au foyer d'auscultation de l'orifice pulmonaire.

A la longue, le cœur lui-même subit le contre-coup de cette rupture de l'équilibre respiratoire. Il s'hypertrophie pour suppléer à ce surcroît de travail, et son hypertrophie se traduit fort souvent par un **bruit de galop** ayant son maximum au niveau de l'appendice xyphoïde.

Mais il peut succomber à la tâche, il se dilate et ce que vous trouverez alors, ce seront les symptômes de l'**insuffisance tricuspidienne et de l'asystolie** banale.

D'un autre côté les bronches atteintes de bronchites chroniques constituent un terrain préparé pour recevoir une infection microbienne surajoutée : aussi les sujets atteints de bronchite chronique sont-ils souvent frappés par la **pneumonie**, la **bronchopneumonie** ou la **gangrène**.

Infections surajoutées.

C'est aussi de la sorte que se produisent les **bronchites putrides**. Cette variété, dont les Allemands font une entité morbide qu'ils opposent à la gangrène des bronches, *n'est en réalité qu'un symptôme susceptible de compliquer toute infection bronchique.*

Bronchites putrides.

La putridité des exsudats, en ce cas, semble due à des espèces microbiennes variées, que vous pourrez retrouver dans les crachats. Les crachats, en ce cas, vous offriront, du reste, des particularités chimiques et microscopiques qu'il est bon de noter.

Grégory y a trouvé des acides gras, de la méthylamine ; Jaffé, de l'ammoniaque, de la leucine et de la tyrosine ; Löbisch et Rokitansky, une diamine ; Hitzig, de l'hématoïdine ; Filehne et Stolnikoff, une diastase analogue à la trypsine. Les microbes spéciaux que l'on en a isolé sont d'espèces variables : Rosenstein a isolé l'oïdium albicans, Canali l'actinomyces, Hitzig le leptothrix et un bacille analogue au B. Coli, Kaunenberg des monas et des cercomonas ; enfin, Lucmiczer y a trouvé un e bacille dont les cultures répandent une odeur identique à celle des crachats dont il provenait.

Il n'est pas rare, lorsque se produit la putridité, de rencontrer dans les crachats de petits grumeaux blanchâtres ou grisâtres qu'on appelle des *bouchons de Dittrich*, et dont la composition est encore mal connue. Après avoir cru qu'il s'agissait d'amas de globules de pus, de granulations graisseuses ou de cristaux d'acides gras, on tend aujourd'hui, avec Hoffmann, à les considérer comme constitués par des masses de champignons analogues au leptothrix.

Sous l'influence du processus inflammatoire chronique qui a frappé les bronches, il se produit bientôt des altérations manifestes des muscles et des fibres élastiques de la paroi de ces bronches. Cette paroi, dès lors, résistera fort mal aux violents efforts de toux et d'expectoration qui secouent le malade ; elles se laissent dilater et cette **dilatation des bronches** se traduira par une abondance plus grande de l'expectoration, qui devient purulente et présente des caractères que nous étudierons plus tard ; — par la fétidité de l'haleine et par l'apparition de symptômes cavitaires à l'auscultation des malades.

La dilatation des bronches.

Enfin vous avez vu que dans les bronchites aiguës, les symptômes généraux n'étaient que la résultante de l'intoxication produite par la résorption des substances toxiques contenues dans les crachats ; dans les bronchites chroniques le même fait se produit.

L'intoxication toxémique.

C'est ainsi que s'expliquent l'amaigrissement, **la cachexie pulmonaire**. N'avez-vous jamais remarqué combien ces vieux bronchitiques sont profondément émaciés ? combien leur faciès est terreux ? Examinez-les de plus près ; vous constaterez chez eux ces déformations particulières des doigts qui constituent les doigts hippocratiques et qui, à un degré de plus, forment ce que l'on appelle avec Marie l'ostéo-arthropathie hypertrophiante pneumique. En poursuivant plus loin encore votre examen, vous apprendrez qu'ils ont perdu leurs forces, qu'ils n'ont plus d'appétit, qu'ils ont constamment la diarrhée ; vous retrouverez chez eux les signes de la dégénérescence amyloïde des viscères et la courbe classique de la fièvre hectique : en un mot tous les caractères d'une cachexie véritable.

La cachexie.

La bronchite chronique est donc bien loin de constituer, comme le veut le public, « un brevet de longue vie ». Si elle laisse au malade l'existence, elle la laisse à la merci d'une foule de complications qui ne l'épargneront guère : son pronostic est donc sérieux.

Ce pronostic vous l'établirez, après un examen attentif, sur les considérations suivantes :

Éléments du pronostic.

1° **L'emphysème coexistant** complique toujours le pronostic des bronchites chroniques, car en ce cas vous avez tout lieu de craindre l'apparition de perturbations cardiaques.

2° **L'existence de zônes pulmonaires atelectasiées** doit faire redouter l'asphyxie progressive.

3° **La congestion pulmonaire hypostatique**, se traduisant par l'apparition des signes stéthoscopiques ou la constatation dans les crachats des « herzfehlerzellen », un signe avant-coureur des perturbations cardiaques dangereuses.

4° Mais c'est surtout **l'état du muscle cardiaque** qui règlera votre pronostic. Si le myocarde est sain, si sa contraction est énergique et régulière, le pronostic est bon, votre malade n'a rien à craindre pour le moment.

La fibre cardiaque est-elle lésée ? la contraction du myocarde est-elle faible, irrégulière ? les bruits du cœur sont-ils sourds, arythmiques, dédoublés ? la tension artérielle est-elle faible : redoutez alors l'asystolie et réservez votre pronostic. Réservez-le enfin d'une façon générale, en vous rappelant les **dangers de toute infection surajoutée** à la bronchite chronique.

Rappelez-vous que ces complications infectieuses sont l'une des mille façons de mourir des catarrheux et qu'en conséquence vous devez les attaquer avec une héroïque énergie.

N'oubliez pas, enfin, que la bronchite chronique des enfants se distingue par sa longue durée et la fréquence des rechûtes, alors que vous croirez la guérison assurée.

Le pronostic, dépend aussi de **la cause intime** de la bronchite chronique. *L'arthritique*, *l'obèse*, vit ordinairement en bonne intelligence avec sa bronchite. Chez eux le pronostic de cette affection est seulement en rapport avec les divers facteurs que je viens de vous énumérer.

Chez *le cardiaque*, au contraire, de sombres nuages obscurcissent l'horizon et souvent, en effet, ces nuages crèveront : l'asystolie apparaîtra.

Que dirais-je de *l'albuminurique ?* Mettant de côté certaines néphrites dues, à ce qu'il semble du moins, à l'infection bronchique, rappelez-vous qu'en général la présence d'albumine dans les urines est un facteur de gravité. Bien souvent, en ce cas, la bronchite chronique n'est que la manifestation extérieure d'une urémie larvée et que l'explosion terminale pourra bien ne point se faire trop attendre.

Quant aux *bronchites professionnelles*, elles sont ordinairement compatibles avec une très longue existence. La seule chose à redouter, en ce cas, c'est la propagation du processus inflammatoire au parenchyme : la sclérose pulmonaire et toutes ses conséquences.

Il est probable enfin, que le pronostic d'une bronchite chronique est en rapport avec **la nature de l'agent microbien,** cause de l'infection ; mais ici nous nous trouvons en pleine obscurité et nous ne saurions vraiment, en l'absence de recherches suivies, poser des conclusions.

N'oubliez pas que c'est en dernier ressort **l'état général** du sujet qui dicte votre pronostic : si l'état est satisfaisant, pas de crainte à avoir..... pour le moment ; s'il est mauvais, au contraire, s'il y a des menaces de cachexie, réservez-le soigneusement.

Le diagnostic. Le diagnostic de la bronchite chronique est généralement assez aisé : il vous faut d'une part reconnaître la bronchite ; d'autre part en découvrir la cause.

La seule auscultation et la constatation des râles caractéristiques suffisent pour éliminer l'hypothèse de **toux hystérique, toux réflexes** de diverses natures.

La coqueluche, avec ses quintes pathognomoniques et l'intégrité de la muqueuse bronchique, ne saurait non plus nous arrêter davantage.

Penserez-vous, chez un enfant, à **l'adénopathie trachéo-bronchique ?** L'erreur est facile à commettre lorsqu'on a affaire à cette forme de bronchite chronique sèche, asthmatiforme que Steiner, en 1888, décrit pour la première fois. Rappelez-vous que l'hypertrophie des ganglions péribronchiques se traduit objectivement par une exagération des vibrations vocales dans la région interscapulo-vertébrale qui est mate et par un souffle unilatéral à timbre quasi amphorique ayant son maximum au voisinage du hile du poumon.

La trachéo-bronchique chronique, que, le premier, Beau isola, et qui, depuis, fut minutieusement décrite par Nicaise et Lubet-Barbon, peut être confondue avec la maladie qui nous occupe. Elle s'en séparera par la toux qui, en ce cas, a un timbre spécial, dit « de chaudron fêlé », par des altérations de la voix et de la dysphonie, par l'examen laryngo-trachéoscopique, et enfin par l'absence de tout signe stéthoscopique.

Chez le vieillard, la crainte d'une **pneumonie latente,** qui doit toujours hanter votre esprit, sera éloignée par ce fait que cette entité morbide se caractérise par la constatation dans une zône bien déterminée (le sommet d'habitude) des trois signes bien déterminés : l'exagération des vibrations vocales, la matité et le souffle tubaire.

Songerez-vous encore à la **gangrène bronchique ?** Évidemment non, car, en ce cas, l'examen microscopique des crachats lèverait tous vos doutes, et l'absence de fibres élastiques suffit, en l'espèce, pour éliminer cette hypothèse.

Il vous sera bien difficile de séparer la bronchite chronique de la **bronchectasie** qui la complique bien souvent. Cette dernière ne saurait être soupçonnée que si l'expectoration massive se faisait en une seule fois, le matin, comme une fausse vomique, s'il y avait des hémoptysies et si vous constatiez l'existence de symptômes cavitaires.

Mais toutes ces fausses routes sont, avec un peu d'attention, bien faciles à éviter. Il n'en est pas de même de la **tuberculose pulmonaire.** C'est sur elle, maintenant, que je désire spécialement attirer votre attention.

Cassaët, en 1896, a bien montré que la phtisie simulait jusqu'à la perfection la bronchite chronique et réciproquement.

Il est donc important, que dis-je ? nécessaire de porter un diagnostic précis, et, pour y parvenir, de s'entourer de toutes les preuves les plus démonstratives.

Que vous preniez un bronchitique pour un tuberculeux, il n'y a que demi-mal, car on vous attribuera, bien à tort du reste, une cure dont vous n'aurez absolument aucun mérite. Il n'en est plus de même si c'est un phtisique que vous prenez pour catarrheux : en ce cas, en effet, l'échéance fatale viendra vous désiller les yeux, et que de reproches alors n'essuierez-vous pas de la part de l'entourage !

Soupçonnez la tuberculose chez les sujets jeunes, à hérédité bacillaire, ayant présenté ou présentant encore des manifestations scrofuleuses ou bacillaires. Soupçonnez-le surtout, quand vos malades ont déjà craché le sang, quand ils ont vu leur état général rapidement atteint ; soupçonnez-la enfin, lorsque la bronchite est unilatérale et lorsqu'elle prédomine manifestement au sommet.

Rappelez-vous que même en présence de ces constatations, et Cassaët insiste sur ces faits, vous pourrez vous tromper.

Où trouverez-vous donc un critérium ?

Vous le chercherez dans *l'examen des crachats*, après coloration élective par la méthode de Ziehl, et en inoculant ces crachats au cobaye. Vous le chercherez encore en appliquant la *méthode de Grasset et Vedel :* injectez à votre malade 1 c.^{3} d'une solution de tuberculine au dix-millième ou 20 c.^{3} de sérum artificiel, et prenez d'heure en heure la température de votre malade. A-t-il de la fièvre ? il y a bien des chances pour qu'il soit en puissance de tuberculose. N'en a-t-il pas au contraire ? il n'est pas tuberculeux au dire de quelques-uns. Ce procédé néanmoins ne saurait posséder une valeur absolue et je passe sous silence les critiques dont il a été l'objet.

Vous pourrez enfin avoir recours à la *méthode du séro-diagnostic* de la tuberculose qui, entre les mains de Arloing et P. Courmont, a donné d'excellents résultats, vérifiés par d'autres. J'aurais l'occasion de vous décrire ultérieurement ce procédé qui est peut-être appelé à de grandes destinées.

Une fois ces causes d'erreur écartés, votre œuvre, Messieurs, est loin d'être épuisée ! Il vous faut alors en effet *aller à la recherche de la cause* et vous n'y parviendrez que par un minutieux examen de vos malades. C'est en effet par une étude fort attentive de l'anamèse, par un examen somatique des plus circonspects que vous décelez la goutte, l'arthritisme, le lymphatisme, la scrofule ; l'asthme, les affections du cœur, du rein ou de l'estomac. N'oubliez pas surtout, renseignement banal, mais non sans importance, de vous enquérir de la profession du sujet car c'est là, bien souvent, que vous trouverez le *primum movens* de la bronchite chronique.

Cette affection *a une évolution absolument indéfinie* dont il est impossible de fixer la durée. Traitée énergiquement elle peut s'améliorer ou guérir ; abandonnée à elle-même elle peut devenir le point de départ d'une iliade de complications susceptible d'amener la mort.

A l'autopsie, en fendant les bronches sur toute leur longueur vous constatez que leur muqueuse est congestionnée, irrégulière, tomenteuse, veloutée et bourgeonnante. Elles renferment parfois un exsudat purulent ou muco-purulent.

Sur des coupes microscopiques vous constaterez ensuite que la **muqueuse** est considérablement épaissie, son *épithélium* dégénéré à desquamé par place. Les cellules qui le constituent, après avoir perdu leurs cils, se sont transformées en cellules muqueuses ou caliciformes.

Dans les **glandes** elles-mêmes les lésions épithéliales sont de tous points identiques.

La **membrane basale** est épaissie, rompue, déchiquetée par place. Le **tissu conjonctif** sous-jacent est dissocié par une infiltration énorme de cellules embryonnaires qui séparent les fibres élastiques et les fibres-musculaires, s'accumulant de préférence au voisinage immédiat des culs-de-sac ganglionnaires.

Pour peu que la lésion soit de date relativement ancienne on voit que ces éléments embryonnaires s'organisent en tissu de sclérose qui fuse autour de la bronche et dans les travées interalvéolaires voisines (péri-bronchite scléreuse).

Les **vaisseaux** de la paroi bronchique dilatés sont atteints d'endopéri-vascularite. Les **muscles de Reisseissen** dissociés sont grêles, atrophiés et leurs petits tendons classiques ne se distinguent plus.

Sur les coupes traitées par l'orcéine acide ou le procédé électif de Weigert à la fuschine on constate que la **charpente élastique** de la paroi bronchique est elle-même profondément altérée. Les fibres qui la constituent sont dissociées par l'infiltration embryonnaire, rompues, déchiquetées ou même phagocytées. Ces lésions nous expliquent la facilité avec laquelle peut en ce cas se dilater la bronche.

Dans la lumière de la bronche on trouve des globules de pus, des cellules dégénérées et parfois des bandes entières d'épithélium desquamé.

Il n'est pas rare, il est même de règle de trouver à côté de ces lésions que j'appellerais spécifiques, des lésions accessoires dont l'importance n'est point à négliger. Telles sont : l'**atelectasie**, l'**emphysème et la congestion pulmonaire**, la **broncho-pneumonie**, etc.

Souvent aussi on rencontre des noyaux tuberculeux guéris ; c'est ce qui a pu faire dire à M. Bard que la bronchite chronique n'était qu'une tuberculose guérie.

Enfin ajoutez à cela l'existence possible de lésions du cœur, des reins, et des autres organes.

Telle est la signature anatomique de la bronchite chronique. Ajou- à cela qu'il y a dans certaines variétés des lésions spéciales et bien particulières : chez les cardiaques, chez les professionnels on trouve des lésions surajoutées que nous aurons plus tard l'occasion de décrire en détail.

Mais nous avons vu, Messieurs, que la terminaison fatale n'était pas absolument la règle. Sous l'influence d'une thérapeutique appropriée vous obtiendrez, fort heureusement du reste, des améliorations, voire même des guérisons complètes. **Intervention thérapeutique.**

Quelle est cette thérapeutique ?

Les indications qui se posent à vous sont, à peu de chose près, les mêmes que celles que nous posions précédemment à propos des bronchites aiguës.

I. — Avant d'essayer de faire œuvre curative, il nous faut dès l'abord **débarrasser, nettoyer, curer les bronches à l'aide d'un bon vomitif.** Le meilleur, sans aucun doute, c'est ici encore l'ipéca **Faire vomir.** seul ou de préférence associé au tartre stibié. A. Robin, qui le préconise, en a toujours retiré d'excellents résultats et insiste à raison sur ce fait que l'on peut y avoir recours, même chez le vieillard, sans crainte de syncope, ni de collapsus.

Vous dirais-je, quels sont en l'espèce les avantages de cette médication ? Rappelez-vous que ce vomitif provoque une hypersecrétion momentanée des glandes et des épithéliums bronchiques, que cette secrétion, extrêmement fluide, fait véritablement chasse devant elle, entraînant dans son cours tous les produits morbides qui encombraient les bronches.

En second lieu, le vomitif excite l'énergie des muscles de Resseissen ; sans compter que les efforts du vomissement compriment brutalement le poumon et l'exprimant à la manière d'une éponge, le débarrassent de tout ce qui l'encombre.

Cette première indication une fois remplie, vous devez essayer de conserver autant que possible les bons effets que vous aurez retirés de cette médication. Vous ne sauriez songer à donner chaque jour un vomitif à votre malade, ce qui aurait le grave inconvénient de le déprimer rapidement. C'est cependant à l'ipéca que vous pourrez avoir recours encore.

Trois à quatre fois par jour, votre malade prendra, dans une tasse d'infusion d'encalyptus, une cuillerée à café du sirop suivant :

> Sirop d'ipéca .... 15 grammes.
> Sirop de tolu .... }
> Sirop de gomme........ } aa. 30 grammes.

Il me semble préférable en ce cas de se servir de **l'ergotine**, qui a une action énergique et des plus efficaces sur les muscles de Resseissen, sans jouir, fort heureusement du reste, des propriétés de l'ipéca. Donnez-en 1 à 2 gr. par jour.

Favoriser l'expectora-tion. II. — En second lieu, **vous essaierez de favoriser l'expecto-ration** en fluidifiant les secrétions bronchiques. Il n'est point de meilleur médicament à ce compte que le **jaborandi** préconisé par A. Robin.

Le jaborandi, au dire de cet auteur, produit en peu de temps un hyperfonctionnement glandulaire des plus accusés. Le mucus fluide ainsi secrété lave à la façon d'un courant d'eau les canaux bronchiques et les débarrasse, pour un instant du moins, des secrétions anormales qui les encombrent.

N'oubliez pas que *le jaborandi ne doit être employé que chez des sujets sains, à myocarde intact.*

Employez de préférence *l'infusion théiforme avec 2 à 4 gr. de feuilles de jaborandi.*

Désinfecter les bronches III. — Vous devez songer alors à la troisième indication qui se posera à vous : **désinfecter les bronches.**

Vous allez voir tout à l'heure, qu'en modifiant les sécrétions bronchiques, on peut, jusqu'à un certain point, satisfaire à cette indication. Je ne vous parle que pour mémoire des tentatives qui ont été faites pour la remplir, soit directement par les pulvérisations ou les inhalations de phénosalyl à 2 %, soit indirectement à l'aide d'iodoforme ingéré en pilules de cinq centigrammes (une pilule au repas).

Rejetez complètement cette dernière médication qui n'a que des inconvénients, fatigue l'estomac, donne à l'haleine une odeur repoussante et peut, chose plus grave, intoxiquer votre malade ou léser profondément ses reins.

Conseillez à votre malade d'inhaler plusieurs fois par jour quelques gouttes de menthol en solution alcoolique ou d'essence de girofles qu'il versera dans la paume des mains.

Modifier les sécrétions bronchiques IV. — C'est sur la quatrième indication : **modifier les glandes bronchiques ainsi que leurs sécrétions**, que nous allons surtout nous appesantir plus longuement. Vous avez à votre disposition, pour la remplir, trois ordres de médicaments : les balsamiques, les gommes résines et les sulfureux.

Les balsamiques et les gommes résines subissent dans l'organisme des dédoublements très complexes aboutissant à la formation de substances qui, éliminées par les épithéliums bronchiques, ramènent leur protoplasma granuleux, dévié de sa fonction, à un fonctionnement normal : il se produit également des principes volatils vraisemblablement doués de propriétés antiseptiques qui s'éliminent par le poumon.

Les
balsamiques.

Je ne vous cite que pour mémoire le baume du Canada, le baume de tolu et le baume du Pérou. Nos pères ont obtenu d'excellents résultats du **Baume du Canada** selon la formule :

> Baume de Canada............... 2 gr.
> Excipient....................... q. s.
> pour 10 pilules; à prendre 3 ou 4 pilules par jour.

Le **Baume du Pérou** se prend en pilules de 0,10 centigrammes, 10 à 20 pilules par jour.

Le **Baume de Tolu** est surtout employé sous forme de sirop à la dose de 50 à 100 gr.; à ce compte, on l'emploie pour sucrer les tisanes.

Le **Baume de copahu,** seul ou associé au cubèbe, ou mieux au goudron, donne parfois d'excellents résultats. Vous pourrez formuler des bols avec.

> Copahu .... }
> Poudre de cubèbe....... } aa 0 gr. 20.
> Goudron............... }
> Magnésie calcinée....... q. s. pour 1 bol.
> Six à douze par jour.

La térébenthine *a une réputation beaucoup plus méritée.* Vous pourrez employer les capsules, les perles ou mieux encore les pilules suivant cette formule :

> Térébenthine de Venise.. 0,20.
> Extrait de quinquina..... q. s. pour 1 pilule.
> A prendre 4 à 10 chaque jour.

La **créosote** est systématiquement bannie par quelques auteurs du domaine de la thérapeutique. Le Professeur Renaut, de Lyon, va jusqu'à l'accuser d'avoir fait, à elle seule, plus de mal que la tuberculine de Koch. Cette opinion, il me semble, est un peu excessive.

Je ne vous conseillerais point cependant d'en user chez des bronchitiques à estomac fatigué. Réservez-la pour ceux qui la supportent bien sans que leur estomac en souffre : c'est une question de tâtonnements.

Je préfère de beaucoup l'administration rectale à la dose de 25 gouttes de créosote pure dans un verre de lait tiède pour un lavement : à prendre suivant les indications tous les jours ou tous les 2 ou 3 jours.

Parmi les composés de la créosote qui donnent des résultats satisfaisants, je citerais le **créosotal** qui, à la dose de *une cuillerée à café par jour dans une tasse d'infusion de jaborandi* m'a donné de véritables guérisons, là où le **gaïacol** avait échoué absolument : ce dernier médicament, du reste, ne me semble pas mériter la réputation dont il a joui. J'en dirais autant de l'Ichthyol.

Baumes, goudron, térébenthine, créosote et gaïacol ont certainement à leur actif beaucoup de résultats heureux, mais l'administration de ces substances exige quelques précautions.

Si vous les employez, *surveillez soigneusement estomac et intestin. Analysez fréquemment les urines, suspendez-les à la moindre menace, et n'y ayez jamais recours quand vos sujets présenteront des tendances manifestement congestives.*

A tous ces balsaniques *je préfère et de beaucoup la* **terpine** et ses succédanés. Je me suis toujours bien trouvé d'ordonner à mes malades deux cachets par jour avec 0.75 centigrammes de terpine chacun ou des pilules selon la formule :

Terpine . . . . : 0.20
Extrait thébaïque. 0.01
pour une pilule f. s. a. nº 20 : de 5 à 8 par jour.

Le **terpinol** est aussi un fort bon médicament et je ne saurais mieux faire que de préconiser ici la formule des pilules de Tanred :

Terpinol . . . . }
Benzoate de soude. . . . . } 0.10.
Sucre q. s. pour 1 pilule ; 8 à 10 par jour.

L'**Eucalyptol** me semble moins recommandable, bien que nombre de médecins et non des moins distingués, m'aient affirmé en avoir obtenu des résultats surprenants.

Les **gommes résines** *ne sont guère employées de nos jours :* on employait autrefois le galbanum, l'assa fœtida et la gomme ammoniaque.

D'une façon générale, toutes les fois que vous désirerez avoir recours aux balsamiques n'oubliez jamais les quatre recommandations suivantes :

1° **Tâtez la susceptibilité de vos malades** partant de faibles doses pour arriver progressivement aux doses maxima.

2° **N'hésitez pas à suspendre leur emploi quand vous voyez apparaître les troubles gastro-intestinaux, même les plus légers.**

3° **Ne vous énervez point, ne changez pas à chaque instant de ces divers médicaments.**

4° **Enfin ne les administrez jamais pendant plus de trois semaines de suite, laissez vos malades se reposer trois semaines avant de recommencer la série.**

En agissant ainsi vous aurez le maximum du profit.

Les **sulfureux** ne sauraient s'appliquer indistinctement au traitement de toutes les bronchites : ils doivent être rigoureusement *réservés aux cas déjà invétérés*, dont vous ne pouvez pas avoir raison et surtout à *ceux qui n'ont aucune tendance congestive*.

L'H²S en effet est un puissant antiseptique et jouit, paraît-il, de propriétés substitutives véritablement remarquables.

Il est certain que nombre de catarrheux ne présentant aucune des contre indications précédemment énumérées, sont très notablement améliorés par une saison à **Cauterets**, à **Challes**, à **Saint-Honoré**, **Luchon**, **Barèges** ou aux **Eaux-Bonnes**.

Si le malade ne peut ou ne veut pas se déplacer, vous lui conseillerez de prendre chaque matin *dans une tasse de lait bien chaud 2 cuillerées à soupe d'*eau de **Challes** *ou 2 à 4* cuillerées de l'eau de **Labassère**.

A ceux enfin dont la situation de fortune ne permet pas de faire les frais d'un traitement de prix relativement élevé conseillez **la fleur de soufre lavé** à la dose *d'une demi cuillerée à café chaque matin*.

Mais je vous le répète, les sulfureux ne sauraient être employés que dans les conditions nettement déterminées que je vous ai énuméré. Aller à l'encontre de ces contre indications serait vous exposer sciemment aux plus cruelles déceptions.

Résumons-nous. En quittant votre malade atteint de bronchite chronique, vous lui tracerez la ligne de conduite suivante :

1° **Un vomitif.**

2° **Pendant trois semaines prendre les cachets de terpine aux doses ci-dessus énoncées.**

3° **Pendant les trois semaines suivantes l'ergotine.**

Continuellement les infusions de jaborandi (sauf contre indications) ou bien d'eucalyptus.

4° **Plus tard seulement, et si l'amélioration tarde à se faire, ayez recours aux sulfureux.**

Si maintenant vous étiez appelés à donner vos soins à un individu **atteint de bronchite chronique en pleine poussée aiguë**, les indications qui se poseraient à vous différeraient légèrement de celles que nous venons d'énumérer. Ici, vous devez surtout et avant tout *calmer la toux et l'oppression, combattre les accidents congestifs.*

Contre la toux, je ne saurais trop vous recommander les pilules suivantes :

> Terpine ....   } aa 0,10.
> Baume de tolu..........
> Extrait thébaïque.......   0,01.

A prendre de 6 à 8 dans la journée.

L'usage de ces pilules ne saurait être prolongé sans courir le risque de la morphinomanie. Si, à la suite de leur emploi, vos malades se plaignaient de constipation ou bien d'inappétence, ayez recours alors à l'absorption rectale, en formulant les suppositions suivantes :

> Opium brut pulvérisé.....   0,05 à 0,16.
> Extrait de datura........   0,01.
> Beurre de cacao..........   q. s. p. un suppositoire.

Si vous répugnez à user de l'opium ou de ses succédanés, vous retirerez de sérieux avantages de la potion suivante :

> Bromure de strontium.....   15 gr.
> Sirop de tolu.............   } aa 50 gr.
> Sirop diacode.............
> Eau de laurier cerise......   30 gr.
> Eau de tilleul.............   170 gr.

Une à quatre cuillerées à soupe par jour.

Dans certains cas, chez des malades que la toux épuise sans que rien n'y fasse, on obtient une sédation manifeste en usant des pulvérisations avec la décoction suivante :

> Feuilles d'erythroxylon Coca.   5 gr.
> Fleurs de tilleuls.............   2 gr.
> Eaux bouillante.............   100 gr.

dans laquelle vous ajouterez au moment de l'emploi une goutte d'essence de menthe et 2 grammes de carbonate de soude.

Si la dyspnée est trop vive, les inhalations d'oxygène, les lavements d'acide carbonique vous donneront de sérieux résultats.

Enfin, si vous craignez l'apparition de *phénomènes congestifs,* c'est à la **saignée** et aux ventouses sèches ou scarifiées que vous aurez recours.

Il est possible que, dans un avenir prochain, on puisse, étant connue la nature d'une infection bronchique, s'attaquer directement à l'agent microbien, cause de l'infection. Dans un cas de bronchite chronique due au seul streptococque, j'ai obtenu une guérison complète et remarquable à l'aide du sérum de Marmoreck : pourquoi cet exemple ne serait-il pas suivi ?

QUATRIÈME LEÇON

DE LA GANGRÈNE DES BRONCHES

MESSIEURS,

Dans nos précédentes leçons, nous avons vu l'infection microbienne des bronches rester superficielle et ne déterminer qu'une réaction inflammatoire aiguë ou chronique de la muqueuse qui les tapisse ; nous allons étudier aujourd'hui un second mode, non plus de réaction, car il n'y en a plus, mais d'infection microbienne : la gangrène des bronches.

Causes prédisposantes. Il n'y a plus de réaction, dis-je ? En effet, l'organisme chez lequel on observe cette affection est ordinairement un organisme usé, incapable de réagir, annihilé qu'il est par le **surmenage physique ou intellectuel**, l'alcoolisme, les **cachexies** et la **vieillesse**.

Ce sont là les causes prédisposantes de l'affection qui nous occupe.

Mais à côté de ces causes préparantes, il en est d'autres, et non des moins importantes, qui permettent aux agents infectieux d'investir l'organisme. Tous les vieillards, tous les alcooliques, tous les débilités et tous les cachectiques ne font pas de la gangrène des bronches !

C'est qu'en effet, en plus de la prédisposition créée par les quatre ordres de causes précédemment énumérés, il y en a une autre **Affection bronchique préparante.** absolument indispensable à notre avis : *il faut que la muqueuse des bronches soit ouverte à l'infection ;* elle l'est, en général, par une bronchite aiguë, une bronchite chronique, la bronchectasie ou la tuberculose.

La gangrène des bronches est donc ordinairement une affection secondaire. Je sais bien que l'on a rapporté des exemples, très rares il est vrai, de **gangrène primitive des bronches**. Parcourez avec attention ces diverses observations et vous vous convaincrez aisément qu'aucune d'elle n'est probante. Dans la plupart des cas, en effet, pour ne pas dire dans tous, on s'est basé pour établir ce diagnostic sur la simple constatation des symptômes cliniques ; l'on n'a jamais eu de preuves anatomiques, et il peut bien se faire, par conséquent, qu'il s'agisse seulement de bronchite putride.

Il y a donc lieu, jusqu'à nouvel ordre, de n'accepter que sous toutes réserves les prétendues observations de gangrène primitive des bronches et de considérer l'affection qui nous occupe comme toujours secondaire.

La question du terrain et de la porte d'entrée occupe, sans conteste, une place très importante dans l'étiologie de la gangrène bronchique ; elle n'est pas tout cependant. Il convient de tenir un grand compte de la cause véritablement déterminante de cette affection : de l'**agent microbien** qui possède assurément, en ce cas, soit une virulence spéciale, soit un pouvoir pathogène véritablement spécifique.

Jusqu'à présent, on peut dire *qu'il n'y a pas de microbe spécifique de la gangrène des bronches.*
En parcourant en effet la littérature médicale on voit que Rosenstein, dans un cas, isola l'oïdium albicans, Canali l'actinomyces, Leyden et Jaffé le leptothrix, Lancereaux le bacterium termo, Kannemberg des monas, Hitzig des bacilles indéterminés.
Lucmiczer, qui a publié le fruit de recherches suivies sur ce sujet, a trouvé dans 4 cas des staphylocoques variés ; dans un cas un diplocoque ; dans un cas enfin un bacille identique à le bacille de Miller. Lucmiczer considère ce dernier comme vraiment spécifique en se basant sur les cultures et les inoculations.
Il est probable encore que le dernier mot n'est pas dit à ce sujet et il est à présumer que l'étude des anaérobies dans ces cas, nous ouvrira peut-être des horizons nouveaux.
Ce qu'on peut dire actuellement, c'est qu'aucun des microbes précédemment signalés n'a pour attribut spécial de produire la gangrène bronchique à l'exclusion des autres : tous, semble-t-il, peuvent jouer un rôle dans cette production.

Résumons-nous donc et disons : que *toute infection bronchique peut produire la gangrène des bronches si elle se produit chez un surmené, un alcoolique, un cachectique ou un vieillard atteint d'une lésion bronchique préexistante.*

C'est *Laennec* qui, le premier, décrivit la gangrène des bronches, consécutive à la bronchectasie et c'est aussi sur cette association qu'insistait *Briquet* en 1841.
A partir de cette date, l'histoire de l'affection qui nous occupe traverse deux périodes bien distinctes.

Dans la première, on essaie de fixer la symptomatologie de la gangrène des bronches : Dittrich décrit les caractères particuliers de l'expectoration ; Lasègue insiste sur la curabilité de cette affection qui constitue l'un des meilleurs éléments du diagnostic différentiel et la sépare de la gangrène pulmonaire. La deuxième période, pathogénique et bactériologique, résumée jusqu'en 1890 dans les mémoires de *Lancereaux* et de *Rendu*, s'étend jusqu'à nos jours.

Évolution clinique.

L'histoire clinique de la gangrène bronchique est des plus simples à retenir.

Tableau clinique antérieur.

Vous soignez pour une affection soit aiguë, soit chronique des bronches, un vieillard, un alcoolique, un surmené ou bien un cachectique ; soudain, sans que rien ait pu vous faire prévoir ce qui va se passer, **l'état général s'aggrave,** la **fièvre** s'allume et est parfois fort intense, le malade est plongé dans un état **typhoïde** souvent fort inquiétant, caractérisé par de la stupeur, du marmottement, des vomissements, de la diarrhée.

Troubles généraux.

En même temps, il est secoué par une **toux déchirante** qui exaspère des douleurs thoraciques aiguës.

Inquiet, vous auscultez attentivement votre malade pour découvrir le motif de ce changement de décor : et vous ne percevez absolument rien, rien que les signes préexistants de l'affection bronchique.

Vous instituez alors une médication quelconque, ordinairement symptomatique, et vous revenez le lendemain.

Fétidité de l'haleine.

A votre entrée dans la chambre ou seulement en vous approchant du lit de votre client, une **odeur infecte** vous saisit à la gorge : tantôt fade et écœurante, tantôt franchement putride, tantôt enfin rappelant celle de l'hydrogène sulfuré, cette odeur imprègne et l'atmosphère, et les tentures, et les effets du patient.

Voilà un premier symptôme et non l'un des moins caractéristiques de la gangrène des bronches. Certes cette fétidité de l'haleine, car c'est bien de l'haleine que provient cette odeur infecte — il est aisé de s'en convaincre — cette fétidité de l'haleine, dis-je, n'est pas pathognomonique. Elle a néanmoins une grande valeur, car on ne la trouve en clinique que dans quatre affections : la bronchite fétide, la gangrène bronchique, la dilatation bronchique et la gangrène du poumon.

Fétidité des crachats.

Averti par ce premier symptôme, découvrez le crachoir de votre malade, vous pouvez vous convaincre aisément que **l'expectoration elle-même est imprégnée de cette odeur fétide.**

Expectoration.

Les crachats sont *parfois extrêmement abondants* et le malade peut les rejeter particulièrement le matin — s'il était antérieurement atteint de bronchectasie. En ce cas l'expectoration recueillie dans un verre se dépose en **trois couches** bien distinctes qui sont en allant de la surface jusqu'au fond : une couche muqueuse, spumeuse, renfermant quelques masses purulentes ; — une couche séro-muqueuse d'un vert sale, — une couche puriforme.

C'est là une des modalités de l'expectoration, elle n'a rien de pathognomonique. Ordinairement elle se présente avec les caractères de celle que l'on observe dans la bronchite chronique vulgaire. Mais à côté des éléments banals que l'on rencontre dans ces crachats, il en est d'autres qui ont une valeur plus significative : je veux parler des bouchons de Dittrich.

Les **Bouchons de Dittrich**, ainsi désignés du nom de celui qui le premier les décrivit, se présentent dans les crachats comme de petites masses d'un blanc grisâtre, irrégulières, analogues à du riz cuit. Leur consistance est assez grande : écrasés, ils peuvent être ultérieurement examinés au microscope. On constate dans ces conditions qu'il sont constitués par des leptothrix enchevêtrés, enserrant dans leurs mailles des débris de cellules dégénérées, des globules de pus, des globules de graisse et des cristaux d'acides gras.

Indépendamment de ces bouchons de Dittrich les crachats renferment les éléments microscopiques suivants :
a) Des cellules qui ont subi la dégénérescence granulo-graisseuse ;
b) Des globules de pus ;
c) Des globules de graisse ;
d) Des cristaux d'acide gras, de leucine ou de tyrosine ;
e) Des filaments leptothriciques qui, sous l'influence de la liqueur iodo-iodurée de Gram, passeront au rouge brun ou au violet.

Enfin vous y rencontrerez (renseignement très précieux), des **fibres élastiques**. La constatation de la présence de ces fibres étant des plus importantes, je crois qu'il est nécessaire de vous dire quelle est la méthode à employer si vous voulez y parvenir. Vous prendrez donc 10 c³ de crachats que vous écraserez dans une capsule de porcelaine ; vous ajouterez 10 c³ de potasse à 10 % ; vous porterez à l'ébullition. Ceci fait, ajoutez 30 à 40 c³ d'eau distillée et laissez reposer jusqu'au lendemain dans un verre conique. Recueillez une goutte du dépôt, placez-la sur une lame, recouvrez d'une lamelle et examinez au microscope (obj. VII, oc. 3, Reichert). Vous trouverez alors des fibres incolores, ondulées, enroulées sur elles-mêmes : ce sont les fibres élastiques.

Si vous vouliez les caractériser plus nettement encore, vous pourriez les colorer par l'orcéine acide ou la méthode de Weigert : pour ce faire je vous renvoie aux traités de technique.

Étude chimique des crachats.

Enfin, dans ces crachats, vous pourrez retrouver les espèces microbiennes précédemment signalées.

Chimiquement les crachats que nous étudions renferment de l'acide butyrique (Peacok), de l'acide valérique, du sulfhydrate d'ammoniaque. Nous ne savons pas actuellement quel est l'agent causal de la fétidité. J'ajouterais, pour être complet, que Filehne et Stolnikoff ont découvert que ces crachats avaient la curieuse propriété d'agir à la manière du ferment pancréatique, ils renferment un ferment analogue à la trypsine.

Résumé des caractères des crachats.

En résumé de l'examen des crachats vous ne retiendrez que ces deux faits principaux et caractéristiques :

1º **Présence de bouchons de Dittrich ;**

2º **Présence de fibres élastiques.**

Examen somatique.

Si maintenant, une fois cette enquête terminée, vous passez à l'examen somatique de votre malade, vous ne faites que retrouver les **symptômes antérieurement constatés** : bronchite chronique avec ou sans emphysème, dilatation des bronches avec ou sans sclérose concomittante, rien de plus !

En vous résumant donc voici ce que vous aurez appris : **Apparition plus ou moins rapide chez un malade atteint d'une lésion bronchique des trois phénomènes suivants :**

Appareil symptomatique révélateur.

1º **État général typhoïde.**

2º **Fétidité de l'haleine.**

3º **Fibres élastiques dans les crachats.**

Diagnostic.

Que signifie ce nouvel appareil symptomatique ?

L'état général n'éclairera nullement le diagnostic : c'est un avertisseur qui vous prévient que quelque chose d'anormal se passe mais qui ne vous dit point ce qui se passe.

Bronchite putride. Bronchectasie.

La **fétidité** de l'haleine se rencontre dans la **bronchite putride, la bronchectasie, la gangrène des bronches** et celle du **poumon.** Vous éliminerez aisément les deux premières : l'expectoration en ces cas ne renferme nullement des fibres élastiques ; de plus la bronchectasie se reconnaît à des symptômes très particuliers (cavitaires). Seule la gangrène pulmonaire ne saurait se reconnaître de la sorte.

La présence des fibres élastiques dans les crachats ne s'observe que dans la **tuberculose pulmonaire, la gangrène des bronches** et celle du **poumon.**

Tuberculose.

L'examen bactérioscopique des crachats par la méthode de Ziehl, le séro-diagnostic suivant la méthode d'Arloing et Courmont nous permettront ici de reconnaître la bacillose. Je ne parle point de l'inoculation au cobaye ni des injections de tuberculine diluée comme méthode de diagnostic : elles demandent trop de temps ou sont insuffisantes.

Votre esprit incertain n'hésitera plus, ces éliminations successives une fois terminées, qu'entre deux hypothèses : la gangrène des bronches ou celle du poumon. C'est seulement par un examen des plus approfondi que vous pourrez parvenir au diagnostic exact. Rappelez-vous seulement qu'au moment de la formation de l'infarctus nécrobiosé vous trouverez l'exagération des vibrations vocales, la matité, le souffle entouré d'une couronne de râles crépitants. Plus tard, une fois que le noyau commencera à s'éliminer, ce sont les symptômes cavitaires, communs à toutes les cavernes, qui vous permettront de ne pas être induits en erreur. Donc, en l'absence de ces symptômes particuliers, *si vous ne constatez que des signes de bronchite, vous êtes autorisés à penser que la gangrène est bien localisée aux bronches.*

Quelle va maintenant être l'évolution de cette affection? Elle variera suivant les cas.

1° **Elle guérira** : ce n'est pas rare. La paroi bronchique gangrénée s'élimine, laissant après elle une petite cavernule qui pourra plus tard devenir le point de départ d'une ectasie bronchique.

2° Mais la **terminaison fatale** est tout aussi fréquente.

Elle survient, en ce cas, après plusieurs poussées aiguës et dans les conditions suivantes :

a) Le sphacèle bronchique peut gagner de proche en proche, envahir le parenchyme pulmonaire : c'est la **gangrène pulmonaire.**

b) Si la bronche sphacélée est voisine de la plèvre, vous verrez parfois le sphacèle s'étendre jusqu'à la plèvre, la perforer, produisant de la sorte une **pleurésie gangréneuse** ou plus souvent encore un **pyopneumothorax.** Au milieu des symptômes généraux révélateurs de la gangrène des bronches, vos malades accuseront subitement quelques phénomènes révélateurs. Ils se plaindront alors de douleurs thoraciques parfois des plus intenses, ils étoufferont et cette dyspnée pourra aller parfois à l'asphyxie; ils cracheront enfin et souvent l'expectoration se fera sous forme de vomique.

Examinez alors le patient. D'un côté de la poitrine, vous allez retrouver tous les signes d'un épanchement purulent : déformation thoracique avec œdème de la paroi, suppression des vibrations vocales, matité hydrique, souffle doux et voilé et parfois gargouillement.

L'état général, en ce cas, s'aggrave rapidement et le patient s'éteint dans le marasme, à moins qu'une intervention chirurgicale active ne vienne juguler l'évolution des accidents.

c) Intoxication toxémique.

c) Indépendamment même de cette complication, la mort peut survenir du fait seul de l'**intoxication toxémique**. Le malade, déjà débilité, se cachectise, tombe dans le marasme et meurt.

d) Infections diverses généralisées.

d) Dans d'autres cas, vous pourrez parfois constater que les micro-organismes qui pullulent dans les bronches peuvent pénétrer par effraction dans le torrent circulatoire produisant une **pyohémie**, soit aiguë, soit torpide. La fièvre, en ce cas, est plus ou moins élevée, l'état typhoïde s'accentue, l'adynamie est extrême et l'on note des symptômes en rapport avec des embolies microbiennes du cerveau, du foie, des reins ou bien de l'intestin et de l'estomac.

e) Pseudo-rhumatisme infectieux.

e) Enfin, vous noterez parfois, mais plus rarement à coup sûr, une pyohémie spéciale qu'on désigne sous le nom de **pseudo-rhumatisme septicémique**.

Comme dans tous les pseudo-rhumatismes infectieux le début des accidents est ici des plus brusques.

Soudain votre malade se plaindra d'une articulation : celle-ci est rouge, chaude, douloureuse et tuméfiée. Ces accidents peuvent disparaître sans laisser de traces : c'est bien rare. Ordinairement l'articulation suppurera, et si le malade en réchappe, il garde une ankylose.

Quoi qu'il en soit, votre malade meurt, et, sur la table d'autopsie, voici maintenant ce que vous rencontrerez.

Lésions trouvées à l'autopsie.

Lorsque vous ouvrirez les bronches, vous les trouverez remplies d'une sécrétion fétide et de bouchons concrétés. Sur la muqueuse bronchique détergée de ces produits morbides, vous noterez l'existence de plaques rougeâtres, lie de vin ou quelquefois grisâtres plus ou moins étendues. Grattez en cet endroit avec le manche de votre scalpel et vous détacherez une sorte de pulpe grisâtre et mollasse qui, une fois enlevée, laisse à nu une ulcération plus ou moins profonde, allant parfois jusques aux cartilages.

Je n'insiste pas sur les *lésions antécédentes* à la gangrène : bronchite, dilatation bronchique, scléroses que nous avons déjà appris à connaître ; ni sur celles qui constituent les *complications* de cette affection : pleurésie gangréneuse, abcès du foie, du cerveau, etc. Nous y reviendrons dans la suite de ces leçons.

Facteurs du pronostic.

Le pronostic de la gangrène des bronches est des plus sombres, et chemin faisant je vous ai dit les facteurs de la gravité.

Le terrain.

C'est d'abord l'**étude attentive du terrain** qui vous dictera le pronostic. Chez un sujet robuste et vigoureux, sans tare pathologique, la gangrène des bronches a toutes chances de guérir. Chez les surmenés, les alcooliques ou les cachectiques, la gravité du pronostic est directement en rapport avec l'intensité de la déchéance de l'organisme.

En second lieu, n'oubliez jamais combien l'affection qui nous occupe est féconde en complications de toutes sortes et, dès l'apparition des symptômes révélateurs d'une gangrène pulmonaire, d'une pleurésie gangréneuse ou de la pyohémie, prévenez l'entourage de votre malade et dites bien que la terminaison fatale est dès lors la règle et que le patient n'en sortira que par un vrai miracle. *Les complications.*

Quel **traitement** allons-nous opposer à cette terrible affection ? *Traitement.*

I. — La première indication que vous avez à remplir est assurément la suivante : placer l'organisme dans les meilleures conditions de défense, exciter ses défenses. En ce sens, ce sont les alcooliques et les ammoniacaux qui donnent de beaucoup les meilleurs résultats. *Exciter les défenses de l'organisme.*

Vous pourrez les combiner et formuler par exemple : *Alcooliques. Ammoniacaux.*

```
Acétate d'ammoniaque.......    4 gr. à 8 gr.
Extrait mou de quinquina. ...    4 gr.
Potion de Todd..............   150 gr.
      à prendre par cuillerée à soupe, en 24 heures.
```

On se trouve bien aussi d'avoir recours à la **strychnine** suivant la formule : *Arsenicaux. Strychnine.*

```
Arséniate de strychnine.........   0.001 gr.
Potion de Todd..................   150 gr.
      à prendre en 24 heures.
```

Dans les cas très pressés, c'est **l'injection d'éther** où bien de **caféine** que vous devrez préférer. *Ether et caféine.*

Enfin la quinine trouve ici son indication et je ne saurais trop vous répéter que ce médicament n'est point assez employé comme tonique et comme antiseptique général : conseillez donc le **sulfate de quinine** à la dose de 0.50 à 0.60 centigrammes en 24 heures. *La quinine.*

II. — La seconde indication qui s'impose est de **désinfecter les bronches**. Cette désinfection a été recherchée par diverses méthodes. *Désinfecter les bronches.*

a) **Par inhalation.** On ne saurait trop recommander à ce sujet la **formule de Marfan** à laquelle j'ai souvent recours et je dois le dire avec le plus grand succès. La voici : *a) Par inhalation.*

```
Créosote de hêtre ..........    10 gr. ⎫
Baume du Pérou ...........    25 gr. ⎪
Térébenthine de Venise.....    30 gr. ⎬ en inhalation
Teinture d'Eucalyptus .....             ⎪ dans un flacon
Teinture de Benjoin .......  } àà 15 gr. ⎪ laveur.
Essence de térébenthine.....   100 gr. ⎭
```

Je vous recommande aussi la **formule** moins compliquée peut-être, mais non moins efficace de de **C. Paul** :

<pre>
        Acide phénique ....   5 gr.)
        Acide thymique ....   1 gr. } dans un flacon
        Alcool à 90° .... 20 gr.)   laveur.
        Eau ....   1 litre)
</pre>

Leyden dit avoir obtenu d'excellents résultats d'inhalations d'oxygène qui a barbotté dans l'eau phéniquée à 50 0/00.

b) Les pulvérisations.   *b)* **Les pulvérisations** qu'on fait dans la bouche du malade qui respire largement peuvent donner quelques succès. On a préconisé dans ce but l'acide phénique à 25 0/00, le thymol, l'eucalyptol et le myrtol.

Cette méthode, comme la précédente, ne constitue que des demi-moyens : il faut avouer qu'à leur aide on ne fait pénétrer jusqu'aux bronches qu'une quantité infinitésimale de substance active.

Les fumigations.   *c)* Les **fumigations** de goudron ou de feuilles d'eucalyptus sont justiciables des mêmes reproches.

Il nous faut donc avoir recours à d'autres procédés et nous emploierons de préférence des médicaments qui, absorbés par voie buccale ou rectale seront éliminés par les voies respiratoires.

Faut-il vous rappeler ici la liste des balsamiques employés dans ce sens ? Non, je vous citerais seulement les plus actifs : l'**eucalyptol**, les **capsules de térébenthine** et la **terpine** que l'on doit rejeter systématiquement chez les sujets atteints de néphrite.

Le **benjoin** a donné à M. Chauffard d'excellents résultats aux doses de 12 grammes.

Le **myrtol** compte aussi des succès. On l'emploie en capsules de 0.15 à 0.20 centigrammes.

J'insisterais tout particulièrement sur deux médicaments dont j'ai fait emploi et toujours avec un égal succès; le **créosotal** et l'**hyposulfite de soude**.

Je réserve le premier *aux malades dont l'estomac est bon* et j'en donne *une cuillerée à café dans une infusion de jaborandi.*

Le second, préconisé par M. Lancereaux donne surtout des résultats vraiment inespérés. Suivant la méthode de l'auteur, vous formulerez ainsi qu'il suit :

<pre>
        Hyposulfite de soude..............   4 gr.
        Julep gommeux .... 120 gr.
</pre>

à prendre en 24 heures.

On a beaucoup vanté l'administration d'acide sulfydrique par la voie rectale et en Allemagne les lavements d'acide carbonique qui a barbotté dans l'eucalyptol. Je lui préfère le traitement de Lancereaux. Enfin, on a voulu administrer les **antiseptiques respiratoires** par voie hypodermique : je vous rappelerais, pour mémoire, *les injections hypodermiques de créosote ou de gaïacol iodoformé*, et surtout celles que l'on formule ainsi qu'il suit ;

Voie hypoder-
mique.

        Eucalyptol....................... 5 gr.
        Vaseline liquide .... 20 gr.

Tel est l'arsenal thérapeutique dont vous disposerez en présence d'un malade atteint de gangrène des bronches, c'est à vous d'en faire un emploi judicieux.

Attendez-vous néanmoins toujours à un échec. Malgré tout agissez vite, énergiquement, consciencieusement, et vous aurez accompli ainsi tout votre devoir.

CINQUIÈME LEÇON

DES BRONCHITES PSEUDO-MEMBRANEUSES

MESSIEURS,

Nous avons vu que la muqueuse bronchique, sous l'influence des infections microbiennes, peut réagir, ou bien en s'enflammant, ou en se sphacélant. A côté de ces deux processus réactionnels, il en existe un troisième, caractérisé par la formation d'un exsudat pseudo-membraneux, d'une fausse membrane : de là le nom de bronchites pseudo-membraneuses que l'on réserve à cette affection.

La fausse membrane, lien commun qui unit toutes ces bronchites

Il n'y a pas une bronchite pseudo-membraneuse, mais des bronchites pseudo-membraneuses ; le caractère commun qui les unit c'est la fausse membrane.

Il s'agit donc là d'un processus réactionnel unique mais dont les causes, nous le verrons, sont extrêmement variées.

Pendant longtemps on a cru que la présence de bacilles vivants était la condition *sine qua non* de la fausse membrane. Il n'en est rien et l'on sait aujourd'hui que *l'exsudation pseudo-membraneuse est aussi souvent due aux toxines microbiennes qu'aux microbes eux-mêmes.*

Très souvent, en effet, la fausse membrane ne renferme que fort peu de microbes ; il en est même où l'on n'en trouve pas. Dans ce dernier cas force nous est d'admettre que la production de la fausse membrane est liée à l'action des produits solubles sécrétés par les microbes.

Et du reste prenez un animal, déposez une trace de culture

filtrée ou stérilisée sur une muqueuse exposée à l'air : larynx, vulve, conjonctive, vous produisez une fausse membrane : l'expérience est donc démonstrative.

Ajoutons à ceci, *qu'une foule de microbes et de toxines diverses peuvent entrer en cause dans la genèse de la fausse membrane bronchique.* Nous reviendrons sur ce sujet.

D'après ce que nous venons de dire, *c'est la fausse membrane qui est la caractéristique de l'affection qui nous occupe.* De ce fait, il résulte que nous exclurons de cette description toutes les **fausses bronchites pseudo-membraneuses.**

A cette classe appartient la **bronchite du muguet.** L'oïdium albicans, en pullulant à la surface des bronches, produit une fausse membrane qui ressemble à celle des bronchites pseudo-membraneuses : elle n'en a pas la structure, nous le verrons dans un instant : c'est une fausse membrane.

Nous éliminons aussi par conséquent de cette étude, les **bronchites fibrineuses** de Werk et de Froentzel. Il s'agit en ce cas de moules bronchiques que les malades expectorent après une hémoptysie ou une hémorrhagie pulmonaire : c'est de la fibrine concrétée, coagulée dans les bronches : ce ne sont pas des fausses membranes.

L'histoire des bronchites pseudo-membraneuses a traversé quatre périodes bien distinctes.

Les anciens les connaissaient : Hippocrate et Gallien en rapportent des exemples. Cette période s'étend jusqu'à Bretonneau qui, le premier, sépara la bronchite diphtérique, qu'étudièrent après lui Trousseau, Peter et Millar.

Dans la troisième période, on essaie de distinguer les formes de cette affection. On en distingue deux variétés : 1° les bronchites pseudo-membraneuses secondaires : celles que Nonat, Remak décrivent dans la pneumonie, la variole et la fièvre typhoïde ; 2° les bronchites pseudo-membraneuses essentielles, aiguës ou chroniques dont on ne saisissait pas encore la cause déterminante.

Le quatrième stade s'étend jusqu'à nos jours. On y accumule des matériaux qui serviront, sans aucun doute, à l'édification de l'étude de cette question.

Ici encore, c'est la bactériologie qui est venue lever les voiles qui nous cachaient la cause déterminante des bronchites pseudo-membraneuses. Ce sont les travaux de Brühl, Koch, Gillet, Landrieux et Triboulet, Claisse, Sokolowsky, Magniaux et Bezançon qui y ont principalement contribué.

Toutes les bronchites pseudo-membraneuses sont de nature infectieuse, dues aux microbes ou bien à leurs toxines. — *L'infection peut y être parfaitement déterminée :* c'est ce qui se passe dans la diphtérie et dans quelques maladies infectieuses.

Dans d'autres cas, *l'infection est quelconque,* absolument indéterminée, non spécifique : c'est ce qui se passe dans les bronchites pseudo-membraneuses essentielles soit aiguës, soit chroniques.

Telle est la classification que nous allons suivre dans cette étude.

Lésions anatomiques. — Si vous avez jamais l'occasion d'ouvrir les bronches d'un malade mort au cours d'une bronchite pseudo-membraneuse, vous serez frappés des lésions observées. Une fausse membrane blanchâtre ou grisâtre, continue où seulement interrompue par place, tapisse la paroi bronchique, se détachant du reste assez facilement en général.

Dans quelques cas, vous ne trouverez que quelques placards irréguliers, disséminés sur une muqueuse violacée.

Quoiqu'il en soit, détachez-les. Au dessous, vous verrez des taches ecchymotiques plus ou moins étendues, des ulcérations plus ou moins larges, plus ou moins régulières, à bords plus ou moins taillés à pic.

Lésions histologiques. — Sur des coupes histologiques de paroi bronchique, vous constaterez que les cellules épithéliales sont frappées de processus dégénératifs aboutissant à la *desquamation*. Elles ont subi la tuméfaction trouble ou la nécrose de coagulation. Tuméfiées, elles ont des contours irréguliers et fort mal limités, un protoplasma granuleux ou fragmenté, un noyau mal coloré et lui-même fragmenté.

Les cellules épithéliales sont dissociées par des leucocytes monos ou polynucléaires.

Elles tombent avec ces leucocytes eux-mêmes dégénérés dans la lumière de la bronche où ils sont entourés de substance amorphe et de fibrine.

Au dessus, c'est la fausse membrane, dont nous allons avoir tout à l'heure l'occasion d'étudier la structure.

Lésions accessoires. — A côté de ces lésions que j'appellerai spécifiques, vous trouverez des lésions banales et communes. Je ne vous cite que pour mémoire la bronchite simple ou purulente surajoutée, l'atélectasie, et la pneumonie lobulaire.

Un lien commun unit entre elles toutes les formes de bronchites pseudo-membraneuses : la lésion anatomique, la fausse membrane, dont nous étudierons dans un instant les principaux caractères.

Etude clinique. — Ces fausses membranes en tapissant, en oblitérant plus ou moins les cavités bronchiques, ne tardent pas à empêcher plus ou moins complètement le passage de l'air : d'où dyspnée ; — à irriter les régions tussipares : de là toux ; — cette toux amène l'expulsion de quelques fausses membranes : expectoration. — Enfin, il en résulte des modifications symptomatiques diverses du côté de l'appareil respiratoire : symptômes physiques. — Ce sont là les symptômes cardinaux des bronchites pseudo-membraneuses que nous allons maintenant décrire.

Dyspnée. — La dyspnée est très variable suivant les cas.

Tantôt, il ne s'agit que d'une simple oppression survenant à l'occasion d'un effort, d'une course un peu rapide.

Accès dyspnéiques. — Tantôt il s'agit **d'accès dyspnéiques** diurnes ou plus souven nocturnes.

Brusquement le malade se réveille en sursaut ; il éprouve une angoisse violente. La respiration est courte, saccadée, haletante. Les battements du cœur sont précipités, le pouls petit et filiforme. Le malade, assis dans son lit, écarte les bras du corps et se cramponne à ses draps, fournissant de la sorte un solide point d'appui aux muscles respiratoires accessoires qui, de passifs, sont devenus essentiellement actifs.

Le facies est cyanosé, les lèvres violacées, les yeux brillants, saillants et injectés. Les ailes du nez sont animées de battements rapides, correspondant à chaque effort inspiratoire.

Découvrez le thorax de ce malade : vous y trouverez le phénomène qu'on décrit sous le nom de **tirage.** On désigne sous ce nom des dépressions des parties molles thoraciques qui se produisent pendant l'inspiration, lorsqu'un obstacle, siégeant sur la trachée ou sur les grosses bronches, s'oppose à la libre pénétration de l'air dans les poumons.

Je m'explique. — Pendant l'inspiration, par suite de l'agrandissement de tous les diamètres du thorax, il se produit un vide pleural en P. Ce vide est immédiatement comblé parce que l'air pénètre aussitôt à pleine ouverture en T et distend les poumons qui comblent dès lors l'espace laissé vide.

Supposez, au contraire, que T soit rétréci, en R par exemple. L'air ne pénétrera plus alors assez vite en T, le vide ne sera plus comblé, et, sous l'influence de la pression atmosphérique, les parties molles qui constituent la cage thoracique seront déprimées : c'est à cette dépression qu'on donne le nom de tirage.

Or, quelles sont ces parties molles ? — Les régions sus-sternales, sus-claviculaires, intercostales et sous-sternales. Il y aura donc du *tirage sus-sternal, sus-claviculaire, intercostal et sous-sternal.*

On note fort souvent ces diverses variétés *de tirages* dans les bronchites pseudo-membraneuses surtout lorsque les lésions occupent les grosses ramifications bronchiques.

Lorsqu'au contraire, ce sont les fines ramifications qui sont atteintes, l'air pénètre suffisamment dans les poumons pour que le tirage ne se produise pas (signe de Brühl).

J'ai noté, dans deux cas de bronchite pseudo-membraneuse des grosses bronches, un signe qui n'est pas mentionné par les auteurs et qui me semble néanmoins digne d'attirer l'attention : ce sont **les mouvements passifs de la trachée et du larynx.** L'air, qui se presse dans les voies trachéo-bronchiques supérieures et qui ne peut passer, amène un abaissement laryngo-trachéal pendant l'inspiration.

Enfin il est encore des cas où la **dyspnée est continue** avec exacerbation nocturne.

Les causes de la dyspnée sont aisées à saisir.

Par suite de l'obstruction des bronches l'hématose est imparfaite et insuffisante. Si l'air passe en quantité suffisante lorsque les mouvements respiratoires sont lents comme à l'état normal, il n'en est plus de même lorsqu'ils se précipitent à l'occasion d'une course ou d'un effort : **dyspnée intermittente**.

Si l'obstruction est plus marquée la dyspnée est alors plus continue.

La **toux**, dans l'affection qui nous occupe, ne présente guère de caractères particuliers. Elle est ordinairement sèche, quinteuse, violente et accompagne les accès dyspnéïques. Souvent stérile, elle aboutit encore à l'expulsion du corps de délit, de la fausse membrane.

L'**expectoration**, parfois simplement filante au début de la maladie, revêt dans quelques cas une couleur ambrée toute particulière, signalée par Landrieux et Triboulet.

Lorsqu'elle est constituée elle est alors vraiment pathognomonique.

Au milieu du mucus filant ou du muco-pus plus ou moins abondant, on trouve dans le crachoir, des concrétions blanchâtres, informes, déchiquetées, irrégulières, plus ou moins volumineuses et qu'on ne saurait mieux comparer qu'à du lait coagulé.

Prenez une de ces concrétions à l'aide d'une pince, agitez-là dans l'eau : l'aspect devient alors tout autre. Vous constatez en effet que ces concrétions sont constituées par des filaments arborescents, divisés et subdivisés dichotomiquement, dont les subdivisions de plus en plus fines finissent par se résoudre en un chevelu des plus délicats, représentant ainsi un arbre et ses racines : ce sont les **moules bronchiques**. Ils ne calibrent pas régulièrement les bronches, aussi présentent-ils, de distance en distance, des dilatations ampullaires de volume variable.

Ils sont quelquefois striés de sang car, dans les efforts de toux, il n'est pas rare de voir de petits vaisseaux se rompre ; l'hémorrhagie qui en résulte imprègne et teint les fausses membranes correspondantes.

Vues sur des coupes colorées, les **fausses membranes** nous présentent à considérer un reticulum ou stroma, renfermant dans ses mailles des éléments cellulaires variés, et des micro-organismes d'espèces diverses.

a) Le *stroma* est formé par un tissu amorphe formé de lamelles concrètes, diversement anastomosées et circonscrivant des espaces ou mailles de dimensions variables qui renferment souvent un suc laiteux.

Ces mailles sont moins régulières dans les fausses membranes des fines ramifications bronchiques. Le stroma y est moins abondant, les éléments cellulaires beaucoup plus nombreux.

b) Les cellules, du reste, à un examen superficiel, pourraient vous sembler rares dans ces fausses membranes. Cette rareté n'est qu'apparente. Si vous usez, en effet, de colorants énergiques (thionine par exemple), vous pourrez vous convaincre qu'elles sont relativement très nombreuses, mais que ce qui domine ce sont des *cadavres de cellules*.

Toutes ces cellules se présentent à l'œil de l'observateur, comme à diverses étapes de processus dégénératifs. Les unes transformées en blocs nécrosés, ne présentent plus de noyau bien distinct ; les autres présentent un noyau à peine coloré et parfois fragmenté ; d'autres enfin, les moins nombreuses, sont à peine altérées. Il n'est pas rare, surtout lorsque la fausse membrane provient d'une grosse bronche, de retrouver à la périphérie quelques cellules cylindriques de l'épithélium bronchique ; lorsqu'elle provient, au contraire, des plus fins rameaux, vous ne trouverez que des cellules d'épithélium cubique. J'ajouterais que Fritzsche y a trouvé encore des cellules éosinophiles et des cristaux de Charcot-Neumann.

De ce que nous venons de dire, *il semble que la lésion résulte d'une nécrose desquamative de l'épithélium bronchique, d'une bronchite desquamative.*

c) Enfin, on trouve dans ces fausses membranes des *microbes divers*. Vous ne devez pas tenir compte de ceux qui sont à la surface, à la périphérie du moule, ils semblent d'origine salivaire.

Dans l'épaisseur de la fausse membrane les microbes sont au contraire assez rares : on peut parcourir plusieurs préparations sans en trouver un seul. Ce qu'on rencontre quelquefois, ce sont des vestiges de bactéries mortes ou phagocytées.

Au point de vue chimique, on constate que ces fausses membranes se rétractent dans l'alcool à 90° ; elles se gonflent dans les solutions salines (azotate de soude, Na Cl) et s'y dissolvent partiellement. Si on chauffe cette solution à 72°, il se produit un coagulum. *Etude chimique.*

Elles se gonflent dans l'acide acétique, l'acide chlorhydrique au 1/1000 : ce dernier les dissout. Elles décomposent l'eau oxygénée.

Leurs cendres renferment des sels de calcium.

A tous ces caractères, vous reconnaissez que ces fausses membranes sont surtout constituées de fibrine coagulée. On y a de plus trouvé des produits anormaux : Caussade, de la syntonine ; Model, des graisses ; Flint, des cristaux d'hématoïdine.

Tels sont les caractères de l'expectoration dans les cas de bronchite pseudo-membraneuse. Ils sont, vous le voyez, des plus nets et précis, aussi vous seront-ils d'un très puissant secours pour établir le diagnostic.

Il n'en est pas de même des **symptômes physiques.**

Examen somatique. Peu de renseignements.

L'inspection de la cage thoracique vous décèlera bien le tirage et ses modalités lorsqu'il existe (ce qui n'est pas la règle). Mais la sonorité et les vibrations thoraciques ne sont guère modifiées. Tout au plus, lorsque l'obstruction des bronches sera très complète, pourrez-vous constater une diminution du son pulmonaire des deux côtés, d'un seul côté ou dans un seul département, suivant la localisation de la lésion.

Vous ne percevrez à l'auscultation que les signes généraux, banals, de toutes les bronchites : **râles sibilants** et **ronflants.** Si l'obstruction bronchique est totale, vous constaterez dans la région correspondante le silence respiratoire le plus absolu.

Si la paroi bronchique est recouverte d'une fausse membrane très épaisse et rigide, la respiration révélera le **timbre bronchique.** Si enfin les fausses membranes, partiellement détachées, flottent dans la bronche, le courant d'air respiratoire les fera vibrer, produisant ainsi le **bruit de drapeau, le râle vibrant** (Schnetterend), le **râle craquetant** (Schnarrend) ou bruit de crécelle, ou le râle papillonnant (flatte gerausch).

En somme il y a rien de pathognomonique et ce ne sont pas ces symptômes physiques qui vous permettront de porter le diagnostic de bronchites pseudo-membraneuses, si vous n'avez pas sous les yeux l'expectoration caractéristique.

Modifications de la capacité respiratoire.

J'ajouterais, pour être complet, qu'une fois les bronches débarrassées de leurs fausses membranes, on constate une augmentation de la capacité respiratoire, diminuée auparavant. Celle-ci, dans un cas de Spath, qui était avant l'expectoration de 1317 c³, était après la débâcle de 1975 c³.

Diagnostic.

Il est facile, en présence du crachoir contenant l'expectoration caractéristique, de porter le diagnostic de bronchite pseudo-membraneuse. On ne pourrait guère confondre qu'avec la bronchite fibrineuse, l'expectoration fibrineuse de la pneumonie, et surtout celle de la pneumonie massive.

La bronchite fibrineuse, décrite par Werk, puis par Fräntzel se distinguerait parce que, dans ce cas, les moules bronchiques sont cassants et fragiles. L'examen microscopique lèverait tous les doutes : il s'agit en ce cas de fibrine pure. *(Bronchite fibrineuse.)*

L'expectoration fibrineuse de la pneumonie massive ne saurait vous induire en erreur. Les moules bronchiques sont ici jaune ambré, présentent la coloration des caillots agoniques. Ils sont pleins, non canaliculés, ne renferment pas de bulles d'air. On les trouve farcis de pneumocoques lancéolés. *(Expectoration fibrineuse pneumonique.)*

Du reste l'étude des anammestiques, la notion des symptômes fonctionnels, la constatation des symptômes physiques de la pneumonie lèveraient tous les doutes.

Si ce diagnostic, est donc relativement aisé, il n'en est pas de même lorsqu'il s'agit de **découvrir la cause** intime de cette affection et pour vous faciliter cette tâche, nous étudierons maintenant les cas dans lesquels se produisent les bronchites pseudo-membraneuses en suivant la classification donnée au début de cette leçon.

I

La BRONCHITE PSEUDO-MEMBRANEUSE DIPHTÉRIQUE succède ordinairement au croup, à l'angine diphtérique ou à la diphtérie nasale. Quelques auteurs ont rapporté des cas dans lesquels la bronchite pseudo-membraneuse diphtérique semble primitive d'emblée : ces cas sont contestés. *(Bronchite pseudo-membraneuse diphtérique.)*

Cette bronchite semble due au *bacille de Loffler seul ou associé* à d'autres espèces pathogènes. Elle peut aussi, Roger et Garnier nous l'ont bien démontré, être seulement due aux *toxines de ce même bacille.* *(Ses causes.)*

Cette bronchite pseudo-membraneuse est relativement assez fréquente : elle entre pour un tiers dans la léthalité générale de la diphtérie. C'est *après la trachéotomie* qu'on a surtout l'occasion de l'observer : elle survient alors du 2e au 4o jour après l'intervention opératoire. Elle peut néanmoins survenir *indépendamment de cette opération.*

Quelle que soit la circonstance dans laquelle elle se produit, vous reconnaîtrez l'affection à l'expectoration. Les fausses membranes sont ici d'un blanc opaque, canaliculées et fibrino-épithéliales.

Après la trachéotomie vous serez en droit de soupçonner cette complication quand, l'opération une fois faite, vous verrez la dyspnée persister avec une égale intensité. *(Signes.)*

En fait de symptômes physiques vous ne pourrez trouver que les signes d'une atélectasie plus ou moins considérable ou parfois ceux d'une broncho-pneumonie pseudo-lobaire : c'est tout.

Evolution. L'évolution de la bronchite pseudo-membraneuse diphtérique peut se faire suivant trois types principaux. Elle peut être *subaiguë*, durer deux à trois semaines et guérir ; elle peut être *aiguë* et tuer le malade par asphyxie dans un délai de deux à trois jours ; elle peut être enfin *suraiguë*, évoluer en 24 heures et entraîner la mort par intoxication diphtérique et par asphyxie.

Lésions. A l'autopsie, vous trouverez les lésions classiques précédemment décrites. Dans quelques cas cependant, vous verrez des fausses membranes déliquescentes : c'est la diphtérie coulante.

A côté de ces lésions spécifiques, vous remarquerez de la bronchite catarrhale ou suppurée, de l'atélectasie et des îlots de pneumonie lobulaire due, d'après Darier, au bacille de Löffler ; d'après Mosny, au streptocoque ; d'après Dubreuilh et Auché, au streptocoque associé au pneumocoque.

Diagnostic. Le **diagnostic** de cette forme se basera sur les éléments suivants :

1° *Sur l'étude des anamnestiques :* constatation de diphtérie du nez, du pharynx ou du larynx.

2° *Sur l'état général,* sur le facies plombé si caractéristique.

3° Enfin et surtout *sur l'examen des fausses membranes* ou vous rechercherez le bacille de Löffler par l'examen direct, l'ensemencement et l'inoculation.

Pronostic. Le **pronostic** en est extrêmement sévère. Vous pourrez le baser :

1° *Sur l'évolution plus ou moins rapide de la maladie.*

2° *Sur l'intensité de la dyspnée :* il semble qu'elle soit directement proportionnée à la gravité du cas.

3° *Sur la reproduction plus ou moins rapide des fausses membranes :* si celle-ci est très rapide, le pronostic doit être très réservé.

4° *Sur l'étendue des lésions et sur leur multiplicité, sur l'atélectasie* concomitante, facteurs de gravité.

Enfin et surtout vous établirez votre pronostic sur l'*état général du sujet.* Vous apprécierez le degré de l'intoxication diphtérique, vous tiendrez un grand compte de l'albuminurie et des symptômes généraux qu'accuse le patient, et sur ces données très précises, vous pourrez dans l'immense majorité des cas, prévoir l'évolution ultérieure de cette affection.

Traitement. A l'heure actuelle, la **thérapeutique** de la maladie qui nous occupe pourrait être résumée de la sorte : **injection de sérum**

de **Behring-Roux.** Toute autre médication est en effet inefficace et irrationnelle. Les vomitifs ont le grand inconvénient de produire la diarrhée, de déprimer le malade et d'affaiblir sa résistance. Les pulvérisations ou les inhalations de vapeur d'eau chargée de principes émollients ou surtout antiseptiques, celles que l'on peut faire avec l'acide lactique vous donneront quelquefois des résultats utiles, mais malheureusement incertains.

Non, à l'heure actuelle l'hésitation ne peut être permise et ce que vous aurez de mieux à faire en ce cas ce sera d'injecter immédiatement et sitôt votre diagnostic posé 20 cm³ de sérum antidiphtérique. N'oubliez pas néanmoins que, tout récemment, MM. Roger et Garnier ont eu un insuccès, même après avoir injecté 40 cm³. *Sérothérapie.*

II

Nous abordons, maintenant, l'étude des BRONCHITES PSEUDO-MEMBRANEUSES SECONDAIRES à la **variole**, la typhoïde et à l'érysipèle. Celles de la **variole** sont très mal connues et ne semblent pas présenter de particularités intéressantes. Leur diagnostic est ordinairement très facile, leur apparition assombrit le pronostic de la variole, leur pathogénie est inconnue, leur traitement n'a rien de spécifique. *Bronchites pseudo-membraneuses de la variole.*

Il n'existe que quelques observations de bronchites pseudo-membraneuses survenues dans le cours de la **dothiénentérie** : elles sont dues à Eisenlohr, Möller, Marzolli, Klebs et Eppinger. Elles apparaissent surtout dans les cas où la fièvre typhoïde semble se localiser d'emblée sur les voies respiratoires (laryngo-typhoïde, broncho-typhoïde, pneumo-typhoïde). Leur symptomatologie n'a rien de caractéristique, leur pronostic n'offre rien de spécial. Quant à leur pathogénie, elle est encore obscure bien que Klebs et Eppinger incriminent, dans ce cas, le streptocoque banal. *De la fièvre typhoïde.*

III

LES BRONCHITES PSEUDO-MEMBRANEUSES PEUVENT ÊTRE ESSENTIELLES ; c'est-à-dire ne dépendre d'aucun état pathologique préexistant. Il n'en est pas moins vrai que dans ces cas, ce sont encore des espèces microbiennes variées qui se trouvent en cause : vous l'allez bien voir tout à l'heure. *Bronchites pseudo-membraneuses essentielles.*

Ces bronchites pseudo-membraneuses essentielles peuvent être **aiguës** ou **chroniques** dans leur évolution.

Les FORMES AIGUES sont fort mal connues, voire même contestées. Elles ont été étudiées par Baron et Jœger, Gillet et plus récemment encore dans la thèse de Regard (Genève 1887). *Formes aiguës.*

Etiologie. On les observe à *tous les âges* et Nachod, il y a deux ans à peine, les décrivait chez l'enfant.

Tous les sexes sont également frappés. A ce propos, j'insisterais sur deux particularités intéressantes. L'une, c'est que *cette forme de bronchite peut apparaître consécutivement à une dysménorrhée membraneuse* (observation de Brühl), comme s'il y avait, en ce cas une véritable diathèse pseudo-membraneuse. L'autre c'est que, dans certains cas l'on peut voir *de véritables poussées de bronchites pseudo-membraneuses apparaître à époques-fixes au moment de la menstruation* (Schintzler et Oppolzer).

Il est nécessaire, semble-t-il, pour que se produise la bronchite pseudo-membraneuse, qu'il y ait une lésion préalable de la muqueuse bronchique. C'est ce qui se passe du reste pour les autres muqueuses, Abarran l'a montré pour les voies urinaires, Dupré et Claisse pour les voies salivaires. Et du reste Magniaux, dans sa thèse, n'a pu reproduire expérimentalement la bronchite pseudo-membraneuse qu'après avoir lésé la muqueuse des bronches.

Nécessité d'une lésion préparante de la muqueuse. Ceci vous explique que *vous ne rencontriez l'affection qui nous occupe que chez les individus dont les voies aériennes sont déjà adultérées.* Vous l'observerez, en effet, dans le cours des maladies des voies respiratoires, chez les **cardiaques** à retentissement pulmonaire. Vous l'observerez également après l'**action de vapeurs irritantes** sur l'épithélium bronchique : gaz des fosses d'aisance dans une observation de Picchini ; iodisme dans un cas de Fitzche. Elle semble parfois en rapport avec **diverses affections cutanées** : herpès, par exemple, dans les observations de Streitz et Escherich ; pemphigus de la bouche et du nez dans un cas de Mader ; impétigo chez un malade de Waldenburg. Enfin dans bien des cas, vous aurez beau chercher, vous ne saisirez pas la cause.

Pathogénie. La pathogénie de ces bronchites pseudo-membraneuses est encore très obscure. Les recherches bactériologiques, peu nombreuses encore, jetteront sans doute d'ici peu, un jour nouveau sur la question.
Landrieux et Triboulet ont isolé le pneumocoque ; Sokolowsky, le staphylocoque blanc et doré ; Picchini, un bacille sans caractère bien précis qui, inoculé dans la trachée, produisait des hémorrhagies.

Etude clinique L'étude clinique de cette forme est tout aussi incomplète. Tantôt *très légère, elle peut passer inaperçue,* tantôt elle sera *prise pour un accès d'asthme pur.* Tantôt enfin, elle sera *plus intense,*

se caractérisera par une *dyspnée progressive conduisant en
4 ou 5 jours le malade à l'asphyxie terminale*.

C'est du reste *la terminaison fatale* qui me semble de beaucoup
la plus fréquente.

Les BRONCHITES PSEUDO-MEMBRANEUSES CHRONIQUES *sont beaucoup plus connues que les précédentes*.

Signalées en 1697 par Clarke, étudiées depuis par Valleix, Thierfelder,
Leudet, Gintrac, Lebert, Biermer, elles font le sujet de travaux
d'ensemble de Lucas-Championnière et de Robert Koch.

Leur **étiologie** n'offre *rien de particulier*. Elle est identique à
celle des formes aiguës.

    Etiologie.

Leur **pathogénie** est encore bien obscure; et si nous rassemblons les
observations jusqu'ici éparses dans la science, nous apprenons que dans
six cas où furent tentées des recherches bactériologiques, on trouva
trois fois le pneumocoque (Claisse-Griffon), une fois le streptocoque
(Claisse), une fois le pneumo-bacille (Magniaux). Dans un cas,
Sokolowski incrimine, mais sans raison, le staphylococcus.
Il ne nous est donc pas possible de conclure : tout au plus peut-on
dire *que les espèces microbiennes les plus variées sont capables de produire
ce complexus symptomatique*.

Le tableau clinique de cette affection n'offre que fort peu de particularités intéressantes. Elle peut débuter d'emblée : à l'occasion
d'un refroidissement, sous l'influence d'un état hygrométrique
très marqué. Elle peut survenir dans le cours d'une bronchite
aiguë ou d'une bronchite chronique.

    Etude clinique

Elle est essentiellement caractérisée par des **accès de dyspnée**
accompagnés de l'**expectoration caractéristique** et des symptômes physiques habituels. Quelquefois elle est pyrétique (cas de
Claisse), ordinairement non. Ces accès paroxystiques disparaissent après la débâcle des fausses membranes.

Dans les **périodes intercalaires**, la santé des sujets reste à peu
près parfaite. A la longue cependant et si ces accès se perpétuent,
vous verrez survenir un état d'**épuisement**, voire même de
cachexie. Magniaux qui a insisté sur ces faits pense qu'ils sont
attribuables à une véritable intoxication par résorbtion des toxines
élaborées par les microbes causes de la bronchite pseudo-membraneuse.

Mais si l'asphyxie ne tue pas vos malades, si la tuberculose ne vient
pas hâter cette terminaison fatale, *la durée de cette affection peut
être souvent fort longue*. Niemeyer rapporte une observation
de huit années de durée, Walshe une de 14 ans et Kisch une qui
dura 25 années entières.

Diagnostic.

Le **diagnostic** de cette affection est ordinairement des plus faciles ; seul un médecin inattentif pourrait prendre ces accès dyspnéiques pour des accès d'**asthme essentiel**. Il lui suffirait alors de jeter les yeux sur le crachoir de son malade pour ne pas être induit en erreur. Comment confondriez-vous, en effet, l'expectoration pseudo-membraneuse avec les crachats perlés des asthmatiques et leurs éléments si spéciaux : cellules éosinophiles, cristaux de Charcot-Neumann, spirales de Curschmann ? Vraiment il faudrait y mettre de la bonne volonté ?

Pronostic.

Le **pronostic** des bronchites pseudo-membraneuses doit être réservé : elles constituent, en effet, une *grave infirmité*. Fatigués par des crises très pénibles, par des insomnies continuelles, incapables de gagner leur vie, découragés par les échecs des médications successives auxquelles ils ont recours, les malades sont condamnés à l'inactivité absolue ou à une hospitalisation perpétuelle.

Traitement.

On a fait contre cette affection les tentatives thérapeutiques les plus variées, dont l'énumération ne saurait vraiment nous arrêter.

Favoriser le rejet des fausses membranes.

On a essayé de **favoriser l'expulsion des fausses membranes :** l'ipéca et le tartre stibié ont donné dans ce cas quelques bons résultats. Mais vous en aurez encore avantage en ayant recours à l'**iodure de potassium**. Ce médicament, pris à la dose de 0,50 centigrammes à 1 gramme par jour, détermine l'hypersécrétion bronchique qui balaie les fausses membranes.

En tous cas, ce ne sont là que des moyens palliatifs qui n'empêcheront point la reproduction de la fausse membrane.

Antisepsie des bronches. Elle est inefficace.

On a voulu empêcher cette reproduction et on a eu recours à l'antisepsie bronchique. *Tous les antiseptiques seront inefficaces !* Songez bien, en effet, que la fausse membrane est totalement dépourvue de vaisseaux : l'antisepsie ne saurait donc y parvenir par cette voie. D'autre part, inhalé, ce même antiseptique n'agira que sur les couches superficielles : or les microbes sont dans la profondeur. Que de difficultés dès lors ! Aussi a-t-on généralement échoué dans cette voie, sauf Bierner qui dit avoir obtenu quelques bons résultats à l'aide des mercuriaux.

Sérothérapie.

En se basant sur les récentes données bactériologiques, on a essayé de lutter contre les infections, causes des bronchites pseudo-membraneuses, à l'aide des sérums. C'est ainsi que M. Claisse, dans un cas où le streptocoque existait à l'état de pureté dans les fausses membranes, a obtenu d'excellents résultats et même la guérison après 12 injections de 10 c³ de sérum antistreptococcique.

Il y a là une voie nouvelle à suivre, je ne saurais trop vous y engager. Et c'est encore là une preuve de l'importance qu'ont acquis les découvertes bactériologiques, non seulement dans l'étiologie et la pathogénie des maladies, mais encore et surtout dans la thérapeutique.

DE LA LITHIASE BRONCHIQUE

MESSIEURS,

Aussi rare que mal connue, la lithiase bronchique mérite néanmoins de fixer notre attention, car elle peut, en pratique, être le point de départ d'erreurs de diagnostic.

Historique. La phtisie calculeuse, étudiée pour la première fois d'une façon très complète par Forget, en 1854, fit, en 1891, l'objet d'une excellente thèse soutenue devant la Faculté de Paris par M. Poulaillon, thèse à laquelle je ne saurais mieux faire que de vous renvoyer pour toutes les questions de détails.

Calculs cartilagineux. Les calculs bronchiques peuvent être cartilagineux, osseux ou calcaires.

Les calculs cartilagineux ont une résistance élastique ; ils sont blanchâtres, bleuâtres ou opalins. Microscopiquement, ils sont constitués par un substratum homogène, translucide, renfermant de petites loges occupées par des cellules cartilagineuses encapsulées.

Ils peuvent provenir de plusieurs sources. Tantôt c'est à la suite de *lésions nécrotiques ou ulcéreuses* que vous verrez les *éléments cartilagineux des bronches ou de la trachée* être rejetés dans un effort d'expectoration. Tantôt ce sont des *enchondromes des bronches ou du poumon* qui, à la suite d'un processus nécrotique, seront encore éliminés par cette voie. Tantôt, enfin, ce seront des *produits de cartilaginisation pleurale, tuberculeuse ou non,* qui, par élimination nécrotique, seront ainsi expectorés.

Calculs osseux. **Les calculs osseux** sont plus durs, plus irréguliers, plus cassants. Ils sont histologiquement constitués comme de l'os (ostéoblastes, systèmes Haveriens), ce qui les distingue des incrustations calcaires qu'on observe parfois dans les cartilages.

Ils peuvent provenir de l'*ossification de quelques cartilages bronchiques* qui, à la suite d'un travail inflammatoire et nécrotique, se sont éliminés.

On a vu quelquefois encore des *ilots ossifiés du poumon ou de la plèvre* être rejetés par l'expectoration.

Les calculs calcaires sont de beaucoup les plus fréquents.

Les ganglions péribronchiques peuvent, c'est un fait d'observation banale, subir la transformation calcaire ou crétacée. Ce processus n'est pas rare dans la tuberculose ganglionnaire. Laënnec a montré comment, en de telles conditions, un ganglion pouvait, après ramollissement, être éliminé par les bronches. Rien d'étonnant, dès lors, de retrouver dans les crachats les parties calcifiées.

Dans le parenchyme pulmonaire et sur la plèvre on trouve parfois encore des infiltrations calcaires de parties saines en apparence ou antérieurement atteintes de pneumonie, de broncho-pneumonie, d'infarctus, d'abcès, de tuberculose pure ou de pseudo-tuberculose. Le fait est fréquent surtout dans la tuberculose et le granulome calcaire n'est point une rareté. Supposez que, dans ces conditions, le parenchyme pulmonaire cherche à se débarrasser du corps étranger ainsi constitué, il se formera tout autour de lui un sillon d'élimination, et pour peu qu'il ne soit pas éloigné d'une bronche, la migration se fera et le rejet aura lieu par cette voie.

Dans le poumon et dans la plèvre encore on rencontre parfois dans de vieilles cavités provenant d'abcès, de kystes hydatiques ou de cavernes tuberculeuses des concrétions calcaires susceptibles d'être expectorées.

Enfin, ces calculs peuvent prendre naissance dans la cavité des bronches elles-mêmes. En ce cas les bronches sont généralement atteintes de *catarrhe chronique, d'ectasies.* Les calculs, en ce cas, sont en nombre variables, uniques ou multiples, se reproduisant aisément. Ils ont le volume d'un pois ou d'un haricot. Leur forme est très diversifiée mais ils sont généralement cylindriques, parfois bouclés, quelquefois racémeux, arborescents. Leur structure est variable. Le centre est souvent ramolli et renferme des molécules de dimensions variables et des globules de pus. Ils sont constitués d'un réticulum organique imprégné de phosphates, carbonates et sulfates de chaux. Dans quelques cas les concrétions calcaires ont pour noyau un corps étranger. Cette structure ne vous rappellet-elle pas singulièrement celle des calculs biliaires et ne vous montre-t-elle pas, dans les deux cas, le rôle probable et prépondérant de l'infection microbienne, du catarrhe lithogène incriminé par Galippe ?

La diathèse calcaire. — Il convient du reste, de bien constater qu'il y a le plus souvent chez les malades atteints de lithiase bronchique une véritable **diathèse calcaire** bien mise en évidence par Virchow et par Talamon.

Étude clinique. — Il ne faut pas vous attendre à ce que la lithiase bronchique, quelle qu'en soit la cause, se traduise à vos yeux par un ensemble clinique nettement révélateur. Non ! la *lithiase bronchique est* **Elle est souvent méconnue.** *souvent méconnue* parce qu'aucun symptôme n'en décèle l'existence. C'est ce qui se passe en particulier lorsque les concrétions sont enchâtonnées dans la muqueuse.

Le plus souvent vous traiterez vos malades, comme atteint de bronchite chronique ou de tuberculose lorsque l'expectoration si caractéristique vous viendra révéler l'erreur que vous avez commise.

Dans quelques cas cependant vos malades se plaindront de symptômes douloureux que Poulaillon compare à la colique **La colique bronchique : Ses symptômes.** néphrétique et qu'il appelle, non sans raison : **Colique bronchite.**

Un homme bien portant ou jusqu'alors considéré par vous comme un vieux catarrheux, parfois comme un phtisique, éprouve tout à coup une *violente douleur dans la région retro-sternale*. Il respire avec peine et croit sa fin prochaine. Cette *détresse respiratoire* ne tarde pas à se juger par une *quinte de toux*, d'une violence extrême, interminable et douloureuse. A un moment donné le patient éprouve alors un véritable *déchirement interne* et *expectore* dans un dernier effort expiratoire, la cause de tout le mal, le calcul qui fait en tombant dans le crachoir ou dans la cuvette un bruit révélateur.

Tout est fini dès lors et votre malade est guéri des accidents qu'il présentait antérieurement, exception faite s'il survient une récidive.

Mais dans son voyage à travers les voies bronchiques le calcul peut léser la muqueuse, la déchirer parfois profondément : il en **Hémoptysie.** peut résulter une *hémoptysie* bien faite pour vous alarmer.

Dans cette migration du reste, il se peut que le calcul ayant déchiré la muqueuse, ouvre la porte à l'infection ; et, comme dans la colique hépatique nous pouvons observer la fièvre bilio-septique, ici nous pourrons rencontrer la **fièvre broncho-septique** n'offrant du reste rien de particulier.

Fièvre broncho-septique.

Continuons la comparaison. De même que dans la colique de la lithiase biliaire, le calcul peut présenter des migration anormales ; de même dans la lithiase bronchique, le même phénomène pourra se reproduire. Enkysté, il pourra devenir le point de départ d'une **broncho-pneumonie ou d'abcès du poumon** ; éliminé vers la plèvre il donnera naissance à la **pleurésie purulente** ou au **pyopneumothorax.**

Autres complications.

Le diagnostic de cette affection n'est point chose facile. Néanmoins et faut penser à la lithiase bronchique et essayer au moins de la différencier quand on se trouve en présence de vieux bronchitiques ou de tuberculeux.

Le diagnostic, je ne vous le cache point, *me semble impossible à faire avant, d'avoir en sous les yeux l'expectoration révélatrice.* Même en ce cas, recherchez bien si la concrétion ne peut pas provenir des ventricules laryngés ou des lacunes amygdaliennes : l'erreur a été commise.

Diagnostic

Alors même la difficulté n'est point surmontée surtout si vous vous trouvez en présence d'un malade ayant l'habitus extérieur d'un tuberculeux.

S'agit-il en effet d'une simple **phtisie calculeuse,** c'est-dire qui a chance de guérir après le rejet du calcul ? S'agit-il d'une tuberculose ayant donné naissance à une concrétion calculeuse ?

Seuls, l'examen des crachats, leur inoculation au cobaye et le séro-diagnostic pourront vous permettre de résoudre le problème.

Le pronostic est bien *malaisé* à prévoir. Rappelez-vous néanmoins qu'il doit toujours être soigneusement réservé : 1° parce que la lithiase bronchique est très souvent la traduction objective d'une lésion indélébile de l'appareil respiratoire ; — 2° parce que, par elle-même, elle peut devenir le point de départ de complications *redoutables.*

Pronostic sérieux à réserver.

Les principales **indications thérapeutiques** que vous avez à remplir sont nettement précisées, mais malheureusement bien fréquemment inactives. Il vous faut tout d'abord *vous opposer à la production de la broncho-lithiase en combattant toutes ses causes :* les bronchites aiguës ou chroniques, les pneumonies chroniques, les ectasies bronchiques, les adénopathies.

Traitement.

Combattre les causes.

Antisepsie des bronches.

En second lieu, vous devez soigneusement *veiller à l'antisepsie des voies respiratoires* pour éviter les accidents septiques.

Provoquer l'expulsion du calcul.

Appelés à donner vos soins à un malade en pleine colique bronchique, vous *essaierez de provoquer ou de hâter l'expulsion du calcul* à l'aide d'un bon vomitif. Mais, et c'est là un fait très important à retenir, seulement si votre sujet est en état de crise.

Calmerez-vous les douleurs? oui, mais avec modération, car les calmants pourraient bien s'opposer au réflexe destiné à expulser le calcul.

Enfin chaque complication sera traitée par les moyens y afférant.

DES DILATATIONS BRONCHIQUES

MESSIEURS,

Vous serez parfois appelés à donner vos soins à des malades, jeunes ou vieux, dont l'aspect seul vous frappe et vous permet, semble-t-il, de diagnostiquer l'affection dont ils sont atteints.

Leur maigreur effrayante, la teinte jaune terreuse de leur visage, la toux ininterrompue qui les agite, l'expectoration muco-purulente qu'ils rejettent, les sueurs profuses qui recouvrent leur corps plus particulièrement la nuit, la fièvre continue ou intermittente qui les mine : tout vous fait penser que vous êtes en présence d'un phtisique.

Phtisique ? oui, si vous attachez à ce mot la signification étroite du mot grec φθίσις, consomption ; non, si vous en faites l'homonyme de tuberculose.

Comment, me direz-vous ; cet homme n'est pas tuberculeux ? Mais il en présente tous les symptômes ; il a craché le sang et a des lésions unilatérales ? — Non, je vous le répète, cet homme n'est pas tuberculeux. Il est atteint d'une affection qui n'a rien de tuberculeux, il est atteint de dilatation bronchique.

Comme vous le supposez, de par ce début même, comme vous allez le voir dans la suite, le diagnostic de cette affection est des plus difficiles. Souvent même il est absolument impossible et ce n'est bien souvent que sur la table d'autopsie que vous reconnaîtrez la cause exacte de la maladie.

Après ouverture de la cage thoracique les poumons ne s'affaissent pas, indurés par place, emphysémateux en d'autres endroits, ils sont

Anatomie patho- logique

Aspect macroscopique du poumon.

le plus souvent recouvert d'adhérences pleurales plus ou moins épaisses, et l'épaississement de la plèvre pariétale ou viscérale est parfois véritablement extraordinaire.

Si, suivant l'usage, vous pratiquez les coupes longitudinales du parenchyme pulmonaire, vous passerez bien souvent à côté du diagnostic exact.

Il faut, pour éviter l'erreur, suivre le conseil de Laënnec et sectionner au niveau des bronches. Vous constatez alors que leur cavité au lieu d'être régulièrement cylindrique est irrégulièrement dilatée par place.

Bien entendu si les lésions sont très prononcées la précaution que je viens de vous indiquer est parfaitement inutile. Sur les coupes le poumon se présente comme une véritable éponge, un fromage troué, une pierre vermoulue, la paroi d'un utérus gravide : c'est un véritable poumon de batracien. Il nous faut donc étudier :

1° Les dilatations et leur structure ;
2° Le parenchyme pulmonaire au milieu duquel elles se trouvent ;
3° L'état des autres organes.

Dilatations bronchiques.

Cavernes.

Variétés de formes.

Les bronches peuvent présenter plusieurs modes de dilatation.

a) Elles peuvent être dilatées dans toute leur étendue : c'est la *dilatation générale uniforme*, elle est très rare.

b) Elles ne se dilatent ordinairement que par endroits : la *dilatation est partielle*. En ce cas, elle peut être assez étendue et régulière : c'est la *dilatation cylindrique* ; ou bien localisée et irrégulière : c'est la *dilatation ampullaire*. Cette dernière forme, de beaucoup plus fréquente peut occuper toute la circonférence *(d. circonférentielle)* ou une partie seulement de cette circonférence *(d. latérale)*.

c) Enfin, un même tube bronchique peut présenter plusieurs dilatations successives en chapelet, c'est la *dilatation momiliforme*.

d) Quelquefois enfin, les dilatations siègent seulement aux extrémités *terminales* des bronches : elles ont la forme de culs-de-sac plus ou moins réguliers, généralement conglomérés, parfois cohérents au point de former des cavités aréolaires, diversement dirigées et communiquant souvent entre elles.

Le schème ci-dessous rend bien compte de ces diverses variétés.

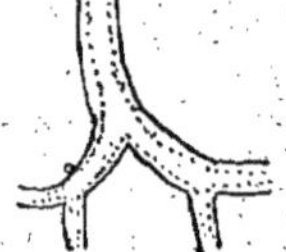 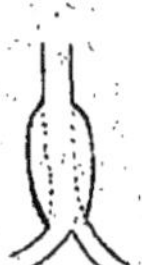 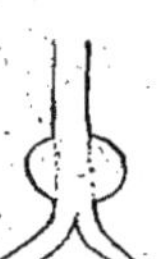 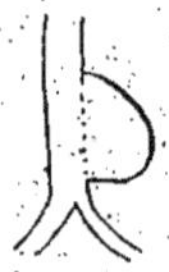 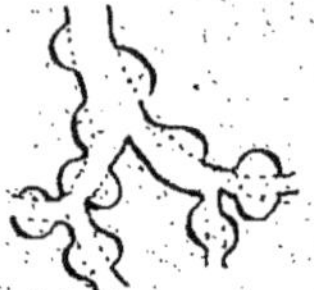 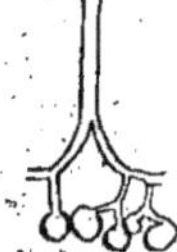

Dilatation générale uniforme.	Dilatation partielle cylindrique.	Dilatation ampullaire circonférentielle.	Dilatation partielle ampullaire latérale.	Dilatation momiliforme.	Dilatation terminale.

Dimensions.

Les dimensions sont extrêmement variables, elles vont d'un grain de mil au volume d'une orange.

Leurs orifices.

Ces cavités anormales communiquent avec l'air extérieur par un orifice qu'il est souvent difficile de reconnaître. On y parvient après avoir soigneusement détergé la muqueuse et l'on trouve alors un petit hiatus plus ou moins large, plus ou moins régulier, plus ou moins froncé. Au dessus, la bronche est ordinairement dilatée, quelquefois rétrécie ou oblitérée.

Au dessous de l'ectasie, la bronche est souvent affaissée et oblitérée. En ce cas et lorsque la bronche au dessus est également oblitérée, la partie dilatée peut se remplir de liquide et simule un kyste.

Leur siège.

Ces dilatations ne siègent qu'exceptionnellement sur les grosses bronches ; les moyennes et les petites bronches sont leur lieu de prédilection.

Les statistiques de Lebert et de Trojanowski nous enseignent que les dilatations sont le plus souvent localisées dans un seul poumon, le droit ou le gauche, sans préférence, et qu'elles frappent aussi bien le lobe supérieur que le lobe inférieur, épargnant le lobe moyen ; elles siègent surtout dans leurs parties postérieures.

Ce sont là des notions importantes à connaître, parce que cette localisation doit nous servir souvent pour établir un diagnostic de probabilité.

Le contenu de ces cavités varie beaucoup suivant les cas. *(Leur contenu.)*

Si la poche ne communique plus avec l'air extérieur, si elle forme un pseudo-kyste, le contenu est parfois muqueux, filant et clair. Souvent aussi en ce cas le contenu est grumeleux et quasi caséeux, analogue à du mastic. Au premier abord vous croyez trouver un tubercule caséifié ; il n'en est rien. Enlevez cette matière, détergez les parois de la cavité qui la renfermait, vous constatez que celle-ci est lisse, régulière, rosée : c'est une muqueuse, celle de la bronche ; alors que dans le tubercule caséifié, la paroi est irrégulière, dure, scléreuse ou friable.

Si nous avons affaire à une cavité perméable, le contenu est muqueux, gommeux, muco-purulent, puriforme, opaque, jaune-verdâtre en abondance variable. *(Description des cavités.)*

Détergeons maintenant ces cavités.

a) Si la dilatation est récente, légère, peu marquée, la muqueuse est normale ou seulement amincie, lisse, comparable à une pelure d'oignon. Elle est plus ou moins rouge et laisse entrapercevoir de distance en distance la saillie des cartilages, normalement espacés, mais qui manquent par place.

b) Si la dilatation est un peu plus grande, on constate l'existence de brides en directions variées, et constituées par des fibres élastiques et musculaires restées saines à côté de leurs congénères disparues ou altérées.

Dans les vieilles cavités, la muqueuse est atrophiée, granuleuse, villeuse, et présente des bourgeons charnus : telle une plaie en voie de cicatrisation. Parfois cette muqueuse suppurante est recouverte de débris noirâtres et sphacélés. Parfois encore elle est sillonnée de tractus de scléroses blanchâtres et nacrés.

Enfin on y reconnaît parfois des incrustations de sels calcaires ou de cartilages : ceci s'observe surtout dans les vieilles cavités en voie d'oblitération.

L'épithélium bronchique, parfois normal dans les ectasies jeunes, a habituellement perdu ses caractères typiques. Les cellules cylindriques à cils vibratiles sont devenues caliciformes, cubiques, irrégulières, atrophiées. Souvent elles desquament, et on en retrouve des bandes ou des débris au milieu du muco-pus qui recouvre la paroi. *(Lésions microscopiques : 1° L'épithélium bronchique.)*

Cette desquamation est constante dans les vieilles ectasies. L'épithélium est alors remplacé par un tissu bourgeonnant, identique à celui des vieux ulcères et constitués seulement de cellules embryonnaires et de néo-capillaires.

La cavité bronchique dilatée renferme des globules de pus, des granulations protéiques, des leucocytes divers, des cellules épithéliales dégénérées et des microbes variés. *(2° Le contenu.)*

La membrane basale est tantôt épaissie, tantôt et le plus souvent rompue par l'irruption leucocytaire. *(3° Membrane basale.)*

Le derme sous-muqueux est sclérosé ou infiltré de cellules embryonnaires. Cette infiltration constituée de plasmatzellen et moins abondamment de mastzellen, dissocie les fibres élastiques, les fibres musculaires, les éléments cartilagineux et glandulaires des parois. Elle prédomine souvent autour de ces dernières dont les épithéliums ont subi des altérations identiques à celles de la muqueuse. *(4° Derme sous-muqueux. 5° Glandes.)*

Sur les coupes traitées par les procédés électifs (orcéine acide,

Weigert), on constate que les **fibres élastiques** ont presque complètement disparu, et c'est à peine si, de ci de là, on en retrouve quelques-unes, pâles, grêles, à peine colorées.

6° Fibres musculaires. — Les **fibres musculaires** sont elles-mêmes atrophiées ou disparues. Au-dessus des ectasies, on trouve cependant des faisceaux hypertrophiés.

7° Cartilages. — Les **cartilages** sont adultérés, atrophiés ou disparus par places. Ils subissent en certains cas une véritable calcification ou des altérations cellulaires plus fines, consistant en dégénérescence graisseuse ou vacuolaire de leurs cellules.

8° Vaisseaux. — Les **vaisseaux** sont atteints d'endo-périvascularite.

Dans le tissu conjonctif sous-épithélial, dans la couche bourgeonnante lorsqu'elle existe, leur nombre est considérable. Leurs parois sont, en ce cas, embryonnaires, et il n'est pas rare d'y rencontrer des dilatations anévrysmatiques qui donnent au tissu l'aspect d'un véritable angiome. Ce sont ces vaisseaux dilatés et à parois fragiles qui, en se rompant, donnent naissance aux hémoptysies.

Les bronches non dilatées présentent ordinairement les lésions de bronchite chronique.

Etat du parenchyme pulmonaire. Sclérose. — **L'état du parenchyme pulmonaire** est variable. Ordinairement atteint d'inflammation chronique, il présente les lésions de la *sclérose broncho-pulmonaire* de Charcot.

Il est induré et compact, crie sous le scalpel et est sillonné de bandes blanchâtres ou nacrées. Ces tractus, formés de cellules rondes ou ovalaires (lorsqu'elles sont jeunes), de cellules fusiformes ou fibrillaires (lorsqu'elles sont vieilles), sont péribronchiques et périalvéolaires.

Tuberculose. — On a cru et répété pendant longtemps que des poumons semblablement lésés ne présentaient jamais de lésions *tuberculeuses*. Le professeur Grancher a démontré l'inanité de ces assertions : la tuberculose coexiste au contraire fréquemment.

Lésions accessoires secondaires. — Enfin les poumons atteints d'ectasies bronchiques présentent un certain nombre de lésions accessoires, secondaires, qui sont par ordre de fréquence : la *gangrène*, l'*emphysème*, les *congestions*, les *infarctus*, les *œdèmes* et la *pneumonie aiguë*.

Les **plèvres** elles-mêmes subissent le contre-coup de ces lésions, surtout lorsque celles-ci frappent les branches terminales. Ordinairement, c'est l'inflammation chronique qu'on observe, caractérisée par des exsudats et des adhérences, parfois même, quand le cas est ancien, par des incrustations calcaires ou cartilagineuses.

Lésions des autres organes. — La sclérose broncho-pulmonaire, constante dans les ectasies bronchiques, ne va pas sans retentir sur la circulation, *le cœur droit se dilate, s'hypertrophie*. Après une crise asystolique plus intense, la mort survient et l'on trouve les cavités cardiaques dilatées, bourrées de caillots plus ou moins volumineux.

La *pleuro-péricardite* chronique n'est pas rare.

Notons enfin la *dégénérescence graisseuse ou amyloïde, du foie, des reins et de la rate*.

Souvent aussi la paroi des cavités infectées devient le point de départ d'une infection générale. Parmi les plus fréquentes localisations de ces pyémies, je vous citerais : *les abcès du cerveau, de la moëlle, des méninges, des articulations*. Parfois encore, on ne trouve que les lésions de la septicémie.

Mais, me direz-vous, arrivés à la fin de cette enquête nécropsique, nous ne voyons pas très bien comment nous pourrons nous y reconnaître et distinguer la caverne bronchectasique des autres espèces de cavernes pulmonaires.

Je vais vous le dire en peu de mots.

Diagnostic anatomique des cavernes pulmonaires. — Vous reconnaîtrez la **caverne tuberculeuse** parce qu'elle est plus anfractueuse et plus irrégulière.

2° Elle n'est pas tapissée par une muqueuse.

3° Elle est souvent traversée par des brides creuses (vestiges de vaisseaux).

4° Elle communique avec les bronches par un orifice taillé à l'emporte-pièce.

5° Son contenu renferme des bacilles de Koch.

6° Autour d'elle on retrouve l'infiltration tuberculeuse.

Vous reconnaîtrez l'**abcès du poumon** à ce que :

1° Il est généralement unique.

2° Il est tapissé par une membrane pyogénique et non par une muqueuse.

3° Il communique avec la bronche par un orifice cratériforme taillé à pic.

Dans l'**infarctus gangréneux** et dans l'infarctus hémoptoïque évacué :

1° Les bronches sont coupées à l'emporte-pièce ou respectées.

2° La caverne est entourée d'un deliquium noirâtre.

3° Les parois ne présentent aucun des éléments d'une muqueuse.

Les **kystes hydatiques** renferment les vésicules et les crochets pathognomoniques ; leur paroi est enkystée et c'est seulement à l'extérieur qu'on trouve la sclérose.

L'**abcès pleural interlobaire** siège dans une scissure, sa paroi est végétante et pyogénique.

Ce sont là, n'est-il pas vrai, des signes bien caractéristiques.

On a voulu décrire, sous le nom de **bronchectasies congénitales**, un certain nombre de formes, fort mal connues à l'heure actuelle et dont nous ne connaissons pas la pathogénie.

Mieux connues depuis les travaux de Grawitz, Kessler, Meyer, Frankel, ces lésions ne constituent que de fausses dilatations bronchiques.

Grawitz considère ces lésions comme de véritables kystes, dus à la dégénérescence hydropigène de la muqueuse.

Avec Balzer et Grandhomme il est plus logique de penser qu'il s'agit de lésions de syphilis pulmonaire héréditaire.

En présence de ces altérations intensives du parenchyme pulmonaire, en présence de ces délabrements bronchiques, vous devez vous demander quel est le processus qui a été capable de déterminer de semblables lésions.

C'est dans l'anatomie pathologique que l'on en a d'abord cherché l'explication, négligeant beaucoup trop à notre avis, certaines notions.

Trois théories se trouvent donc en présence :

1° Les théories pleurales ;

2° Les théories pulmonaires ;

3° Les théories bronchiques.

Barth invoquait pour expliquer les ectasies bronchiques la sclérose de la **plèvre**. Les tractus fibreux partis de la plèvre pénètrent dans le parenchyme pulmonaire et s'insèrent de ci de là sur la paroi des bronches. En se rétractant ces tractus fibreux attireraient les bronches excentriquement : l'ectasie se constituerait ainsi.

Cette théorie, purement hypothétique, me semble justiciable de certaines objections.

a) Sans doute on constate parfois l'existence de sclérose pleurale mais est-il inadmissible de penser que ces scléroses pleurales sont la conséquence et non la cause des ectasies bronchiques ?

b) Même en admettant, d'autre part, que la sclérose pleurale soit antécédente aux ectasies, est-ce nécessairement par suite de la rétraction qu'elle va produire cette ectasie ? Comment la produira-t-elle si la bronche n'est pas fixée de toute part ?

c) Enfin si la sclérose pleurale est seule en jeu, d'où vient que l'ectasie bronchique soit extrêmement rare chez les vieux pleurétiques.

N'est-il pas plus logique de penser que la sclérose pleurale agit tout simplement en lésant la paroi des bronches, en altérant leur charpente élastique ; favorisant seulement ainsi l'action des causes déterminantes.

Les **théories pulmonaires** se basent aussi sur la constatation

Bronchec-
tasies
congénitales.
Elles n'exis-
tent pas.

Pathogénie.

Théories
pleurales.

Critiques de
ces théories.

Théories
pulmonaires.

anatomique de la sclérose du poumon : c'est cette sclérose qui produit l'ectasie bronchique d'après Corrigan, Luys, Rokitansky et Niemeyer.

Sans doute l'on rencontre souvent, nous l'avons vu, sur les poumons atteints de dilatations bronchiques des lésions de sclérose plus ou moins avancées.

a) Mais d'abord ces lésions sont-elles bien nettement la cause de ces ectasies? N'en sont-elles pas plutôt l'effet? Ne sont-elles pas la conséquence de l'inflammation chronique de la paroi bronchique?

b) Si la sclérose pulmonaire est la cause, il faut admettre alors que les irradiations scléreuses partant des bronches vont s'insérer en diverses directions sur des points d'appui plus résistants (grosses bronches, plèvre adhérente, etc.) S'il n'en était pas ainsi, la traction se ferait en un seul sens : il y aurait déviation et non dilatation bronchique. C'est bien hypothétique.

c) Si au contraire la sclérose enveloppe de toutes parts la bronche sans point d'appui, en se rétractant elle retrécira cette bronche produisant au-dessus et au-dessous des dilatations ; mais alors nous tombons dans les théories bronchiques.

d) D'où vient, en quatrième lieu, que la sclérose pulmonaire pure ne s'accompagne jamais d'ectasie bronchique?

Il est bien plus vraisemblable d'admettre que ces lésions de scléroses, si elles sont antécédentes à l'ectasie n'agissent sur la paroi des bronches, qu'en adultérant leur charpente et en permettant l'action des causes déterminantes.

Les théories pulmonaires sont donc insuffisantes pour nous expliquer la pathogénie des ectasies bronchiques.

Théories bronchiques. Laënnec. — Laënnec pensait que c'était l'accumulation de l'air et de mucosité **dans les bronches** qui produisait l'ectasie. Cet air, se réchauffant sous l'action de la chaleur animale, se dilate et dilate en même temps la bronche.

Cette théorie inadmissible ne nous arrêtera pas longtemps : le coefficient de dilatation des gaz est de beaucoup trop faible pour briser la résistance de la paroi bronchique.

Stokes. — Stokes invoquait la **paralysie des muscles de Reissessen.** Elle ne saurait suffir à expliquer les faits. On ne sait au juste s'ils sont dilatateurs ou constricteurs ; et ils ne sauraient produire à eux seuls de volumineuse dilatation.

Rôle des sténoses bronchiques. — La **sténose des bronches** peut contribuer puissamment à produire les ectasies. Soit une bronche A B stricturée en C. Sous l'influence de la pression de l'air inspiratoire, A B se dilatera au-dessus de la sténose ; sous l'influence du courant d'air expiratoire la dilatation se produira au-dessous. Cette théorie est logique lorsqu'on envisage les ectasies sus et sous-jacentes aux sténoses. Elle ne saurait s'appliquer à tous les cas.

Rôle de l'atélectasie. — L'**atélectasie pulmonaire** agirait de la sorte. Voilà une bronche qui arrive à son territoire. Celui-ci est atélectasié, imperméable à l'air. Le courant d'air inspiratoire vient buter sur l'obstacle et tend à dilater la bronche.

Mais la paroi de celle-ci est résistante, il est douteux que cette seule influence triomphe de cette résistance et produise l'ectasie, si une lésion de cette paroi ne l'a primitivement affaibli.

Aucune de ces théories n'est donc suffisante à elle seule.

Considérations physiologiques. Recherches de Nicaise. — Abandonnons maintenant pour un instant le domaine de l'anatomie pathologique et cherchons dans la physiologie l'explication pathogénique des ectasies bronchiques.

À l'état normal, Nicaise a établi que, dans l'expiration, les bronches se dilatent, dans l'expiration forcée elles se dilatent au maximum. C'est donc dans les efforts expiratoires que les bronches auront tendance à se dilater. Le cri, le chant agiront de la sorte.

Rôle de la toux. — Or, parmi les efforts expiratoires il en est un, très commun, la toux, dans lequel les forces expiratoires sont presque décuplées.

Toutes les affections tussigènes sont donc capables de produire des ectasies bronchiques.

Mais alors pourquoi tous les hommes n'en présentent-ils pas ?

Parce qu'une bronche saine résiste à ces assauts. Il faut pour qu'une ectasie se produise, il faut dis-je, une altération de la paroi qui diminue la résistance de sa charpente élastique.

En résumé, il y a deux facteurs pathogéniques nécessaires pour que se produise une ectasie bronchique :

1º **Une altération quelconque diminuant la résistance de la paroi bronchique ;**

2º **Un effort inspiratoire mais surtout expiratoire** : cri, chant, toux. Ce qui fait que vous trouverez les ectasies bronchiques chez les crieurs publics et les marchands en plein air, les chanteurs.

Toute l'étiologie des ectasies bronchiques est comprise dans ces deux facteurs.

Or la toux est dans l'immense majorité des cas symptomatique d'une lésion des parois bronchiques. Les deux causes s'unissent donc intimement pour produire l'ectasie des bronches. Toute lésion intéressant la paroi bronchique, s'accompagnant de toux ou survenant chez un sujet exposé, de par sa profession, à crier ou à chanter, peut devenir le point de départ de dilatation des bronches.

Au premier rang parmi ces affections nous placerons les **bronchites aiguës** et **chroniques**. Ces bronchites s'accompagnent, en effet, d'inflammation capable d'envahir profondément les parties profondes de la paroi. Ce sont surtout les bronchites suppurées qui présentent ce caractère, surtout lorsqu'elles s'accompagnent de **broncho-pneumonie**. Ce sont donc celles que l'on observe à la suite de la rougeole, la variole, la coqueluche, la grippe et la fièvre typhoïde ; celles qui ont une évolution subaigue ou chronique.

Point n'est besoin, du reste, que les lésions soient très profondes et suppurées. La loi de Stokes nous apprend que « tout muscle sous-jacent à une muqueuse enflammée est parésié ». Cela ne suffit-il pas pour favoriser l'ectasie.

La tuberculose, longtemps considérée par Cruveilher et bien d'autres encore comme un antagoniste des ectasies bronchiques, — ce qui n'est qu'un mythe (Grancher), — la tuberculose, dis-je, peut également favoriser les ectasies. Ce sont les formes bronchopulmonaires fibreuses ou ulcéreuses qui ont surtout ce privilège.

La syphilis du poumon peut encore entrer en ligne de compte. Elle peut produire les ectasies suivant des mécanisme divers :

a) Soit par broncho-pneumonie spécifique ou catarrhe pulmonaire ;

b) Soit par sténose bronchique et alors au-dessus et au-dessous de la sténose se produit l'ectasie.

Causes rares. Bien plus rarement, ce sont les **scléroses broncho-pulmonaires,** les **pleurésies chroniques et la lèpre bronchique.**

Causes générales. Certaines causes générales peuvent aussi altérer la charpente bronchique et diminuer leur résistance.

L'artério-sclérose généralisée est de ce nombre. Turner, dans sa thèse (Paris, 1894), insiste sur ces faits. Il est aisé de se convaincre, lorsqu'on examine des coupes de poumons d'artério-scléreux, de l'intensité des altérations des fibres élastiques (méthode de Weigert). Ces lésions prédisposent singulièrement d'une part à l'emphysème, d'autre part aux ectasies bronchiques.

La **diabète,** l'**alcoolisme,** le **paludisme,** le **rachitisme,** l'**entérite chronique infantile,** la **chlorose,** tous les états **cachectiques** agissent dans le même sens.

Débilité bronchique congénitale. Enfin, on peut invoquer encore une certaine **débilité congénitale des bronches,** parfois héréditaire, et qui aboutit à ce qu'on appelle l'atrophie primaire. Au moindre effort expiratoire ou inspiratoire, une paroi bronchique ainsi atteinte va se laisser distendre, se dilater.

Sénilité. **La sénilité** agit comme l'artério-sclérose. Trojanowsky a signalé les altérations des fibres élastiques dans les poumons séniles. J'ai pu vérifier l'existence de ces lésions et les retrouver dans les parois bronchiques.

Age. Les dilatations bronchiques sont de plus en plus fréquentes au fur et à mesure qu'on avance en âge, et Lebert, dans sa statistique, a vu que :

Il y en avait 7 % de 5 à 10 ans.
— 18 % de 10 à 20 ans.
— 20 % de 20 à 30 ans.
— 12 % de 30 à 40 ans.
— 18 % de 40 à 50 ans.
— 21 % de 50 à 60 ans.
— 26 % de 60 à 70 ans.

Biermer et Wilzk ont démontré que les sexes, étaient également frappés.

Indications prophylactiques. Que de notions instructives pour vous, Messieurs, dans cette étiologie ! Parmi celles-ci nous en distinguerons une surtout, dont la connaissance est nécessaire pour la pophylaxie même des ectasies bronchiques.

Combattez énergiquement la toux chez les sujets que vous

soupçonnez présenter une fragilité particulière de la charpente bronchique, combattez avec énergie les affections susceptibles d'entamer la solidité de cette dernière.

Quoi qu'il en soit, voilà la dilatation bronchique établie. Par quels symptômes va t'elle se révéler au clinicien.

Etude clinique.

Votre malade, en se présentant à vous, vous narre l'histoire de son affection.

a) Ou bien il a eu dans sa jeunesse une *maladie infectieuse* aiguë (coqueluche, rougeole, grippe) *avec complications broncho-pulmonaires aiguës ;*

Histoire des antécédents personnels.

b) Ou bien il a présenté pendant longtemps les symptômes d'un *catarrhe chronique torpide* dû au paludisme, à l'alcoolisme ou à la syphilis.

Depuis cette infection, dont l'histoire détaillée se perd dans les souvenirs de votre sujet :

Histoire de la maladie.

a) Ou bien il a été toujours bien portant ;

b) Ou bien il a eu des bronchites fréquentes ;

c) Ou bien il a constamment été atteint de catarrhe chronique.

Quoi qu'il en soit, il a remarqué un beau jour que peu à peu son *expectoration devenait plus abondante,* qu'elle répandait une odeur *fétide et désagréable.*

Depuis, ces deux symptômes ont persisté. Le malade a maigri, a perdu ses forces, a pâli. Il a eu des poussés fébriles, des sueurs nocturnes, il a craché du sang.

Plus de doutes ! Comme je vous le disais au début même de cette leçon, vous vous dites en vous même : encore un tuberculeux !

Mais en examinant de plus près votre malade vous complétez ces renseignements premiers, et vous allez alors être mis en éveil.

Votre sujet crache en effet, mais cette **expectoration** est un peu particulière : elle est *matinale, abondante, fétide, son aspect est spécial.*

Expecto ration.

Le sujet vous raconte qu'en se réveillant, le matin, il éprouve une gêne thoracique ; il s'assied sur son lit. La toux éclate alors, quinteuse et pénible, et aboutit au rejet de 4 à 500 gr. de crachats.

Matinale.

Il vide ses bronches dilatées. On a vu des malades qui expectoraient ainsi de 6 à 800 grammes.

Abondante.

Cette abondance de l'expectoration est surtout apparente chez l'enfant qui, d'ordinaire, ne crache point.

Les crachats sont muqueux, filants, clairs au début. Plus tard, ils deviennent muco-purulents. Plus tard enfin, ils sont visqueux,

Caractéres macros- copiques.

opaques, verdâtres, puriformes. Jetez-les dans l'eau, ils ne tombent pas au fond, ils restent à la surface ou au milieu.

Dans le verre où on les recueille, ils se disposent sur *quatre couches* :

1° Une couche supérieure, mousseuse, aérée, spumeuse ;

2° Une couche muqueuse parcourue de filaments purulents ;

3° Une couche de mucus fluide ;

4° Une couche puriforme, verdâtre.

Caractères micros-copique et chimique. — Au point de vue microscopique et chimique, ces crachats présentent tous les caractères de ceux de la bronchite chronique : je n'y reviendrai pas. J'ajouterai seulement que la quantité d'acides gras (amylique, valérique, valérianique, butyrique) qu'ils renferment est énorme, et qu'on y a retrouvé un ferment diastasique puissant.

Fétidité des crachats et de l'haleine. — Ces crachats exhalent une **odeur fétide**, que possède également l'haleine des malades. On ne peut se figurer, quand on ne l'a jamais perçue, l'odeur épouvantable que répandent ces malades. Elle imprègne leur chambre, leur appartement et leur maison elle-même. Tentures, tapis, rideaux, literie, tout en est imprégné.

Ses deux caractères. — C'est l'*odeur de la putréfaction* des matières animales en décomposition : tel est son premier caractère.

Le second, c'est sa *persistance*. Tous les jours égale à elle-même, elle ne se modifie point.

Quelquefois, avons-nous dit, le malade prétend avoir craché le sang. Le fait est bien réel.

Hémoptysie. — Ces **hémoptysies** sont tantôt très légères (crachats striés de sang), tantôt plus abondantes (hémoptysies vraies), tantôt foudroyantes. Elles se répètent avec une fréquence variable. Vous trouverez l'explication de ces hémoptysies dans l'étude anatomo-pathologique que nous avons précédemment faite. Dans la paroi de la bronche ectasiée, on trouve de nombreux vaisseaux à parois très fragiles ; ils se rompent au moindre effort, et l'hémoptysie se produit.

Ces hémoptysies, sources de bien des erreurs de diagnostic, ont une grande valeur significative ; elles ont été fort bien étudiées par Marcigny (1) et Houdinet (2).

Toux. — En plus de ces symptômes, votre malade **tousse**. Il tousse surtout *le matin*, lorsqu'il s'éveille, lorsqu'il change de position. Le fait est facile à comprendre. La nuit, pour ne pas irriter sa paroi bron-

(1) Marcigny, *Rev. gén. clin.*, XLII, p. 659.
(2) Houdinet, th. Paris, 1895.

chique, le malade prend une position appropriée et variable ; à peine remue-t-il, que les sécrétions déplacées irritent les terminaisons nerveuses : la toux en est la conséquence.

Le malade n'est pas ou n'est que fort peu oppressé. La **dyspnée** en effet n'apparaît qu'à une période avancée de la maladie, elle reconnaît alors pour cause une gêne de l'hématose par sclérose pulmonaire, par troubles cardiaques, par emphysème pulmonaire.

Nous avons donc maintenant en main, tout un faisceau de signes d'une grande valeur pour le diagnostic final.

Examinons notre malade.

Ce qui frappe au premier abord c'est sa **maigreur** quasi squelettique parfois. Elle est digne d'un tuberculeux avancé. Le facies néanmoins n'est pas exactement le même que dans ce dernier cas : il est *jaune-terreux*.

Le thorax émacié présente des **déformations**. Tantôt c'est un hémithorax tout entier qui est affaissé. Tantôt la rétraction n'est que partielle et son siège est alors en rapport avec celui des cavernes bronchiques : c'est-à-dire dans les régions postéro-latérales. La cyrtométrie rend bien compte de ces déformations. Ces rétractions partielles sont dues à la sclérose pleurale, aux adhérences pleurocostales.

Dans quelques cas, par suite d'emphysème concomitant, on note une dilatation du côté malade.

La palpation vous permettra de reconnaître les déformations du thorax. Si les ectasies sont petites, disséminées au milieu d'un tissu de sclérose, les vibrations vocales sont exagérées ; si c'est l'emphysème qui domine, elles sont diminuées.

S'il s'agit de grandes dilatations, les vibrations seront diminuées dans le cas où ces dilatations sont pleines ; elles seront exagérées si au contraire ces dernières sont vides.

Les résultats fournis par la percussion sont également variables :

a) S'il s'agit de petites cavernes disséminées dans un tissu de sclérose, la sonorité thoracique est diminuée ; elle est au contraire exagérée si l'emphysème prédomine.

b) S'il s'agit d'une grande dilatation remplie de liquide, la région correspondante est mate.

c) Si cette excavation est vide, on obtient au contraire un son tympanique cavitaire : plus grave quand la bouche est close, plus aigu si la bouche est ouverte, plus grave dans l'expiration profonde, plus aigu dans l'inspiration forcée.

d) Si la cavité est très grande la sonorité est skodique : c'est le bruit de pot fêlé.

Si nous faisons changer le malade de position nous modifions ces différentes tonalités.

Autour de la caverne il peut y avoir de la sclérose qui se traduit par de la matité, ou de l'emphysème qui révèle un exagération de la sonorité.

Auscultation.   *Même variabilité dans les signes fournis par l'auscultation.*

a) Si les dilatations sont profondes, entourées de tissus perméables on ne perçoit aucun signe stéthoscopique ou seulement des râles de bronchite chronique.

b) Une ectasie plus grande, remplie de liquide, se traduit par une respiration bronchique, obscure.

c) Vide au contraire, elle donne à la respiration le timbre bronchique ou caverneux, des râles à grosses bulles ou du gargouillement.

d) Très vaste et entourée de sclérose, l'ectasie donnera naissance à du souffle caverneux à timbre plus ou moins métallique.

Dans les autres parties du poumon on trouvera des symptômes variables :

1º De catarrhe bronchique : râles ronflants, sibilants ou humides ;

2º De la sclérose : respiration rude et bronchique ;

3º De l'emphysème : inspiration humée, obscure avec expiration prolongée.

Et maintenant, pendant que nous auscultons encore, faisons parler et compter notre malade, et nous percevons :

1º L'exagération de la bronchophonie normale dans toute l'étendue des poumons ;

2º L'égophonie s'il y a de la sclérose sous-pleurale.

3º La pectoriloquie aphone au niveau des cavernes vides.

Tous ces signes stéthoscopiques sont essentiellement modifiables par la toux, par l'expectoration forcée ou sous l'influence d'un effort respiratoire quelconque.

En plus de ces symptômes, si la sclérose broncho-pleuro-pulmonaire est marquée on notera des déplacements viscéraux (cœur, foie, organes abdominaux).

Évolution ultérieure. Guérison.   *Les ectasies bronchiques peuvent-elles guérir ?* Barth ne le croyait pas. Il est certain d'une part, qu'elles peuvent présenter dans leurs évolutions des rémissions parfois très longues. On a pu, d'autre part, constater pièces en main, l'existence de certains processus curateurs tels que : cicatrisation par rapprochement, enkystement, pétrification.

Néanmoins ce sont là des surprises et *la mort est la terminaison habituelle à une échéance plus ou moins longue.*

La stagnation des crachats plus ou moins toxiques dans les bronches dilatées, leur résorption partielle ; entraînent l'apparition de symptômes généraux très divers. Ce n'est heureusement qu'après un laps de temps assez long (10 à 40 ans) que ces accidents apparaissent. Les malades maigrissent, leur visage pâlit, devient jaune-terreux, les extrémités se cyanosent s'il survient un retentissement cardiaque. Les règles se suppriment, la cachexie apparaît.

Cette **cachexie toxique ou toxémique** peut évoluer en quelques mois, c'est une véritable phtisie galopante.

Elle peut aussi évoluer suivant un **mode chronique** simulant la phtisie chronique. Les malades s'amaigrissent, ont des sueurs nocturnes, des œdèmes cachectiques, de la diarrhée, de l'anorexie avec hypopepsie, de la fièvre hectique.

On voit souvent apparaître chez ces sujets des déformations des doigts. Tantôt il s'agit d'ostéo-arthropathie hypertrophiante pneumique, caractérisée par l'élargissement en palette de la dernière phalange.

Tantôt c'est le gonflement des épiphyses phalangiennes décrit par Bamberger et qui s'accompagne de sourdes douleurs.

Enfin on trouve encore des dégénérescences amyloïdes du foie, des reins et de la rate, diverses cirrhoses ou dégénérescences hépatiques, des ascites cardiaques, rénales ou cachectiques.

A côté de ces complications toxémiques, on doit placer les **infections consécutives aux ectasies bronchiques.** Dans ces ectasies pullulent des espèces microbiennes variées. Elles peuvent de là infecter le parenchyme pulmonaire voisin : *pneumonie aiguë, broncho-pneumonie aiguë, gangrène tuberculeuse.*

Elles peuvent se propager ou faire irruption dans la *plèvre pleurésie purulente, pyopneumothorax.*

Enfin passant dans la circulation, elles peuvent infecter une partie éloignée de l'organisme ou l'organisme tout entier. C'est ainsi que se produisent les *phlegmatia,* les *abcès du cerveau* et les *ulcérations gastriques.* Quant à la *pyohémie généralisée* l'une de ses manifestations les plus habituelles est le pseudo-rhumatisme infectieux aigu ou subaigu étudié par Gerhardt et Bardenheim.

Les micro-organismes producteurs de ces complications sont divers. On a signalé le streptocoque vulgaire, le streptocoque pyogène liquéfiant, le staphylocoque, et des bacilles analogues au coli-bacille et plus ou moins fétide.

La connaissance de ces complications vous sera souvent une source d'indications prophylactiques : combattez l'intoxication cause de la cachexie et les infections toujours menaçantes.

La **mort**, dans les ectasies bronchiques peut être encore le fait d'une hémoptysie foudroyante où comme l'a noté Biermer, de sarcome du poumon. Quels étaient en ce cas les rapports entre l'ectasie et le sarcome ? On l'ignore,

Eléments du pronostic. Toutes ces complications possibles assombrissent considérablement, vous le concevez aisément, le **pronostic** des ectasies bronchiques. Ce pronostic vous l'établirez en vous basant sur les considérations suivantes :

1º *L'état général* du sujet est satisfaisant, pronostic favorable. Est-il atteint profondément, la gravité du pronostic sera proportionnelle à cette atteinte.

2º *L'âge du sujet :* Le pronostic est d'autant plus sérieux qu'on a affaire à des sujets plus avancés en âge.

3º *La tolérance de l'organisme pour les lésions.* Ont-elles été jusqu'alors bien tolérées ? pronostic moins sévère.

4º *L'état des organes :* reins, foie. Ceux-ci étant atteints, redouter la toxémie et ses suites.

5º *L'état du cœur* est un des éléments les plus importants du pronostic. A cœur sain pronostic favorable. Au contraire la constatation de signes révélateurs d'une faiblesse myocardique doit faire faire de sérieuses restrictions.

6º Enfin n'oubliez jamais *l'apparition possible d'une des sérieuses complications* précédemment énumérées, n'oubliez pas la fréquence coexistence de la tuberculose mise en lumière par Grancher et Sadlitt et réservez toujours le pronostic.

Diagnostic différentiel. Si maintenant, nous cherchons à résumer les renseignements fournis par l'examen clinique, nous voyons que, somme toute, il n'y a que trois ordres de symptômes :

1º Les symptômes cavitaires ;

2º La fétidité de l'haleine et des crachats ;

3º L'expectoration abondante.

Les signes cavitaires ne peuvent nous servir : ce sont ceux de toutes les cavernes.

La fétidité de l'haleine s'observe seulement dans trois affections :

la tuberculose pulmonaire, la gangrène des bronches et des poumons, les ectasies bronchiques.

a) Dans la **tuberculose pulmonaire** est est transitoire, dure de quatre à huit jours puis disparaît ; elle varie suivant les jours, parfois même dans le cours d'une même journée.

b) Dans la **gangrène broncho-pneumonique** la fétidité persiste davantage. Trousseau l'a vu pendant trois mois entiers.

Elle est inconstante, cesse quelques jours pour reparaître ensuite et ces alternations seules suffisent parfois pour permettre le diagnostic. De plus l'odeur de l'haleine est celle du sphacèle et non de la putréfaction. L'expectoration renferme des fibres élastiques.

c) Dans les **dilatations bronchiques** au contraire cette fétidité est persistante et constante : deux caractères d'une haute importance.

L'abondance de l'expectoration peut encore vous fournir de bons renseignements. On ne note en effet une semblabe abondance que dans les vomiques des **abcès pulmonaires**, du **pyopneumothorax** et des **pleurésies enkystées**.

Dans tous ces cas, l'abondance de l'expectoration est variable. Très abondante au moment de la vomique, elle diminue les jours suivants ; dans les dilatations au contraire cette abondance est la même tous les jours.

Les pleurésies enkystées et le pyopneumothorax se distingueront du reste par leurs signes physiques particuliers : matité, tintement métallique, gargouillement, succussion hippocratique, bruit de fistule.

Mais de tous ces diagnostics le plus difficile à coup sûr est celui qui consiste à distinguer les ectasies bronchiques de la **tuberculose pulmonaire** à la troisième période. L'état général, les symptômes physiques sont les mêmes. L'expectoration tuberculeuse peut être très abondante et même fétide. Toute erreur est donc permise.

Pour l'éviter, vous n'aurez à votre disposition que peu de moyens, mais d'une très haute valeur :

1° *L'examen répété des lamelles enduites de crachats et colorées par le Ziehl.*

2° *L'inoculation au cobaye des produits expectorés.*

3° *Le séro-diagnostic préconisé par Arloing et Courmont.*

Je ne cite que pour mémoire l'injection de tuberculine diluée et de sérum artificiel. Si tous ces résultats sont négatifs,

portez le diagnostic d'ectasie bronchique. N'oubliez pas, dans
le cas contraire, que la tuberculose peut coexister avec ces
ectasies, mais en ce cas, je crois le diagnostic véritablement
impossible et je ne trouve que des signes de présomption : fétidité
de l'haleine, abondance des crachats ; fibres élastiques dans
l'expectoration.

Ceci fait, il vous faudra établir la forme de la bronchectasie, sa
localisation, — rechercher si elle communique ou non avec la bronche, s'il existe d'autres lésions pulmonaires.

Traitement. Une fois les bronches dilatées, on ne saurait guérir la
dilatation. Mais cette désespérante perspective est adoucie par la
connaissance de ce qu'on peut faire pour aider les patients à vivre
en bonne intelligence avec leur lésion, à n'en point ressentir les
néfastes effets.

Ceux ci, nous l'avons vu, peuvent tenir à deux causes :

a) Aux infections ;

b) A l'intoxication.

C'est de ces deux données que nous allons tirer toute la thérapeutique de cette affection.

Il vous faudra donc :

1° *Combattre les infections possibles* a) *en relevant, en tonifiant l'état général.*

b) *en pratiquant la désinfection des bronches.*

2° *Combattre la toxémie* a) *en favorisant l'expulsion des
crachats.*

b) *en favorisant l'élimination des
toxines qui peuvent pénétrer
dans la circulation.*

1° Relever l'état général. **Pour** relever l'état général, vous devrez si c'est possible,
mettre vos malades *au repos,* leur conseiller une *alimentation
substantielle* constituée de bouillon, lait, œufs crus, viandes de
toutes sortes, vins généreux, thé et café.

Dans le cas où l'anorexie est complète, ayez recours aux
lavements alimentaires. Une des meilleures formules que je
connaisse est la suivante :

Lait	Un verre ou un demi verre.
Jaune d'œuf.........	N° 2
Peptones sèches....	Deux cuillerées à café
Sel.................	10 grammes
Laudanum............	V gouttes.

De plus, vous tonifierez l'organisme à l'aide des médicaments usuels :

Donnez chaque jour du vin de quinquina, de l'huile de foie de morue ou de la lécithine.

Je ne vous cite que pour mémoire, parmi les médicaments destinées à **désinfecter les bronches**, les injections intra-trachéales d'huile de garlic et de l'huile ainsi formulée :

> Menthol .... 20 gr.
> Gaïacol............................ 2 gr.
> Huile d'olive...................... 80 gr.

Parmi les médicaments destinés à désinfecter les bronches et administrés par inhalations, pulvérisations et humages, je vous citerai le chlorure de chaux à 10 %, le goudron, la térébenthine, le formol, et surtout le phénosalyl à 2 % et la naphtaline à 0,25 %. J'ai insisté sur chacun d'eux à propos des bronchites chroniques, je vous y renvoie.

J'en dirais de même des médications internes ayant le même but : capsules de térébenthine, créosote, créosotal et gaïacol.

Aucune d'elles n'a le pouvoir et ne donne les résultats de l'*hyposulfite de soude*. Préconisée par Polli et par Lancereaux, cette médication m'a donné d'excellents résultats, voire même des améliorations persistantes. Sous son influence, la fétidité disparaît promptement et les sécrétions se tarissent.

On formule habituellement :

> Hyposulfite de soude................ 4 gr.
> Sirop d'eucalyptus..... :........... 50 gr.
> Julep gommeux...................... 70 gr.
> A prendre par cuillerées à soupe dans la journée.

Cette médication donne parfois lieu à la diarrhée, qu'on combattra à l'aide des pilules :

> Extrait d'opium .... 0 gr. 03.
> Tannin............................ 0 gr. 20.
> Pour 1 pilule n° 3 par jour.

Pour **favoriser l'expectoration**, vous aurez à votre disposition tous les médicaments décrits au traitement des bronchites chroniques. Je n'y reviens donc point.

Rappelez-vous seulement que c'est l'hyposulfite de soude qui semble donner ici encore les meilleurs résultats.

Pour **faciliter l'élimination des toxines**, vous aurez recours aux *boissons abondantes* : lait, par exemple, ou tisanes additionnées d'une pincée de nitrate de potasse. Je recommande surtout la tisane de queues de cerises ou celle de stigmates de maïs.

Enfin, vous agirez suivant les circonstances et les complications qui se produiront.

Soutenez le cœur surtout et veillez soigneusement à ses défaillances : elles peuvent être fatales. La caféine et le sulfate de spartéine seront vos plus puissants auxiliaires.

Traitement des complications. Les pneumonie, les suppurations pulmonaires seront justiciables de l'hyposulfite de soude. Vous y joindrez le sulfate de quinine bien que son action soit peut-être hypothétique.

Les pleurésies seront traitées par l'empyème et les lavages au chlorure de zinc à 1, 3 %.

Le pyopneumothorax également.

Tentatives chirurgicales. Abordons maintenant l'étude des **interventions chirurgicales** préconisées dans le traitement des ectasies bronchiques.

Tentée pour la première fois par Mosler et Hueter, l'intervention chirurgicale compte à son actif déjà quelques succès.

Roswell Park, sur 23 cas a eu 14 guérisons et 9 morts ;

Lopès, sur 12 cas a eu 4 guérisons et 8 morts ;

Richerolle, sur 17 cas a eu 6 guérisons, 9 morts et 2 résultats inconnus.

D'Azincourt sur 38 interventions a 14 guérisons, 14 états stationnaires et 3 morts.

Ces résultats ne semblent pas encourageants et je crois qu'il faut avant de prendre une décision, tenir compte des indications et contre indications suivantes :

Ne jamais intervenir :

1° *Dans les bronchectasies disséminées ;*

2° *Dans la dilatation en chapelet ;*

3° *Quand la dilatation semble due à une lésion (sclérose) du poumon* (sclérose, bronchite chronique généralisée, tuberculose) ;

4° *Si l'état général est grave* et dénote des lésions étendues du poumon ;

Intervenir au contraire :

1° *Si la dilatation est unique, sacciforme bien localisée, communique mal avec la bronche ou est fermée ;*

2° *S'il existe en même temps un abcès ou un foyer de gangrène ;*

3º *Si l'état général est satisfaisant ou commence à peine à s'agraver ;*

4º *Si le malade réclame énergiquement l'intervention.*

La **pneumotomie sans résection costale** semble devoir être rejetée : les résultats qu'elle a donnés ont été déplorables.

Le procédé de choix est la **pneumotomie avec résection costale.**

On incise la paroi thoracique avec résection costale au siège supposé de la lésion. On explore ensuite le poumon, soit en décollant la plèvre pariétale (Tuffier), soit en ouvrant la plèvre et en explorant avec un doigt (Bazy) ou avec la main (Delagenière).

Cette exploration vous permet de reconnaître s'il y a ou non des adhérences.

S'il y en a, on incise de suite le poumon à son niveau. S'il n'y en a pas, on fait une suture séro-séreuse (Roux de Lausanne) et on incise le parenchyme pulmonaire, soit au thermocautère chauffé au rouge sombre, soit au bistouri, soit avec l'index qui dilacère aisément le parenchyme. Une fois la cavité ouverte, on s'abstient de tout lavage, de tout curettage, et on se borne à nettoyer la cavité avec des tampons montés. On enlèvera aussi les parties sphacelées. Ne pas laisser trop longtemps le drain dans la même situation, il pourrait en résulter des ulcérations vasculaires.

Enfin on a pu essayer l'administration de **suc pulmonaire.** Cette méthode semble avoir donné de bons résultats. Néanmoins il convient d'attendre, de rester au-dessus de cet engouement passager et de constater les effets du temps sur ce procédé : c'est le meilleur juge en la matière.

Organothérapie

DES STÉNOSES BRONCHIQUES

MESSIEURS,

Si l'inflammation des bronches peut arriver à produire la dilatation de ces conduits, elle peut aussi en déterminer le rétrécissement. C'est une grande loi, commune à toutes les muqueuses, qui veut que les canaux bronchiques, comme le canal uréthral, à la suite d'inflammations plus ou moins répétées, présentent des rétrécissements.

Causes. — Mais si l'inflammation de la muqueuse des bronches est l'une des causes des sténoses bronchiques, il faut avouer que c'en est une des plus rares, et l'on peut diviser celles-ci en trois catégories :

a) **Causes extrinsèques ;**

b) **Causes intrinsèques ;**

c) **Causes pariétales.**

Causes extrinsèques. — Les voies trachéo-bronchiques peuvent être rétrécies tout d'abord par le fait d'une **compression d'origine extérieure,** que celle-ci siège au cou ou dans le médiastin.

Au cou. — Au cou, ce seront :

Les *tumeurs du corps thyroïde* (goître suffocant) ;

Les *adénopathies,* à quelque variété qu'elles appartiennent ;

Les *cancers de la région ;*

Les *corps étrangers de l'œsophage.*

Médiastin. — Dans le médiastin, les causes de compression sont plus nombreuses encore.

Au premier rang, de par leur fréquence, nous placerons les *anévrysmes de l'aorte* ; puis, avec une fréquence moindre, les *tumeurs du médiastin* (cancers, lymphomes et adénomes) (1).

Viennent ensuite : les *adénopathies trachéo-bronchiques* de nature infectieuse, tuberculeuses, syphilitiques ou cancéreuses.

Les abcès du médiastin ;

Les kystes hydatiques de la région ;

Les abcès par congestion venus de la colonne vertébrale (2) ;

Les tumeurs de l'œsophage ;

Le cœur hypertrophié (3) ;

L'hydropéricarde (4) ;

Les tumeurs du poumon (5) ;

Enfin, *l'emphysème pulmonaire* serait capable d'aboutir à la sténose bronchique. Le fait est bien difficile à affirmer, car n'est-ce pas plutôt la sténose qui est la cause de l'emphysème ?

Le rétrécissement du calibre des bronches peut être dû à un obstacle situé **dans la cavité même.** Ainsi agissent les *corps étrangers.* Ceux-ci peuvent venir de l'extérieur : ce sont les corps étrangers proprement dits. Les autres peuvent venir de l'intérieur et sont alors constitués par du mucus concrété, des calculs, des fausses membranes, des débris de vésicules hydatiques. *[Causes intrinsèques. Cavitaux.]*

Cette catégorie ne nous occupera guère. Ces sténoses sont ordinairement transitoires, se terminent brusquement soit par la mort, soit par le rejet du corps du délit.

Ce sont les sténoses **ayant pour causes des lésions de la paroi** qui sont de beaucoup les plus fréquentes et les plus intéressantes. *[Sténoses d'origine pariétale.]*

a) Elles peuvent avoir une origine purement *inflammatoire.* L'inflammation chronique peut aboutir à la sténose par hypertrophie des cartilages ou production de nodules hyperplasiques. *[Les inflammations chroniques.]*

b) Plus souvent elles sont *d'origine cicatricielle.* Toute lésion ulcéreuse des bronches peut, en se cicatrisant, se rétracter comme toutes les cicatrices et produire une sténose plus ou moins considérable. *[Les cicatrices.]*

Ces lésions ulcéreuses peuvent être *traumatiques,* survenir à

---

(1) Müller. — Thèse de Halle, 1882.

(2) Demme. — *Würzburger med. Zeitsch.*, II et III.

(3) King, Barlow, Friedreich en ont relaté des exemples.

(4) Taylor.

(5) Müller. — Thèse de Berlin, 1873.

la suite de plaies par *corps étrangers, brûlures* ou *trachéotomie inférieure.*

Elles peuvent aussi n'être nullement traumatiques et succéder à des *inflammations nécrotiques* telles que celles de la variole, la diphtérie, la broncho-typhoïde, la lèpre, la tuberculose, la syphilis, laorve.

Elles peuvent être aussi consécutives à des troubles trophiques, véritables *maux perforants de la trachée ou des bronches* (1).

Les néoplasmes. — c) Les *néoplasmes des voies trachéo-bronchiques* peuvent également rétrécir les voies respiratoires.

Les *bourgeons charnus* qui persistent parfois très longtemps à la suite de la trachéotomie agissent de la sorte (2).

Eichorst a vu la seule *hypertrophie des glandes de ces régions* produire des sténoses.

Les *polypes fibreux, muqueux, glandulaires*, les *papillomes*, les *adénomes* sont beaucoup plus fréquents.

Les *cancers* primitifs : carcinomes, épithéliomes, lymphadénomes ; les angio-sarcomes et les sarcomes, en formant des bourgeonnements plus ou moins volumineux, parfois polypoïdes rétrécissent également la lumière des voies bronchiques. Il sont cependant rares et ce sont surtout les cancers secondaires à ceux de l'œsophage, du larynx, du corps thyroïde, du sein, du médiastin et des poumons qui se rencontrent le plus souvent comme causes des sténoses.

Dans ce cadre rentrent aussi les *enchondromes des bronches* et *l'ossification des cartilages* produisant la sténose appelée par Gerhardt : sténose enchondrotique.

Parmi ces néoplasies, causes des sténoses bronchiques, il en est qui sont, et de beaucoup, les plus fréquentes : *les néoplasies syphilitiques.*

Les syphilomes. — La syphilis peut en effet produire des gommes qui, en s'ulcérant et se cicatrisant rétrécissent les bronches.

Beaucoup plus souvent, il s'agit d'un *syphilome diffus en nappe* qui occupe le tiers inférieur et l'origine des grosses bronches. Cette masse néoplasique peut oblitérer partiellement les voies bronchiques.

Elle y parvient surtout lorsqu'elle s'ulcère, formant alors une vaste plaie à bords taillés à pic et décollés, à fond lamineux ou

(1) J. Teissier en a rapporté des exemples.
(2) Carrié. — Th. Paris, 1879.

cartilagineux. Après cicatrisation, il se forme un rétrécissement soit circulaire, soit partiel, affectant en ce dernier cas l'aspect d'une valvule demi-lunaire. Y a-t-il des sténoses produites par des *spasmes?* Niée par les uns, affirmée par les autres, l'existence de certains spasmes est indubitable. Les spasmes.

Il en est ainsi du trachéisme hystérique (observations de Landgraf, de Gerhardt, de Lublinsky, de Heymann et de Chaput).

Il en est probablement de même des sténoses bronchiques de l'impaludisme dont la connaissance est due à J. Simon.

Enfin certaines malformations ou déformations congénitales des bronches ou de la trachée peuvent produire également la sténose.

Quelle qu'en soit la cause des sténoses bronchiques, le tableau clinique sous lequel elles se présentent est à peu près toujours le même. **Etude clinique.**

Après une **période prodromique** variable suivant la cause de la sténose, apparaissent les symptômes qui lui appartiennent en propre. Les malades se plaignent d'une **toux** pénible, sèche et douloureuse ; d'une sensation de gêne, d'une *douleur retro-sternale* remarquable par sa fixité. Leur voix est brève mais non enrouée, non éteinte. Toux. Douleur fixe retro-sternale.

Ils **crachent,** parfois en abondance, et le liquide qu'ils rejettent est spumeux et parfois strié de sang (sténose néoplasique). Expectoration.

On en a vu qui, dans les formes ulcéreuses du début, rejetaient des fragments de cartilages ; on en a vu qui rejetaient des débris de néoplasmes.

Mais le phénomène capital, celui dont se plaignent les malades : c'est la **dyspnée,** accompagnée lorsqu'elle est tant soit peu intense de deux phénomènes caractéristiques : le tirage et le cornage. La dyspnée, symptôme capital.

La dyspnée est en effet constante dans les sténoses bronchiques.

Légère parfois, elle passerait inaperçue, si elle ne se réveillait soudaine et menaçante au moindre effort, constituant un paroxysme angoissant.

Dans les sténoses étroites, elle est continue et peut aller jusqu'à l'orthopnée.

Le **cornage** est un bruit rude, strident, s'entendant quelquefois à distance, exagéré par les efforts, se produisant aux deux temps de la respiration, mais surtout à l'inspiration. Cornage.

Vous ne confondrez pas ce cornage avec le ronflement pharyngien qui disparaît quand on pince le nez du malade.

Vous ne le confondrez pas avec le cornage asthmatique, celui de l'emphysème et celui de la bronchite capillaire : ils sont à maximum inspiratoire.

Le tirage. Découvrez alors votre malade et vous noterez l'existence du **tirage**.

Normalement dans l'inspiration, la tension intra-thoracique étant négative, il se fait un appel d'air par les bronches ; cet air rétablit l'équilibre en remplissant les poumons.

Supposez maintenant que l'air arrive en quantité insuffisante jusqu'au poumon, l'équilibre ne se fera plus ; la pression intra-thoracique sera négative. Pour combler ce vide les parties molles de la paroi thoracique seront appelées vers l'intérieur sous l'influence de la pression atmosphérique pendant l'inspiration : c'est à ce phénomène que l'ón donne le nom de tirage.

Les parties molles de la paroi thoracique ce sont les espaces sus-claviculaires, le triangle sous-sternal, les espaces intercostaux : il y aura donc un *tirage sus-claviculaire,* un *tirage épigastrique,* un *tirage intercostal.*

Il sera bilatéral, unilatéral ou partiel, suivant le rétrécissement, portera sur la trachée, une grosse bronche ou un rameau lobaire.

Rétractions thoraciques. Dans les sténoses anciennes, le **thorax s'est affaissé** d'une manière définitive, soit des deux côtés, soit d'un seul côté ou dans une partie seulement de ce côté.

Mouvements du larynx. Examinez maintenant le cou au niveau du larynx. Vous constatez alors des **mouvements de cet organe et de la trachée.** L'air appelé violemment vers le poumon rencontre un obstacle à son passage, il s'y bute et sous l'influence de cette pression la trachée est abaissée pendant l'inspiration.

Lenteur des mouvements respiratoires. **Le nombre des mouvements respiratoires est diminué.** Le passage difficultueux de l'air au niveau de la sténose se traduit par la lenteur de l'inspiration et de l'expiration.

Accélération des battements cardiaques. Le professeur Grancher, qui le premier a insisté sur la lenteur de ces mouvements, a fait remarquer qu'en ce cas la loi de Marey se trouvait vérifiée : **les battements du cœur étaient accélérés.** Tâtez le pouls de vos malades, vous vous en convaincrez bien aisément. Vous constaterez aussi que, comme le font remarquer Gerhardt et Bäumler, le pouls est paradoxal, c'est-à-dire à peine perceptible pendant l'inspiration.

Auscultez le malade. Vous entendez dans toute la poitrine le **retentissement du cornage** avec deux maximas : un point sternal, un point interscapulaire.

Diminution du murmure vésiculaire. Vous constaterez aussi une **diminutiou** plus ou moins considérable du **murmure vésiculaire**, soit des deux côtés quand la sténose est trachéale, soit dans tout un poumon, quand la sténose porte sur une grosse bronche, soit dans une partie seulement du poumon quand la sténose est ramusculaire.

L'inspiration et l'expiration sont considérablement prolongées, ondulantes et trémulantes.

L'examen laryngoscopique s'impose dans tous les cas. On a pu parfois à son aide, constater de visu une sténose trachéale, le plus souvent on trouve de l'atrophie des cordes vocales dans les cas anciens.

En examinant le cou, vous noterez parfois l'existence de tumeurs susceptibles de causer la sténose.

Auscultez le larynx et la trachée à l'aide d'un stéthoscope : vous percevez un **souffle** plus ou moins intense, plus ou moins rude.

Enfin la capacité respiratoire est plus ou moins diminuée.

Les sténoses bronchiques peuvent rester parfois **latentes** pendant longtemps et ne se présentent avec leurs caractères qu'à l'occasion d'une bronchite. **[Evolution clinique.]**

Une fois caractérisées avec l'ensemble que nous venons de décrire, elles ont un pronostic sévère, car il indique en général l'apparition d'accidents plus graves encore.

La mort, en effet, ne tarde pas à se produire du fait de la progression de l'anhématose, de l'asphyxie. La dyspnée devient de plus en plus anxieuse, revêt parfois les caractères rythmiques de Cheyne-Stokes. Le malade se cyanose, se refroidit, le pouls est incomptable, il se produit des syncopes qui ne tardent pas à aboutir à la mort. **[La mort.]**

Celle-ci peut se produire aussi du fait de complication intercurrente : œdème pulmonaire ; broncho-pneumonie ; pneumonie ; gangrène du poumon ; abcès. Quelquefois aussi elle est le fait de la rupture d'un anévrysme dans la bronche qu'il comprimait.

Enfin la mort subite peut se produire dans des conditions bien spéciales. La trachée, par le fait du ramollissement des cartilages, perd sa rigidité ; elle se fracture et se coude et le malade meurt tout d'un coup. (1)

A l'autopsie on trouve les bronches rétrécies par une des causes ci-dessus énumérées et ces lésions causales ne sauraient être décrites en détails : néoplasmes divers, cancers, cicatrices. La sténose peut être partielle ou circonférencielle. Toutes ces sténoses s'accompagnent **[Lésions.]**

(1) CAILLARD. — Thèse de Paris, 1892.

d'une dilatation des bronches au-dessus ou au-dessous de la stricture.
En même temps on notera de l'emphysème, du collapsus pulmonaire ou d'autres complications.

Pronostic. Le pronostic des sténoses bronchiques doit toujours être considéré comme grave. L'échéance fatale sera plus ou moins éloignée suivant le calibre de la stricture, suivant que l'hématose se fera plus ou moins facilement.

N'espérez jamais la guérison que dans les cas suivants :

1° *Si la sténose est due à des bourgeons charnus consécutifs à la trachéotomie.*

2° *Si elle est due à un syphilome trachéo-bronchique peu étendu.*

3° *Si elle est due à un spasme.*

Diagnostic. L'ensemble symptômatique que nous avons décrit rend tout erreur impossible.

Vous ne pourriez confondre la sténose bronchique qu'avec la **sténose laryngée** de quelque cause que ce soit, erreur facile à éviter si on constate l'absence de troubles de la voix et de tous renseignements laryngoscopiques.

Localisation de la sténose. Une fois le diagnostic posé, vous devrez localiser la sténose, et vous y parviendrez de par l'auscultation, suivant que la diminution du murmure vésiculaire est bilatérale, unilatérale ou partielle.

Reconnaître la cause. Recherchez ensuite la *cause* de la stricture. Pour ce faire, recherchez successivement les symptômes des affections capables d'y donner naissance, soit au cou, soit dans le médiastin.

Traitement. Le traitement n'est efficace que dans les sténoses syphilitiques. où la médication spécifique mixte, intensive et prolongée, fait parfois merveille. Elle échoue cependant quand la sténose est d'origine cicatricielle. Il donne aussi d'excellents résultats dans les sténoses par bourgeons, qu'on enlèvera à la curette : rappelez-vous qu'elles récidivent.

Les sténoses spasmodiques sont justiciables des médicaments suivants : belladone, valériane, bromure, suggestion, hydrothérapie.

Dans tous les autres cas, la thérapeutique est malheureusement impuissante, et le clinicien ne fera que calmer les symptômes à l'aide des eupnéiques : éther, morphine, oxygène.

En cas de sténose trachéale supérieure, faire la trachéotomie inférieure, seule chance de salut.

DE LA COQUELUCHE

Messieurs,

Il en est peu parmi vous qui, sinon dans les cliniques hospitalières, du moins chez eux, dans leur entourage, n'aient appris ce que c'est que la coqueluche.

Etymologie.

Le terme même de la maladie a plusieurs origines. Il vient, disent les uns, de cucullion, coqueluchon, qui était un capuchon dont on couvrait la tête des malades ; il vient, disent les autres, du sirop de coquelicot, longtemps considéré comme un spécifique en l'espèce. D'autres, enfin, prétendent que ce terme caractérise la toux qui ressemble au chant du coq, c'est « la toux qui houppe », le hoopingh-cough des Anglais.

La coqueluche est une maladie infectieuse et sa nature infectieuse me semble démontrée par les cinq arguments suivants :

Preuves de la nature infectieuse.

1° La contagion : les notions étiologiques.

2° L'immunisation conférée par une première atteinte.

3° L'existence d'une période d'incubation.

4° La leucocytose consécutive.

5° Les complications infectieuses.

La **contagion** de la coqueluche, niée pendant longtemps, n'est plus à démontrer.

Contagion.

Cette contagion peut se faire *directement* et le contact nécessaire est extrêmement court, quelques minutes suffisent.

Elle peut être *indirecte,* se faire par l'air des appartements, les linges, les jouets, les vêtements. Les médecins eux-mêmes peuvent transporter le germe.

Enfin, elle peut être intra-utérine : il existe quelques rares observations de coqueluche transmise de la mère au nouveau-né, mais est-ce par la voie placentaire? est-ce par la voie respiratoire? Voilà ce qu'on ne peut établir.

Epidémies. Cette notion de la contagion implique et explique celle des **épidémies** de coqueluche. Les faits abondent et les épidémies de maisons, d'écoles, de casernes, de quartiers, de villes, d'arrondissements, de départements, de pays ne se comptent plus.

En France, la coqueluche est endémique, mais elle a, de temps en temps, des réveils épidémiques saisonniers.

Transmission à l'animal. Comme les maladies infectieuses, la coqueluche peut se transmettre spontanément de l'homme à l'animal.

Comme elles aussi, la coqueluche a besoin, pour éclore, d'un terrain préparé.

Causes prédisposantes. C'est ainsi que : 1° la coqueluche sévit de préférence dans les *classes pauvres*, placées dans les plus mauvaises conditions hygiéniques. Les écoles maternelles, les asiles, les crèches des quartiers ouvriers paient le plus lourd tribut.

2° Elle frappe surtout les *faibles de constitution :* anémiques, lymphatiques, rachitiques et scrofuleux.

3° Elle atteint surtout les *jeunes sujets* qui ne sont pas encore immunisés. Rare au-dessous de 2 ans (les enfants à cet âge ne sortant que fort peu, ne s'exposent pas à la contagion), la coqueluche sévit surtout de 2 à 5 ans. Aucun âge ne confère l'immunité et des enfants ont pu transmettre la maladie à leurs grands parents.

Immunité conféré par première atteinte. Comme pour les maladies infectieuses une **première atteinte confère l'immunité.** Les récidives sont exceptionnelles : il n'en existe guère plus d'une quinzaine d'observations démonstratives dans la science.

Pour toutes ces raisons, pour d'autres encore que nous aurons à signaler à propos de la clinique, la coqueluche semble donc être de nature infectieuse. On a voulu savoir quelle était la nature de cette infection. De tous côtés les bactériologistes se sont mis à l'ouvrage.

Recherches bactériologiques. Poulet incrimina le bactérium termo ; Letzerich des champignons divers. Afanasiew, dont les recherches ont été confirmées par son élève Semzenko, isola des bacilles courts, très mobiles, en chapelet. Injectés dans la trachée des lapins ces microbes donnèrent lieu à de l'inflammation trachéo-bronchique accompagnée de quintes et de bronchopneumonie.

Tschamer a isolé un parasite dont les cultures ont une teinte orangée.

Deichler, puis Kourlow en 1896, ont infirmé les recherches de leurs prédécesseurs, ceux-ci n'ayant observé que sur des cas compliqués de broncho-pneumonie. En examinant les crachats des coquelucheux, sans coloration, à l'état frais, ils ont trouvé des parasites mono-cellulaires d'une taille allant de celle d'un globule rouge à celle d'un leucocyte. Ils sont ciliés, mobiles. Leur protoplasma est granuleux et nucléé.

Lorsque l'expectoration disparaît, ces organismes sont remplacés par des petites masses brillantes, des granulations en chapelet ou des grandes cellules nucléées, sans cils et douées de mouvements amiboïdes. Pfeiffer a critiqué ces recherches, confirmées d'autre part, par Behla et Zusch.

D'un autre côté Ritter rapportait récemment que dans 53 cas, il avait isolé un diplocoque lenticulaire, mais ses tentatives expérimentales sont restées infructueuses. Cohn et Neumann sont arrivés aux mêmes résultats.

Moncorvo a décrit encore des micrococci divers, bacillaires en zooglées ou en chaînettes ; il les a cultivé, les a inoculé au chat qui présentait ensuite une toux quinteuse.

Spengler, Czaplevsky, Hensel, Zusch ont également trouvé des formes bacillaires qui rappellent morphologiquement le bacille de l'influenza.

Je passe sous silence les travaux importants de Dotti, de Koplik et de tant d'autres.

En résumé, à l'heure actuelle deux camps sont en présence. *D'une part ceux qui ont rencontré des sporozoaires ; d'autre part ceux qui ont signalé des formes bacillaires.* A qui restera la victoire ? L'avenir seul nous l'apprendra.

Il nous reste à savoir maintenant si la coqueluche, maladie infectieuse, une infection générale ou bien une infection locale.

Est-ce une infection générale identique aux fièvres éruptives avec enanthème laryngé? C'est ce qu'affirme Guéneau de Mussy.

Est-ce une inflammation laryngée ou nasale excitant des réflexes spéciaux qui produisent la quinte?

Est-ce une inflammation bronchique, s'accompagnant d'adénopathies qui compriment le pneumogastrique ? ou bien cette infection bronchique s'accompagne-t'elle d'intoxication générale comme dans la diphtérie et ces toxines vont elles agir sur le système nerveux qui réagit d'une façon particulière, par la quinte ?

Il m'est impossible à l'heure actuelle de vous résoudre ces problèmes. Et cependant rien dans l'étude clinique, et dans l'anatomie pathologique ne nous permet de considérer la coqueluche comme une maladie infectieuse générale. Il ne nous est pas permis non plus d'attribuer un rôle capital à l'adénopathie qui, je dois le dire, n'a cependant jamais manqué, dans les cas observés dans mon service et suivis d'autopsie.

Je ne vous cite que pour mémoire les *théories de la coqueluche névrose du laryngé supérieur* ou *du pneumogastrique.* Ce que j'ai dit des preuves de la nature infectieuse me semble suffisant. Ce qui a permis la confusion, c'est la constatation des coqueluches par imitation. Il s'agit en ces cas de fausses coqueluches hystériques ou de simulation.

L'anatomie pathologique ne nous apprend rien du reste sur ce problème pathologique de la coqueluche.

A l'autopsie des malades, on trouve trois sortes de lésions :

1° Du catarrhe des voies respiratoires, prédominant sur la partie postérieure de la glotte ;

2° Complications pulmonaires banales ;

3° Complications quelconques qui, nous le verrons, peuvent causer la mort.

Partant de cette notion que la coqueluche est une maladie infectieuse, nous devons décrire quatre périodes dans son évolution clinique :

1° L'incubation ;

2º L'éclosion ;

3º Le stade d'état ;

4º La phase de déclin.

Incubation. **L'incubation** existe, elle est indubitable. Dans une famille de plusieurs enfants, l'un d'entre eux contracte la coqueluche. Vous isolez les autres rigoureusement, de suite vous les envoyez au loin, dans des pays vierges de coqueluche. Ils peuvent néanmoins avoir emporté le germe de la maladie et celle-ci apparaîtra au bout d'un laps de temps variable. Ce laps de temps mesure l'incubation : *il est de 6 à 7 jours,* exceptionnellement de 15 jours.

Rien chez les enfants ne permet de prévoir ce qui va se passer : ils sont gais, jouent et ne semblent nullement malades.

Période d'éclosion. Cependant, l'affection ne va pas tarder à éclore. Son éclosion se traduit par des symptômes catarrhaux, des symptômes généraux d'infection.

Le catarrhe. **Le catarrhe** se traduit par :

1º Le *coryza* avec éternuement et sécrétion exagérée ;

2º L'*injection de la conjonctive* et le larmoiement ;

3º La *laryngite,* l'enrouement ;

4º La *toux* avec trois caractères spéciaux : fréquente, opiniâtre et nocturne.

Quand, dans une famille, on vous montre un enfant enrhumé, qui tousse sans interruption, dix, vingt ou trente fois à la minute, quand ce rhume persiste ainsi de 4 à 10 jours, avec une fièvre de moyenne intensité, méfiez-vous, c'est bien souvent la coqueluche qui va apparaître. Notez en passant que la toux, en ce cas, s'accompagne fréquemment d'une dyspnée plus ou moins intense, de chatouillement laryngé et de douleurs rétro-sternales ; exceptionnellement vous observerez de la bronchite capillaire.

Trousseau avait remarqué que quelquefois le catarrhe était peu prononcé, la toux manquait et était remplacée par du hoquet ou par un véritable sifflement inspiratoire, précurseur de la reprise.

Symptômes généraux. **L'infection** se traduit encore par des **symptômes généraux**. L'enfant est capricieux, maussade, agité. Il dort mal ou ne dort pas. Il a, le soir, des frissonnements révélateurs d'un état fébrile caractérisé par une ascension thermique de 38º, 38º5.

Diagnostic avec rougeole. Ce tableau clinique rappelle singulièrement celui de la grippe légère et de la rougeole au début. Comment les différencierez-vous ? Si vous êtes appelés au début, dès les premiers jours, à traiter un enfant semblablement atteint, attendez avant de vous prononcer.

S'il s'agit d'une **rougeole**, l'éruption caractéristique ne tardera pas à se montrer. Recherchez avec soin la crépitation neigeuse péritonéale et les taches blanc-bleuâtres de la face interne des joues (signe de Koplick).

Attendez aussi pour rejeter le diagnostic de **grippe.**

1° Celle-ci cède en quelques jours ; la fièvre disparaît ;

2° La toux y est plus rare, plus humide ; elle cède à la poudre de Dower ;

3° Appuyez-vous enfin sur la teneur des urines en acide urique.

Blumenthal et Hippius ont remarqué, et à juste raison, que les urines des coquelucheux sont très riches en acide urique. Ce caractère est très précoce : il existerait même pendant l'incubation.

Quoiqu'il en soit, le diagnostic va bientôt devenir plus facile. L'affection entre dans son stade d'état et ce passage est progressif et insensible.

C'est la **toux** qui va prendre tout d'abord ses caractères pathognomoniques. Elle devient moins fréquente, se produit par accès qui bientôt vont revêtir leurs types caractéristiques.

La toux de la coqueluche est en effet bien spécifique.

Quand le malade est en âge de décrire ce qu'il ressent, il raconte qu'il éprouve au début une douleur assez vive en arrière du sternum, un chatouillement, un picotement laryngien irrésistible qui le sollicite à tousser.

Toute résistance est inutile, voire même impossible : elle retardera la quinte mais ne l'empêchera point de se produire.

La toux fait explosion et débute généralement par une inspiration prolongée. Immédiatement se produisent des secousses expiratoires saccadées, de plus en plus précipitées, ne donnant pas au malade le temps de faire une seule inspiration. Les veines du cou se gonflent, la face se congestionne, les conjonctives s'injectent de sang, les paupières se boursouflent, des larmes sillonnent le visage, le corps se couvre de sueurs, parfois le malade laisse écouler ses urines. Il n'est pas très rare de voir en ce moment se produire une syncope. Enfin l'inspiration se produit brusque, violente, profonde et sifflante : c'est la *reprise*. Mais cette inspiration n'est qu'une trève de bien courte durée, car immédiatement la toux se reproduit avec les mêmes caractères jusqu'à une reprise prochaine et ainsi de suite, jusqu'à ce que le malade s'arrête et reprenne haleine. Cette série de cinq six accès, séparés seulement par des reprises, constitue la quinte.

Pendant ces accès le malade rejette un liquide muqueux, filant, constitué surtout par de la salive. Parfois il vomit ce qu'il vient de manger.

Description de l'accès de Trousseau. Rien de plus caractéristique que la description donnée par Trousseau de l'accès coquelucheux.

« Un enfant, nous dit-il, est au milieu de ses jeux. Soudain il
» s'arrête, sa gaîté fait place à la tristesse. S'il se trouvait avec
» des camarades, il s'en écarte, cherche à les éviter : il médite sa
» crise ; il la sent venir, et éprouve cette sensation de chatouillement
» dont nous avons parlé. D'abord il essaie de faire avorter la
» quinte. Il retient sa respiration, il semble comprendre que l'air
» en arrivant à pleine voie dans son larynx va provoquer cette
» toux épuisante dont il a la triste expérience. Quoiqu'il fasse, il
» n'empêchera rien, il pourra tout au plus retarder l'explosion.
» S'il crie, s'il pleure, s'il est sous l'influence d'une émotion qui
» excite le système nerveux, l'explosion est plus prompte. La
» quinte a lieu. Aussitôt le malade cherche autour de lui un point
» d'appui auquel il puisse se cramponner. Si c'est un enfant à la
» mamelle, il se précipite dans les bras de sa mère ou de sa nour-
» rice. Plus avancé en âge, s'il est debout, vous le voyez trépigner
» dans un état d'agitation convulsive. S'il est couché il se redresse
» vivement, s'assied, s'accroche aux rideaux ou aux barres de son
» lit. Il sort de là le visage bouffi et cette bouffissure qui persiste
» quelquefois pendant quelques semaines, peut suffire en quelques
» cas pour faire soupçonner l'existence de la coqueluche. »

Causes provocatrices de la quinte. Cette description, d'une vérité saisissante, n'a jamais été sur-passée. La quinte est ordinairement causée par le plus léger ébranlement nerveux, la moindre émotion, la moindre course. Le plus petit mouvement de déglutition, le moindre changement de position ou d'appartement, une pression sur le larynx (1), suffisent à la réveiller.

Anomalies des paroxymes. Le **nombre des quintes** est très important à connaître. Pour y arriver dites à l'entourage de piquer une carte de visite avec une épingle à chacune d'entre elles. Le lendemain vous n'aurez qu'à compter. Trousseau y attachait une grande importance. D'après lui la coqueluche serait bénigne s'il y a moins de 40 quintes en 24 heures, grave s'il y en a plus de 40, mortelle s'il y en a plus de 60. Leur nombre augmente jusqu'à la quatrième semaine, reste ensuite stationnaire, puis décroît.

Filatow attache une grande valeur pronostique au **nombre des**

(1) Signe de Labric.

reprises. Dans les cas bénins les vomissements apparaissent à la première reprise ; dans les cas graves ils n'apparaissent qu'à la quatrième et à la sixième.

Entre les accès l'enfant est fatigué, apathique.

Si vous examinez à cette heure la poitrine du petit malade, vous ne trouverez rien, ou seulement quelques râles sibilants et ronflants. L'examen laryngoscopique est souvent négatif ; dans quelques cas seulement on constate que la muqueuse de la gorge est rouge, chagrinée : c'est l'éxanthème muqueux de Guéneau de Mussy.

Gibb et Johnston ont parfois noté à cette période la glycosurie ; Steffin, une albuminurie légère.

Meunier a enfin signalé une leucocytose prononcée : plus de 20.000 globules blancs. Cette leucocytose est constante d'après mes recherches et constituée par des polynucléaires.

Mais l'accès n'est point toujours aussi typique.

a) Les prodromes peuvent manquer.

b) La reprise peut faire défaut (chez les nourrissons, les adynamiques ou dans certains cas frustres.

c) Les signes asphyxiques sont peu nets chez l'adulte.

d) La quinte peut enfin être absolument méconnaissable et être constituée par exemple par une seule saccade expiratoire suivie d'une reprise et ainsi de suite.

e) Enfin *la toux peut manquer* : on ne trouve qu'une quinte d'éternuement.

Pendant cette période, on peut trouver de la **fièvre**, peu marquée, il est vrai. On ne saurait donc dire avec quelques auteurs que la fièvre dans le stade d'état de la coqueluche est toujours symptomatique d'une complication.

Au bout de trois à quatre semaines la période d'état, dans une coqueluche typique, va faire place à la **résolution**.

La toux devient plus rare, moins forte, les reprises et les vomissements disparaissent. L'expectoration devient jaunâtre et muco-purulente et l'auscultation thoracique décèle de nombreux râles humides.

En deux ou trois semaines, le malade est guéri.

Mais ne nous réjouissons pas trop tôt.

Les coquelucheux guéris peuvent, au moindre rhume, présenter de nouveau la toux coqueluchoïde : c'est ce qui a fait croire souvent à des récidives ou à des rechutes.

Ces **rechutes** existent, le fait est indéniable, puisqu'elles sont contagieuses.

Enfin la coqueluche laisse parfois après elle une asthénie, une anémie parfois très persistante.

La mort. — La **mort** peut être enfin la conséquence de la coqueluche : elle est due en ce cas à l'une des complications que nous étudierons dans un instant.

La léthalité oscille entre 7 et 15 %. Dans mon service, elle est de 6.5 %. Elle varie avec les épidémies. De 1875 à 1880, elle a fait en Prusse plus de 85.000 victimes, de 1858 à 1867 en Angleterre, elle a tué plus de 120.000 personnes.

Diagnostic avec la rougeole. — A la période d'état, le diagnostic de la coqueluche est des plus faciles, en général.

On ne saurait la confondre avec la **rougeole** accompagnée de toux fébrile. L'exanthème avec les autres signes permettront d'éviter cette grossière erreur.

Les corps étrangers aériens. — L'anamnèse fera éliminer à un premier examen l'hypothèse d'un **corps étranger** des voies aériennes. En ce cas, en effet, on constate une toux légèrement analogue à celle de la coqueluche.

La toux de dentition. — **La toux de dentition,** due en général à une bronchite banale, disparaît promptement, et ne s'accompagne qu'exceptionnellement de vomissement.

Spasme glottique. — **Le spasme de la glotte** débute brusquement sans catarrhe précurseur, sans symptômes généraux, sans fièvre. L'examen laryngoscopique lèvera tous les doutes.

L'absence des grands stigmates hystériques : hémi-anesthésie, zones hystérogènes, rétrécissement du champ visuel, état mental, permettra d'éliminer l'idée de la **toux coqueluchoïde.**

La bronchite suffocante. — Le diagnostic entre la coqueluche et le **catarrhe suffocant** est parfois délicat.

1º Celui-ci débute brusquement, avec violence.

2º Les quintes sont plus courtes, moins fréquentes, moins intenses, sans reprises.

3º Il n'y a ni expectoration, ni vomissement.

4º La fièvre est plus intense.

5º La dyspnée s'accroit progressivement et est des plus marquées.

6º Enfin l'auscultation révèle l'existence caractéristique des râles crépitants et sous-crépitants.

Adénopathie trachéo-bronchique. — Mais la difficulté la plus grande consiste sans aucun doute à différencier la coqueluche de l'**adénopathie trachéo-bronchique.** Voici quels seront nos repères en ce cas :

1º *Il s'agit en ce cas d'enfants rachitiques, scrofuleux et présentant des stigmates, des manifestations actuelles ou anciennes de ces deux tares. Recherchez-les donc et tenez compte des polymicro-adénopathies et des adénopathies cervicales.*

2º Les malades se couchent souvent du côté de l'adénopathie : mauvais signe, car l'adénopathie est ordinairement bilatérale.

3º Existence d'une zône mate interscapulo-vertébrale.

4º Respiration gémissante pendant le sommeil.

5º Diminution du murmure vésiculaire d'un ou des deux côtés. Expiration prolongée, gémissante. Souffle à timbre cavitaire ayant son maximun dans la région interscapulaire.

6º Existence de symptômes de compression médiastine : photophobie, mydriase, paralysies recurrentielles, œdèmes localisés.

7º Absence de l'exanthème muqueux de Guéneau de Mussy sur la luette et les piliers antérieurs du voile du palais.

8º La notion d'épidémicité ; la constatation d'un contage avéré seront un excellent argument en faveur de la coqueluche.

9º Il en sera de même de la présence de l'ulcération du frein de la langue bien que ce signe ait une moindre valeur.

10º Enfin la recherche et le dosage de l'acide urique dans les urines pourra nous servir en l'espèce.

11º J'ai pu établir d'autre part, comme Meunier, que la leucocytose est constante dans la coqueluche. C'est un signe de valeur. Malheureusement dans l'adénopathie trachéo-bronchique il peut aussi y avoir leucocytose, mais je dois dire qu'alors cette leucocytose est bien moins accusée. D'autre part j'ai pu conclure de mes recherches que dans sa coqueluche il y a polynucléose, dans l'adénopathie trachéo-bronchique il y a mononucléose.

L'étude rigoureuse de la température, des modifications qu'elle subit sous l'influence des injections de sérum artificiel, de tuberculine à 1/10000, de la marche, le séro-diagnostic pourront éclairer le diagnostic.

Il est impossible de fixer la durée de la coquéluche. Dites aux parents qu'il ne faut pas y compter avant deux mois. Il est impossible de l'évaluer en se basant sur celle de la période prodromique.

Cette durée du reste peut être modifiée par l'apparition de complications très variées.

Nous diviserons celle-ci, pour la commodité de la description en trois catégories.

1º Celles qui sont la conséquence mécanique de la toux.

2º Celles qui sont dues à des infections.

3º Celles qui sont dues à des altérations du système nerveux.

La toux et les efforts qui l'accompagnent produisent toute une iliade de complications.

Consé-quences mé-caniques de la toux.
Ulcère du frein de la langue.

Au premier rang, nous placerons l'**ulcération du frein de la langue**. Extrêmement fréquente, elle constitue un véritable signe de la coqueluche. C'est une ulcération linéaire, fissuraire, de profondeur variable (on l'a vu pénétrer jusqu'à dénuder l'hypoglosse. Elle occupe le frein de la langue. Ses bords sont taillés à pic ou amincis, quelquefois décollés. Elle saigne très facilement, produisant de véritables stomatorrhagies.

Elle n'a rien de spécifique ; n'importe quelle variété de toux peut la produire, pour peu qu'elle soit un peu violente (bronchopneumonie tussigène) et chronique.

On avait invoqué, pour l'expliquer, le frottement des doigts que passent les personnes dans la bouche des malades pour en enlever les mucosités ; on avait aussi soutenu qu'il s'agissait d'un exanthème. J'ai trouvé à son niveau des microbes divers : diplocoques, spirilles, streptothrix, staphylocoques.

Vomisse-ments

Les **vomissements** sont de règle après les quintes quand celles-ci surtout se produisent à la fin des repas. Ils peuvent se produire dans l'intervalle des repas.

Incoercibles, ils peuvent, en quelques cas, conduire les malades à l'inanition et à la mort. Les sujets maigrissent, dépérissent à vue d'œil, leur peau se recouvre d'éruptions ecthymateuses ou pemphigoïdes. Ils sont somnolents, hébétés, tombent dans le coma et meurent.

Les vomissements indiquent toujours un pronostic grave quand ils surviennent chez des coquelucheux de moins de 5 ans.

On peut les considérer comme dus :

a) A l'irritation du pneumogastrique.

b) A une dyspepsie spéciale.

c) A l'exagération de la tension abdominale dans les efforts de toux.

Prolapsus. Hernies.

De cette exagération de la tension abdominale, il résulte que les viscères tendent à s'échapper par les voies naturelles ou par les points faibles de la paroi.

Ainsi se produisent le **prolapsus rectal, utérin, uréthral,** les **hernies diverses,** surtout ombilicales.

Hémorrha-gies.

Dans l'effort de toux, il se produit une exagération parfois considérable de la tension sanguine. Celle-ci étant trop élevée ou les parois des vaisseaux étant trop faibles pour y résister, il en résulte des ruptures vasculaires, des **hémorrhagies**.

Ce sont des épistaxis, des stomatorrhagies, des hémorrhagies palpébrales ou conjonctivales (larmes de sang).

Ce sont des otorrhagies, des hématomes des grands droits de l'abdomen, des hémorrhagies cérébrales ou méningées, des hémoptysies, des hématémèses, des hématuries, des suffusions rétiniennes, parfois avec décollement, des ecchymoses sous-cutanées et des hémorrhagies au niveau de nœvi-materni.

Si la paroi vasculaire résiste, il ne se produira qu'une transudation séreuse. De là l'**œdème** et la bouffissure des paupières et de la face, l'œdème glottique, l'hydrocéphalie aiguë, l'anasarque. *Œdèmes.*

Cette hypertension vasculaire retentit sur l'organe central ; il *se dilate* et la mort peut en être la résultante. *Dilatation du cœur.*

Dans la toux, le parenchyme, tout d'abord distendu par l'inspiration du début, éprouve, pendant les expirations suivantes, des tensions parfois énormes. Il cède, et l'**emphysème** se produit. *Distension pulmonaire.*

Il peut se rompre, donnant lieu à un pneumothorax avec ou sans emphysème médiastinal ou généralisé.

Enfin, la tension intra-auriculaire peut être considérablement accrue pendant les efforts de toux ; la **rupture du tympan** en est la conséquence.

Les COMPLICATIONS INFECTIEUSES sont tout aussi nombreuses et plus graves peut-être. *Complications infectieuses*

Au premier rang, parmi elles, nous placerons les complications pulmonaires, surtout la **broncho-pneumonie**. *La broncho-pneumonie.*

Celle-ci est extrêmement fréquente : elle tue 1 malade sur 7 atteints de coqueluche.

Elle frappe de préférence les jeunes, de moins de 3 ans, les hospitalisés et les enfants débiles de la classe pauvre.

Très rare à la période prodomique, rare dans la première semaine du stade d'état, exceptionnelle à la convalescence, elle frappe surtout les coquelucheux à la deuxième et la troisième semaine du stade d'état.

Elle a une évolution insidieuse. Nous la dépisterons :

1° *Par la constatation de l'atténuation des quintes et de la reprise ;*

2° *Par l'apparition des symptômes nerveux :* agitation, délire ;

3° *Par l'existence de la dyspnée ;*

4° *Par la fièvre, qui s'élève de 38° à 40° ;*

5° *Par les symptômes physiques :* exagération des vibrations vocales, diminution de la sonorité, souffle, râles sous-crépitants et bruit de tempête.

Elle peut évoluer suivant trois modes : aigu, chronique, surtout subaigu.

Elle peut guérir.

Elle peut passer à l'état chronique.

Elle peut se terminer par la mort. Celle-ci se produit par suffocation progressive, asphyxie, convulsions, coma.

A l'autopsie, on trouve les lésions de la spléno-pneumonie de Joffroy, celles de la broncho-pneumonie pseudo-lobaire, surtout celles de la broncho-pneumonie lobulaire disséminée.

La **trachéo-bronchite**, les **congestions** pulmonaires, la **pneumonie** sont un peu moins fréquentes : elles n'offrent rien de caractéristique.

On a noté encore des **pleurésies**, des **péricardites**, du **noma**, de la **néphrite aiguë**, des **suppurations** locales (otites, adénites), ou des **infections** généralisées à staphylocoques.

Associations morbides.
La coqueluche peut enfin s'associer à d'autres maladies infectieuses.

La coexistence de la **coqueluche et de la rougeole** est aujourd'hui solidement établie(1). Les deux infections évoluent côte à côte sans s'influencer. — à noter seulement la fréquence extrême de la bronchite capillaire en ce cas.

On l'a vu également se produire en même temps que la **fièvre typhoïde**, l'**impaludisme**, l'**érysipèle**, la **variole** et la **scarlatine**. Dans quelques cas cette dernière affection arrêta et jugula la coqueluche. Je l'ai vue évoluer avec la **varicelle** sans en subir de modifications. La coexistence de la coqueluche et de la **diphtérie** est fatale d'une manière presque constante : elles ne s'influencent pas réciproquement.

Nous nous arrêterons davantage sur le rapport de la **coqueluche et de la tuberculose**. La première hâte l'évolution de la seconde ou prépare le terrain à la recevoir.

Cette dernière alternative est banale. L'enfant arrivé à la troisième période de sa coqueluche ne guérit pas, tombe en langueur jusqu'à ce qu'éclatent les signes révélateurs de la tuberculose pulmonaire, méningée ou de l'adénopathie trachéo-bronchique. Je dois vous dire à ce dernier sujet, qu'un grand nombre d'observations de coqueluche suivie d'adénopathie trachéo-bronchique sont erronées.

(1) ASTARJIEFF. Th. Montpellier.

et il ne s'agit souvent que d'adénopathie avec toux coqueluchoïde.

Les COMPLICATIONS NERVEUSES de la coqueluche sont bien connues à l'heure actuelle.

a) Les unes sont dues sans doute à l'imprégnation des centres nerveux par le poison secrété par les microbes inconnus qui produisent la coqueluche.

b) Les autres sont la conséquence de troubles mécaniques de la circulation dans les efforts de toux : hémorrhagies des centres nerveux.

c) Enfin la coqueluche peut les faire éclore chez des sujets prédisposés de par leur hérédité ou leurs antécédents.

Les **spasmes** de la glotte sont une complication relativement rare et qui ne se produisent que dans les coqueluches intenses ; à l'occasion de quintes, si le spasme est transitoire, le sujet se remet, — s'il persiste trop violent et longtemps, il meurt asphyxié.

A l'occasion des quintes on rencontre parfois :

a) Des crampes dans les membres.

b) Des contractions tétaniques des grands droits de l'abdomen horriblement douloureuses.

Chez les enfants en bas-âge, nous verrons souvent des **convulsions éclamptiques généralisées** succéder à la quinte ou apparaître dans les intervalles.

Elles se répètent et s'aggravent ; la température monte à 40°, 42° ; le coma apparaît, et la mort en est la résultante. Ces convulsions ne modifient nullement les quintes, comme on l'a prétendu.

A l'autopsie, ou bien on ne trouve rien, ou bien on ne trouve que de l'hypérémie, ou bien on observe de la tuberculose méningée.

Les **syncopes** sont fréquentes au début de la quinte.

Mais de toutes les complications nerveuses, ce sont les **paralysies** qui sont les plus intéressantes (1).

Elles peuvent porter sur les membres : hémiplégie, monoplégie, paraplégie, ou sur la musculature de l'œil.

Elles peuvent être progressives et ascendantes (paralysie de Landry, polynévrite) (2).

Elles sont dues :

a) à des lésions cérébrales : hémorrhagies méningées, cérébrales ou infra-nucléaires ;

b) à des lésions médullaires : myélites, hémorrhagies ;

(1) Michel, thèse de Paris, 1896.
(2) Leroux, *Archiv. gén. de méd.*, 1898.

c) à des lésions névritiques ;

d) à des névroses : l'hystérie.

Suites. Toutes les complications que nous venons de décrire, si elles n'entraînent pas la mort, peuvent laisser après elle des lésions indélibiles.

Telles sont la *surdité* (par rupture du tympan, hémorrhagie labyrinthique, otite) ; la *cécité* unilatérale (par hémorrhagie rétinienne).

Telles sont l'*emphysème pulmonaire*, la *bronchectasie*, la *polynévrite* et la *sclérose en plaques*.

Pronostic. Sur quoi baserons-nous notre pronostic ?

1º *Sur la connaissance du génie épidémique*. Il y a des épidémies de coqueluche bénigne et d'autres de coqueluche maligne.

2º *Sur la durée des prodromes* : prodromes longs, coqueluche maligne.

3º Sur le nombre de quintes et de reprises des 24 heures, nous l'avons vu plus haut.

4º *Sur les vomissements*. Sont-ils nombreux ? Surviennent-ils dès la première reprise ? Empêchent-ils l'alimentation ? Gravité.

5º *La marche de la température*. C'est un moyen de peu de valeur.

6º *S'enquérir avec soin des antécédents héréditaires* ou *personnels* pour ne pas avoir la pénible surprise d'assister ultérieurement à l'évolution d'une tuberculose latente.

En tous les cas, *réservez votre pronostic*, car une complication peut survenir au moment où vous vous y attendez le moins et emporter votre malade ou le mettre à deux doigts de la mort.

Traitement.
Méthodes empiriques. Comment allons nous, maintenant, combattre cette affection ?

Je vous cite pour mémoire seulement quelques méthodes empiriques : le café ; la cochenille ; le sirop d'orties ; l'ammoniaque ; l'acide chlorhydrique ; l'alun. Elles sont toutes tombées dans l'oubli.

Sérothérapie. Je vous citerais aussi les tentatives **séro-thérapiques** de Violi et de Corioli. Le premier injecta du sérum de génisse vaccinée. Sur 78 cas, il n'eût que 4 insuccès.

Le second se servait de sérum antidiphtérique.

Le temps jugera ces tentatives, ainsi que celles de Bargellini et de Balzano qui traitaient la coqueluche par la vaccination.

Quelle conduite tiendrez-vous donc en présence d'un enfant atteint de coqueluche ?

1° Il y a des règles communes à toutes les formes quelles qu'elles soient ?

2° Il y en a d'autres qui ne regardent que certaines d'entre elles : bénignes ou graves ;

3° Il y en a d'autres qui intéressent les complications qui peuvent se produire.

Dès votre première visite, dès que vous reconnaissez ou soupçonnez la coqueluche : **isolez votre malade**, isolez ses frères et conseillez de ne pas les envoyer à l'école pendant quelques jours pour éviter la dissémination. *(Règles générales.)*

Si la mère est enceinte, isolez-la : le fœtus pourrait contracter la maladie. Cet isolement devra durer aussi longtemps que la maladie. *Prolongez-le 15 jours après la dernière quinte.*

Stérilisez les crachats ou les *vomissements* des malades, ses vêtements suivant les procédés usuels (sublimé à 1 %, sulfate de cuivre à 40 %).

Le coquelucheux ne doit pas être calfeutré dans sa chambre. Sauf complication ou gravité de la coqueluche, on le fera sortir prudemment, lorsqu'il fera beau, lorsqu'il ne fera pas de vent ou lorsque l'humidité ne sera pas trop prononcée. La chambre où se tiendra le malade sera aérée chaque jour. L'alimentation sera normale, mais les repas devront être pris aussitôt la quinte : il y aura quelques règles particulières lorsque les vomissements seront très répétés, nous les verrons dans un instant,

Evitez tout refroidissement, faire porter de la flanelle aux enfants.

Cette hygiène suffira le plus souvent dans les cas bénins à juguler la maladie. *(Coqueluche bénigne.)*

Pour y aider, vous ferez donner à l'enfant, chaque soir, une cuillère à soupe de la potion suivante dans une tasse d'infusion de fleurs pectorales, de violettes ou de capillaires :

Teinture de belladone.......	XX gouttes.
Sirop de codéine............	
Eau de laurier cerise.......	àà 5 grammes.
Julep gommeux	100.

Mais quand la coqueluche, sans être grave, est sérieuse, il vous faudra user d'armes plus énergiques. *(Cas sérieux.)*

1° Evacuer les toxines. Vomitif.

La première indication c'est d'**éliminer les toxines** qui, en agissant sur les centres nerveux, produisent la toux convulsive.

Votre premier soin sera donc de débarrasser l'estomac rempli de crachats et de salive déglutie.

Un vomitif y parviendra. Le meilleur en ce cas est assurément l'ipéca sous forme de sirop d'ipéca. Une cuillerée à café de 10 en 10 minutes jusqu'à vomissement, puis eau tiède.

Chez les enfants plus âgés vous donnerez l'association.

Sirop d'ipéca........................ 30 gr.
Poudre d'ipéca 0,50
Une cuillerée à café de 5 en 5 minutes.

Chaque semaine on se trouvera bien de renouveler ce vomitif sauf si le petit malade est déprimé et asthénique.

On a donné, dans le but de favoriser l'élimination des toxines, l'oxymel scillitique et le benzoate de soude, le chlorydrate de pilocarpine.

Tisanes.

Je crois qu'en l'espèce les *tisanes chaudes* donnent d'aussi bons résultats.

2° Aseptiser l'organisme et les voies respiratoires.

On a cherché à **tuer les microbes** inconnus de la coqueluche par l'antisepsie générale et l'antisepsie locale. La poursuite de ce but me semble un peu chimérique.

L'antisepsie générale vous la ferez avec la *quinine* à petites doses. Vous l'associerez à d'autres médications. Elle est préférable à la quinoléine (1).

L'antisepsie locale à l'aide de pulvérisations ou de badigeonnages de résorcine, de sublimé, d'acide salicylique ou d'asaprol me semble inutile et nocive. Inutile, le microbe est situé sans doute plus bas que le larynx. Nocive : ces pratiques provoquent les quintes.

L'antisepsie des voies respiratoires a été faite en saturant l'atmosphère de vapeurs d'acide phénique, de goudron, de naphtaline, d'acide sulfureux, de thymol, d'eucalyptus, d'ozone, seul ou chargé de vapeurs médicamenteuses, d'acide salicylique ou de salicylate de méthyle : chaque auteur prône sa méthode. La meilleure, à notre avis, est celle qui consiste à faire inhaler l'ozone suivant la méthode du Professeur Doumer. Retenez ceci : *il vaut mieux ne pas faire de multiples tentatives et s'en tenir au procédé qui consiste à faire évaporer sur un fourneau de l'eau dans laquelle on aura placé une cuillerée à soupe du mélange :*

(1) Martin. — Thèse de Lyon, 1885.

```
Essence d'eucalyptus..............   10 gr.
Essence de térébenthine ..........   10 gr.
Alcool à 90°.....................   100 gr.
```

Vous essaierez en troisième lieu de **calmer les quintes**. Faut-il vous énumérer toutes les médications employées dans ce but. C'est, ce me semble, un luxe bien inutile. Je ne vous décrirai donc pas les tentatives faites avec les antispasmodiques divers : oxyde de zinc, assa-fœtida, musc, azotate d'argent, nitrate d'amyle camphre, castoreum, succin, tussol.

3º Calmer les quintes.

Je n'insisterai pas non plus sur la jusquiane, l'hyoscianime, l'anémone pulsatile. Je ne vous parlerai que des médications qui donnent les meilleurs résultats : l'antipyrine, la belladone et le bromoforme.

L'antipyrine *donne de très bons résultats*. Pour obtenir le meilleur fruit, il faut l'administrer à doses massives et fractionnées. Comme dose à retenir : 0.30 par année d'âge, on peut aller jusqu'à 0.50. En tout cas n'atteindre que progressivement les doses élevées.

Antipyrine.

Comment la faire prendre ? Voici trois des meilleures formules :

```
Antipyrine....................    2 gr.
Glycyrrhizine..................   1 gr. 50
Julep gommeux.................  120 gr.
```
Trois cuillerées à soupe par jour, à prendre avant les repas.

```
Antipyrine.....................    1 gr.
Sirop de framboises..............   20 gr.
Eau de Vichy...................   80 gr.
```
à prendre par cuillerées à dessert dans la journée.

```
Antipyrine....................  }
Résorcine.....................  }  aa 1 gr.
Sirop de pin maritime ..........   30 gr.
Julep gommeux.................   90 gr.
```
à prendre dans la journée par cuillerée à dessert.

C'est la première formule que je préfère et de beaucoup en la modifiant légèrement ainsi qu'il suit :

```
Antipyrine.......................  }
Chlorydrate basique de quinine......  }  aa 2 gr.
Glycyrrhizine....................   1 gr. 50
Eau de laurier cerise................   5 à 10 gr.
Julep gommeux ..................  110 ou 115 gr.
```
Une cuillerée à soupe trois fois par jour.

On peut reprocher à la médication par l'antipyrine de fatiguer l'estomac des malades; reproche sérieux sans doute. On l'évitera en formulant pour l'adulte :

```
Antipyrine....................  }
Bicarbonate de soude ..........  }  aa 0.50
```

Et pour l'enfant :

> Antipyrine .... }
> Glycyrrhizine............. } aa 1.50 à 2.50
> Eau de Vichy............... 120 gr.

Mais, du reste, l'enfant supporte bien l'antipyrine.

Belladone. *La belladone* donne peut-être encore de meilleurs résultats. C'est presque un spécifique de la coqueluche.

Les règles à observer sont les suivantes :

1º Augmenter progressivement la dose jusqu'à ce que l'on observe un commencement d'action sur le nombre et la violence des quintes.

2º A ce moment, rester à une dose stationnaire.

3º Suspendre dès qu'on constate une mydriase exagérée, de l'excitation cérébrale avec rêves ou hallucinations, la sécheresse de la gorge, la rougeur de la joue.

Trousseau formulait :

> Extrait de belladone........ }
> Poudre de belladone .... } aa cinq milligrammes.
> Glycérine .... q. s.

Pour une pilule : f. s. a. nᵇ 30. — De 2 à 6 par jour suivant l'âge.

On préférera généralement la teinture de belladone. On donnera 5 à 6 gouttes trois fois par jour. On augmentera chaque jour d'une goutte chaque fois.

Bromoforme. Indépendamment de l'antipyrine et de la belladone il existe une autre médication recommandable dans la coqueluche : **le bromoforme.**

La formule la plus utile à connaître est la suivante :

> Bromoforme .... 2 à 3 grammes.
> Huile d'amandes douces .... 30 grammes.
> Gomme arabique pulvérisée..... 20 grammes.
> Sirop d'écorces d'oranges amères 60 grammes.
> Eau....................... q. s. pour 1/4 litre.

4 à 6 cuillerées à café dans la journée suivant l'âge.

Dans certains cas on se trouve bien d'associer ces diverses médications et l'on doit retenir les deux associations suivantes :

> Bromure de potassium .. 2 à 4 grammes.
> Sirop de belladone....... 20 à 50 grammes.
> Eau de tilleul .... 280 à 250 grammes.

ou encore :

> Antipyrine .... 2 à 5 grammes.
> Sirop de belladone....... 20 à 50 grammes.
> Eau de tilleul............. 280 à 250 grammes.

Pour mon compte personnel, j'emploie l'association suivante et je m'en trouve bien :

1° Suppositoires d'antipyrine.. (0,30 centigr. par année d'âge).

2° Bromoforme .... X à XL gouttes.
Huile d'amandes douces.... 30 grammes.
Gomme arabique .... 10 grammes.
Teinture de belladone ...... LXXV gouttes.
Eau de tilleul.............. q. s. p. 150.
    4 cuillères à soupe par jour.

Ce sont là les médications à retenir. Elles laissent bien loin derrière elles toutes les autres : jusquiane, hyosciamine, anémone pulsatile, drosera, aconit. L'opium a de sérieux inconvénients ; le chloral est infidèle.

Votre ligne de conduite se réglera sur l'existence des complications.

Prévenez les *hernies* en faisant appliquer des bandages appropriés.

Cicatrisez l'*ulcération du frein* de la langue par les attouchements au nitrate d'argent ou à la teinture d'iode. Calmez les douleurs qu'elle réveille avec les badigeons suivants :

Borate de soude.............. 2 grammes.
Chlorhydrate de cocaïne .... 0 gr. 20.
Glycérine.................... 10 grammes.

Luttez contre la bronchite déclarée en suivant les conseils que je vous ai précédemment donnés. *Arrétez les hémorrhagies* suivant les méthodes habituelles. *Combattez les convulsions* à l'aide de la potion suivante :

Bromure de potassium...... 1 gr. par année d'âge.
Teinture de musc .... 10 gouttes.
Sirop de fleurs d'orangers... 20 gr.
Eau de tilleul.............. 50 gr.
    par cuillerées à café d'heure en heure.

Si l'état convulsif persiste, n'ayez aucune hésitation, plongez vos malades dans un bain froid à 20°.

Enfin vous aurez à *enrayer les vomissements* toujours si pénibles, parfois si dangereux. Faites manger le malade aussitôt après la quinte réussit bien souvent. Vous aurez à votre disposition plusieurs moyens :

1° Le café. — 20 grains de café vert à infuser dans 150 gr. d'eau.

2° Le valérianate de caféine suivant la formule :

Valérianate de caféine............ 1 gr. 50
Sirop de Desessart .... 30 gr.
Sirop de café.................... 30 gr.
Eau distillée.................... 190 gr.
    2 à 4 cuillerées à café selon l'âge.

3° *L'élixir parégorique*. — 5 à 10 gouttes après chaque quinte.

4° *La cocaïne*. — Trois cuillerées par jour de la potion :

Chlorhydrate de cocaïne....   0,05 centigr. à 0,20 centigr. d'après l'âge.
Sirop simple................ 20 gr.
Eau de tilleul.............. 80 gr.

5° *L'eau chloroformée*. — Une cuillerée à café de temps en temps.

Eau chloroformée saturée..)
Eau de fleurs d'orangers... } aa 30 grammes.
Sirop de fleurs d'orangers..)

Enfin, lorsque la coqueluche laissera après elle un état anémique persistant, changez d'air vos malades; envoyez-les, si la saison le permet, au Mont-Dore ou à La Bourboule.

Le changement d'air, si recommandé dans cette affection, n'est vraiment efficace qu'à la période de déclin de la maladie.

DIXIÈME LEÇON

DE L'ASTHME ESSENTIEL. — SES SYMPTOMES. — SES CAUSES.

Messieurs,

Il vous arrivera souvent d'être éveillé la nuit vers deux ou trois heures et d'être appelé auprès d'un malade qui, vous dit-on, est sur le point d'étouffer. Vous accourez en toute hâte, et, interrogeant l'entourage du sujet (car lui-même ne peut vous répondre), vous apprenez qu'il s'était endormi bien portant la veille.

Une, deux ou trois heures après il s'est subitement réveillé en sursaut. Il s'est plaint d'une sensation de gêne, de constriction thoracique. En proie à ce malaise il s'est tourné et retourné sur son lit ; il étouffait ; il s'est assis sur sa couche, s'est précipité à la fenêtre qu'il a largement ouverte, avide de respirer un air pur.

Sur ces entrefaites on est allé vous chercher.

Vous trouvez le malade assis dans son lit ou enfoncé dans un fauteuil, entouré de nombreux oreillers.

La face est bouffie, livide, rouge, violacée ; les yeux sont saillants, humides et brillants ; les lèvres cyanosées ; les ailes du nez largement dilatées semblent aspirer l'air avec force.

Les bras sont écartés du corps, les mains crispées aux draps ou aux bras du fauteuil, le patient s'est placé instinctivement dans la position qui favorise le mieux le jeu des actes respiratoires : il fournit un point d'appui à ses muscles respiratoires accessoires (pectoraux et autres).

La peau est couverte de sueurs : le malade asphyxie.

La respiration est en effet des plus pénibles, l'inspiration est sifflante et difficile.

Le thorax globuleux semble immobile et dilaté au maximum : il a une sonorité tympanique. L'oreille qui ausculte ne perçoit qu'un lointain murmure vésiculaire.

Au bout d'une ou deux heures l'orage se calme : le malade tousse, crache ou éternue ; le visage reprend sa coloration naturelle, se dégonfle ; le malade émet en abondance des urines claires, puis rouges et sédimenteuses ; il se recouche et s'endort.

Le lendemain il vaque à ses occupations habituelles, ne conservant souvent qu'un vague souvenir de ses angoisses nocturnes.

Cet homme a eu un accès d'asthme.

Etymologie. Il m'est bien difficile, à l'heure actuelle, de définir exactement ce qu'on entend par ce mot : Asthme.

Ce mot vient d'un terme de fauconnerie et servait à désigner un halètement particulier qu'on observait chez les oiseaux chasseurs par les temps d'humidité : ils étaient « asmés ».

Historique. L'asthme était connu dès la plus haute antiquité : on en retrouve des descriptions dans Celse et dans Galien.

Jusqu'en 1772 le qualificatif asthmatique s'appliquait à toute personne essoufflée, si bien que, lorsque Sauvages voulut établir une classification, il tomba dans un excès contraire et put en distinguer 18 espèces.

A partir de 1801 on établit des distinctions plus précises : Rostan décrit l'asthme aortique ; Louis, l'asthme emphysémateux ; Beau, celui des catarrheux. Chaque auteur tomba dans une exagération manifeste rapportant tous les asthmes à des lésions aortiques, emphysémateuses ou catarrhales.

La seconde moitié du XIXe siècle est occupée par les discussions des médecins sur la pathogénie de l'affection qui nous occupe : cette ère est bien loin d'être close. Malgré tout nous ne sommes guère fixés sur ce que c'est que l'asthme.

Définition. S'il me fallait définir ce que c'est que l'asthme, je vous dirais que c'est une *affection caractérisée par des accès de dyspnée sine materia, sans lésion appréciable, présentant dans ses allures un type spécial bien défini, et dont la cause interne nous échappe.* Par cette définition nous séparons nettement l'asthme essentiel, celui qui nous occupe, des asthmes symptomatiques dûs à une lésion déterminée et qu'on a désigné sous le nom de faux asthmes. Nous nous en occuperons chemin faisant pour les différencier de l'asthme vrai.

Antécédents du malade. L'asthme n'est point la première maladie du sujet qui vous a fait appeler pour l'accès en proie duquel nous l'avons trouvé tout à l'heure. C'est l'un des termes d'une longue iliade de maux. On dirait que, depuis son enfance, il était voué à la maladie et qu'il devait passer successivement en revue la pathologie toute entière.

C'est qu'en effet l'asthmatique est ordinairement un arthritique et à ce titre nous retrouvons chez lui, aux différentes étapes de sa vie, les stigmates de cette diathèse.

Dans sa première enfance il a été sujet à l'*eczéma*, à l'*impétigo*, aux *dermatoses diverses*. Du reste, l'asthme peut éclater à cette période : il le fait dans 31 % des cas. *(Première enfance : Dermatoses.)*

La seconde enfance se fait remarquer par la *tendance aux catarrhes des voies respiratoires* : les rhumes, coryzas, bronchites, amygdalites ne se comptent plus. *(Seconde enfance : Tendance aux catarrhes.)*

L'*urticaire* n'est pas rare.

Puis c'est le *rhumatisme articulaire aigu* qui peut faire son apparition et manifester sa présence par des accidents plus ou moins intenses.

Puis ce sont les *migraines*, les *épistaxis à répétition*.

L'enfant devient jeune homme. Dès les premiers rapports sexuels, il contracte la *blennorrhagie* et celle-ci se fait remarquer par sa torpidité, la lenteur de la guérison, la fréquence des récidives et son passage à la chronicité. *(Adolescence : Blennorrhagie.)*

A partir de 25 ans, on voit se succéder des *dermatoses* : eczémas inguinaux, axillaires, présternaux, malléolaires ; eczémas des parties latérales des doigts (pouce, index, médius). *(Eczémas.)*

Bientôt après, notre malade a vu apparaître des *dyspepsies* variées, répondant généralement au type de la dyspepsie flatulente. Puis, c'est le *prurit anal*, ce sont les *fluxions hémorrhoïdaires*, ce sont les *catarrhes bronchiques*, c'est la *pharyngite granuleuse* et ses complications auriculaires ; — ce sont les *éruptions furonculeuses*, l'*alopécie précoce* ; ce sont les *modifications du caractère*, la *neurasthénie*, les *vertiges* ; c'est enfin la *colique néphrétique* ou *hépatique*, l'*accès de goutte* ou l'*accès d'asthme* lui-même.

Au début de cette leçon, je vous ai décrit cliniquement l'accès d'asthme. Rarement il est unique. Il se répète pendant les nuits suivantes et cette série d'accès constitue l'attaque.

L'accès d'asthme débute quelquefois brusquement, sans cause appréciable ; rien ne le fait prévoir. Quelquefois, cependant, les vieux asthmatiques sont avertis de son approche par quelques signes précurseurs. *(Attaques d'asthme.)*

Ces **prodromes** sont éloignés ou immédiats. *(Prodomes.)*

Parmi les prodromes éloignés, il convient surtout de retenir le *coryza*, se traduisant par des séries d'éternuements plus ou moins intenses, plus ou moins rapprochés. Grâce à eux, Trousseau, qui les connaissait bien, prédisait à l'avance l'approche de l'accès d'asthme.

Parmi les prodromes immédiats, je vous citerais :

1º *Un goût de la salive* difficile à préciser : amer salé ;

2º *Une sensation de pesanteur épigastrique avec ballonnements de l'estomac et regurgitations ;*

3º *Des démangeaisons sur le tronc ou le menton ;*

4º *L'excitation ou la torpeur intellectuelle ;*

5º *Des sensations purement subjectives siégeant aux yeux ou aux oreilles ;*

6º Enfin, le sujet, tout en ne pouvant définir ce qu'il éprouve, se rend parfaitement compte qu'il va avoir sa crise.

L'accès.   Celle-ci débute généralement *la nuit*. Il n'est pas exceptionnel, néanmoins, de la voir se produire pendant le jour : la mère de Trousseau avait ses accès de 8 à 10 heures du matin ; un tailleur, dont Trousseau cite le cas, les avait à 5 heures du soir.

Nous avons vu comment débute l'accès; quelles sont les sensations subjectives qui réveillent le malade. Nous avons vu combien vive est la soif d'air qui jette le malade hors de son lit, le précipite à la fenêtre.

Caractères de la dyspnée.   **L'oppression** qui en est la traduction objective présente quelques caractères particuliers.

Il n'y a pas polypnée; la respiration est plutôt ralentie. L'expiration est surtout difficile : il semble que le malade réunisse tous ses efforts pour chasser l'air de sa poitrine qu'il ne peut parvenir à vider.

L'inspiration est courte : c'est le contraire de ce qui se passe à l'état normal.

Si nous prenons le pouls nous le trouvons normal, fréquent ou ralenti. Si nous recueillons la température nous la trouvons normale ou inférieure à la normale.

Examen du poumon.   Examinons maintenant de plus près notre malade. **Son thorax est globuleux**, distendu au maximum, les espaces intercostaux sont élargis, les épaules soulevées; les muscles inspiratoires, accessoires (scalènes, trapèze, sterno-cléido-mastoïdiens) sont tendus énergiquement, douloureux à la palpation. Il semble en un mot que tous les muscles inspiratoires soient contracturés.

Les veines du cou sont turgescentes. Le poumon cependant est rempli d'air : les vibrations vocales sont diminuées, la sonorité est tympanique. Le murmure vésiculaire bien que très faible s'entend, l'expiration est prolongée, deux ou trois fois plus longue que l'inspiration.

Le cœur est déplacé, sa pointe se rapproche de la ligne médiane, ses battements, réguliers, sont faibles et lointains. Quelquefois le cœur droit se dilate et sa dilatation se traduit par ses symptômes habituels. Toujours on note l'existence d'un dédoublement du second temps à la base. Le foie est refoulé ; son bord antérieur dépasse de deux ou trois travers de doigt le rebord costal.

Mais la *crise va prendre fin*.

La respiration devient bruyante. L'auscultation nous indique que les bronches sont remplies de mucus (râles sibilants puis muqueux très nombreux). La toux apparaît. Impérieuse et pénible, quinteuse et serrée, elle reste d'abord sans effet. Puis elle devient grasse, facile : le malade crache.

Les crachats sont spumeux, d'un blanc grisâtre, épais, parfois sanguinolents. Ils ont ordinairement un aspect caractéristique : ils ont la forme de petites masses arrondies, gluantes et visqueuses, blanchâtres, résistant à la pression qui les écrase : ce sont les *crachats perlés*. Ils sont plus ou moins abondants suivant les cas.

Ils n'ont pas été étudié au point de vue chimique.

Microscopiquement ils renferment des éléments presque pathognomoniques : les spirales de Curschmann, les cristaux de Charcot-Leyden, les cellules éosinophiles.

Si nous examinons à un faible grossissement une lamelle enduite de crachats asthmatiques, nous y voyons des filaments enroulés en **spirales**. Ce sont ces filaments signalés pour la première fois par *Curschmann*, étudiés dans la suite par Ungar et Schmidt, et qui ont été considérés comme pathognomoniques des expectorations des asthmatiques. Leurs contours tortueux sont habituellement nets. Leur centre présente une cavité fermée, sorte de filament très tenu, enroulé en tire-bouchon : c'est le fil central, le « Centralfäden » des Allemands.

Ce fil central est entouré d'une substance granuleuse, transparente, renfermant quelquefois des noyaux dégénérés.

Parfois le fil central n'a point d'enveloppe, parfois cette enveloppe ne présente pas de filament central.

Ces spirales ne se colorent pas.

Leur origine est obscure. A l'heure actuelle, depuis les travaux de Nüel sur la kératite filamentaire, on tend à les considérer comme la résultante d'un processus prolifératif de l'épithélium bronchique. Il est plus vraisemblable d'admettre qu'il s'agit de filaments d'une matière exsudée, enroulés dans des masses mucoïdes.

Ils n'ont rien de pathognomonique : on en a signalé dans la pneumonie. Si nous prenons une parcelle des crachats asthmatiques et si nous l'examinons à l'aide d'un fort grossissement, nous distinguons de **petits cristaux** ayant l'aspect de deux pyramides aciculées réunies par leurs bases. Ils se colorent lentement par la fuchsine, — se dissolvent dans l'eau, l'ammoniaque, la lessive de soude ou de potasse, les acides acétique, nitrique et sulfurique, — résistent à l'action de l'éther, l'alcool et le chloroforme, se gonflent dans la glycérine.

Les uns, avec Ungar, croient qu'il s'agit d'oxalate de chaux, — les autres, avec Friedrich et Stüber, de tyrosine, — les autres, avec Schreiner, d'un phosphate d'une base organique, — les autres enfin, avec Salkowski, d'un aspect spécial de la mucine. Noorden croit qu'ils proviennent des cellules et les rattache à l'hémosidérine. Il est mieux de dire que nous ne savons pas ce qu'ils sont, ni d'où ils viennent.

Cellules Eosinophiles. — Enfin sur des lamelles de crachats traitées 2 minutes par une solution d'éosine et 2 minutes par le bleu de méthylène, on distingue de nombreuses **cellules éosinophiles**.

Elles sont constituées d'un noyau bilobé, trilobé ou plus souvent unique et arrondi, entouré d'un protoplasma clair renfermant des granulations rondes, teintées en rouge. — Ces grains peuvent être libres, non inclus dans des cellules.

La valeur séméïologique de ces éléments n'est plus ce qu'elle a été. Mandybur et nous-mêmes les avons rencontrés dans les crachats dans un très grand nombre d'affections respiratoires.

Leur origine est très obscure.

Autres phénomènes critiques. — L'expectoration, je vous l'ai dit, survient à la fin de l'accès : c'est un phénomène critique. Mais ce n'est point le seul, et la terminaison de la crise peut s'annoncer :

1° Par une *émission abondante d'urines claires et limpides* ;

2° Par une *transpiration abondante* ;

3° Par des *vomissements ou des diarrhées séreuses* ;

4° Par du *larmoiement ou par un coryza séreux*.

Tels sont les caractères principaux de l'accès d'asthme essentiel typique. Mais il s'en faut de beaucoup que, dans la pratique, l'accès d'asthme se présente avec une telle régularité d'allures et de symptômes.

Les variations en sont nombreuses ; et pour la commodité de la description, nous distinguerons :

a) Des variétés dans l'évolution de la crise ;

b) Des variétés dans les caractères de la dyspnée ;

c) Des variétés dans l'élément catarrhal ;

d) Des variétés irrégulières dans lesquelles l'asthme est parfois méconnaissable.

Variétés dans l'évolution de la crise. Crise diurne. — Nous connaissons déjà une des variétés d'allure de la crise : c'est la **crise diurne** dont nous avons vu des exemples ; elle est loin d'être exceptionnelle, surtout dans l'asthme dit des foins.

Nous avons vu aussi que, bien qu'annoncé par des prodromes, le début de l'accès est soudain, et c'est sa soudaineté qui réveille le malade en sursaut. A côté de ce type, nous rencontrons des cas où la dyspnée, d'abord peu marquée, va en progressant régulièrement jusqu'à son maximum. De même, au lieu de se terminer brusquement au milieu de phénomènes critiques, l'accès peut traîner en

Début progressif.

longueur, s'éteindre progressivement. Les accès, qui généralement ne sont pas uniques mais se répètent les jours suivants pour constituer l'attaque, peuvent se rapprocher tellement qu'ils deviennent **subintrants**, rappelant ainsi l'état de mal épileptique.

Vous verrez encore des malades chez qui la **dyspnée, presque continue, se réveille par paroxysme** à la moindre marche, au moindre effort, à la moindre émotion. Dans la soirée, la susceptibilité est bien plus grande encore. Au moindre prétexte, l'accès réapparaît. Les nuits sont alors de véritables supplices, le malade les passe assis sur son lit ou affalé dans son fauteuil, au milieu de nombreux oreillers, parfois même debout, accoudé à la cheminée. Cet état dure ainsi une, deux, trois, quatre semaines, quelquefois davantage, parfois il est définitif.

Que de difficultés de diagnostic ne rencontrez-vous pas alors ? L'attaque d'asthme peut produire l'emphysème, celui-ci est cause d'oppression. Quelle est la cause de l'oppression ? L'asthme ou l'emphysème ? Le problème est souvent impossible à résoudre.

L'accès d'asthme peut encore présenter de nombreuses modalités qui ne se différencient que par les caractères de la dyspnée : il est des cas où elle est si **légère** et si fugace que le malade s'en aperçoit à peine ; — il en est d'autre où elle est si **intense** qu'elle va jusqu'à l'orthopnée et jusqu'à l'asphyxie.

Vous avez vu que la difficulté de l'expiration était caractéristique de la dyspnée asthmatique. Il y a des sujets qui se plaignent surtout de ne pouvoir inspirer, leur **dyspnée est inspiratoire**. Il en est d'autres enfin chez lesquels l'**inspiration** et l'**expiration sont également pénibles**.

On a voulu, se basant sur la pathogénie, créer des types en rapport, disait-on, avec la prédominance du spasme sur tel ou tel groupe musculaire. On distinguait aussi :

1º Un asthme dû au spasme des inspirateurs (diaphragme et muscles respiratoires accessoires).

2º Un asthme dû au spasme des muscles de Reissessen ne s'accompagnant pas de dyspnée et dont le seul signe était la constatation de sibilances inspiratoires.

Il est bien difficile, presque impossible, ce me semble, de dire ce qui prédomine dans un accès d'asthme. On observe positivement, en effet, des cas où la sibilance inspiratoire est le seul symptôme de la crise. Mais cette sibilance est-elle sous la dépendance du spasme des muscles de Reissessen ? Nous ne pourrions l'affirmer.

Bien plus réels sont les cas où l'accès d'asthme se complique de spasme de la glotte, d'ictus laryngé et de convulsions épileptoïdes. A propos de la pathogénie, vous verrez qu'à mon avis, l'asthme est dû à une excitation des centres respiratoires, si cette excitation diffuse fait « tache d'huile », elle atteint le centre laryngé et les centres moteurs eux-mêmes, d'où spasme de la glotte, épilepsie, etc.

Variations dans l'élément catarrhal.

Enfin nous rencontrons une série de formes se distinguant des formes classiques par des **modalités de l'élément catarrhal.**

Tantôt en effet, **le catarrhe n'existe pas** : la dyspnée se calme et l'accès se termine sans que le malade ait expectoré le crachat perlé caractéristique, sans que vous ayez pu constater le moindre râle bronchique : c'est l'asthme sec.

Le catarrhe peut frapper la pituitaire à l'exclusion de la muqueuse des bronches ou consécutivement. Le coryza instantané prodomique en est la preuve. Ce coryza, uniquement caractérisé par des crises d'éternuements, peut être à lui seul l'unique manifestation de l'accès d'asthme. En ce cas, il est surtout matinal.

Le catarrhe peut frapper les bronches à l'exclusion de toute autre muqueuse. Certaines bronchites spasmodiques ne seraient que des asthmes larvés.

Ce catarrhe bronchique peut précéder la crise et Trousseau a vu les crachats perlés apparaître avant l'accès.

Le catarrhe peut enfin, ou bien être fugace, passager, transitoire, persister entre deux accès, entre tous les accès d'une attaque, entre deux attaques même : c'est l'**asthme catarrhal chronique** fort difficile à différencier du catarrhe bronchique chronique des emphysémateux.

Asthmes fébriles.

Trousseau a enfin attiré l'attention sur des **poussées aiguës d'asthme accompagnées de fièvre** plus ou moins élevée et des symptômes de la bronchite capillaire. En voici un exemple.

Vous êtes appelés subitement la nuit auprès d'un malade, généralement un enfant qui, bien portant il y a un instant à peine, vient d'être soudainement saisi d'une oppression extrême. — Vous la constatez en effet, et elle vous semble si intense que vous allez jusqu'à craindre la suffocation. La fièvre est vive : le thermomètre monte à 40°.

Les poumons sont remplis de râles sous-crépitants diminués.

Vous instituez le traitement de la bronchite capillaire et vous partez.

Un, deux ou trois jours après, le malade est sur pied.

Le succès de votre médication, dans une affection ordinairement rebelle, la rapidité de la guérison, doivent vous mettre l'esprit en éveil.

Un, deux ou trois mois après, quelquefois davantage, vous voyez de nouveau se réveiller cet appareil clinique : il dure 24, 48 heures, puis tout rentre dans l'ordre quelle que soit votre thérapeutique et surtout si vous instituez celle de l'asthme essentiel.

Ce sont là des cas bizarres, bien difficiles en clinique : le diagnostic en est fort épineux et vous ne pourrez faire en général qu'un diagnostic *a posteriori*, en vous basant :

1º Sur la rapide évolution des accidents ;

2º Sur l'efficacité du traitement de l'asthme ;

3º Sur la notion d'un accès antérieur ;

4º Sur l'hérédité névropathique du sujet.

Pour terminer enfin, il convient de vous dire qu'il existe des cas où vous ne retrouverez aucun des symptômes capitaux de l'asthme essentiel. L'affection est masquée, *larvée* comme on dit quelquefois. En ces cas l'accès d'asthme essentiel est remplacé par une manifestation quelconque qui en est l'équivalent.

Tels sont les cas où l'accès d'asthme est remplacé par un **simple trouble psychique** : une sensation subjective d'angoisse : c'est *l'anxiété paroxystique*. Cette angoisse saisit brusquement le malade, ordinairement la nuit : il lui semble qu'il étouffe, qu'il va mourir. Et cependant vous ne notez chez lui ni polypnée, ni dypsnée, rien ne traduit objectivement cette difficulté respiratoire, rien n'indique une asphyxie prochaine.

Ceci dure 1, 2 ou 3 heures, puis le malade se rendort après avoir abondamment uriné.

Il est impossible de fixer avec précision quels seront l'évolution, la durée, les modes de terminaison de l'asthme essentiel.

Le plus souvent, il persiste jusqu'à la mort du sujet, enlevé par une affection intercurrente d'une autre nature, ou bien par une complication dépendant de l'asthme lui-même.

En certains cas, l'asthme « vieillit à la longue », et ses caractères d'acuité s'émoussent.

Les **complications** dues à l'asthme sont faciles à concevoir. Quand vous examinez un asthmatique en crise, vous constatez que la sonorité thoracique est exagérée, les vibrations vocales sont diminuées, ce qui signifie que le poumon est distendu par l'air que l'expiration ne peut expulser.

L'emphysème pulmonaire.

I. Tant que la charpente élastique du poumon est suffisamment résistante, rien ne se produit. Vient-elle à céder (et elle cède à la longue), elle se rompt par place : l'**emphysème** se produit.

Le poumon, au lieu de revenir à son état normal pendant la période intercalaire des attaques, reste dilaté, et vous trouvez les vibrations diminuées, la sonorité exagérée, le murmure vésiculaire affaibli avec expiration prolongée et saccadée, inspiration humée.

La dyspnée revient alors au moindre effort, mais avec des caractères qui, nous le verrons dans un instant, nous permettront de la différencier de celle de l'asthme essentiel.

Retentissement cardiaque.

II. Par suite de la dilatation des alvéoles pulmonaires pendant l'accès, les capillaires qui rampent entre les alvéoles sont comprimés ; il en résulte un **excès de tension** dans les vaisseaux dont ils proviennent, dans l'artère pulmonaire.

Cette hypertension se traduit pendant la crise :

1º Par une *exagération du second bruit au foyer d'auscultation de l'orifice pulmonaire* ;

2º Ou bien par un *dédoublement du second temps à la base.*

Si le myocarde est sain, tout se borne là. S'il est déjà fatigué, ou s'il se fatigue à la longue, il se *dilate*, et cette dilatation se traduit par deux phénomènes : l'insuffisance tricuspidienne et l'asystolie ; l'asthmatique est devenu un cardiaque.

Si la dilatation est brusque et totale, la mort subite peut en être la conséquence.

III. Contrairement à ce qu'on a pensé pendant longtemps, la **tuberculose** et l'asthme ne sont nullement antagonistes. Cette question des rapports de l'asthme et de la tuberculose ont été bien étudiés récemment par Jacobsohn (1) et par Spiers (2). Il est très difficile de faire la part des choses. Vous rencontrerez des phtisiques qui auront des accès tout à fait analogues à ceux de l'asthme et qui cependant ne sont pas des asthmatiques : ils sont atteints de phtisie-asthmatiforme.

Tuberculose et asthme.

Il vous faut donc être très réservé et ne pas conclure à l'association si vous ne possédez pas de preuves suffisantes. Deux cas peuvent se produire :

A. — L'asthmatique devient tuberculeux : ce cas est assez ordinaire. L'asthmatique hospitalisé se tuberculise au contact des

(1) Jacobsohn. — *Berlin. Klinische-Wochenschift,* 1892.
(2) Spiers. — *Cincinnati Lancet Cliniq.,* 1895.

tuberculeux. La tuberculose est généralement torpide comme chez tous les arthritiques : c'est une phtisie fibreuse.

B. — Ou bien c'est un tuberculeux qui devient asthmatique : c'est exceptionnel. La tuberculose en ce cas suit son cours sans être modifiée par l'apparition de ce nouvel élément.

IV. — Indépendamment de ces complications l'asthme peut retentir sur **l'état général** et Moncorgé a signalé en 1897 *l'amaigrissement* comme très fréquent chez ces malades.

Nous avons vu que l'asthme apparait chez des sujets ayant déjà présenté ou présentant encore toute cette iliade de maux qui ne sont que des manifestations de la diathèse arthritique.

Nous avons vu que l'asthme pouvait remplacer un de ces accidents. C'est ainsi que l'accès d'asthme peut remplacer des *migraines* périodiques, des *flux hémorrhoïdaires*, des *éruptions cutanées* ou un *accès de goutte*.

De même un accès d'asthme peut, au cours de l'existence d'un malade, disparaitre brusquement pour être remplacé momentanément ou définitivement par d'autres accidents.

C'est ainsi qu'on l'a vu être remplacé par des accès de goutte, de migraine, des éruptions urticariennes ou psoriasiformes, *des accès épileptiques* ou *du tic douloureux* de la face, *des vésanies* diverses ou de la neurasthénie.

L'asthme essentiel ne saurait donc être considéré comme une quantité négligeable, comme un brevet de longue vie.

Il est bien difficile, en pratique, d'établir un pronostic précis, étant donné les allures bizarres et capricieuses de l'asthme essentiel.

Quelques données néanmoins vous seront très utiles pour y arriver approximativement : ce sont les suivantes :

1° *L'asthme de l'enfance disparait bien souvent à la puberté; celui de l'adolescence à la maturité.*

2° Réservez le pronostic si *les accès sont très longs, très violents, très répétés.*

3° Réservez-le surtout si vous notez *le moindre retentissement cardiaque.*

4° Tenez compte également des *menaces d'emphysème,* mais ici ne soyez pas trop pessimistes car le danger d'une telle complication n'a qu'une échéance ordinairement lointaine.

5º Enfin ne perdez jamais de vue que *l'asthme a des équivalents cliniques* qui peuvent prendre sa place et que, s'il en est parmi eux qui sont relativement bénins, comme l'urticaire ou la migraine ; il en est d'autres, au contraire, qui sont parfois très graves, comme l'épilepsie et les vésanies.

Anatomie patho- logique.

Il ne m'est pas possible de vous donner beaucoup de détails sur l'anatomie pathologique de l'asthme. Les autopsies d'asthmatiques en crise sont exceptionnelles.

Nous avons défini l'asthme une affection *sine materia*, et, en effet, jusqu'à présent, *on n'a jamais constaté de lésions spécifiques ;* on ne trouve rien, rien que des lésions banales et secondaires.

C'est ainsi qu'on observe : l'emphysème pulmonaire ; — l'œdème des bases des poumons ; — la congestion de ces parties ; — l'œdème et l'hypérémie de la muqueuse bronchique.

On note aussi la dilatation du cœur et la congestion des autres viscères.

Je ne sache pas qu'il existe des recherches suivies sur l'examen microscopique détaillé du poumon et des bronches, des nerfs et des plexus, ni des centres bulbaires ; et cependant, c'est peut-être là qu'on trouverait des renseignements précieux pour expliquer la pathogénie de l'asthme qui, nous allons le voir, est des plus obscure.

Pathogénie.

Si vous parcourez les Index bibliographiques, vous ne passerez pas un fascicule mensuel sans trouver un ou plusieurs mémoires ayant pour titre : Pathogénie de l'asthme ; — Nouvelle théorie sur la pathogénie de l'asthme, etc.... C'est qu'en effet, nous sommes bien loin, à l'heure actuelle, d'avoir de la pathogénie de l'affection qui nous occupe, une conception univoque, admise par tous et sans conteste.

Pour la commodité de la description, nous passerons en revue :

1º Les théories chimiques ;
2º Les théories mécaniques ;
3º Les théories de l'asthme-névrose.

Nous en étudierons les bases, nous en discuterons les arguments et les objections qu'on peut leur adresser ; nous essaierons enfin, tâche bien difficile, d'en tirer des conclusions.

I. Théories cliniques.

Les THÉORIES CHIMIQUES sont de toutes les moins connues.

Küss.

Küss, dans une thèse soutenue en 1897 devant la Faculté de Paris, donne une nouvelle et curieuse interprétation de la pathogénie de l'asthme.

L'asthme, d'après lui, tient à une **insuffisance de l'évaporation qui se fait normalement à la surface de l'alvéole. Cette insuffisance provient d'un manque de liquide de la cellule endothéliale de l'alvéole. Ce manque de liquide tient à des réflexes émanés de différentes sources et agissant sur les vaso-moteurs.**

Il résulte de ces perturbations une hématose insuffisante : d'où asthme.

Küss base sa théorie sur la constatation suivante, normalement, l'hiver, la respiration est chargée d'humidité : c'est la buée.

Chez l'asthmatique, la buée manque avant la crise et reparaît après.

Ce fait original a bien son importance, mais, pour avoir une réelle valeur, il faudrait qu'il s'appuyât sur des observations nombreuses, toutes accompagnées d'analyse chimique de l'air expiré, inspiré avant, pendant et après l'accès.

Or, nous ne trouvons pas dans la thèse de Küss ces preuves démonstratives. Jusqu'à plus ample informé il convient donc de placer cette théorie dans une classe d'attente d'où la sortiront peut être, un jour prochain, des recherches plus précises et plus complètes.

Wilson.

Wilson a étudié le **rôle de l'acide urique dans la pathogénie de** l'accès d'asthme. Certes, il y a là quelque chose de séduisant : l'asthme a tant de rapports avec la goutte ! Il peut la remplacer ou être remplacé par elle. Comme la goutte, il se développe sur ce terrain neuro-arthritique que nous avons étudié. Comme elle, il débute brusquement la nuit ; comme elle, il disparaît brusquement. Pourquoi dès lors, n'aurait-il pas la même pathogénie ? Pourquoi ne serait-il pas dû à la rétention de l'acide urique dans le sang, à l'uricémie ?

Nous objecterons à cette théorie :

1º Qu'on n'a jamais noté l'uricémie avant l'accès d'asthme.

2º Que l'uricémie, même si elle existait, n'expliquerait pas plus l'accès d'asthme qu'elle n'explique celui de goutte.

Elle est donc justiciable des mêmes reproches que la précédente.

Bien plus nombreux sont les partisans de la seconde théorie. « L'asthme, » disent-ils, est dû à l'insuffisance de l'hématose, due elle-même à l'insuffisance de la ventilation pulmonaire. L'air ne parvient pas jusqu'à l'alvéole ou il y parvient en trop petite quantité. D'où dyspnée ». Ce qui empêche l'air d'arriver à l'alvéole c'est pour les uns la **bronchite**, pour d'autres l'**obstruction des bronches par les spirales de Curschmann** ; pour d'autres la **bronchite filamentaire** ; pour d'autres encore la **turgescence de la muqueuse des bronches.** *[II. Théories mécaniques.]*

1º Et d'abord la *bronchite n'est pas constante dans l'accès d'asthme.* *[La bronchite.]*

Comment en ce cas, expliquer les asthmes secs ? De plus les signes debronchite ne surviennent qu'à la fin de l'accès et non pas au début.

Dans les bronchites généralisées, alors que la muqueuse est frappée dans toute son étendue, jamais la dyspnée ne revêt les caractères de celle de l'asthme.

Comment expliquer enfin, qu'une bronchite revienne périodiquement à heure fixe, à la minute près ; à l'occasion d'une odeur, de l'inhalation de certaines poussières.

2º *Admettrez-vous l'encombrement des bronches par les spirales de Curschmann ?* *[Encombrement des bronches par les spirales de Curschmann. La bronchite filamentaire.]*

Comment expliquerez-vous alors les accès d'asthme dans lesquels l'expectoration ne renferme jamais ces éléments ?

Les Allemands, dans ces dernières années, ont admis l'existence d'une **bronchite filamentaire**. Nüel avait décrit sous le nom de kératite filamentaire une affection dans laquelle les cellules de la cornée subissent une transformation en filaments identiques à ceux du «centralfäden. » Il se passerait au niveau des bronches quelque chose d'identique. Leur épithélium subirait une dégénérescence filamentaire et ces filaments, en obstruant les bronches, produiraient l'accès d'asthme. Ils seraient ensuite rejetés dans l'expectoration.

Cette théorie semble au premier abord des plus séduisantes. Elle est passible néanmoins d'objections capitales :

a) Elle n'explique pas les asthmes dont l'expectoration est privée de spirales ;

b) Comment, d'autre part, admettre cette périodicité remarquable d'une dégénérescence cellulaire ?

c) Comment admettre qu'elle se produise à l'occasion de l'inhalation d'odeurs ou de poussières toujours les mêmes ?

Le professeur Potain et quelques auteurs, frappés de la substitution de l'accès d'asthme à l'urticaire, ont pensé qu'il s'agissait d'une **éruption urticarienne des bronches**. C'est une simple vue de l'esprit qui ne s'appuie que sur cette seule preuve de la succession des deux phénomènes. Le vieil adage «post hoc, ergo propter hoc » est bien souvent en faute, et ce n'est pas un argument suffisant pour expliquer un fait. *[L'urticaire des bronches.]*

D'autres ont pensé qu'il pouvait y avoir une **véritable éruption eczématiforme de la muqueuse bronchique.** *[Éruptions bronchiques.]*

Ces éruptions n'ont jamais été constatés. Elles sont plus que douteuses ; et même si elles existaient, elles n'expliqueraient pas la périodicité, la brusquerie et l'évolution même de l'accès.

Hyperémie bronchique. Bretonneau et quelques auteurs pensaient qu'il pouvait y avoir **turgescence de la muqueuse bronchique par hyperémie et par troubles vaso-moteurs.**

Ils se sont basés pour l'affirmer sur un fait unique de Störck qui, examinant au laryngoscope un asthmatique en crise, constata l'œdème de la muqueuse trachéale.

Cet œdème de la muqueuse bronchique par trouble vaso-moteur réflexe est admissible jusqu'à un certain point; le trouble vaso-moteur réflexe peut, comme dans les névroses, se produire périodiquement.

Mais cette théorie, pas plus que les précédentes ne saurait nous expliquer la pathogénie de l'asthme.

S'il ne s'agit en effet que d'une obstruction bronchique comme cause de la dyspnée asthmatique, pourquoi cette dyspnée ne se produit-elle pas absolument identique, dans les bronchites généralisées, dans les bronchites pseudo-membraneuses dans lesquelles l'obstruction est à son maximum.

L'asthme est une névrose. « **L'asthme est une névrose** », voilà ce que disent les partisans de la troisième théorie, et ils se basent pour l'affirmer sur le faisceau de preuves que voici :

1º L'asthme, comme les névroses, évolue par des accès à début soudain. Le patient passe brusquement de l'état de santé à l'état de maladie, à la suite d'une cause le plus souvent toujours la même.

2º Comme les névroses, l'accès d'asthme est annoncé par des sensations prémonitoires qui constituent l'aura.

3º Comme les névroses, l'asthme a des retours périodiques qui ont parfois une remarquable fixité.

4º Enfin, l'accès d'asthme peut remplacer ou peut être remplacé par des névroses : l'épilepsie, la pseudo-angine de poitrine, la sciatique, le tic douloureux, la migraine ou divers troubles mentaux.

Certes, ce sont là des analogies qui méritent d'être prises en considération. **L'asthme pourrait donc être une névrose de la respiration.**

Pour comprendre cette théorie, il est utile et même nécessaire, de se rappeler la physiologie de la respiration.

La respiration Notions physiologiques. Il existe, nous le savons, des centres encéphalo-bulbaires qui précèdent aux mouvement respiratoires qui sont en connexion intime entre eux et avec les centres psychiques, sensoriels et sensitifs.

Le centre principal préside aux mouvements des muscles respiratoires, auxquels il transmet ces mouvements par l'intermédiaire du nerf phrénique, des nerfs intercostaux, etc.

Il est excité normalement par le sang dont la teneur en O et en CO^2 règle la rapidité de ces mouvements.

Il est excité également par l'influx centripète qui lui vient du pneumogastrique. Ce nerf le renseigne en effet sur l'état respiratoire de l'alvéole, sur le besoin d'air qu'elle peut avoir.

L'asthme est une névrose de cet appareil, mais est-ce une névrose par paralysie ou une névrose par excitation ?

S'il s'agissait d'une paralysie, celle-ci pourrait porter sur la partie centrifuge ou sur la partie centripète de l'arc réflexe que nous étudions. Ce n'est pas une paralysie de la portion centrifuge qu'on observe dans l'asthme. Nous allons le démontrer :

Est-ce une paralysie des intercostaux. *S'agit-il d'une paralysie des muscles intercostaux?*

Non ; car, en ce cas, le thorax serait étroit et aplati, les espaces intercostaux dilatés : il est au contraire élargi, globuleux, et les espaces intercostaux sont réduits à leur largeur minima.

Est-ce une paralysie du diaphragme. *Serait-ce une paralysie du diaphragme?*

Evidemment non ; car, s'il en était ainsi, la voix serait cassée ; la respiration très pénible ; le diaphragme serait avalé à chaque inspiration, le malade ne pourrait faire une inspiration forcée sans suffoquer. Jamais on n'observe ces signes d'ans l'accès d'asthme.

Est-ce une paralysie recurrentielle. *S'agit-il donc d'une paralysie des nerfs récurrents?* Evidemment non; car nous ne retrouvons dans l'accès d'asthme ni les perturbations vocales, ni les phénomènes laryngoscopiques de cette affection.

Serait-ce, enfin, une *paralysie des muscles bronchiques* qui expliquerait la phénominalité clinique de l'accès d'asthme ? Pas davantage, car ces muscles ont un rôle presque passif, ils ne se contractent guère qu'à la fin de l'expiration pour aider à l'expulsion des mucosités. *(Est-ce une paralysie des muscles bronchiques.)*

L'accès d'asthme ne s'explique donc pas par une névrose paralysante des portions centrifuges. Il ne s'explique pas davantage par une névrose paralysante des portions centripètes. La paralysie du pneumogastrique ne l'explique pas davantage. *(Est-ce une paralysie du pneumógastrique.)*

Après la section de ce nerf, on observe seulement du ralentissement des mouvements respiratoires sans dyspnée ; l'augmentation de la pression sanguine ; l'inspiration devient anxieuse, lente et pénible ; l'expiration très brève.

Ce ne sont pas là les caractères de la dyspnée asthmatique.

Voyons maintenant s'il s'agit d'une **excitation de l'appareil** que nous avons en vue d'une **nécrose par excitation.**

L'excitation centrifuge du pneumogastrique détermine le spasme bronchique. Existe-t-il dans l'asthme ? On s'est basé, pour l'affirmer, sur l'instantanéité du début de l'accès.

Or, on peut y objecter que cette instantanéité fait bien souvent défaut d'une part, et que, d'autre part, si elle existe, elle est en contradiction avec cette loi physiologique qui veut que les fibres lisses se contractent lentement. *(S'agit-il d'un spasme des muscles de Reissessen.)*

On s'est basé encore pour affirmer ce spasme des muscles bronchiques sur la sensation de constriction qu'éprouvent certains malades en accès. Or, le nerf vague n'a pas de sensibilité commune ; et cette sensation là est commune à bien des dyspepsies.

D'autre part, si vous admettez ce spasme bronchique, vous êtes en opposition formelle avec les faits.

Si ce spasme existe, il peut exister dans l'inspiration. Dès lors, l'inspiration doit être très pénible : c'est le contraire de ce que l'on observe dans l'accès d'asthme.

Si le spasme est expiratoire, c'est l'expiration qui va être pénible et difficultueuse, mais comme les forces expiratoires sont des plus énergiques, elles triomphent aisément de cette résistance et c'est l'inspiration qui va devenir difficultueuse : nous ne retrouvons pas ce phénomène dans l'accès d'asthme. **Il ne s'agit donc pas d'une névrose par excitation centrifuge du pneumogastrique.**

L'excitation centripète du pneumogastrique ou d'autres filets nerveux en rapport avec le centre respiratoire, donne lieu au contraire à une inspiration tétaniforme qui s'accompagne de distension forcée de la cage thoracique : on l'observe cliniquement. Cette distension est bientôt suivie d'une expiration prolongée par suite de l'épuisement nervo-moteur qui suit la tétanisation. Ne sont-ce pas là les caractères de la dyspnée asthmatique ?

En résumé, il y aurait **excitation centripète du centre respiratoire,** se traduisant alternativement par une inspiration tétaniforme et une expiration prolongée jusqu'à la fin de l'accès où l'épuisement nerveux se traduit par le catarrhe vaso-paralytique terminal.

C'est là la théorie à laquelle nous arrivons par exclusion.

Quelles sont, maintenant, les causes de cette excitation ?

Le centre respiratoire est, nous l'avons vu, excité à l'état normal directement par le sang et indirectement par influx centripète venant du pneumogastrique. Il est en connexion, d'autre part, avec quelques filets du trijumeau, les centres optiques, les centres psychiques et les nerfs sensitifs cutanés.

Toutes les parties de ce vaste système peuvent être le point de départ d'excitations qui produiront l'accès d'asthme.

Les excitations du pneumogastrique. a) *Le pneumogastrique peut être excité au niveau de ses ramifications pulmonaires.* C'est ainsi qu'on a vu l'asthme se produire à propos de bronchites aiguës, de poussées aiguës dans le cours de bronchites chroniques ; d'affections aiguës du poumon : œdème, congestion, pneumonie.

b) *Il peut être également excité dans les ramifications laryngées*, et certaines inflammations ou néoplasies du larynx peuvent donner naissance à des accès d'asthme.

c) *Le pneumogastrique peut être excité dans ses terminaisons viscérales.* On a vu l'asthme succéder à l'angor pectoris, se produire au cours des dyspepsies, de l'entérite muco-membraneuse, et apparaître chez des sujets porteurs de lombrics, d'oxyures et de tœnias.

d) *Le pneumogastrique peut encore être excité dans ses anastomoses.* C'est par l'intermédiaire des anastomoses avec le glosso-pharyngien qu'on explique l'accès d'asthme consécutif aux lésions des amygdales, aux inflammations et aux tumeurs polypeuses du pharynx.

Excitations du trijumeau. *Le centre respiratoire peut être excité par l'intermédiaire du trijumeau*, en particulier dans les filets qui proviennent de la muqueuse nasale.

Nous touchons ici à la question des causes nombreuses de l'asthme nasal.

L'excitation peut être produite par des poussières : c'est l'asthme des fabricants de biscuits de seigle ; — par le pollen des graminées : c'est l'asthme des foins.

Elle peut être produite par des odeurs. Une dame, examinée par Trousseau, avait ses accès quand elle sentait l'odeur de la paille de maïs ; une autre, quand elle passait près d'une corderie ; une autre, quand elle respirait l'odeur du chaume, et Trousseau lui-même, quand il sentait l'odeur de l'avoine.

Certains ont leurs accès quand ils sentent une odeur pharmaceutique : celle de l'ipéca, de la scamonée, de la farine de lin, du baume de Pérou.

D'autres en sentant la fumée d'une lampe, d'autres enfin en respirant le parfum des violettes, des roses, de l'héliotrope ou des pommes. Je m'arrête, la liste en est interminable.

L'excitation des rameaux nerveux de la muqueuse nasale peut être le fait de l'inflammation, du catarrhe, du coryza, d'ulcérations, de végétations adénoïdes, de polypes ou d'hypertrophie du cornet moyen (1).

Le centre respiratoire étant en connexion avec les *centres optiques*, une excitation de ces derniers peut retentir sur le premier et produire l'asthme. On a vu l'accès se développer à la vue d'une rose, quand l'odeur de cette fleur le réveillait habituellement; on l'a vu succéder à l'iridotomie.

Les rapports du centre respiratoire avec les *centres psychiques* nous expliquent qu'une excitation de ces derniers, une colère, un chagrin, une émotion morale, puisse réveiller l'accès d'asthme.

L'excitation de certains nerfs viscéraux peut aussi produire cette affection. Les cas d'asthme utérin consécutifs à des lésions de l'utérus ou bien à la grossesse sont là pour le prouver.

Enfin Schiff et Falk ont montré les rapports qui unissent les centres respiratoires aux *nerfs cutanés sensitifs*.

C'est ce qui expliquerait les asthmes consécutifs à un phimosis, à une cicatrice douloureuse; c'est ce qui expliquerait sans doute les asthmes consécutifs aux variations climatériques, barométriques, hygrométriques et thermométriques. L'influence de ces causes est absolument indéniable, mais le mécanisme intime nous en est inconnu.

Le centre respiratoire peut encore être excité par un *traumatisme*. Ces cas sont contestables, car on peut aussi bien admettre l'excitation des centres psychiques corticaux.

Enfin l'excitation du centre peut se faire *directement par le sang*, c'est là la raison des asthmes consécutifs à l'impaludisme, au saturnisme, à l'ingestion de certains aliments (les moules et les coquillages, par exemple) dont les produits de digestion plus ou moins toxiques, sont entraînés dans le sang et peuvent aller irriter les centres.

Mais à côté de ces causes déterminantes, il convient de placer certaines causes prédisposantes. Les mêmes causes ne déterminent pas, fort heureusement du reste, des accès d'asthme chez tout le monde. Il faut une excitabilité particulière du centre de la respiration.

Cette excitabilité peut être **héréditaire** : l'asthme est fréquent chez les enfants des asthmatiques.

(1) Dusseau. — Thèse de Paris, 1887.

Elle peut aussi être due à une **diathèse** héréditaire ou acquise. L'asthme rentre dans le cadre des maladies par ralentissement de la nutrition. Il relève du neuro-arthritisme.

N'avons-nous pas vu que, dès son enfance, l'asthmatique était voué à toute l'iliade des accidents de la diathèse arthritique.

L'interrogatoire de vos malades vous apprend d'autre part que leurs parents présentaient les stigmates de la diathèse arthritique (goutte, rhumatisme chronique, diabète, obésité, etc.) ou ceux de la diathèse névropathique (hystérie, épilepsie, migraine, tics, etc.)

Le **sexe** joue également un rôle, l'homme est trois fois plus souvent atteint que la femme.

L'asthme survient à tout âge, mais la statistique fort consciencieuse de Hydsalter nous apprend qu'il y a deux maximas : l'un de 1 à 10 ans, l'autre de 30 à 40 ans. Dans la vieillesse il est exceptionnel.

Toutes les **professions** sont également frappées, mais ce sont les professions dites libérales qui fournissent le plus fort contingent, parce qu'elles vouent le malade à la sédentarité et à l'arthritisme.

L'asthme est enfin une maladie des riches, une maladie du luxe, parce que la richesse et le luxe engendrent l'arthritisme.

ONZIÈME LEÇON

____

DE L'ASTHME ESSENTIEL

DIAGNOSTIC. — PRONOSTIC. — TRAITEMENT

____

Messieurs,

Si l'asthme, quand il se présente sous l'aspect que nous lui avons décrit est fort aisément reconnu, il est des cas où le diagnostic est vraiment difficile et réclame toute l'attention du clinicien.

La dypsnée revêt parfois chez les cardiaques un aspect clinique tel, qu'elle simule à s'y méprendre l'accès d'asthme essentiel.

Le cardiaque est sujet à la dypsnée. Faites-le marcher contre le vent, gravir un escalier, faites-le courir autour de sa chambre ou de votre cabinet, faites-lui faire un effort : il est de suite oppressé, essoufflé, il n'en peut plus : c'est la dypsnée d'effort. Elle est bien nette dans ses allures et dans son développement ; ce n'est point l'accès d'asthme qui se produit dans de telles conditions. Et du reste avez-vous quelques doutes ? L'auscultation du cœur les lèverait aussitôt : les troubles du rythme, l'intensité des bruits du cœur, les souffles qui peuvent les remplacer vous permettront de porter un diagnostic précis.

Vous verrez parfois, arriver dans votre cabinet, un malade qui se plaint de crises d'oppression qui surviennent la nuit au milieu du sommeil, alors que rien ne pouvait les faire prévoir à son coucher. Ces accès durent une heure ou deux, puis tout rentre dans l'ordre.

La dyspnée
d'effort des
cardiaques.

Pseudo-
asthme
aortique.

Ce sont bien là, pensez-vous, les allures d'un accès d'asthme. En interrogeant vos malades d'une manière plus approfondie, vous apprenez :

1º Qu'ils ont aisément *la dypsnée dite d'effort* ;

2º Des *palpitations* ou des *accès d'angor* ;

3º Des *vertiges*.

Vous auscultez le cœur et vous constatez alors soit un *souffle diastolique en jet de vapeur*, à la base, au niveau du 2e espace intercostal droit ; soit un *souffle systolique* dur et râpeux localisé au même siège ; soit une association de ces deux bruits : bref, votre malade est atteint d'insuffisance aortique d'origine endocarditique ou d'origine arthéromateuse. Les accès d'asthme qu'il présente constitue le **faux asthme aortique**.

Ces accès sont fréquents dès le début de la maladie, surtout dans la forme athéromateuse. Ils apparaissent même avant que la phénoménalité clinique ne soit au complet. Il vous faut la déceler de bonne heure, alors que le retentissement clangoreux du second bruit à la base en est le seul symptôme.

Plus tard, à côté des signes constatés tout à l'heure, vous trouverez : l'élévation de la crosse aortique et de la sous-clavière gauche ; le pouls en plateau, dur et fréquent, la rigidité des artères qui sont annelées, le gérontoxon et les signes des scléroses viscérales.

Ces constatations assureront le diagnostic.

Faux asthme
des
cardiaques.

Bien souvent aussi vous serez appelés à donner vos soins à un sujet pris subitement, la nuit, d'une dyspnée intense. Cette dyspnée est en effet fort vive et va jusqu'à l'orthopnée. Les bruits du cœur sont lointains, sourds, voilés, vous percevez au loin un dédoublement du second temps à la base.

Êtes-vous en présence d'un asthmatique avec retentissement cardiaque ou d'un **cardiaque avec accès de faux asthme ?**

Cherchez dans l'anamnèse des renseignements précieux et particulièrement la notion d'infections capables d'avoir retenti sur l'endocarde ou le myocarde, celle d'un accès antérieur qui, au lieu de disparaître brusquement, a traîné en longueur. D'un autre côté votre malade vous dit être sujet à des palpitations, à la dyspnée d'effort, à des œdèmes bi-malléolaires ; il en présente encore.

Vous auscultez le poumon et vous trouvez aux bases des foyers de râles sous-crépitants très révélateur d'œdèmes congestifs fins et qui « semblent placés là comme pour vous avertir que le danger est au cœur ». Vous y allez et vous trouvez en effet les signes de la cardiopathie qui est la cause de cet accès de faux asthme.

Combien plus grande encore est la difficulté si le malade auprès duquel vous êtes appelés est en **asystolie** ! Faux asthme
asystolique.

Est-ce un asthmatique à cœur affaibli qui s'est laissé dilater ?, est-ce un cardiaque asystolique avec faux asthme ?

Ici il convient de se rappeler que l'unique renseignement qui peut vous servir est le suivant : dans *l'asthme l'expiration et l'inspiration sont prolongées, mais c'est surtout l'expiration qui est plus longue. Dans l'asystolie les deux temps sont égaux.*

Tâchez de savoir d'une façon précise comment était votre malade avant l'accès. Présentait-il quelques manifestations qui pourraient vous faire songer à une cardiopathie ?

A posteriori du reste, vous pourrez corriger votre diagnostic en vous souvenant que l'accès d'asthme disparaît brusquement avec des phénomènes critiques, la dyspnée d'asystolie *disparaît plus lentement* et *sans phénomènes critiques.*

Mais les cardiopathies ne sont pas les seules affections capables de donner naissance à des accès d'oppression simulant les accès d'asthme.

Vous êtes appelé brusquement la nuit auprès d'un malade qui étouffe. Il s'est couché bien portant vous dit-on, puis, vers minuit une heure, il s'est réveillé en sursaut, anxieux, agité, oppressé. Cette oppression a augmenté progressivement jusqu'à l'orthopnée comme de l'asphyxie.

Vous examinez votre malade et vous trouvez une dyspnée identique à celle de l'asthme.

Mais derrière les symptômes d'emphysèmes pulmonaires vous trouvez quelques *râles crépitants très fins.* Au cœur vous constatez un *bruit de galop* qui va reporter de suite toute votre attention sur les reins. Vous apprenez alors que le malade présente tous *les symptômes de petit brightisme :* céphalées, vertiges, brouillards devant les yeux, bourdonnements d'oreilles, doigt mort, cryesthésie, crampes, secousses électriques, engourdissements, etc… Il a de *l'œdème* fugace prétibial ou bi-malléolaire. Vous recueillez les urines, vous les chauffez, des *flocons d'albumine* apparaissent aussitôt : votre diagnostic est fait ! Faux asthme
des
brightiques.

Ne vous hâtez pas de conclure néanmoins, car on a vu, rarement il est vrai, l'accès d'asthme s'accompagner d'albuminurie transitoire. L'albumine d'autre part peut manquer dans l'urémie confirmée.

L'œdème du poumon.

Voilà un autre malade auprès duquel vous êtes subitement appelés la nuit. La dyspnée vient de faire immédiatement son apparition sans que rien ait pu la faire prévoir.

Mais une chose vous frappe, la *respiration est précipitée*, la polypnée énorme : dans l'asthme elle est ralentie et l'inspiration est difficultueuse. Ici *l'inspiration et l'expiration sont également difficiles.*

Bien plus, votre malade *crache en abondance* un liquide mousseux, albumineux : ce ne sont pas les caractères des crachats perlés des asthmatiques !

Et puis enfin l'auscultation des poumons vous permet de constater une *marée montante de râles crépitants humides* et non pas les sibilants et les ronflants qui marquent la fin de l'accès d'asthme. Votre malade est atteint d'**œdème du poumon** et non pas d'asthme essentiel.

Emphysème pulmonaire.

L'emphysème pulmonaire pourrait encore tenir votre diagnostic en suspens. Vous n'ignorez pas que cette affection s'accompagne d'accès dyspnéiques. Vous vous rappelez d'autre part que dans l'accès d'asthme, le poumon est distendu par un emphysème transitoire, et qu'à la longue s'établit un emphysème définitif.

Vous vous rendez donc compte de la difficulté du problème à résoudre. N'oubliez pas si vous voulez y parvenir :

1º Que les accès dyspnéiques de l'emphysème n'ont *pas cette périodicité régulière* des accès de l'asthme.

2º Qu'ils sont ordinairement *diurnes* et surviennent à l'occasion d'un *effort*, d'un changement de température, de climat, ou d'un surmenage intellectuel.

3º Dans l'emphysème la dyspnée est caractérisée par ce fait que *l'inspiration est très libre et l'expiration prolongée*, dans l'asthme l'inspiration est également prolongée quoique moins que ne l'est l'expiration.

4º *Les crachats* de l'asthmatique renferment les spirales de Curschmann, les cristaux de Charcot, de Neumann, les cellules éosinophiles.

Ces éléments vous serviront, mais n'oubliez pas les difficultés insurmontables que vous pourrez rencontrer dans les cas atypiques et lorsque les deux affections sont associées.

Chez un enfant brusquement atteint d'asthme pour la première fois, vous pourrez être embarrassé et songer au **croup** ou au **faux croup**.

Le croup. Le faux-croup

Le premier sera aisément reconnu après un examen de l'état général et après l'inspection de la gorge.

Le faux croup sera reconnu comme le premier, parce que *la voix* est cassée, enrouée, rauque ou éteinte. Il y a du *cornage* et du *tirage*.

Enfin ces deux affections, le spasme et l'œdème de la glotte se distingueront de l'asthme, parce que la dyspnée à laquelle ils donnent naissance est une *dyspnée inspiratoire*.

Œdème glottique.

A un examen rapide, vous pourriez prendre pour un accès d'asthme un de ces accès dyspnéiques qui surviennent dans le cours des **paralysies récurrentielles**. Mais en ce dernier cas *la dyspnée n'est pas brusque*, elle persiste, légère, dans l'intervalle des accès et l'examen laryngoscopique lèverait tous les doutes.

Dyspnée des paralysies récurrentielles.

La **dyspnée trachéale** peut encore simuler jusqu'à un certain point l'accès d'asthme. Vous ne les confondrez pas si vous vous souvenez :

La dyspnée trachéale.

1º Que dans la dyspnée trachéale il y a du *stridulisme inspiratoire*, parfois un sifflement bitonal.

2º Le malade, pour faciliter la respiration, *penche la tête sur la poitrine* : c'est le contraire de ce qui se passe dans l'asthme.

3º La dyspnée *débute progressivement*.

Chez l'enfant, il vous faudra songer à l'**asthme de Kopp** et ne pas le confondre avec l'asthme essentiel.

Asthme de Kopp.

Cette affection s'en distinguera bien aisément.

Un enfant jeune encore, souvent un nourrisson bien portant jusqu'alors, est subitement pris d'accidents inquiétants : la respiration s'arrête, son thorax s'immobilise, il renverse la tête en arrière, le cou se tend, la bouche est largement ouverte, l'œil fixe, le regard anxieux.

L'enfant s'agite, se raidit, présente des *contractures*.

Après une *apnée* de quelques secondes, se produisent quelques *convulsions inspiratoires saccadées, stridentes*, et des *expirations brusques et convulsives*. Puis nouvelle *apnée* et ainsi de suite 4 ou 5 fois jusqu'à ce que tout rentre dans l'ordre, à moins qu'une attaque éclamptique n'emporte le malade.

N'est-ce pas là un tableau tout spécial, qu'il est fort aisé de différencier de l'asthme ?

Les asthmes bulbaires. — Vous ne confondrez pas non plus l'asthme essentiel avec les accès d'asthme qui surviennent dans le cours des **affections bulbaires** (sclérose ou plaques, tabès, atrophie musculaire progressive.)

Ces accès *n'ont rien de périodique.* Ils surviennent en général à une période de la maladie où celle-ci ne saurait échapper à l'œil attentif d'un clinicien.

Asthme hystérique. — L'**hystérie** peut enfin simuler l'asthme d'une façon telle que l'erreur est presque inévitable.

Mais d'abord en ce cas *l'aura est bien plus nette*, c'est celle des accidents hystériques vulgaires : boule, œsophagisme, spasmes divers.

L'accès une fois déclaré est *beaucoup plus bruyant*, tout y est exagéré et l'asphyxie semble prochaine. Cependant, au milieu de tempête, le malade *répond tranquillement à vos questions.*

Ces deux caractères doivent toujours éveiller votre attention et vous faire rechercher *les stigmates de la grande névrose :* hémianesthésie, rétrécissement du champ visuel, état mental et enfin existence de zônes dont la pression réveille ou arrête les accès.

Faux asthmes gastriques. — Il vous faudra encore différencier l'asthme proprement dit des **accès d'oppression que l'on observe dans les gastropathies.**

1º Rappelez-vous que ces accès surviennent ordinairement à *l'occasion des repas* ou d'une digestion difficultueuse.

2º Rappelez-vous qu'ils s'accompagnent de *phénomènes gastriques :* flatulence, renvois, vomissements, etc.

3º Qu'ils cèdent enfin à une *médication symptomatique de la gastropathie.*

Pronostic. — Telles sont les données qui vous permettront d'établir solidement votre diagnostic, vous en aurez souvent besoin, car si l'asthme classique est aisé à reconnaître, ses formes larvées sont parfois presque impossibles à déceler.

L'asthme guérira-t-il ? — Votre diagnostic étant établi, qu'allez-vous dire maintenant à votre malade ou à son entourage au sujet du pronostic de cette affection. Est-elle susceptible de guérir ? est-elle dépourvue de tout danger ? *Il est bien difficile à vous de dire si la guérison est pro-*

bable ou possible. N'avons-nous pas vu les bizarreries d'allure de l'asthme essentiel, les caprices de son évolution et parfois ses surprises ? N'avons-nous pas vu que s'il disparaît quelquefois c'est pour faire place à un équivalent plus grave ? Néanmoins l'asthme peut guérir.

Il guérira si vous démontrez qu'il est sous la dépendance d'une affection nasale, pharyngée, gastrique ou utérine et si vous guérissez cette affection.

L'asthme essentiel lui-même est susceptible de guérir.

Parlez surtout de guérison *chez l'enfant* ou chez les jeunes. En ce cas il peut disparaître à la puberté ou bien à la maturité. Même à un âge avancé (64 ans), Salter a vu la guérison : c'est là un cas exceptionnel.

Mais indépendamment de la guérison souvent problématique, l'asthme est-il une affection dans laquelle où le malade et le médecin peuvent s'endormir dans une douce quiétude.

Vieillit-il et à la longue ? comme le dit l'axiome; est-il exempt de tout danger ?

Non, l'asthme n'est jamais une affection bénigne exempte de danger, car celui-ci peut naître au moment où vous vous en doutez le moins.

C'est l'état du poumon et celui du cœur qui fixeront votre pronostic. Le parenchyme pulmonaire est-il sain, non distendu par l'emphysème ? Y a-t-il un simple catarrhe léger ? Il n'y a pas de danger imminent. *[État du poumon.]*

L'emphysème existe-t-il, est-il prononcé ? Le catarrhe est-il très intense ? Craignez le retentissement cardiaque et cherchez avec soin ses signes avant-coureurs: l'exagération du 2⁰ bruit à la base ; le dédoublement du second temps à l'orifice pulmonaire ; le souffle systolique xyphoïdien de l'insuffisance tricuspidienne. Ce sont là des symptômes qu'il se faut graver dans la mémoire parce qu'ils sont précoces et vous révèlent un état contre lequel votre thérapeutique est encore toute puissante.

Mais, même sans emphysème, le danger peut être **au cœur.** *[État du cœur.]* C'est ainsi qu'un myocarde faible qui suffit ordinairement à sa tâche deviendra insuffisant au cours d'un accès d'asthme. Il se laissera distendre, l'asystolie se produira.

Il vous faut donc dépister cette faiblesse latente du myocarde. Auscultez attentivement pour ce faire votre malade au repos, après un effort et dans sa position relevée d'Azoulay ; étudiez dans ces conditions l'intensité, l'énergie, la netteté des bruits du cœur;

dépistez la moindre irrégularité et le moindre faux pas ; recherchez le bruit du galop révélateur ; si ces symptômes manquent votre pronostic sera bien moins sévère.

Tout danger n'est cependant pas écarté, l'asthme a de ces surprises qui foudroient le malade au milieu des accès : que cette notion jette toujours un voile sombre sur votre pronostic !

En résumé vous tiendrez à votre malade le langage suivant : « *Vous êtes atteint d'une affection pénible, souvent rebelle à* » *toute thérapeutique. Elle n'offre cependant pas de grand* » *danger par elle-même, mais peut devenir la source de compli-* » *cations des plus sérieuses. C'est à vous de vous placer dans* » *des conditions telles que ces complications aient le moins de* » *chances de se produire et vous y parviendrez par une* » *hygiène bien entendue et un traitement scrupuleusement* » *exécuté.* »

C'est cette hygiène, c'est ce traitement que nous allons maintenant envisager.

Pour mieux fixer les règles qui doivent y présider, nous le considérerons pendant l'accès, et en dehors des accès.

Traitement de l'accès. Tous les moyens mis en œuvre contre l'accès d'asthme déclaré ont été puisés dans la série des médicaments nervins, antispasmodiques ou anesthésiques.

On les a administrés par la voie externe : badigeonnages, fumigations, inhalations, ou par la voie interne.

Badigeonnage des premières voies respiratoires. On a recommandé de badigeonner l'arrière-gorge, les fosses nasales et les cordes vocales à l'aide de solutions médicamenteuses.

Les unes sont inefficaces et dangereuses : telle est l'application d'une solution à parties égales d'ammoniaque et d'eau sur le pharynx.

Les autres sont inefficaces : tels sont l'acide oxalique à 1 % et le valérianate d'ammoniaque.

Le seul qui mérite d'être retenu, c'est le badigeonnage du pharynx, de l'arrière-nez et même du larynx avec une solution de cocaïne à 0 gr. 10 pour 10 grammes faite dès l'apparition des prodromes de l'accès.

Fumigations. Les **fumigations** donnent de bien meilleurs résultats en général. Ce sont celles qui sont faites en brûlant dans une assiette du papier trempé dans une solution de nitrate de potasse à 1/15 qui donnent les meilleurs résultats. Vous pourriez encore faire brûler du papier arsénié ou l'un des mélanges que je vous indiquerais pour la composition des cigarettes antispasmodiques.

Les fumigations d'eau chaude ou d'eau phéniquée chaude sont bien moins efficaces.

Les **inhalations** sont de beaucoup préférables. Ici encore, il faut établir quelques degrés.

Parmi les inhalations peu efficaces, je vous citerais : le nitrate d'amyle et l'iodure d'éthyle, très utiles dans l'accès d'angine de poitrine, mais de peu de ressource dans l'asthme. Il en est de même du valérianate d'amyle, de l'ammoniaque, de l'iodure de méthyltatuline, du chloroforme, de l'éther, de l'oxygène et de l'essence de térébenthine ; de la fumée du tabac.

La pyridine, à la dose de X à XV gouttes sur un mouchoir, donne déjà de meilleurs résultats ; mais ils sont inconstants et la pyridine est souvent mal tolérée par les patients.

Mais aucune de ces médications ne donnent des résultats aussi constants ou aussi favorables que les *cigarettes antispasmodiques*, dont voici les formules les plus usitées :

1º Cigarettes de Despic :

```
Feuilles de belladone ............   0 gr. 30.
Feuilles de jusquiame ...........  }
Feuilles de datura stramonium.  }  aa 0 gr. 15.
Feuilles de phellandre ..........   0 gr. 05.
        A macérer dans un mélange de :
Extrait gommeux d'opium .....   0 gr. 013.
Eau de laurier-cerise ...........   Q. S.
```
On les sèche, on les hache fermement et on en fait des cigarettes avec du papier trempé dans le même liquide, puis séché.

2º Cigarettes de Trousseau :

```
Feuilles de datura stramonium ......   30 gr.
        Mouillez avec la mixture suivante :
Eau ...............................   25 gr.
Extrait aqueux d'opium .............    2 gr.
```
Puis rouler en cigarettes dans du papier mouillé dans le même liquide, puis séché.

3º Autre formule :

```
Feuilles de belladone .............  }
Feuilles de sauge.................  }
Feuilles de datura stramonium ..  }  aa 5 gr.
Feuilles de digitale .............  }
        Faire décocter dans un litre d'eau.
```

On ajoute ensuite à la décoction :

```
Sel de nitre......................   75 gr.
Teinture de benjoin...............   40 gr.
```
On y immerge ensuite feuille à feuille une main de papier brouillard, qu'on sèche et qu'on roule en cigarettes.

Les malades devront fumer ces cigarettes en avalant la fumée qui s'échappe de leur cigarette, en avalant aussi leur salive. Ces diverses poudres peuvent aussi être fumées dans la pipe.

Médications internes. La morphine.

Au premier rang des médications internes nous placerons *les opiacés* qui donnent et de beaucoup les résultats les plus constants et les meilleurs. C'est la médication par excellence de l'accès d'asthme.

La meilleure préparation c'est la *chlorhydrate de morphine.* Vous la donnerez en injections hypodermiques suivant la formule classique :

> Chlorhydrate de morphine......... 0 gr. 10
> Sulfate d'atropine.................. 0 gr. 01
> Eau de laurier cerise............... 10 gr.

Cette formule est excellente en ce cas car l'atropine, vous le verrez, donne par elle-même et à elle seule d'excellents résultats contre l'accès d'asthme. N'abusez pas cependant de cette médication à cause de la facilité avec laquelle les malades s'y habituent, à cause de la facilité avec laquelle se constitue la morphinomanie.

Vous pouvez encore donner la morphine par la voie gastrique et en voici une bonne formule :

> Sirop de morphine.................... 30 gr.
> Teinture de Lobélie.................. 4 gr.
> Eau de laurier cerise................ 10 gr.
> Eau de laitue........................ 90 gr.
> A prendre en 2 ou 3 fois.

L'activité de ce mode d'administration est moins grande que celle de l'injection hypodermique.

On a donné aussi l'extrait thébaïque (de 0 gr. 05 à 0 gr. 10), le sirop Diacode (30 à 50 gr.), le sirop de codéine (30 à 40 gr.), mais avec de moins bons et moins rapides résultats.

L'éther.

Après la morphine vient l'*éther sulfurique* qui personnellement m'a donné de très beaux succès. Une cuillerée à café ou à dessert dans un verre d'eau sucrée pris en une seule fois calme parfois presque instantanément les accès.

Clymer emploie une mixture assez analogue.

> Teinture d'opium.................... 4 gr.
> Ether sulfurique.................... 5 »

4 gouttes toutes les demi-heures jusqu'à cessation de l'accès.

Voilà les deux meilleurs moyens que vous avez à votre disposition contre l'accès. Ils laissent bien loin derrière eux tous ceux qu'on a voulu leur substituer.

Parmi ces dernières une seulement est à retenir :

1º La Lobélie qui renferme beaucoup d'hyoscine, antispasmodique puissant, qu'on donne sous forme de teinture à la dose de 2 à 4 gr. par jour, et sous forme de lobéline bien moins active.

Toutes les autres médications par le quebracho et son alcaloïde, la quebrachine, la pilocarpine, l'euphorbia pilulifera, la teinture de grindelia robusta, le canabis indica, la solanine et l'aspidospernine sont souvent inefficaces et parfois dangereuses.

Enfin, certains moyens empiriques peuvent enrayer l'accès ; tels sont le massage du pharynx, un bain de pied très chaud, l'ingestion d'une tasse de café noir ou d'un fragment de glace, l'inhalation de la fumée d'une lampe qui file, etc. La liste en serait fort longue, mais ce sont généralement les malades qui les trouvent sur eux-mêmes.

En résumé, quand vous êtes appelés auprès d'un asthmatique en accès.

1º *Ouvrez largement la fenêtre en évitant les courants d'air ;*

2º *Placez des sinapismes aux membres inférieurs ;*

3º *Faites brûler dans la chambre du papier nitré ou l'une des préparations ci-dessus indiquées ;*

4º *Faites fumer au malade une ou deux cigarettes Despic ;*

5º *Faites une injection de 1 c³ de la solution de morphine.*

Parmi toutes les médications préconisées par les auteurs contre l'asthme en lui-même, nous n'en retiendrons seulement que trois : la médication iodurée, la médication belladonée, la médication arséniée.

Je passe sous silence le traitement de l'asthme par l'ingestion de 0,50 à 1 gr. de fleur de soufre : ce procédé n'est utile que dans les asthmes avec catarrhe bronchique. Je ne parle pas non plus du traitement par le sulfate de quinine qui ne réussit que dans les asthmes paludéens. Je ne vous cite que pour mémoire les tentatives bizarres faites à l'aide du sérum antistreptococcique.

La **médication iodurée** tient assurément la première place dans le traitement de l'asthme en lui-même.

C'est l'iodure de potassium et celui de sodium qui donne les meilleurs résultats. Ils ont fait leurs preuves. Il convient cependant de ne pas les appliquer à tort et à travers, car certains névropathes asthmatiques les tolèrent difficilement.

La formule qui m'a toujours semblé la meilleure est la suivante :

> Décoction de racine de polygala (15 gr. pour 500 c³). 100 gr.
> Eau distillée... 140 gr.
> Eau de vie .... 60 gr.
> Teinture de Lobélie... 10 gr.
> Iodure de potassium ou de sodium................ 20 gr.

dont les malades prennent 1, 2, 3 cuillerées à soupe dans une tasse de lait.

L'iodure de sodium, moins toxique que l'iodure de potassium est aussi moins actif.

Médication arsenicale. — **La médication arsenicale** est aussi excellente. Le sel le plus employé est l'arseniate de soude. J'en ajoute 0.10 centigrammes à la formule précédente.

Vous pourrez encore avoir recours aux pilules de Dioscori qui renferment chacun 0,001 d'acide arsénieux : quatre par jour ; — ou encore la liqueur de Fowler : 2 à 10 gouttes à chaque repas.

Médication belladonnée. — **La belladone et son alcaloïde l'atropine** donnent aussi de bons résultats. Trousseau qui employait la belladone formulait les pilules :

> Extrait de belladone .... ⎫
> Poudre de racine de belladone. ⎬ āā 0,01

pour une pilule. A prendre une, puis deux, puis trois, puis quatre par jour. Pendant 10 jours chaque mois.

Le reste du mois il mettait le malade à l'usage du sirop de térébenthine, des cigarettes arsenicales et du quinquina. Trousseau employait de la même façon des pilules avec 1 milligramme d'atropine. Von Noorden a repris récemment cette médication par l'atropine.

Il en donne un demi milligramme par jour, puis augmente tous les deux à trois jours d'un demi milligramme jusqu'à dose quotidienne de quatre milligrammes. Au bout de ce temps on diminue progressivement cette dose. La première cure doit être de 1 mois, 1 mois 1/2, mais il faut recommencer au bout de 5 à 6 mois.

On a remplacé la belladone et l'atropine par des succédanés, le datura, la jusquiame et leur alcaloïde l'hyoscine. On en obtient de bons mais inconstants résultats.

Salis Cohen emploie en injections hypodermiques la solution suivante :

> Sulfate d'atropine...................... 0,075
> Sulfate de strychnine 0,01
> Bromhydrate d'hyoscine............... 0,03
> Eau distillée............................. 10

Mais quelle suggestion que de répéter presque chaque jour ces injections !

En général, j'associe les trois médications dont nous venons de parler et j'obtiens d'excellents résultats de la pratique suivante :

Résumé.

1º Pendant 20 jours, le malade prend chaque matin 1, puis 2 cuillerées à soupe dans une tasse de lait chaud, de la solution :

Arséniate de soude.......	0,05 centigr.
Iodure de potassium......	15 gr.
Teinture de Lobélie.......	10 gr.
Eau-de-vie..............	60 gr.
Décoction avec 15 gr. de racine de polygala pour 500 gr. d'eau — 100.	
Eau distillée.............	Q. S. pʳ 300 c. c.

2º Les 10 jours suivants, prendre 1, puis 2, puis 3, puis 4 des pilules suivantes (en augmentant d'une tous les deux jours) :

Extrait de belladone ....
Racine de belladone pulvérisée. } aa 0 gr. 01.
Pour une pilule.

3º Tous les 8 jours, une pilule avec 0,10 centigrammes d'aloès. Continuer avec persévérance jusqu'à l'amélioration.

Pendant les 20 premiers jours, le malade fume tous les deux jours une cigarette Despic.

Mais, à côté de ces indications thérapeutiques, vous devez donner à vos malades des *règles hygiéniques et diététiques*, dont la stricte observation joue un grand rôle dans l'efficacité de votre traitement.

Hygiène
et diététique.

L'asthmatique doit vivre en plein air, éviter les climats d'altitudes, sujets à des variations thermiques trop marquées, à des vents trop violents.

Son alimentation doit être sobre, surtout le soir. Tous les aliments sont permis, sauf le gibier, la charcuterie ou les viandes faisandées ; il n'est pas nécessaire de soumettre les malades au végétarisme absolu.

Défendre le tabac et l'alcool. Le café peut être continué avec modération.

L'été, l'asthmatique peut aller faire une saison au Mont-Dore, à Carlsbad, à Cauterets, à Marienbad, à Kuningue ou à Harregate. L'hiver, il pourra aller dans le Midi de la France, en Espagne, en Italie ou en Égypte. L'automne, à Genève.

La *psychothérapie* a été préconisée par Brugia, Brugelmann et Crud, qui ont vanté les résultats de la suggestion hypnotique. —

Autres
moyens.
La psychothé-
rapie.

Je ne vous recommande pas cette pratique. L'hypnotisme est en effet une arme à deux tranchants qui, si elle donne parfois d'excellents résultats, peut aussi produire en des mains inexpérimentées ou chez certains sujets des effets déplorables.

Aérothérapie. — L'*aérothérapie* donne d'excellents résultats chez les asthmatiques emphysémateux. Nous étudierons cette méthode d'une façon plus approfondie dans l'emphysème. Je ne saurais trop vous la recommander, mais elle n'est pas à la portée de tous : on ne trouve ces installations que dans les grands centres.

Gymnastique respiratoire. — La *gymnastique respiratoire* préconisée dans ces dernières années ne semble guère donner de résultats satisfaisants.

Hydrothérapie. — Entre les mains de quelques auteurs, l'*hydrothérapie* a donné de louables résultats.

Électrothérapie. — Bien rare sont ceux que l'on observe à la suite du traitement *électro-thérapique*, quelle que soit la méthode employée. Nefftel applique le pôle positif sur le vagin, Brèsmer le pôle positif sur la nuque et le négatif sur le vagin ; Caspari le positif sur le rachis, le négatif sur le sacrum.

Schmidtz se sert de courants galvaniques appliqués sur le corps thyroïde.

Schaffer utilise la faradisation, une électrode étant placée sur le corps thyroïde, la seconde sur le maxillaire inférieur.

Asthme avec catarrhe. — Si l'*asthme est compliqué de catarrhe*, vous soumettrez le malade au même traitement, mais en y ajoutant les médicaments suivants :

1° Trois fois par semaine, on badigeonnera le thorax avec la teinture d'iode.

2° Quinze jours par mois, le malade prendra quatre pilules par jour entre les repas :

$$
\begin{array}{ll}
\text{Terpine} \dots\dots\dots\dots\dots\dots\dots\dots & 0,20 \\
\text{Codéine} \dots\dots\dots\dots\dots\dots\dots\dots & 0,01
\end{array}
$$
pour une pilule.

3° Les quinze jours suivants, le malade prendra chaque matin un demi-verre d'eau de Labassère coupée de lait et se gargarisera avec le reste du demi-verre. Si sa situation le lui permet, il fera une saison à Cauterets, Enghien, aux Eaux-Bonnes.

Asthme chez un cardiaque. — *Si votre malade est un sujet à myocarde affaibli*, la principale indication pour vous dès votre première visite sera de soutenir cet organe avec les toniques usuels : caféine, spartéine, digitale. Dans

l'intervalle des accès, le malade sera soumis au traitement hygiénique et diététique des cardiaques.

Dois-je vous dire enfin que si, dans vos investigations, vous
découvrez une cause évidente (lésion cutanée nasale, laryngée, etc.)
sur le compte de laquelle vous puissiez mettre l'asthme, vous devez
vous attacher à la combattre.

Traitez-la, supprimez-la si possible, et vous verrez alors rétrocéder la maladie. Vous voyez donc qu'ici comme en toute maladie,
la connaissance de la cause est des plus importantes, car le vieil
axiome *sublata causa, tollitur effectus* a conservé sa vérité.

DOUZIÈME LEÇON

DES CONGESTIONS PULMONAIRES.
CONGESTIONS PULMONAIRES SECONDAIRES
OU SYMPTOMATIQUES

MESSIEURS,

Définition. La congestion c'est l'afflux du sang dans un organe. Le poumon, organe extrêmement vasculaire est, de ce fait, très apte à se congestionner ; aussi la congestion pulmonaire est-elle des plus fréquentes.

Si l'on s'en tenait strictement à cette définition, il faudrait singulièrement élaguer de ce chapitre, car il a toujours été une sorte de caput mortuum où l'on a accumulé et entassé les faits les plus disparates. C'est « le type de ces rubriques provisoires, beaucoup » trop compréhensibles et par cela même obscures et confuses, où » chacun entend à peu près ce qu'il veut. »

Classification. Suivant l'usage on décrit deux grandes classes de congestions pulmonaires :

1° Les congestions idiopathiques, c'est-à-dire celles où la congestion pulmonaire est pure et ne dépend d'aucune affection antérieure ;

2° Les congestions symptomatiques ou secondaires à une autre maladie qui les produit.

Les congestions idiopathiques. Ce sont des entités morbides. A mon avis les premières ne devraient pas rentrer dans ce chapitre. Ce sont de véritables entités morbides au même titre que la pneumonie. Ce ne sont pas des congestions au sens strict du mot, des congestions correspondant à la définition que je vous ai donné plus haut. En voici les raisons :

1° Les autopsies de malades atteints de congestions idiopathiques sont rares, mais lorsqu'on a eu l'occasion d'en pratiquer, quand on a pu examiner au microscope les coupes du poumon ainsi atteint, on a pu se convaincre qu'il ne s'agissait pas seulement d'ectasies vasculaires, mais qu'il y avait encore un processus inflammatoire frappant l'endothélium alvéolaire et le substratum interalvéolaire lui-même.

2º Les congestions idiopathiques ont, dans leurs allures, un aspect nettement caractérisé, parfaitement déterminé ; — elles ont un cycle évolutif assez bien délimité et presque toujours le même ;

3º Leurs symptômes fonctionnels et généraux présentent avec ceux de la pneumonie de singulières analogies ;

4º L'examen bactériologique des crachats, celui du suc retiré par la ponction exploratrice du poumon m'a presque toujours permis d'isoler le pneumocoque de Talamon Fränkel.

Si je m'écoutais donc, me basant sur les résultats auxquels j'ai été conduit de par mes recherches antérieures, je ferais rentrer les congestions idiopathiques dans une catégorie que j'appellerai : pneumococcies anormales.

Ce sont des formes de pneumococcies.

De la sorte je les séparerais des congestions secondaires que je vais étudier aujourd'hui avec vous.

La congestion, avons-nous dit, c'est l'accumulation du sang dans un organe : le poumon en l'espèce.

Cette accumulation du sang peut être la conséquence de deux mécanismes :

1º Il peut y avoir afflux sanguin exagéré par suite de la rupture de l'équilibre entre la pression sanguine et celle de l'air alvéolaire, diminution de cette dernière : telles sont les congestions pulmonaires succédant aux ascensions pulmonaires ou consécutive à l'atélectasie.

2º Cet afflux sanguin peut être du à des perturbations nerveuses vaso-motrices : paralysie des vaso-constricteurs, excitation des vaso-dilatateurs du poumon, vaso-constriction périphérique.

Mécanisme des congestions symptomatiques du poumon.

3º Enfin il peut être du à une stase : c'est le sang veineux pulmonaire qui éprouve une difficulté quelconque pour arriver au cœur gauche et être lancé de là dans le torrent artériel ; c'est le ventricule droit qui n'a plus la force nécessaire pour chasser du poumon l'onde sanguine ralentie dans son cours. Les deux premières variétés sont ditesactives et évoluent suivant un type aigu, la dernière est passive, chronique. Remarquez en passant que, même lorsqu'elles évoluent suivant le mode aigu, les congestions symptomatiques du poumon se différencient nettement des congestions maladies : il leur manque les symptômes généraux, le cycle évolutif spécial, les stigmates de l'infection.

Tels sont les principaux mécanismes de la production des congestions symptomatiques du poumon. Je dois à la vérité de dire qu'ils sont souvent surajoutés les uns aux autres et qu'il est parfois difficile de démêler celui qui est en cause. Aussi toute classification basée sur ces données est de ce fait schématique et par cela même bien loin d'être conforme à la réalité.

En résumé l'on peut dire que les causes des congestions symptomatiques du poumon sont :

1° Nerveuses ou vaso-motrices.

2° Circulatoires proprement dites.

3° Mixtes : dans lesquelles les deux premiers mécanismes se combinent.

Et si je devais vous donner une classification des causes des congestions secondaires du poumon, voici celle que je vous proposerais :

1° Les causes nerveuses. Perturbation fonctionnelle des centres vaso-moteurs.

a) par modification directe des centres.

1. Lésion de ces centres.
- Paralysie générale.
- Tumeurs du bulbe ou du cerveau.
- Hémorrhagies cérébrales.
- Sclérose en plaques, Tabès.
- Méningo-encéphalite.
- Traumatismes crâniens.
- Hystérie, Epilepsie.

2. Action sur les centres de poisons.
- exogènes.
  - Alcool, Venins.
  - Plomb, Mercure.
  - Arsenic, Iodure.
  - Morphine.
  - Belladone.
- endogènes.
  - Arthritisme.
  - Goutte.
  - Diabète.
  - Brightisme.

b) par action réflexe.
- Lésions hépatiques.
- Lésions gastro-intestinales.
- Lésions utéro-ovariennes.
- Fractures de côtes.
- Opérations chirurgicales sur le sein, l'ovaire, etc.

2° Les causes circulatoires. Congestions pulmonaires des cardiopathies.

3° Causes mixtes portant d'une part sur le système nerveux vaso-moteur, d'autre part sur le cœur.
- Congestions pulmonaires de la grossesse, de la lactation, de la ménopause.
- Congestions pulmonaires des maladies de l'appareil respiratoire.
- Congestions pulmonaires des pleurésies.
- Congestions pulmonaires de l'étranglement herniaire.
- Congestions pulmonaires consécutives au froid, aux brûlures, aux variations barométriques.

Les lésions. Quelle qu'en soit la cause, la signature anatomique est toujours identique et les lésions de la congestion pulmonaire sont à peu de choses près les mêmes dans tous les cas.

A l'ouverture de la cage thoracique vous trouvez les poumons augmentés de volume ; leur surface est lisse, rouge vif, violacée et présente des ecchymoses sous-pleurales. Leur consistance est dure, ils crépitent peu. Quand on les presse on voit s'écouler un liquide rouge plus ou moins spumeux, plus ou moins abondant.

La surface de section est plane, lisse, sans granulations. De petits fragments placés dans l'eau surnagent ou restent entre deux eaux.

La muqueuse des bronches est injectée, tapissée de mucus ou de muco-pus. Ces lésions peuvent être généralisées ou localisées. En ce cas, à côté des zônes congestionnées vous trouverez des zônes d'œdème présentant les caractères décrits précédemment.

Parfois l'œdème s'associe à la congestion constituant ce que le professeur Renaut appelle l'*œdème congestif*. Le poumon présente alors dans toutes ses parties une coloration violette sillonnée de plaques blanchâtres. Sa consistance est celle de la gelée, sa densité est forte et il ne flotte pas dans l'eau, il crépite mal et la section laisse écouler un liquide violacé non coagulable. L'œdème
congestif.

Les congestions passives ou chroniques se présentent avec un tout autre aspect : c'est l'hypostase. Congestions
passives.

Les deux bases présentent une coloration bleuâtre ou rouge violacée plus ou moins livide. Leur consistance est ferme ; elles ne crépitent plus et les fragments qu'on en détache ne surnagent point.

La surface des sections est lisse et plane, non granuleuse : il s'en écoule un liquide sanglant, peu aéré.

Dans les formes plus torpides encore, chez les vieux cardiaques, le poumon est diminué de volume et comme atrophié. Il est compact, ne crépite plus, ne surnage plus. La surface de section est plane mais présente des noyaux noirs ou pourpres, spongieux à contours festonnés : ce sont des foyers d'apoplexie lobulaire.

Plus tard le tissu interstitiel réagit, se sclérose, c'est la cirrhose disséminée de Honorrat.

Ces diverses lésions sont souvent associées et chez les vieux cardiaques on en retrouve tous les stades de la base au sommet.

A chacun des stades que nous venons de décrire correspondent des particularités histologiques. Je ne saurais mieux faire que de vous renvoyer pour cette étude au travail du professeur Renaut dont nous suivrons la classification. Lésions mi-
croscopiques.

Il décrit tout d'abord l'*œdème transsudatif*, c'est l'œdème banal que je vous ai décrit. Œdème
transsudatif.

Puis c'est l'*œdème congestif* qui s'en distingue par les particularités suivantes : Œdème con-
gestif.

1° Inondation de l'alvéole par des globules sanguins, produisant parfois la rupture des cloisons interalvéolaires et aboutissant à la formation de lacs sanguins.

2° Dilacération de l'endothélium alvéolaire, balayé par l'afflux sanguin ;

3° Distension ou vacuité des capillaires interalvéolaires.

La phase diapéditique est caractérisée par Phase
diapéditique.

1° L'augmentation du nombre des globules rouges et blancs qui distendent l'alvéole ;

2° La prolifération des capillaires interalvéolaires ;

3° L'apparition dans l'exsudat alvéolaire de grandes cellules nuclées renfermant des débris de globules rouges ou de pigment et qui ne sont autres que des leucocytes ou des cellules endothéliales proliférées et qui phagocytent l'exsudat.

Dans l'œdème hématique l'exsudat est de plus en plus riche en globules rouges. Les vaisseaux se transforment en drains poreux qui laissent passer les hématies et les leucocytes, mais non la fibrine. C'est ce dernier caractère qui différencie l'œdème hématique de *l'apoplexie lobulaire*. Celle-ci est due à l'inondation de l'alvéole par du sang provenant de la rupture d'un vaisseau ; le premier n'est qu'une hémorrhagie élective, le second est une hémorrhagie totale. Œdème
hématique.

Apoplexie lo-
bulaire.

**Cirhose dissé-
minée.**

Et puis enfin le tissu conjonctif prolifère : apparition de trainées de cellules embryonnaires dissociant les foyers congestionnés : c'est la *cirrhose disséminée*. Nous y reviendrons à propos des pneumopathies cardiaques.

**Lésions
accessoires.**

A côté de ces lésions on trouve des *foyers d'emphysème compensateur*. Cet emphysème est étendu à tout le poumon opposé si l'autre est frappé dans toute sa hauteur.

Quand aux autres organes ils présentent des lésions en rapport avec la cause de la congestion.

**Étude
clinique.**

Il est impossible de vous donner un aperçu général des symptômes communs à toutes les congestions symptomatiques du poumon.

Les symptômes généraux manquent, les symptômes fonctionnels varient pour chaque variété ; seuls les symptômes physiques qui sont la traduction objective des congestions symptomatiques du poumon sont à peu près toujours les mêmes.

**Symptômes
physiques
communs.**

L'inspection du thorax ne vous donne aucun renseignement, sauf dans les congestions massives où l'on peut observer une ampliation thoracique.

Dans presque tous les cas vous noterez des modifications dans les mouvements respiratoires : polypnée, dyspnée, etc.

La palpation donne des renseignements plus précis. Le poumon ou les parties du poumon congestionnées sont d'une densité plus élevée qu'à l'état normal, d'où : **exagération des vibrations thoraciques.** Mais si vous vous rappelez que les zones de congestion sont souvent entourées de zones d'emphysème compensateur, vous comprendrez aisément que : *cette exagération des vibrations n'est jamais très marquée*, jamais aussi intense que dans la pneumonie.

Le parenchyme pulmonaire congestionné, c'est-à-dire transformé en bloc quasi solide va donner sous le *doigt* qui percute une **sonorité plus ou moins diminuée**, allant jusqu'à la matité. Ici encore l'emphysème compensateur peut marquer cette diminution de la sonorité qui parfois sera aussi exagérée : c'est **la sonorité paradoxale.**

A l'auscultation on trouve au niveau des foyers de congestion des signes stéthoscopiques variables.

a) Si la condensation est très intense comme au centre de ces foyers on entend un **souffle** qui n'est jamais aussi grave que le souffle tubaire de la pneumonie, jamais aussi aigre que celui de la pleurésie : il est intermédiaire, mais se rapproche plutôt du souffle pneumonique.

b) Si l'air pénètre dans les alvéoles, en traversant le sang qui y est accumulé, il produit des **râles crépitants**, moins fins que ceux de la pneumonie et se rapprochant du sous-crépitant. Comme lui, en effet, ils s'entendent aux deux temps de la respiration, ils ont une certaine humidité, sans avoir celle des râles de l'œdème pulmonaire.

Si le foyer de congestion avoisine une bronche, il en résulte une résonnance plus grande du bruit dû au passage de l'air dans cette bronche, **la respiration est bronchique.**

Enfin la résonnance vocale étant exagérée au niveau des foyers de congestion, vous noterez en ces endroits : la **bronchophonie,** la **broncho-égophonie,** parfois la pectoriloquie-aphone.

Mais ce sont là des symptômes communs à toutes les congestions ; utiles et nécessaires même pour faire le diagnostic de cette lésion, ils ne vous renseignent point sur la cause qui l'a produite. Nous allons voir comment et sous quel aspect elles se présenteront à vous dans la pratique.

Les CENTRES VASO-MOTEURS, avons-nous dit, peuvent être perturbés directement par une lésion matérielle ou une modification purement dynamique. Chez les paralytiques généraux, les tabétiques, les sujets atteints de tumeurs cérébrales, de méningo-encéphalite ou de sclérose en plaques, chez ceux qui ont subi un traumatisme cérébral, les congestions pulmonaires, rares, n'offrent dans leur évolution rien de spécial.

Elles peuvent être actives, aiguës dans leur évolution et frappent en ce cas le poumon du côté paralysé chez les hémiplégiques, par exemple. Elles sont *surtout chroniques,* hypostatiques chez les individus condamnés à garder le lit pendant longtemps par leur paralysie.

Enfin, elles peuvent être *d'origine infectieuse* : ce sont des congestions, maladies que nous étudierons plus tard et qui, ainsi que l'a montré Meunier dans sa remarquable thèse, siègent de préférence du côté paralysé chez les hémiplégiques, comme si la paralysie créait un *locus minoris resistantiae* où pulluleraient plus aisément les agents de la congestion.

Les congestions pulmonaires des **hystériques** se caractérisent surtout par leur *fugacité.* Elles siègent du côté hémianesthésique en général.

Chez les **épileptiques,** ces congestions succèdent généralement aux accès convulsifs : elles disparaissent rapidement.

Dans les **intoxications exogènes,** les congestions pulmonaires sont surtout fréquentes lorsque l'intoxication est aiguë ou suraiguë. Elles sont alors noyées au milieu des symptômes généraux de l'intoxication. Elles ne présentent aucune particularité clinique ; anatomiquement, rien de spécial non plus, si ce n'est qu'elle est massive, généralisée.

Telles sont les congestions pulmonaires du saturnisme, de l'arsenicisme, de l'hydrargyrisme aigu, celles de l'intoxication par la belladone, la morphine, les champignons vénéneux et les aliments avariés.

On attribue ces hypérémies à l'action de ces poisons sur le système vaso-moteur.

Leur diagnostic est facile ; leur pronostic tient à celui de l'intoxication causale.

C'est à celle-ci que s'attaquera votre thérapeutique. Localement, cependant, vous combattrez l'hypérémie par une révulsion énergique à l'aide de ventouses sèches ou scarifiées.

Congestions pulmonaires des arthritiques. Les **arthritiques** sont sujets à des poussées de congestions pulmonaires, qui ont été décrites de main de maître par M. Le Breton. Les uns, sans cause appréciable ou au moindre refroidissement, crachent du sang en plus ou moins grande abondance. Ces hémoptysies, souvent considérées comme d'origine tuberculeuse, sont plus fréquentes qu'on ne le croit. Les sujets, qui en sont atteints, sont ordinairement regardés comme des tuberculeux, et ce n'est qu'à la longue, en voyant les malades s'améliorer et guérir, que le doute naît dans l'esprit du clinicien.

I. Type aigu. 1. — Quand vous êtes appelés auprès d'un sujet atteint de cette forme de congestion pulmonaire, vous constatez que son état général est très satisfaisant, apyrétique.

Le patient est légèrement oppressé, sa toux est sèche et quinteuse ; il éprouve quelquefois un point de côté diffus et mal localisé.

Par un examen systématique du poumon, vous trouvez un foyer de congestion avec les signes stéthoscopiques classiques précédemment décrits. Il occupe le sommet, plus rarement les parties moyennes et inférieures des poumons, ce qui n'est point fait pour éclaircir le diagnostic.

Qu'est-ce qui se dissimule sous cette congestion du sommet du poumon ? Ce ne peut être que la tuberculose ! vous dites-vous en vous-mêmes.

Ne vous hâtez point, cependant. Attendez. L'hypérémie disparaît, lentement en général. Quinze jours ou trois semaines après l'hémoptysie, le parenchyme pulmonaire a retrouvé souvent sa perméabilité sans qu'il vous soit possible de déceler le moindre signe de tuberculose.

L'hémoptysie se reproduira peut être à la moindre cause et vous voilà de nouveau perplexe.

Vous établirez solidement votre diagnostic en vous appuyant sur les éléments suivants :

1° Vous scruterez minutieusement les *antécédents héréditaires* ou *personnels* de vos malades et vous y noterez des manifestations arthritiques et non tuberculeuses.

2° L'histoire clinique vous apprendra que *l'hémoptysie est survenue brusquement au milieu d'une parfaite santé,* sans altération prémonitoire de l'état général, sans possibilité apparente de contamination tuberculeuse.

Elle vous apprendra aussi que, s'il s'agit d'une hémoptysie qui se répète, *cette répétition se fait au milieu d'un état général satisfaisant* apyrétique sans expectoration.

Que de difficultés néanmoins ! Ne savons-nous pas que la tuberculose des arthritiques respecte relativement leur état général ?

3° Pour arriver au diagnostic exact, vous n'aurez rien de mieux à faire que de réunir le plus de preuves possibles. Cherchez-les dans *l'examen fluoroscopique du thorax, l'examen bacilloscopique des crachats et leur inoculation au cobaye, l'injection de tuberculine diluée et de sérum artificiel, le séro-diagnostic d'Arloing et Courmont.*

C'est en vous appuyant sur ce faisceau de preuves, souvent précaires, que vous pourrez établir votre diagnostic.

Le **pronostic** est variable. Il est bénin en général : les hémoptysies disparaissent pour ne plus revenir.

Il peut être néanmoins sérieux. Toutes ces congestions répétées finissent par créer dans le poumon une épine, un locus minoris resistantiae, terrain tout prêt à recevoir le bacille de Koch. L'arthritique devient tuberculeux : c'est la phtisie « ab hemoptae ». Songez alors que, même en ce cas, vous conservez une lueur d'espoir. La tuberculose des arthritiques évolue lentement, d'une manière torpide, elle a une tendance à s'entourer de tissu fibreux.

Cette forme ne comporte aucune **indication thérapeutique** spéciale. La révulsion locale, sous formes de pointes de feu ou de ventouses ; l'eau de Léchelle ou de Pagliari, l'ergotine contre les hémoptysies en feront tous les frais.

II. — Vous serez parfois brusquement appelé la nuit, à donner vos

II. Type suraigu.

soins à un malade subitement atteint d'une dypsnée parfois intense.

Il tousse, et cette toux est sèche et fatigante. Il crache et ses crachats abondants, filants, spumeux ressemblent à du blanc d'œuf quelquefois strié de sang.

L'inspection, la palpation, la percussion ne vous révèlent rien d'anormal si ce n'est une diminution légère de la sonorité thoracique.

En appliquant l'oreille sur le thorax de votre malade vous percevrez seulement de nombreux râles crépitants ou sous-crépitants disséminés de la base au sommet.

Votre **diagnostic** n'hésite plus alors qu'entre l'asthme à la fin de la crise, l'œdème du poumon et la congestion pulmonaire.

Vous éliminerez l'asthme :

1° Parce que la dypsnée constatée chez votre malade ne présente aucun des caractères de celle de l'asthmatique : il y a polypnée ;

2° Parce que vous ne trouvez pas les crachats perlés, les spirales de Curschmann, les cristaux de Charcot-Neuman, les cellules éosinophiles ;

3° Parce que vous notez l'existence de râles crépitants.

Vous éliminerez l'œdème pulmonaire :

1° parce qu'il n'y a pas de râles humides analogues à ceux de l'œdème ;

2° parce que l'expectoration en ce cas ne renferme pas d'hématies ;

Mais cette élimination sera parfois très difficile, l'œdème se surajoutant très souvent à la congestion.

Cette forme de congestion pulmonaire survient de préférence chez les arthritiques avérés : c'est la forme rémittente de Le Breton. Elle dure 24-48 heures.

Le **pronostic** en est bénin, sauf s'il y a quelque menace du côté du cœur.

Le **traitement** sera celui des congestions pulmonaires en général.

III. — Vous verrez enfin quelquefois arriver dans votre cabinet un individu, arthritique avéré, à manifestations actuelles ou passées. Il se plaint de douleurs vagues à l'épaule ou à l'omoplate. Ne vous méprenez point. N'appliquez pas à ces douleurs le qualificatif si vague, mais si commode, de rhumatoïde. Que cette douleur, soit une indication, un avertissement qui vous engage à minutieusement examiner les poumons. Inspection, palpation, percussion ne vous révèlent rien d'anormal. Une auscultation rapide et superficielle elle-même ne vous fournirait aucune indication et vous passeriez à côté du diagnostic.

Si vous vous rappelez au contraire que la congestion dont je vous entretiens se présente *en foyer très limité*, si limité parfois qu'elle n'occupe pas plus de la largeur du pavillon d'un stéthoscope ; si vous vous rappelez que *ce foyer est situé sur la ligne axillaire postérieure, à l'union du tiers moyen et du tiers inférieur du thorax*, vous ne tomberez pas en erreur.

C'est là que vous devez rechercher le foyer de congestion latente de nombre d'arthritiques. Il se traduit à l'oreille par un *froissement neigeux doux et voilé*, que Collin appelait le « froissement arthritique. »

Le **diagnostic**, le **pronostic** et le **traitement** de ce foyer congestif n'offrent rien de particulier à retenir.

Quant à l'œdème aigu congestif, quatrième variété des congestions pulmonaires des arthritiques, d'après Le Breton, c'est un œdème et non une congestion.

C'est encore sous cette *forme latente* que se présentent à nous les congestions pulmonaires des **goutteux** et des **diabétiques**

Rien ne nous les révèle et nous les méconnaîtrions si nous ne nous rappelions qu'elles ont des localisations de prédilection.

Chez les diabétiques, c'est aux bases, au niveau de la crête de l'omoplate, plus rarement au sommet que vous les rencontrerez.

Chez les goutteux, c'est le sommet qui est souvent frappé. Elles sont remarquables par leur répétition et aussi par ce fait qu'elles remplacent souvent un accès de goutte dont elles ne constituent en somme qu'un équivalent clinique.

Elles sont difficiles à reconnaître et à différencier des poussées congestives de la tuberculose. Vous vous guiderez sur les principes que je vous donnais à propos des congestions arthritiques.

Le **pronostic** et le **traitement** ne présentent rien de particulier.

Les **brightiques** sont également sujets aux congestions pulmonaires. On en décrit trois formes principales.

I. — Le sujet est brusquement réveillé en sursaut la nuit par une anxiété respiratoire des plus pénibles. *Il étouffe*, sa respiration est accélérée et la *dyspnée* peut aller jusqu'à l'orthopnée. La toux et l'expectoration sont au contraire insignifiants.

L'auscultation, alors que l'inspection, la palpation et même la percussion étaient restées muettes, vous révèle l'existence de petits foyers de *râles crépitants à maximum central, très mobiles*, disparaissant dans le cours de deux incursions respiratoires ou même dans le cours d'une seule.

Congestions
pulmonaires
des goutteux
et des
diabétiques.

Congestions
pulmonaires
des
brightiques.
a) Premier
type.
Paroxystique.

Cette forme est bénigne par elle-même, mais elle annonce souvent l'approche d'accidents urémiques. Aussi vous faut-il soigneusement la dépister.

La reconnaître est facile, en reconnaître la cause est plus ardu. Mais cependant l'examen complet du malade tel que vous devez toujours le pratiquer vous fera toujours trouver dans les urines l'albuminurie causale.

Le **traitement** n'offre rien de particulier. Il doit seulement viser le brightisme.

b) Deuxième type.

II. — La seconde forme est caractérisée aussi par des *accès de dyspnée, diurnes et nocturnes. La toux et l'expectoration* qui manquaient dans la forme précédente sont ici *très marquées.* La toux est constante, pénible et quinteuse. *L'expectoration* est muqueuse, muco-purulente, aérée, striée de sang, toujours peu abondante. *Les râles* qu'on entend sont *plus gros, plus humides, et n'ont pas de maximum central,* ils forment une plaque étalée. Ils sont *moins mobiles* et quand ils changent de place, on ne s'en aperçoit que du jour au lendemain.

Le **pronostic** de cette forme est plus grave que celui de la précédente, c'est celui de l'urémie. Le **diagnostic** est aisé.

c) Troisième type.

III. — La troisième forme présente des caractères bien tranchés qui la distinguent des deux précédentes.

La *dyspnée* y est *permanente avec paroxysmes diurnes ou nocturnes.*

La *toux* y est fréquente, sans caractère spécial.

L'expectoration est profuse mais renferme moins de sang.

De plus, les symptômes physiques sont bien plus nets. On trouve une *zône submate*, au niveau de laquelle les *vibrations vocales sont exagérées,* et au centre de laquelle on trouve un *souffle doux, étalé,* entouré d'une *couronne de râles sous-crépitants ou muqueux fins.* Parfois la zône de condensation congestive renforce ces bruits anormaux et donne à l'oreille du souffle pseudo-caverneux ou du pseudo-gargouillement. Ces signes *ne sont nullement mobiles.*

La *durée* de cette forme est variable et va de 3 à 6 jours quelquefois davantage. Elle peut être grave par elle-même, et tuer le malade par asphyxie.

IV. — Au dire de certains auteurs il faudrait décrire encore une quatrième forme suraiguë où tous les symptômes seraient au maximum. Après lecture de ces observations, je crois qu'on a décrit sous ce titre des cas d'œdème pulmonaire et il n'y a pas lieu de la conserver.

Toutes ces congestions pulmonaires semblent dues à l'action des poisons charriés par le sang sur les appareils vaso-moteurs.

La physiologie nous a appris que les centres vaso-moteurs peuvent être modifiés par voie réflexe.

C'est ainsi que la congestion pulmonaire peut survenir à la suite des **coliques hépatiques.** A ce propos il convient de dire que telle n'est pas la pathogénie de ces petits foyers congestifs qu'on rencontre à la base du poumon droit chez les sujets atteints de **lithiase biliaire.** Il s'agit vraisemblablement ici d'une inflammation propagée, d'une infection : ce qui le prouve, c'est qu'en ce cas il y a de la fièvre.

Mais à côté de ces cas il y en a d'autres où l'on voit, à la suite des coliques hépatiques, survenir une congestion pulmonaire plus ou moins étendue, ne présentant rien de spécial comme symptômes et durant 24 ou 48 heures.

Les congestions pulmonaires consécutives aux **affections gastro-intestinales** reconnaissent le même mécanisme. Bien mises en évidence par Potain et Barié, leur pathogénie a été élucidée par Arloing et Morel.

Tel est enfin le mécanisme des congestions pulmonaires consécutives à certaines **affections utéro-ovariennes,** à certaines **fractures de côtes** sans traumatisme pulmonaire, à certaines **opérations chirurgicales** telles qu'extirpation de kystes ovariques ou amputation du sein.

Les congestions pulmonaires des **cardiopathies** feront l'objet d'une leçon spéciale.

Le plus grand nombre de ces congestions pulmonaires reconnaissent pour cause un mécanisme complexe, souvent obscur et mal élucidé. Telles sont celles qui surviennent à l'occasion de la grossesse, de la ménopause et de la lactation.

Il convient de s'en méfier et Trousseau vous l'indique bien dans ses cliniques. Derrière ces poussées congestives se dissimule souvent une ennemie impitoyable : la tuberculose. C'est elle qu'il vous faudra déceler à l'aide des moyens cliniques et expérimentaux précédemment décrits.

Rappelez-vous d'un autre côté qu'on a accusé ces congestions pulmonaires de devenir ultérieurement le point de départ de la la tuberculose : *phtisis ab hemoptae.*

Congestions pulmonaires par action réflexe.

Toutes ces considérations assombrissent singulièrement leur pronostic. Le traitement n'offre rien de particulier. Il convient de suspendre l'allaitement, de chercher à ramener le flux arrêté ou amener une dérivation intestinale avec l'aloès.

Congestions pulmonaires dans les maladies infectieuses. Les congestions pulmonaires sont fréquentes dans LES MALADIES INFECTIEUSES. Mais ici, il convient de dire qu'il existe dans ces cas des congestions pulmonaires qui se rapprochent singulièrement des congestions-maladies et qui reconnaissent pour cause une localisation pulmonaire infectieuse.

Voici un typhique et un grippé qui font une congestion pulmonaire ; vous ponctionnez le foyer, vous en retirez du suc que vous ensemencez ; ces cultures poussent, et vous obtenez quelques colonnes microbiennes.

Pratiquez la même recherche chez un typhique atteint de congestion hypostatique, et vous n'obtiendrez rien. La première était d'ordre infectieuse ; la seconde d'ordre circulatoire ;

D'une façon générale, on peut décrire dans les maladies infectieuses :

Des *congestions pulmonaires de la période initiale.*

Des *congestions pulmonaires de la période d'état.*

Des *congestions pulmonaires de la convalescence.*

Les premières sont noyées au milieu des symptômes généraux de l'infection : seuls, les symptômes physiques nous permettent de les déceler. On trouvera à l'examen physique la diminution de la sonorité, l'exagération des vibrations vocales et les râles souscrépitants révélateurs. Ces congestions initiales sont ordinairement passagères et disparaissent sans laisser de traces. Elles ne sont graves que dans la variole et la rougeole, où elles peuvent asphyxier les malades.

Les congestions pulmonaires de la période d'état ne présentent guère de particularités intéressantes.

Celles de la convalescence sont de beaucoup plus rares.

Le mécanisme de la production de ces lésions est divers. Les congestions-infections étant mises de côté, on considère celles de la période de début et celles de la période d'état comme des hypérémies dues à l'action des toxines microbiennes sur les centres vaso-moteurs.

Quelques congestions pulmonaires de la période d'état et toutes celles de la convalescence sont dues à un défaut de circulation, à une stase sanguine dans les parties déclives du poumon par suite du décubitus dorsal prolongé dans les états adynamiques : ce sont des congestions hypostatiques.

Quelques-unes de ces congestions pulmonaires revêtent dans le cours de ces infections un aspect clinique qu'il est nécessaire que vous connaissiez.

Dans la **dothiénentérie** la congestion pulmonaire banale est presque de règle. Ordinairement localisée aux bases et en arrière, elle peut, chez certains malades, dominèr la phénoménalité clinique et donner lieu aux formes dites thoraciques. En ce cas l'hypérémie occupe tout un poumon ou les deux poumons. La toux est alors très fréquente, l'expectoration abondante.

Dans la fièvre
typhoïde.

Le **diagnostic** est souvent très épineux et il est bien difficile de dire si on se trouve en présence d'une typhoïde avec congestion pulmonaire ou d'une tuberculose miliaire aiguë à forme typhoïde.

L'étude attentive des antécédents héréditaires et personnels, — celle de l'histoire de maladie ; — l'absence presque absolue de signes stéthoscopiques dans la granulie aiguë ; — l'examen du sang, des crachats et des urines (diago-réaction); le séro-diagnostic de la fièvre typhoïde ; — celui de la tuberculose seront ici vos seuls guides.

Le **pronostic** de ces congestions n'est point sévère : elles n'influencent point l'évolution ultérieure de la fièvre typhoïde. Leur **traitement** n'offre rien de spécial, elles ne constituent pas une contre-indication à la balnéothérapie.

A) Dans la période d'état les congestions pulmonaires sont fréquentes, surtout dans les formes adynamiques. Elles sont ordinairement dues à l'hypostase. N'oubliez pas ce fait, et si vous voulez prévenir leur apparition faites varier les positions de vos malades. Qu'ils se couchent alternativement sur le dos ou sur les côtés, qu'ils s'asseyent. Insistez sur l'administration des alcools. et n'oubliez pas que c'est la balnéation froide qui est le plus actif moyen de les combattre.

B) C'est à la *période d'état et à la convalescence* qu'on voit surtout survenir les congestions pulmonaires dues à des infections. La plus fréquente en ce cas est la forme pseudo-pleurétique (1).

Dans la **grippe** les congestions pulmonaires sont fréquentes. On

Dans
la grippe.

(1) Aucné et Carrière. — *Arch. cliniques de Bordeaux*, 1897.

la rencontre surtout chez les vieillards et les débilités. Ce sont habituellement des congestions infectieuses.

La congestion pulmonaire est relativement assez fréquente dans le **rhumatisme articulaire aigu**. On l'observe avant — pendant — ou après les manifestations articulaires.

Dans les rhumatismes articulaires aigus.

Cliniquement on en décrit deux formes : la forme pneumonique, la forme œdémateuse.

a) La *forme pneumonique* débute comme une pneumonie franche. Le malade éprouve brusquement un frisson très violent, il est oppressé, il tousse fréquemment ; il ressent un violent point de côté. Il crache et ses crachats sont spumeux, visqueux, blanchâtres ou rouillés. Vous auscultez votre malade et, dans une zône mate, au niveau de laquelle vous trouvez des vibrations vocales exagérées, vous entendez un souffle entouré, particularité remarquable, de râles bronchiques.

Ceci doit éveiller toute votre attention et vous faire soupçonner déjà la nature rhumatismale de l'affection.

Les jours suivants, s'il vous restait quelques doutes, vous vous apercevrez que le souffle est fugace et mobile. La constatation d'arthropathies dissiperont vos hésitations.

b) La *forme œdémateuse* tient plutôt à l'œdème qu'à la congestion. Comme l'œdème, elle débute brusquement d'une façon presque foudroyante par de la dyspnée. L'expectoration spumeuse, séreuse, striée de sang est abondante. Enfin comme dans l'œdème, vous trouvez à l'auscultation des râles crépitants disséminés dans toute l'étendue des poumons.

Si le **pronostic** de ces congestions rhumatismales est généralement très bénin, il n'en est pas moins vrai qu'il devient des plus sombres lorsque la congestion est étendue et que le cœur est atteint : la mort en ce cas peut être le résultat de l'asphyxie ou de l'asystolie.

Le **mécanisme** de ces congestions est des plus obscures. Bernheim incriminait l'action des toxines du microbe du rhumatisme sur les centres vaso-moteur. J'ai pu les reproduire chez les animaux en leur injectant sous la peau, dans les muscles ou dans les veines, des cultures du bacille d'Achalme ou les toxines de ce microbe.

Au point de vue **thérapeutique** n'oubliez pas qu'ici le salicylate de soude et surtout le salicylate de méthyle sont absolument inutiles. Le mieux est de suivre le conseil du Professeur Jaccoud, et de donner d'heure en heure une cuillerée à soupe de la solution :

> Emétique .... 0,30 à 0,40 centigrammes.
> Julep gommeux .. 300 grammes.

La tolérance s'établit ordinairement à la troisième ou à la quatrième cuillerée. Du reste on ne donne cette médication qu'un seul jour et on en combat l'action hyposténisante par une potion alcoolisée renfermant 2 à 4 grammes d'acétate d'ammoniaque.

Les résultats de cette médication sont des plus remarquables.

Les **paludéens** sont fréquemment atteints de congestion pulmonaire. La fameuse pneumonie proportionnée pourrait bien n'être en fin de compte qu'une congestion très intense.

La congestion pulmonaire frappe chez ces malades bien souvent les sommets, et, évoluant d'une manière très insidieuse, simule jusqu'à un certain point la tuberculose pulmonaire.

Enfin et surtout en Sologne, les paludéens présentent des congestions pulmonaires intermittentes. Ceci s'observe surtout chez les paludéens à type tierce ou quotidien.

Ces malades accusent soudainement un point de côté violent, une dyspnée extrême, une expectoration sanglante. A l'auscultation, vous trouvez un souffle parfois intense, entouré d'une couronne de râles crépitants forts. Quelques heures après cette constatation, tout est rentré dans l'ordre.

On admet généralement que ces hyperémies sont produites par l'action du poison paludéen sur l'appareil vaso-moteur.

Le **pronostic** ne comporte aucune gravité du fait de la congestion : c'est celui de l'impaludisme. Si la congestion est massive et étendue, si le cœur est faible, elle peut alors aboutir à la terminaison fatale par asphyxie et par asystolie.

Le **traitement** n'offre aucune particularité.

C'est surtout dans les affections de l'appareil respiratoire que la congestion pulmonaire se produit avec la plus grande fréquence et imprime alors à la maladie des caractères particuliers.

Dans les **bronchites aiguës**, surtout chez l'enfant, la congestion pulmonaire est bien loin d'être rare. Elle n'offre aucun caractère particulier ; mais, lorsqu'elle est prononcée, elle peut être la source de nombreuses erreurs de diagnostic.

Supposez une bronche B atteinte de bronchite. Elle est séparée de l'oreille qui ausculte O par une zone hypérémiée. Il est, dès lors, bien aisé de comprendre que les bruits anormaux qui se passent dans la bronche seront renforcés par ce coussinet de congestion. La respiration bronchique devient un souffle plus ou moins grave ; les râles bronchiques deviennent du gargouillement. Ainsi, vous pouvez être amenés à penser qu'il y a chez votre malade un ramollissement du poumon, parfois même une caverne.

C'est un point de **diagnostic** bien difficile parfois à élucider.

Cette congestion complique le **pronostic** de la bronchite, sans cependant l'assombrir trop considérablement.

Rien de spécial pour le **traitement**.

Dans la **bronchite capillaire**, la **broncho-pneumonie**, la congestion pulmonaire est presque de règle. Elle est plus ou moins étendue suivant le cas. Elle s'annonce par une élévation thermique plus ou moins accentuée et une exagération de la dyspnée. Ses symptômes n'ont rien de caractéristique.

Modifiant les signes stéthoscopiques de la maladie primitive, elle peut faire croire à un ramollissement ou une excavation pulmonaire qui n'existe pas.

Elle complique la broncho-pneumonie en ce sens qu'elle supprime un nouveau département pulmonaire, augmentant ainsi l'anhématose et l'asphyxie.

La congestion pulmonaire est fréquente encore chez les **pneumoniques** et se produit soit au début, soit dans le cours de cette affection, du même côté que la lésion ou du côté opposé. Elle se fait généralement autour du bloc hépatisé.

Elle s'annonce par une aggravation des symptômes fonctionnels et généraux. Localement par les symptômes habituels des congestions.

Si elle siège autour du bloc hépatisé, elle fait du souffle tubaire un souffle amphorique ou caverneux, du râle crépitant un gargouillement.

L'apparition de la congestion pulmonaire est de mauvais augure ; elle dénote une malignité particulière de l'infection.

Par elle-même elle peut faire courir des dangers au malade si elle est étendue, si elle envahit le poumon sain ou si le cœur est faible, son pronostic est donc toujours sérieux.

Le **mécanisme** de ces congestions est divers suivant les cas.

Dans les uns il s'agit simplement d'une extension du processus infectieux. Dans les autres il faut voir l'action des toxines microbiennes sur l'appareil vaso-moteur ; dans d'autres encore une action réflexe à point de départ pulmonaire : le foyer pneumonique.

Enfin elles sont parfois hypostatiques, surtout dans les pneumonies adynamiques. La connaissance de celles-ci vous suggèrera une médication prophylactique : les décubitus variés des pneumoniques.

L'apparition de la congestion pulmonaire est une **source d'indications thérapeutiques**. Rejetez les médications anti-congestives et le tartre stibié, abstenez-vous de vésicatoires qui sont inutiles et dangereux.

Agissez activement par les cataplasmes sinapisés à demeure, les ventouses sèches ou scarifiées et surtout par la saignée. Rappelez-vous, enfin, que le drap mouillé et le bain froid, loin d'être contre-indiqués de par le fait de la congestion pulmonaire, donnent tout au contraire les meilleurs résultats.

On ne discute plus aujourd'hui sur la fréquente coexistence de la congestion pulmonaire dans les **pleurésies aiguës.** Il ne saurait s'agir ici de la forme si magistralement décrite par le professeur Potain sous le nom de congestion pleuro-pulmonaire : celle-là forme une entité morbide que nous aurons ultérieurement l'occasion de décrire. Je n'ai en vue à l'heure actuelle que la congestion du poumon qui vient compliquer la pleurésie aiguë.

Congestions pulmonaires dans la pleurésie aiguë.

Le **diagnostic** en est généralement difficile. Vous la reconnaîtrez seulement aux arguments suivants :

1º L'intensité de la dyspnée.

2º L'existence d'une expectoration assez abondante, spumeuse, muqueuse striée de sang.

3º L'exagération des vibrations vocales au-dessus de la zône de matité correspondant à l'épanchement et où les vibrations sont diminuées ou abolies.

4º Passage progressif de l'abolition des vibrations vocales à leur exagération.

5º Difficulté de limiter la courbe de Damoiseau ; irrégularité de cette limite et passage progressive de la matité à la sonorité.

6º Existence d'un souffle doux, profond, étalé au-dessus de la zone de l'épanchement ; souffle se distinguant aisément du souffle aigu de la pleurésie, superficiel et voilé.

7º Constatation de râles crépitants forts.

8º. Broncho-égophonie au-dessus de l'égophonie de l'épanchement pleurétique.

9º Constatation, au sommet, du schème de Grancher V + S — R.

10º. Résultats de l'examen fluoroscopique qui, dans la pleurésie simple, donne une opacité à limite supérieure, concave en haut et horizontale bien tranchée et régulière. Dans les cas où la congestion pulmonaire se surajoute à l'épanchement, la zône opaque a une limite diffuse et irrégulière.

Le **pronostic** n'est pas très sévère. La congestion, en ce cas, complique la pleurésie en diminuant encore le champ de l'hématose, en augmentant les chances d'asphyxie et celles d'asystolie si le cœur est faible. Ces complications sont surtout à redouter lorsque la congestion occupe le poumon du côté opposé à l'épanchement.

Le **traitement** ne comporte pas d'indications spéciales. La constatation de la congestion pulmonaire dans le cours d'une pleurésie peut néanmoins influencer la décision que vous aurez à prendre au sujet de la thoracentèse.

Si votre malade présente les symptômes avant-coureurs de l'asphyxie prochaine, ponctionnez sans retard, même si l'épanchement est de peu d'abondance.

Dans le cas contraire, attendez ; il vaut mieux ne pas ponctionner, car, en évacuant, vous vous exposez à voir l'épanchement se reproduire rapidement, ou la congestion augmenter subitement.

Au cours de l'emphysème ou du catarrhe bronchique, la congestion pulmonaire survient parfois brusquement, revêt un caractère de haute gravité et nécessite une intervention parfois très énergique.

Congestions pulmonaires des tuberculeux. La **tuberculose** est assurément l'affection broncho-pulmonaire dans laquelle la congestion joue le rôle le plus important. Elle y est véritablement constante, assiste à la naissance du tubercule, à son évolution, facilite l'extension des lésions bacillaires et hâte la caséification. C'est, suivant l'expression de Faisans, « l'atmosphère dans laquelle le tubercule aime à vivre ».

Rappelez-vous ce fait, car c'est une source d'indications thérapeutiques diverses, de contre-indications plus nombreuses encore. **Dans les formes aiguës.** Dans les tuberculoses aiguës la congestion pulmonaire est véritablement de règle. Chaque granulation est entourée d'une couronne d'hypérémie. De même dans la pneumonie caséeuse. Aussi dans ces deux formes l'hypérémie pulmonaire constitue le fond du tableau sous lequel se dissimule l'invasion bacillaire.

Méfiez-vous lorsque chez un malade à antécédents héréditaires ou personnels douteux vous voyez apparaître une congestion pulmonaire massive ou localisée, frappant profondément l'état général : la tuberculose est bien souvent en cause. C'est vous dire quel est le pronostic !

Au point de vue thérapeutique, en effet, nous ne possédons absolument rien d'efficace. Évitez la saignée, rejetez l'émétique : ils dépriment l'organisme. Couvrez le thorax de cataplasmes sinapisés ou de ventouses sèches ; administrez l'ergotine, les toniques du cœur, surtout la spartéine. Ne vous dissimulez point que toutes ces tentatives sont purement palliatives, destinées à donner le change au patient et à lui faire croire que la situation n'est pas désespérée.

Dans les formes chronique la congestion pulmonaire précède ou accompagne l'évolution de la tuberculose.

Dans les formes chroniques.

Rien n'est plus douteux que ces congestions du sommet des poumons récidivant à chaque instant chez des sujets à hérédité tuberculeuse, ou présentant des lésions bacillaires d'autres parties du corps.

Combattez-les énergiquement par la révulsion locale, la teinture d'iode, les ventouses sèches, les pointes de feu, combattez surtout la tuberculose qu'elles dissimulent.

Dans le cours même de la tuberculose chronique du poumon, ou bien la congestion pulmonaire se produit au sein même des lésions et hâte leur ramollissement ; ou bien elle précède la formation de nouveaux foyers ou l'extension des lésions anciennes.

Dans tous ces cas, la congestion pulmonaire se traduit par ses signes physiques habituels et par des hémoptysies plus ou moins abondantes.

Traitez ces malades par le repos absolu, les ventouses sèches répétées, et les hémostatiques : ergotine, eau de Léchelle ou de Pagliari, ipéca à doses réparties de 1 à à 2 grammes par jour.

Souvent chez les tuberculeux des poussées subintrantes de congestion pulmonaire impriment à la maladie une allure spéciale : c'est la tuberculose éréthique, hémoptoïque ou congestive. Elle se caractérise par son évolution rapide et sa terminaison fatale à brève échéance.

Leur connaissance est importante. Ne traitez jamais les sujets qui en sont atteints par la créosote ou ses dérivés : ces médicaments donnent en ces cas de déplorables résultats. Si vous voulez avoir recours à un traitement médicamenteux, donnez l'ergot de seigle ou encore le tannin. Conseillez surtout la cure de repos absolu sous un climat sédatif tel que celui de Pau ou d'Argelès.

Le mécanisme de ces congestions pulmonaires est varié. Certaines sont des congestions réflexes à point de départ pulmonaire. D'autres sont dues à des processus infectieux (bacillaires ou pneumococciques). D'autres enfin sont dues sans doute à l'action des toxines bacillaires qui, on le sait, ont une action vaso-dilatatrice démontrée. Il est probable que dans l'immense majorité des cas ces divers mécanismes se combinent.

Et du reste ne se combinent-ils pas encore dans deux autres variétés de congestion pulmonaire : celle des **étranglements herniaires**; celles qui sont dues aux **refroidissements** et aux **brûlures**.

Congestion pulmonaire des étranglements herniaires.

Les premières ont été bien étudiées par Verneuil. Elles sont caractérisées par l'apparition, dans le cours d'un étranglement herniaire ou à la suite d'une intervention opératoire destinée à le faire disparaître, d'une dyspnée intense; — de cyanose; — et d'algidité avec menaces d'asphyxie. A l'auscultation, vous trouvez tous les signes classiques de la congestion pulmonaire. Leur pronostic est grave.

Albarran a montré le rôle du coli-bacille dans la genèse de cette lésion.

Congestion pulmonaire a frigore.

La **congestion pulmonaire** *a frigore* débute soudainement chez un individu qui, étant ivre, sort d'un cabaret surchauffé. Il est oppressé, étouffe, tombe et meurt : à l'autopsie, on trouve une congestion pulmonaire unilatérale, plus souvent bilatérale.

La congestion pulmonaire consécutive aux brûlures n'offre rien de spécial. Celle qui suit les ascensions élevées signalées par Jourdanet et P. Bert non plus.

Ces congestions *a frigore* et par brûlures ont été, jusqu'à ces derniers temps, considérées comme dues à un réflexe parti du tégument brûlé ou refroidi. Les travaux de Kianicine pour les brûlures, les nôtres pour le froid, ont fait entrevoir quel rôle l'intoxication pouvait jouer dans la genèse d'un accident.

Éléments du pronostic.

Le pronostic des congestions symptomatiques du poumon varie suivant la cause qui les produisent : nous l'avons vu en passant.

Il est cependant un élément qui peut vous servir pour établir le pronostic de n'importe quelle congestion pulmonaire. C'est bien ici le cas de répéter la phrase classique : « *Si la maladie est au poumon, le danger est au cœur.* » C'est en effet au cœur que vous trouverez la clef du pronostic. Le cœur sain triomphera du surcroît de travail momentané qui lui est imposé du fait de la congestion pulmonaire ; s'il est lésé, il succombera à la tâche.

C'est donc en examinant très sérieusement le cœur, en établissant soigneusement la nature de l'affection que vous trouverez la réponse à faire à l'entourage du malade et la source des indications thérapeutiques les plus efficaces.

Le **diagnostic** de la congestion pulmonaire symptomatique est ordinairement très facile. Il repose sur la constatation des symptômes suivants :

1° Diminution de la sonorité   S —

2° Exagération des vibrations vocales. V +

3° Diminution du murmure vésiculaire R —

4° Souffle profond, doux, étalé. — Râles crépitants forts.

Elle se distingue donc de l'**œdème pulmonaire** parce que dans cette affection :

1° La sonorité est exagérée. Sonorité paradoxale ;

2° Les vibrations vocales sont normales ou diminuées ;

3° Le souffle manque, les râles sont très humides et plus gros.

Elle se distingue de la **pneumonie** :

1° Par l'absence de symptômes généraux, du début solennel, de l'évolution cyclique ;

2° Par l'absence du souffle tubaire ;

3° Par les caractères des râles qui sont plus gros, inspiratoires et expiratoires ;

4° Enfin, par la mobilité et la variabilité des signes stéthoscopiques.

L'examen bacilloscopique des crachats vous permettra seul de séparer la congestion de la tuberculose à la deuxième période.

L'absence de symptômes généraux, d'évolution cyclique, la notion de la lésion causale, vous permettront de dire que vous n'avez pas affaire à une congestion idiopathique.

Enfin, vous rechercherez la cause en repassant dans vos souvenirs les cas dans lesquels s'observe la congestion du poumon et en examinant dans ce but, très sérieusement, tous les appareils de votre malade.

Nous avons vu, en passant, les **indications thérapeutiques** spéciales que comportaient les cas particuliers. Nous allons voir les indications générales des congestions symptomatiques du poumon.

13

Dès votre première visite, vous avez deux indications à remplir :

1° Vous mettrez votre malade au repos, au lit, dans une chambre à température moyenne. Vous le soumettrez au régime lacté absolu ;

2° Vous diminuerez la tension artérielle.

Pour y parvenir, vous avez à votre disposition la *saignée*. Réservez-là pour les cas graves : quand l'asphyxie est menaçante ; lorsque le cœur faiblit. En ces cas, la saignée s'impose. Vous ne craindrez pas de la faire copieuse (de 250 à 500 gr.).

Si le collapsus se produit avant ou après la saignée, vous le combattrez :

1° Par une injection sous-cutanée de 1 c. c. d'éther ou de la solution habituelle de caféine ;

2° Par la potion composée suivante :

     Acétate d'ammoniaque.... de 5 à 10 grammes.
     Liqueur éthérée d'Hofmann   4 grammes.
     Potion de Todd............150   —
     Par cuillerée à soupe d'heure en heure.

Quand la saignée ne s'imposera pas, c'est à la révulsion locale que vous aurez recours sous formes de cataplasmes sinapisés, de ventouses sèches et surtout scarifiées.

Le lendemain, si le cœur n'est pas trop affaibli, si l'état général n'est pas trop accentué, vous donnerez un vomitif avec 1 à 2 gr. d'ipéca pour débarrasser le poumon ; vous continuerez la potion tonique.

Si les jours suivants la congestion persiste, nouvelle révulsion par ventouses scarifiées et continuation de la potion tonique légèrement modifiée.

     Acétate d'ammoniaque................ 4 à 6 gr.
     Teinture de canelle................. 4 gr.
     Extrait mou de quinquina............ 5 gr.
     Potion de Todd..................... q. s. pour 150 c3.
        Une cuillerée à soupe d'heure en heure.

Pour éviter le retour de ces accidents, vous vous adressez aux vaso-constricteurs, surtout à la strychnine. Chaque matin, je donne aux malades qui ont tendance à avoir de la congestion pulmonaire une, puis deux, trois et quatre pilules :

     Sulfate de strychnine............. 1 milligramme
        pour une pilule. F. S. A., n° 30.

C'est là l'esquisse du traitement général. N'oubliez pas que c'est à la cause surtout qu'il faut vous attaquer : *Sublata causa tollitur effectus.*

TREIZIÈME LEÇON

DES CONGESTIONS IDIOPATHIQUES DU POUMON
ÉTUDE CLINIQUE

MESSIEURS,

Contrairement aux hypérémies pulmonaires secondaires, connues depuis longtemps déjà, les congestions idiopathiques ne sont entrées que depuis peu dans le cadre nosologique.

Jusqu'au début du XIXe siècle, on n'en trouve aucune trace dans les auteurs.

Il faut arriver jusqu'à Woillez pour les voir apparaître sur la scène pathologique, et c'est de 1838 à 1872 qu'il décrivit les congestions idiopathiques du poumon, descriptions qui n'ont été que confirmées par ses élèves : Bourgeois, Heine, etc... Dès lors était créée la maladie de Woillez.

Mais à côté du travail de synthèse de Woillez et de ses élèves, se produisit un travail de démembrement.

C'est ainsi que Grancher isole un type spécial de congestion idiopathique, simulant cliniquement un gros épanchement pleurétique et qu'il appelle spléno-pneumonie.

C'est ainsi que Potain et ses élèves, Serrand et Duflocq, décrivent une forme de congestion où plèvre et poumon sont également frappés et qu'ils appellent congestion pleuro-pulmonaire.

C'est ainsi que Dieulafoy essaie de séparer des états mixtes et bâtards où le processus phlegmasique semble à la fois frapper le poumon, la plèvre et les plans thoraciques voisins : il les désigne sous le nom de fluxion de poitrine.

C'est ainsi qu'enfin Weill (de Lyon) décrit une forme de congestion pulmonaire qui n'a jamais été retrouvée et qu'il nomme congestion paroxystique.

Voilà donc de nouveau le chaos, me direz-vous ?

Non, ce n'est point le chaos, détrompez-vous. La bactériologie nous a permis de soulever en partie le voile qui nous masquait la vérité et, aujourd'hui comme en 1896, je crois être en mesure d'affirmer que presque toutes ces congestions pulmonaires idiopathiques sont dus au pneumocoque : ce sont des pneumococcies à phénoménalité anormale. Dans la congestion de Woillez, dans la congestion pleuro-pulmonaire de Potain, dans la congestion pseudo-pleurétique de Grancher, j'ai presque constamment trouvé, dans le suc retiré par la ponction exploratrice du poumon, le pneumocoque de Talamon-Fränkel à vitalité plus courte (4 jours au lieu de 8), — à virulence atténuée, mais ces deux caractères ne sont pas constants.

Malgré cette causalité unique, il convient de décrire quatre types principaux dont la phénoménalité clinique est très particulière :

1° La Maladie de Woillez.
2° La congestion pleuro-pulmonaire, type Potain.
3° La congestion pseudo-pleurétique, type Grancher.
4° Les états congestifs pulmonaires de l'enfance.

I. — MALADIE DE WOILLEZ

Causes prédisposantes.

La maladie de Woillez est relativement fréquente et il ne se passe guère d'année dans un service hospitalier sans qu'on en voie plusieurs exemples. Cette fréquence varie du reste suivant les années comme cela s'observe pour la pneumonie ou pour la pleurésie.

Elle s'observe de préférence au *printemps* et à *l'automne*, par les temps *humides et froids*.

L'homme, plus exposé aux causes qui la produisent, est plus fréquemment atteint que la femme. C'est aussi pour cette raison que la maladie frappe de préférence les sujets exposés, de par leur profession, aux variations brusques de la température : les forgerons, les chauffeurs, les mécaniciens, les charpentiers, les marins, les marchands de quatre saisons.

Elle se rencontre surtout de 20 à 40 ans.

Quelques auteurs font jouer un rôle à *l'alcoolisme* : je ne l'ai jamais remarqué. Ce que j'ai constaté c'est la gravité de l'affection chez les alcooliques.

Causes déterminantes. Le froid.

A côté des causes prédisposantes, nous placerons les causes déterminantes. Le rôle du *refroidissement* est si connu du vulgaire qu'il désigne cette affection (comme beaucoup d'autres, du reste !) sous le nom de « sang glacé », « chaud et froid ». Tantôt c'est un homme qui, le corps tout en sueur, avale tout d'un coup un grand verre d'eau glacée, — tantôt c'en est un autre qui, dans les mêmes conditions, tombe à l'eau, s'expose à un courant d'air, reçoit une averse ou le jet d'une pompe à vapeur. Tantôt enfin, c'est un travailleur qui, désireux de se reposer de son dur labeur, s'étend et s'endort sur la terre humide.

Le traumatisme.

Les traumatismes peuvent agir de la même manière. Woillez, Fournet, Raynaud, Bourgeois et Carrière en ont rapporté des exemples frappants. Le traumatisme varie suivant les cas : c'est une chûte de voiture, une chûte dans laquelle le thorax a porté sur une barrique, un bastingage, une poutre. C'est parfois un effort.

Fournet et Raynaud ont prétendu qu'une violente émotion, un accès de colère pouvaient produire la maladie de Woillez : je ne le crois pas et je pense que ces auteurs ont considéré comme telle une congestion pulmonaire hystérique.

Quelle qu'en soit la cause apparente, ces causes n'agissent qu'en préparant le terrain, en favorisant l'infection car la maladie de Woillez est, je l'ai déjà dit, une maladie infectieuse. J'ai démontré, dans mes recherches à ce sujet, que la maladie de Woillez est due à une infection pneumoccocique.

On trouve constamment, en effet, dans les crachats, dans le suc retirée par la ponction exploratrice du poumon, dans les coupes du poumon, le pneumocoque de Talamon-Fränkel, seul ou associé à d'autres espèces. Il a, dans presque tous les cas, une vitalité et une virulence atténuée.

La maladie de Woillez *débute brusquement*, sans la solennité du début de la pneumonie franche. Il est rare d'observer des signes prémonitoires vagues. En ce dernier cas, il s'agit d'un malaise indéfinissable, qui veut être recherché et dont le patient lui-même ne se rend pas un compte très exact. **Étude clinique.**

4 à 15 heures après l'action du facteur déterminant (froid ou traumatisme), le malade éprouve des **frissons** et un **point de côté.**

a) Le frisson n'est jamais unique ; ce sont des frissonnements multiples, des horripilations cutanées, se succédant à intervalles plus ou moins rapprochés et durant de 1 à 4 heures, parfois toute la nuit. **Période d'invasion.**

b) Le point de côté apparaît en même temps que le frisson : c'est souvent le symptôme signal et il possède d'emblée les caractères que nous allons décrire dans un instant. **Point de côté.**

Puis la fièvre apparaît. En 2 à 3 heures elle atteint 39°, quequefois davantage et le pouls bat à 120, 130. **Fièvre.**

La dyspnée est plus tardive. Elle s'installe progressivement mais est déjà intense d'emblée.

La toux est plus tardive aussi : elle est sèche, pénible et quinteuse.

Telle est la période d'invasion. La maladie est alors constituée, nous sommes à sa période d'état dont voici les symptômes. **Période d'état.**

Point de côté. Le **point de côté** est constant. C'est un signe précoce, souvent révélateur. Il atteint d'emblée son maximum qu'il conserve pendant toute cette période de la maladie.

Il est ordinairement accessible aux moyens thérapeutiques dont nous disposons (vésicatoires et surtout ventouses), mais il est parfois rebelle et dure 1, 2 ou 3 mois.

Il est souvent aussi intense que celui de la pneumonie, et, en ce cas, joue un rôle dans la production de la dyspnée en immobilisant le thorax et en augmentant de ce fait l'anhématose.

Il siège du même côté que la lésion, plus rarement du côté opposé ; plus rarement encore, des deux côtés, en ceinture.

Ordinairement il occupe le 4e ou le 5e espace intercostal ; la région sus-mammaire, plus rarement les régions hépatiques ou axillaires. C'est une douleur aiguë, vive, paroxystique, exagérée par les mouvements, la toux, la pression ou la percussion. Très fixe en général, il peut s'irradier vers l'appendice xyphoïde ou les insertions costales du diaphragme.

La pathogénie de ce symptôme est obscure : on ne peut l'attribuer ni à une névralgie, ni à une névrite, ni à la congestion d'un nerf. Serait-ce une douleur en réflexe en rapport avec une lésion pulmonaire ? Cela est aisé à dire, mais bien hypothétique ?

Dyspnée. L'**oppression** est plus constante et plus tardive que le point de côté. Très légère parfois elle peut aller jusqu'à l'orthopnée. Elle est due à un triple mécanisme : *a)* au rétrécissement du champ de l'hématose; *b)* à l'action des toxines microbiennes sur les centres respiratoires ; *c)* à une action réflexe ; le malade respire peu à la fois pour ne point exciter le point de côté ; pour suppléer à cette insuffisance il respire plus souvent : polypnée.

Toux. La **toux** est constante et peut manquer. Elle apparaît tardivement en général. Elle est sèche, pénible, quinteuse, continuelle.

Crachats. L'**expectoration** est d'abondance variable. Elle est rare les 2 premiers jours et surtout abondante le 3e, 4e et 5e jour de la maladie.

Elle se dépose en deux couches : une couche superficielle aérée et spumeuse; la seconde profonde, transparente, albumineuse, ressemblant à une *solution de gomme plus ou moins fluide* ou de la glycérine trouble.

Elle est souvent striée de sang, rarement muco-purulente.

Elle renferme de la mucine, de la fibrine, des cellules de l'épithélium bronchique desquamées, — des leucocytes, mono ou polynucléaires, quelques hématies, parfois quelques globules de pus. A la fin de la maladie elle renferme des cellules éosinophiles.

Ces symptômes fonctionnels seraient insuffisants pour nous conduire au diagnostic exact ; nous les retrouverons dans bien d'autres affections du poumon : il faut faire appel aux symptômes physiques.

L'inspection révèle la *polypnée, l'inversion du type respiratoire, quelquefois l'immobilité du thorax du côté atteint, parfois encore du tirage.*

De plus la mensuration vous révèle une augmentation de volume du côté lésé, le signe du cordeau vous dénote parfois une déviation de l'appendice xyphoïde.

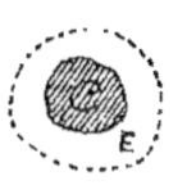

Les **vibrations thoraciques** ne sont jamais ni exagérées, ni abolies, elles sont constamment *diminuées*. La zône de congestion est ordinairement entourée d'une zône d'emphysème qui éteint partiellement les vibrations vocales.

La percussion vous révèle presque toujours l'existence d'*une* **zône submate** en rapport avec la localisation de la lésion. Cette zône n'a pas de limites précises.

Le reste du poumon et celui du côté opposé présentent de l'hypersonorité.

Si le foyer occupe le sommet du poumon vous trouverez la transonnance claviculaire.

L'auscultation vous fournira des données plus précises.

Dans la région submate, vous noterez l'**expiration prolongée** et **saccadée, la respiration puérile, exagérée.**

Vous trouverez surtout la **respiration granuleuse,** terme difficile à définir et qu'on ne saurait comparer qu'à la sensation donnée par par un courant d'air traversant un conduit irrégulier.

Souvent encore, vous trouverez la **respiration rude et soufflante**

Mais parmi tous ces signes stéthoscopiques, le plus important, parce qu'il est le plus fréquent, c'est assurément le **souffle,** dont voici les caractères.

Il est doux, humé, voilé ; inspiratoire et expiratoire. Localisé dans la région submate, il s'éteint lorsqu'on s'en éloigne. Comme tous les souffles, ce n'est qu'un bruit glottique propagé, s'éteignant si la respiration est douce et silencieuse, s'exagérant au contraire si elle est forte.

Il est mobile et sa localisation maxima *exacte* varie du jour au lendemain.

Cette variété des signes observés tient aux variations mêmes de la congestion. Les alvéoles sont-elles encore perméables ? le murmure vésiculaire persiste, mais affaibli. Sont-elles oblitérées ? il disparaît. Le parenchyme avoisinant se dilate-t-il pour suppléer la partie frappée ?. la respiration est puérile. A-t-il perdu sa souplesse ?. l'emphysème se produit et se traduit par la diminution du murmure vésiculaire et l'expiration prolongée. Le foyer congestionné est-il très dense ? Le souffle devient intense.

A côté de ces modifications des bruits respiratoires, il convient de vous signaler l'existence de divers bruits anormaux :

Le râle crépitant est surtout très fréquent. Comme celui de la pneumonie, il s'entend pendant la dernière moitié de l'inspiration. Il est moins sec, plus gros que celui de la pneumonie. On le perçoit surtout à la périphérie du foyer de submatité. S'il n'existe pas, vous le ferez souvent apparaître en faisant tousser ou respirer fortement le malade.

Le râle sous-crépitant s'observe aussi fréquemment dans la maladie de Woillez, mais surtout à la défervescence. Il est inspiratoire et expiratoire ; se modifie dans le cours d'une respiration ou de deux respirations successives.

Enfin, vous rencontrerez parfois des râles humides de toutes dimensions, mais surtout *des râles en chapelet*, s'égrenant régulièrement sous l'oreille.

Jamais vous ne trouvez d'égophonie, de pectoriloquie aphone ; rarement la bronchophonie. Ce qu'on rencontre surtout, c'est **l'échophonie** : l'articulation de la voix est suivie d'un petit souffle très court, qui semble un écho du son vocal.

En résumé *pas de signes stéthoscopiques absolument pathognomoniques !*

Symptômes
généraux. Parmi les phénomènes généraux, la **fièvre** tient assurément la première place. Elle est constante. L'ascension thermique est, nous l'avons vu, très brusque. Dès le 2e jour, on trouve 39° à 40°. Les jours suivants elle se maintient à ce chiffre avec des oscillations diurnes de 3 à 4 dixièmes de degré à maximum respiral.

La fièvre dure 3, 4, 5 jours, jamais plus. En général elle tombe dans la nuit du 4e au 5e jour ; cette chute est brusque, exceptionnellement en lysis.

Le **pouls** dicrote, est petit et fréquent. Sa courbe est indépendante de celle de la température : elle tombe avant cette dernière.

Le **sang** présente des modifications analogues à celles qu'on observe dans la pneumonie : diminution légère des globules rouges ; hyperleucocytose avec éosinophilie.

Le **cœur** bat énergiquement et la zone congestionnée transmet parfois en les renforçant, ses bruits à l'oreille. Il est quelquefois déplacé dans les congestions massives et sa pointe s'abaisse, se rapproche ou s'éloigne de l'appendice xyphoïde.

La langue est saburrale ; l'anorexie complète ; la soif vive ; la constipation opiniâtre.

Le **foie** est congestionné, augmenté de volume et son bord antérieur déborde de 2, 3, 4, 5 cent. Il reprend son volume primitif à la défervescence.

Jamais je n'ai trouvé de splénomégalie.

La fonction urinaire présente des modifications absolument analogues à celle qu'on observe dans la pneumonie. La quantité d'urine, diminuée pendant là maladie, augmente à la défervescence : c'est une véritable crise polyurique. Il y a azoturie pendant tout le cours de l'affection. L'acide urique, les chlorures, les phosphates, diminués dans le cours de la maladie de Woillez, augmentent brusquement à la défervescence.

Jamais on ne trouve d'albumine rétractile. La glycosurie alimentaire est de règle. La toxicité urinaire affaiblie pendant la maladie s'élève brusquement à la défervescence.

La maladie de Woillez se termine du **4ᵉ au 5ᵉ jour par une chûte thermique ordinairement brusque.** Le pouls redevient normal, le foie diminue de volume ; on observe une crise polyurique et diaphorétique.

Le point de côté et la dyspnée disparaissent comme par enchantement, seuls les signes physiques persistent. La submatité, la diminution des vibrations vocales ne disparaissent que très lentement. Le souffle ou la respiration soufflante ne se perçoivent plus au contraire à partir du 6ᵉ jour. Ils font place à des râles humides et en 9 à 10 jours la guérison est ordinairement complète.

Mais la maladie est loin d'être toujours aussi simple. Elle peut rechûter, se compliquer de pneumonie, je l'ai vue enfin se terminer par la mort chez un alcoolique.

Le **pronostic** de la maladie de Woillez est donc essentiellement bénin. La gravité tient *à l'intensité de l'infection causale, à l'état du terrain, à l'âge du malade, à l'état du cœur.*

Reste enfin à savoir si, comme Bourgeois l'avait dit, la maladie de Woillez prédispose à la tuberculose. Je l'ai nié jadis, mais depuis j'en ai publié une observation manifeste.

La bénignité de cette affection explique la rareté des autopsies. Les lésions en sont fort mal connues.

Le poumon, augmenté de volume, est rouge, violacé. Sa surface est lisse, tendue ; les parties non congestionnées sont emphysémateuses. Sa consistance est molle, onctueuse. Il crépite sourdement, et un de ses fragments nage entre deux eaux.

A la coupe, il s'écoule du sang ; sur la face de section, on voit des zones rouges assez dures, entourées de parties emphysémateuses.

Les bronches sont intactes ; les vaisseaux, dilatés, sont gorgés de sang ; leur endothélium est desquamé. Les travées inter-alvéolaires, épaissies, sont turgides ; les vaisseaux qui y rampent sont ectasiés.

L'endothélium alvéolaire dégénère et desquame. L'alvéole est encombrée de ses débris, d'hématies, de leucocytes mono ou polynucléaires. On y trouve des pneumocoques seuls ou associés à d'autres espèces.

II. — Congestion Pleuro-Pulmonaire

A côté de la maladie de Woillez, le professeur Potain et ses élèves Serrand et Duflocq placent une forme dans laquelle le processus congestif frappe à la fois plèvre et poumon. C'est la congestion pleuro-pulmonaire.

Ses causes. Ses causes prédisposantes et déterminantes sont exactement les mêmes que celles de la maladie de Woillez. Plus rare que cette dernière, elle doit être soigneusement distinguée des congestions pulmonaires consécutives aux épanchements pleurétiques.

Signes. Les symptômes fonctionnels et généraux sont les mêmes que ceux de la maladie de Woillez. Un seul fait les distingue : **l'apparition d'un épanchement au deuxième, troisième, quatrième jour de la maladie.** Jusqu'à ce moment, rien ne permet de différencier les deux affections.

Mais alors surviennent quelques modifications qui ne sauraient échapper à un œil attentif.

C'est d'abord à l'auscultation quotidienne de votre malade que vous trouverez des signes qui éveilleront votre attention. Dès que l'hypérémie gagne la plèvre, on entend de **fines crépitations** se distinguant des râles crépitants révélateurs de la congestion.

1° Par leur sécheresse, leur superficialité.

2° Parce qu'elles se produisent à la fin de l'inspiration et au début de l'expiration.

3° Parce qu'elles sont constituées de bruits égaux et réguliers.

Bientôt la **dyspnée s'accentue**, le point de côté s'exaspère, la **toux devient petite, fréquente, sèche et quinteuse.**

L'ampliation thoracique s'exagère, l'appendice xyphoïde se déplace davantage.

Les **vibrations thoraciques** disparaissent à la base du poumon

qui devient franchement mate. Cette **matité hydrique** est difficilement limitée : on ne *retrouve pas la courbe de Damoiseau*. Elle
s'accompagne de la perte d'élasticité de la cage thoracique.

Cette matité *se déplace* partiellement dans les changements de
position du malade. (Percussion, rayons X).

Le murmure vésiculaire disparaît dans cette zone de matité.
Le **souffle** s'étale encore plus, devient **aigre et plus superficiel.** Au
dessus, vous entendez les râles crépitants de la congestion, profonds
et irréguliers.

Dans cette même zone mate, vous trouvez à l'auscultation de la
voix parlée l'**égophonie** et la **pectoriloquie** aphone. Au-dessus, la
broncho-égophonie et l'**échophonie.** Enfin, vous y noterez le
signe **du sou.**

L'évolution est alors bien distincte de celle de la maladie de   **Evolution.**
Woillez. La chûte thermique qui annonce la défervescence de la
conjection pleuro-pulmonaire ne se fait que du 7e au 9e jour en
lysis.

L'épanchement et la congestion se résorbent ensuite, le premier
assez vite, la seconde lentement, et tout rentre dans l'ordre.

Le **pronostic** est essentiellement bénin, vous vous basez sur   **Pronostic.**
les éléments qui nous ont servi dans la maladie de Woillez. On
ne connaît pas les lésions de cette affection.

La **nature** de la congestion pleuro-pulmonaire est exactement la   **Nature.**
même que celle de la maladie de Woillez. J'ai retiré de l'épanchement et du foyer congestif le pneumocoque de Talamon-Fränkel.

III. — Congestion pseudo-pleurétique

En 1885, le professeur Grancher isola un état morbide du poumon,   Travaux
sorte de pneumonie subaiguë simulant une pleurésie à épanchement   de Grancher.
moyen. Le premier il démontra que, si l'absence de respiration et
l'égophonie sont restés pendant longtemps pathognomoniques de la
pleurésie avec épanchement, le dogme de Laennec est bien souvent
en faute et qu'il arrive souvent, même aux cliniciens les plus avisés,
de faire une ponction sèche alors qu'on se dispose à évacuer un gros
épanchement.
C'est à cet état que Grancher donna le nom de spléno-pneumonie.
Les élèves de Grancher ont confirmé les travaux de leur maître et
je vous cite pour mémoire ceux de Bourdel, Mlle Brandendler, Queyrat,
Berthier, Alfaro, Bouicli, Dreyfus, Brissac et Legendre; Manguirea.

Entrée tardivement dans le cadre nosologique, la spléno-pneumonie y a conquis rapidement une place très importante. On l'a

même exagérée, on l'a trouvée partout, on l'a rencontrée à chaque pas et j'ai souvenance de tel service hospitalier où l'on pensait la trouver plus de 50 fois en une année !

Il y a là une exagération manifeste. La spléno-pneumonie est plus rare qu'on ne le pense et, en douze années de fréquentation assidue des services hospitaliers, je n'en ai pas recueilli plus de 10 observations indubitables.

Nécessité d'une dénomination précise. Ce qui a contribué à jeter la confusion dans les esprits c'est que, sous ce terme de spléno-pneumonie, on a décrit bien des états congestifs ou inflammatoires. C'est ainsi qu'une forme de broncho-pneumonie est appelée spléno-pneumonie de Joffroy ; c'est ainsi qu'il y a une spléno-pneumonie tuberculeuse, une spléno-pneumonie congestion. Il en résulte qu'on ne s'entend plus sur ce terme.

L'entité décrite par le professeur Grancher existe d'une façon indubitable, mais pour nettement la caractériser, il faudrait l'appeler Maladie de Grancher ou **congestion pulmonaire pseudo-pleurétique.**

Définition. Et pour la définir nous dirons que c'est une affection qui, par ses symptômes généraux, fonctionnels ou physiques, simule de point en point les pleurésies avec épanchement.

Ses causes. Affection peu fréquente, la congestion pseudo-pleurétique s'observe *de préférence* chez l'adulte, chez l'homme, du côté gauche.

Il y en a deux variétés : l'une **primitive,** l'autre **secondaire.**

Les causes prédisposantes sont celles des formes précédentes.

Sa cause déterminante est une infection microbienne se faisant à l'occasion d'un traumatisme ou d'un refroidissement.

Secondaire, elle a été observée dans l'impaludisme, la dothiénentérie et la grippe.

Les diathèses (diabète, la goutte, l'arthritisme, le mal de Bright) constituent de bons terrains pour son évolution.

Nature. En résumé, la cause unique de la congestion pseudo-pleurétique, c'est l'infection microbienne. Quelle est cette infection ? Le problème n'est pas encore résolu. Grancher n'a obtenu que des résultats négatifs.

Chantemesse a trouvé dans les crachats des levures et un diplocoque ; sur les coupes d'un poumon, il n'a rien observé.

Alfaro a trouvé le pneumocoque et le pneumobacille dans un cas.

J'ai étudié à ce point de vue 6 cas de congestion pseudo-pleurétique. 5 fois j'ai isolé, dans les crachats et le suc obtenu par la ponction exploratrice du poumon, le pneumocoque seul ou associé à d'autres microbes (3 cas).

Ceci me porte à penser que la congestion pseudo-pleurétique comme la maladie de Woillez, comme la congestion pleuro-pulmonaire est une manifestation pneumococcique.

C'est surtout la forme primitive qui nous intéresse et qui nous occupera ici.

Le **début** n'offre *rien de spécial* : c'est celui des formes précédentes. A la suite d'un refroidissement, d'un traumatisme thoracique ou de quelque autre cause, un individu, relativement bien portant auparavant, éprouve des frissons répétés, un point de côté, une oppression plus ou moins intense. Une toux sèche et quinteuse le secoue.

Il **crache.** Son expectoration est blanchâtre, muqueuse et visqueuse.

La **fièvre** est vive (39° à 40°) ; le pouls fréquent (90 à 120).

Découvrez le malade. Vous noterez une **augmentation de volume d'un hémithorax** qui est immobilisé. Dans tout ce côté les **vibrations vocales ont disparu,** la sonorité a fait place à une matité hydrique avec perte de l'élasticité thoracique.

L'auscultation vous permettra de constater l'existence d'un **souffle** expiratoire aigre, en e ou en i, ayant son maximum à la pointe de l'omoplate. Vous noterez aussi l'**égophonie** et la **pectoriloquie** aphone.

Le cœur est déplacé vers l'appendice xyphoïde si la congestion siège à gauche ; le foie est abaissé, si elle siège du côté droit.

Ainsi donc vous trouvez tous les symptômes d'un épanchement pleurétique. Vous ponctionnez ; votre étonnement est grand : vous ne retirez rien !

Cette erreur est des plus pardonnable. Consolez-vous-en donc !

Si vous eussiez cependant examiné votre malade d'un peu plus près, vous auriez remarqué quelques signes de présomption qui vous auraient peut-être fait songer davantage à la congestion pseudo-pleurétique.

1° Prenez une ficelle, placez l'une des extrémités dans la fourchette sternale ; placez l'autre sur la symphyse pubienne. L'appendice xyphoïde se trouve, normalement, situé sur cette ligne droite. Il n'en est plus de même, comme l'a démontré mon maître le professeur Pitres, dans les épanchements pleurétiques : l'**appendice est dévié du côté de l'épanchement.**

2° Tandis que, dans l'épanchement pleurétique, les vibrations vocales abolies dans la zone mate, reparaissent brusquement au-dessus de la ligne de Damoiseau, dans la congestion pseudo-pleurétique ces **vibrations reparaissent progressivement, insensiblement.**

3° La percussion faite sur un homme sain vous révèle, à la base du thorax et en avant, l'existence d'une zone hypersonore limitée par une courbe à concavité interne, partant de la 6ᵉ articulation chondro-sternale, longeant la 6ᵉ côte et venant se terminer sur l'extrémité de la 10ᵉ ou 11ᵉ côte. Cette zone hypersonore c'est **l'espace de Traube.** Il est effacé dans tous les cas d'épanchement pleurétique, sauf si la pleurésie est cloisonnée, s'il y a des adhérences phréno-costales. *Il est généralement conservé dans la congestion pseudo-pleurétique.*

4° A l'auscultation, s'il s'agit d'une congestion pseudo-pleurétique, vous trouverez souvent au tiers inférieur du poumon de **fines crépitations** peu abondantes, fugitives, disséminées, ne se produisant qu'en inspiration forcée ou après la toux.

Ce signe manque souvent : on ne peut rien préjuger de son absence. L'existence de ces crépitations doit, au contraire, éveiller votre attention et vous faire penser à la maladie de Grancher.

5° Ajoutez à ceci que le **signe du sou** *manque ordinairement* dans cette affection, que les *rayons X ne vous donnent pas une opacité nettement limité comme dans la pleurésie.*

Vous voilà donc en possession d'un groupement de symptômes dont aucun n'a de valeur pathognomonique par lui-même, mais dont le groupement est des plus significatifs.

Pour compléter votre examen, s'il vous restait des doutes, pour éviter de faire préparer pour une thoracentèse inutile, pour éviter de commettre aux yeux de l'entourage une erreur de diagnostic que le vulgaire grossit, exprimez très franchement vos doutes à la famille, expliquez-lui la difficulté du problème et demandez à pratiquer au préalable une **ponction capillaire.** Faites celle-ci en suivant les règles que voici :

Antiseptisez la peau très soigneusement pendant qu'on fait bouillir longuement votre seringue. Plongez celle-ci dans de l'eau phéniquée à 5 %. Assurez-vous de son bon fonctionnement ; voyez bien si l'aiguille n'est pas bouchée.

Choisissez ensuite sur la ligne axillaire postérieure le point où la matité est bien nette, le soufle très intense, l'égophonie manifeste, en général le 7ᵉ espace. Faites coucher le malade sur le côté sain, le bras du côté malade étant levé et placé derrière la tête. Enfoncez alors l'aiguille lentement en longeant le bord inférieur de la côte qui se trouve au-dessus ; faites le vide dans la seringue à l'aide de la main gauche. Tant qu'on n'a pas atteint le poumon, le vide ramène le piston à son point de départ. Lorsqu'il est atteint, la seringue se remplit de sang et de bulles d'air.

Il n'y a pas de liquide dans la plèvre : c'est bien à une congestion pseudo-pleurétique que vous avez affaire.

Ceci fait, examinez le sommet du poumon, vous y trouverez toujours ou le schéma n° 2 de Grancher :

$$\left.\begin{array}{l} S\ + \\ V\ + \\ R\ - \end{array}\right\} \quad \text{Congestion du sommet.}$$

ou le schème n° 3 S + V — R —
Du côté opposé, vous trouverez le schème de suppléance S + V — R +

Tel est le type clinique de la congestion pseudo-pleurétique, mais nombreux sont les cas où manquent certains de ces symptômes.

Tantôt la fièvre est fort peu accusée, tantôt c'est l'expectoration qui fait défaut, tantôt c'est la dyspnée, etc....

La congestion pseudo-pleurétique secondaire est masquée dans sa symptomatologie générale par les symptômes de l'infection causale. Les symptômes locaux sont néanmoins absolument les mêmes.

L'évolution clinique de cette affection est ordinairement lente. **Evolution clinique.**
Du huitième au dixième jour, les symptômes généraux et fonctionnels s'amendent ; les symptômes physiques ne s'amendent guère avant quinze jours ou trois semaines.

Le souffle disparaît, se transformant en respiration bronchique ; l'égophonie, la broncho-égophonie ne se perçoivent plus ; le poumon redevient très lentement sonore, les vibrations vocales reparaissent. Les crépitations deviennent de plus en plus grosses, se tranforment en râles bulleux, puis disparaissent.

Pendant des semaines et des mois, on trouve encore du côté atteint le schéma suivant V — S — R —

La guérison est la règle. *Le pronostic immédiat est donc* **Pronostic.** *bénin ;* il n'en est plus de même du pronostic éloigné : la congestion pseudo-pleurétique devient *souvent le point de départ de la tuberculose.* Il est grave aussi chez les diabétiques, les alcooliques, les infections et les cardiapathies.

Les autopsies de congestion pulmonaire pseudo-pleurétique sont **Les lésions.** relativement très rares. Bouicli et Chantemesse en ont seuls jusqu'ici rapporté des exemples.

Bouicli a trouvé une hépatisation analogue à celle du deuxième stade de la pneumonie. Les alvéoles sont inondés de sang, on y trouve un stroma fibrineux avec globules rouges ou blancs.

Chantemesse, dans un cas très soigneusement analysé, a trouvé le poumon gauche adhérent en plusieurs points à la paroi. La plèvre qui avait conservé son poli ne contenait aucune trace de liquide. Le

poumon semblait revenu sur lui-même comme dans la pleurésie, et
çà et là on trouvait quelques états d'emphysème.

La coupe était sèche, luisante, noirâtre ; rosée au sommet. Le
parenchyme était sec et affaissé. Il s'écoulait à la coupe un liquide
noirâtre analogue à de la suie délayée. On ne pouvait faire sourdre
ni sang des vaisseaux, ni pus des bronches. Le doigt laissait un godet,
les petites bronches renfermaient un exsudat muqueux et transparent.

Au microscope on notait le rétrécissement des cavités alvéolaires
qui renfermaient des cellules rondes et un exsudat transparent. Ce
qui dominait, c'est l'ectasie des vaisseaux rompus par place.

On a voulu nier la réalité de la maladie de Grancher. On a dit
que si on ne trouvait pas l'épanchement, c'est qu'il s'était resorbé.
Ceci est inadmissible : l'autopsie ayant été faite presque aussitôt
après la mort le liquide ne peut s'être resorbé, et puis enfin les
ponctions sèches sont là pour nous prouver qu'il n'y a réellement
point de liquide.

De l'étude de ces deux cas suivis d'autopsie, il résulte que la
congestion pseudo-pleurétique correspond à des états anatomiques
variés, le trait qui les unit c'est la congestion énorme.

IV. — FLUXION DE POITRINE

La fluxion de poitrine. A côté des formes bien tranchées que nous venons de décrire, le
professeur Dieulafoy place ce qu'il appelle la fluxion de poitrine.
Pour lui c'est une forme spéciale, *mélange de phlegmasie et de
congestion : ce n'est pas encore la pneumonie, ce n'est plus la
congestion.* C'est un état mixte et bâtard une fluxion qui frappe
les bronches, le poumon, la plèvre et la paroi thoracique (ossature
et musculature).

Ses signes Les symptômes en sont capricieux, diversement associés.

a) C'est un homme qui se trouve subitement atteint d'un violent
point de côté, de frissons, de fièvre, de toux et d'oppression. La
douleur est localisée aux muscles intercostaux, lombaires ou
abdominaux. Elle atteint les plexus cutanés eux-mêmes, l'hypéresthésie de la paroi en est la traduction objective.

Auscultez ce malade : vous entendez quelques frottements
pleuraux, quelques râles crépitants, quelques râles de bronchite.

Ceci dure quelques jours et puis tout disparaît.

b. Un autre avec les symptômes que nous venons de signaler
présente un léger épanchement pleural.

c. En voici un troisième qui, après une phénoménalité d'entrée
analogue à celle que nous avons décrite, présente de la submatité,

de la respiration soufflante, de la bronchophonie. Les crachats sont sanglants, la dyspnée très marquée, la température plus élevée.

d. Un quatrième enfin présente des symptômes généraux plus accusés encore. La fièvre monte à 40° ; c'est le tableau clinique de la maladie de Woillez avec des douleurs thoraciques plus superficielles et plus vives.

Qu'est-ce qui distingue ces diverses variétés des formes que nous avons décrites : un seul élément; *la superficialité et l'acuité de la douleur qui s'objectise et frappe tous les plans du thorax.* *Rien ne permet donc à l'heure actuelle de séparer la fluxion de poitrine, terme vague et confus, des congestions pulmonaires de Woillez, de Potain et de Grancher.* Comme le professeur Grasset, je crois qu'il ne s'agit pas ici d'un processus distinct: c'est ou plutôt ce sont des congestions pulmonaires telles que nous les avons décrites et qui, chez des individus doués peut-être d'une constitution médicale spéciale, s'accompagnent de douleurs spéciales qui ne sont autres que des algies réflexes.

Comme le professeur Grasset, je crois que la fluxion de poitrine n'est, comme les autres congestions pulmonaires, qu'une forme de pneumococcie. Dans 10 cas typiques, j'ai isolé, des crachats et du suc retiré par la ponction exploratrice du poumon, le pneumocoque de Talamon-Fränkel.

(En marge : Il n'y a pas lieu d'en faire une forme à part.)

En 1891, M. Weil, de Lyon a rapporté une observation restée jusqu'à présent unique dans la littérature médicale.

Il s'agissait d'un homme de 21 ans, sujet à des hémoptysies survenant tous les deux mois, et de plus en plus abondantes. Ces poussées survenaient à l'occasion d'un refroidissement : il suffisait de faire promener le malade à l'air (s'il faisait froid) pour les voir reparaître.

Chaque poussée s'annonçait par des phénomènes généraux, de la céphalée, une courbature généralisée, de la fièvre, de la dyspnée, de la toux et une expectoration sanglante. Le sang était délayé dans une expectoration muqueuse.

Dans l'intervalle des crises, les poumons étaient normaux. Pendant l'accès, ils étaient remplis de râles fins, sans souffle, sans modifications des vibrations vocales, avec une légère submatité.

Ne voyez-vous pas quelles analogies il y a entre cette forme et l'hémoglobinurie paroxystique. Comme elle, sa pathogénie est extrêmement obscure, absolument inconnue.

(En marge : La congestion pulmonaire paroxystique de Weil.)

Le malade de Weill mourut. A l'autopsie, on trouva tous les organes sains ; seuls, les poumons étaient congestionnés.

On ne peut donc rien dire du mécanisme de cette forme et la congestion paroxystique de Weill reste une rareté unique.

Congestion pulmonaire des enfants. Pour terminer cette étude, il me reste à vous dire quelles particularités présente la congestion pulmonaire lorsqu'elle évolue dans l'enfance. Elle a été signalée par Cadet de Gassicourt et par Hamon.

C'est surtout de 7 à 15 ans qu'on l'observe ; rare de 4 à 7 ans, elle est exceptionnelle au-dessous.

Les causes en sont toujours les mêmes.

Voici quelles sont leurs caractères spécifiques :

1º *Le début est ordinairement très violent ;* le thermomètre monte à 40º, 40º,5 d'emblée ;

2º *La dyspnée est toujours très intense.* Elle va même jusqu'à s'accompagner de troubles circulatoires du fait de l'anhématose : cyanose, bouffissure du visage ;

3º *Les phénomènes nerveux sont toujours très marqués* et hors de proportion avec l'atteinte pulmonaire. Les petits malades sont agités, crient sans cesse, grincent des dents, délirent, ont même parfois des convulsions ;

4º *L'expectoration manque ;*

5º *Les symptômes physiques sont les mêmes, mais leur variabilité et la mutabilité des foyers congestifs sont de beaucoup plus marquées ;*

6º *La température baisse brusquement en deux ou trois jours et tout est fini.*

Le pronostic de ces formes est donc favorable. La guérison est la règle.

J'en ai fini avec l'étude des congestions pulmonaires-maladies ; dans la prochaine leçon, nous distinguerons ces états de ceux qui peuvent les simuler et nous les distinguerons eux-mêmes les uns des autres.

QUATORZIÈME LEÇON

DES CONGESTIONS IDIOPATHIQUES DU POUMON
DIAGNOSTIC, PRONOSTIC, TRAITEMENT,

Messieurs,

Dans la dernière leçon, nous avons étudié les principales formes de congestions idiopathiques du poumon, leurs caractères et leur évolution. Nous allons voir maintenant comment on peut les distinguer des affections qui leur ressemblent, — comment on peut les distinguer entre elles, — quel est le pronostic qu'elles comportent, — quels sont enfin les moyens thérapeutiques à leur opposer.

Ce qui frappe les malades dès le début de la congestion pulmonaire ce n'est point la fièvre ni les frissons qui l'accompagnent : c'est le point de côté, c'est sur lui qu'ils insistent, c'est pour lui qu'ils vous font appeler dans bon nombre de cas.

Si vous êtes pressé, si vous n'examinez pas attentivement vos malades vous pourrez, après un interrogatoire succint, conclure à l'existence d'une **névralgie intercostale**. Ne vous récriez pas l'erreur a été commise !

Diagnostic avec la névralgie intercostale.

Vous ne la commettrez point si vous vous rappelez :

1º Que la névralgie intercostale est ordinairement *apyrétique*.

2º Qu'elle s'accompagne de *points à localisation classique* : à l'apophyse épineuse correspondante, à la partie antérieure de la poitrine (ligne axillaire antérieure), à l'angle costo-sternal.

Jamais vous ne trouvez cette localisation précise dans la congestion pulmonaire même lorsque celle-ci revêt la forme douloureuse que Dieulafoy baptise fluxion de poitrine. En ce cas la douleur est diffuse et vous pouvez presser n'importe quel point de la région thoracique, vous réveillez la douleur.

3° Et puis, si vous auscultez le poumon vous ne trouvez *nullement les symptômes révélateurs de l'hypérémie.*

Diagnostic avec la pleurodynie.

La **pleurodynie**, algie diffuse frappant tout un hémithorax ou l'une de ces parties seulement, peut encore simuler pour un observateur inattentif l'une des formes de congestions pulmonaires précédemment décrites.

Vous l'en distinguerez facilement :

1° Parce qu'elle est *apyrétique.*

2° Parce qu'elle ne *s'accompagne pas des symptômes généraux.*

3° Parce que les *signes stéthoscopiques manquent absolument.*

Diagnostic avec la bronchite aiguë.

Les **bronchites aiguës** peuvent être confondues avec la congestion de Woillez, celle de Potain ou celle de l'enfance.

Rappelez-vous que dans la bronchite le thermomètre monte rarement au-dessus de 39°5.

Le point de côté y est exceptionnel. La toux, sèche au début, est rapidement grasse.

L'expectoration y est aussi caractéristique et le *sputum crudum* du début, le crachat muco-purulent de la fin ne sauraient être confondus avec l'expectoration blanche, spumeuse, visqueuse, parfois rosée et striée de sang des congestions pulmonaires.

La bronchite ne s'accompagne d'aucune modification thoracique extérieure, d'aucune modification des vibrations vocales, ni de la sonorité thoracique. Ce qu'on y trouve ce sont des râles secs, ronflants et sibilants ou des râles humides et bulleux : jamais on entend de crépitants.

Ces signes sont bilatéraux dans la bronchite pure, les congestions pulmonaires ne frappent en général qu'un seul côté.

Enfin la bronchite n'a pas la terminaison brusque des congestions pulmonaires de Woillez.

Diagnostic avec la bronchite capillaire.

Bien plus difficile est le diagnostic entre la congestion pulmonaire (surtout celle de Woillez) et la **bronchite capillaire**. Voici, résumés en un tableau, les éléments du diagnostic différentiel.

Bronchite capillaire	Maladie de Woillez
Début : dans le cours d'une bronchite aiguë.	Brusque, en bonne santé.
Absence de frissons, de point de côté.	Frissons, point de côté.
Dyspnée très marquée : phénomènes asphyxiques.	Dyspnée moins vive.
Fièvre très vive.	Fièvre très vive.
Expectoration muco-purulente brassée.	Gommeuse.
Absence d'ampliation thoracique.	Ampliation thoracique.
S = ou +	S —
V = ou —	V — ou =
Râles humides, bulleux de toutes dimensions, sous-crépitants.	Râles crépitants.
Bruit de tempête.	
Pas de souffle.	Souffle doux.
Durée de plus de 6 jours.	Durée : 4 à 6 jours.
Chûte en lysis, convalescence lente.	Chûte brusque, guérison rapide.

Que dirais-je du diagnostic entre la **broncho-pneumonie** et la congestion de Woillez sinon qu'il est bien plus difficile encore. Voici le tableau résumé des caractères différentiels.

Diagnostic avec la broncho-pneumonie.

Broncho-pneumonie	Congestion de Woillez
Début : progressif, insidieux, dans le cours d'une bronchite.	Brusque, en état de santé.
Absence de frisson, de point de côté.	Frisson, point de côté.
Fièvre vive : 40°, n'atteignant qu'en 2 jours son fastigium.	Fièvre brusque.
Dyspnée extrême, asphyxie.	Dyspnée moins intense.
Toux pénible, fréquente, sèche.	Toux pénible, sèche, quinteuse.
Expectoration très aérée, muco-purulente.	Expectoration gommeuse, moins aérée.
Sonorité normale, foyer submat et zônes d'emphysème à S +	Foyer submat.
V = ou + dans la zône submate.	V = ou —
Ou — dans les zônes d'emphysème.	
Vo dans les zônes atelectasiées.	
Bruit de tempête. Sous-crépitants.	Râles crépitants.
Souffle plus grave, presque tubaire.	Souffle doux.
Evolution rapide souvent mortelle.	Evolution rapide, guérison au 4°-5° jour.

Le Diagnostic entre la Maladie de Woillez et la **pneumonie franche** lobaire aiguë est aussi difficile. En voici les principaux éléments :

Diagnostic avec la pneumonie franche lobaire aiguë.

Pneumonie franche	Congestion de Woillez
Début solennel.	Début moins solennel.
Frisson unique.	Frissonnements.
Point de côté moins violent.	Point de côté violent.
Expectoration rouillée.	Expectoration gommeuse.
Dyspnée marquée.	Dyspnée moins intense.
Toux fréquente, sèche et quinteuse.	
V +	V = ou —
Matité franche.	S = ou —
Râles crépitants fins, secs.	Râles crépitants plus humides.
Souffle tubaire.	Souffle plus doux et plus voilé.
Durée : 8 jours.	Durée : 4 à 5 jours.

<table>
<tr><td style="width:22%;vertical-align:top">

Diagnostic avec la pleurésie à épanchement

</td><td>

Nous avons vu, en passant, quel était le moyen de distinguer la congestion pseudo-pleurétique et la **pleurésie avec épanchement** : je n'y reviendrai pas. C'est le cas le plus difficile !

Comment confondriez-vous, en effet, la maladie de Woillez avec une pleurésie avec épanchement. Cette dernière débute sournoisement, la fièvre s'installe progressivement, l'expectoration y est nulle, les vibrations vocales y sont abolies. La matité est franche, hydrique avec perte de l'élasticité thoracique. Le souffle est aigu, superficiel ; on trouve l'égophonie et la pectoriloquie aphone, — le signe du sou. Enfin, elle dure au moins 15 jours.

N'est-ce pas là un ensemble symptomatique bien caractéristique et différent de celui de la congestion de Woillez ?

</td></tr>
<tr><td style="vertical-align:top">

Diagnostic avec la tuberculose aiguë.

</td><td>

Mais une des plus grandes difficultés qu'il y ait consiste à séparer ces congestions idiopathiques de la **tuberculose granulique**. Rappelez-vous qu'en ce cas l'état général est plus rapidement et plus profondément atteint. La dyspnée est extrême, hors de proportion avec le peu d'étendue des lésions qui semblent fort peu accentuées. On note des symptômes du côté des méninges ou du péritoine. La courbe thermique est essentiellement irrégulière. Ne négligez point, pour arriver plus sûrement au résultat, l'examen bactérioscopique des crachats et du sang, le séro-diagnostic suivant la méthode préconisée par Arloing et Courmont.

</td></tr>
<tr><td style="vertical-align:top">

Diagnostic avec la pneumonie congestive.

</td><td>

Il est fort difficile parfois de séparer la maladie de Woillez de ce que le professeur Potain appelle la **pneumonie congestive**. D'abord cette affection est fort mal définie. Son évolution est plus longue, le souffle est plus intense, les râles crépitants font défaut.

</td></tr>
<tr><td style="vertical-align:top">

Diagnostic de la forme.

</td><td>

Après avoir différencié les congestions pulmonaires des affections qui peuvent les simuler, il vous faudra déterminer la forme en présence de laquelle vous vous trouvez.

Je n'insisterais pas sur les caractères particuliers à chaque variété : je vous les ai décrits. Rappelez-vous seulement les grands traits spéciaux qui stigmatisent chacune d'elles.

Ce qui domine dans la **congestion de Grancher**, ce sont les symptômes d'un gros épanchement. Dans la **congestion de Potain**, c'est la coexistence de l'hypérémie pulmonaire avec des symptômes pleuraux (râles, frottements ou léger épanchement).

N'oubliez pas enfin que ce n'est qu'après avoir minutieusement recherché les causes déterminantes des congestions pulmonaires symptomatiques que vous affirmerez par exclusion la nature

</td></tr>
</table>

primitive, idiopathique de la maladie ; l'existence de fièvre et de signes généraux vous suffiraient du reste. Souvenez-vous enfin qu'il est très difficile d'établir la nature exacte de certaines congestions. On joue du mot grippe en particulier avec une désinvolture remarquable. Les congestions pulmonaires grippales sont de monnaie courante ! Or, j'estime qu'on né peut affirmer la nature grippale d'une congestion sans une étude clinique approfondie, l'examen bactériologique des crachats, du sang et du suc pulmonaire retiré par la ponction exploratrice et encore ! Combien d'observations répondent à ces conditions ?

Je vous ai dit à propos de chaque variété quel pronostic elle comportait. Je n'y reviendrais point. **Eléments du pronostic.**

On peut dire qu'en général le pronostic des congestions pulmonaires idiopathiques est bénin.

Il est nécessaire cependant de faire à cette règle quelques exceptions motivées, pour que vous ne regardiez point d'un œil trop optimiste l'affection que je viens de vous décrire.

1° C'est ici, plus que jamais, qu'il vous faudra tenir compte du *terrain*. L'alcoolisme, la tuberculose, le surmenage assombrissent sérieusement les pronostics des congestions idiopathiques du poumon. Il en est de même de toute maladie grave antécédente.

2° Indépendamment de ce facteur il en existe un autre d'une très grande importance, *l'état du cœur*. Je ne cesse de vous le répéter, dans presque toutes les affections respiratoires c'est là que se trouve la clef du pronostic. Si le cœur est fort et sain, il triomphera sans peine de ce nouvel obstacle créé par la congestion. S'il est faible, au contraire, il succombe à la tâche et on voit le malade mourir en asystolie.

Examinez donc attentivement l'état et le fonctionnement du myocarde. Vous y trouverez des indications pronostiques très utiles, en même temps que vous y puiserez une indication thérapeutique de tout premier ordre.

Nous possédons pour lutter contre les congestions pulmonaires plusieurs ordres de moyens répondant aux indications suivantes : **De l'intervention thérapeutique.**

1° Diminuer la masse totale du sang ;

2° Lutter contre la paralysie des vaso-moteurs pulmonaires ;

a) Par action réflexe ;

b) Par action directe.

Pour remplir la première indication nous avons à notre disposition la saignée, les ventouses scarifiées, les ventouses sèches et les sangsues. **Diminuer la masse totale du sang.**

Ces deux derniers moyens sont tout à fait insuffisants en l'espèce. Il vaut mieux avoir recours aux **ventouses scarifiées** ou bien à la **saignée.** Celle-ci agit plus vite et plus énergiquement mais on ne peut y avoir recours que lorsque la congestion est intense, les accidents asphyxiques sont imminents.

Dans l'immense majorité des cas, je préfère les ventouses scarifiées. Amenant une déplétion sanguine moins marquée, peut-être que la saignée, elle, a sur celle-ci l'avantage d'agir sur le point de côté qu'elles font parfois disparaitre comme par enchantement.

Combattre la paralysie vaso-motrice.

Pour combattre la paralysie vaso-motrice, vous pourrez agir par voie réflexe en excitant les terminaisons cutanées ou digestives. Dans la première classe vous pouvez placer les sinapismes, les frictions térébenthinées, les badigeons d'iode ou d'huile de croton, les divers emplâtres rubéfiants ou vésicants, les vésicatoires cantharidés ou à l'ammoniaque. Je ne vous parle pas de l'urtication ni du marteau de Mayor.

Tous ces procédés, retenez bien ceci, ne conduisent qu'à des résultats déplorables. Ils ne guérissent pas, ils font perdre du temps. Il convient donc que vous les rejetiez.

La **balnéation** froide a été récemment préconisée dans le même but mais elle n'a pas donné ses preuves. Il convient de la réserver pour les formes hyperpyrétiques ou adynamiques. Donnez alors un bain à 27° toutes les fois que vous aurez une température supérieure à 40°. Cette pratique, qui n'est contre indiquée que chez les cardiaques, est surtout à recommander chez l'enfant.

Les médications qui agissent par voie réflexe sur les centres vaso-moteurs après excitation des terminaisons gastro-intestinales comprennent surtout l'émétique.

Cette médication comprend à son actif quelques succès, mais elle déprime trop, diminue la résistance de l'organisme contre l'infection. Elle n'est donc pas à retenir.

Vous aurez encore à votre disposition les médicaments vaso-constricteurs, tels que : tannin, seigle ergoté, nitrite d'amyle et digitale. Ce sont des armes à deux tranchants, très dangereuses si le myocarde est faible. Vous n'y aurez donc recours que si le cœur est sain.

Il n'y a donc que fort peu de choses à retenir dans cet ordre de médications vaso-motrices.

Tonifier l'organisme.

A côté de ces deux indications il en est une troisième, la plus importante à mon avis et qui consiste à **soutenir l'état général** des malades, à renforcer la résistance contre l'infection pneumococ-

cique. Conseillez le repos absolu, au lit, dans une chambre à 16°
ou 18°. Donnez-lui de petites doses quotidiennes de sulfate de
quinine; donnez-lui aussi une potion alcoolisée au quinquina
suivant la formule :

                Extrait mou de quinquina....   4 grammes.
                Potion de Todd..............   150 grammes.

D'une façon générale toutes les variétés de congestion pulmonaire sont justiciables du même traitement. Ce qui règle les indications c'est l'état général du sujet, l'étendue de la lésion, l'état
des autres organes.

I. — *Si la congestion pulmonaire est peu étendue*, l'état **Résumé.**
général satisfaisant, si le cœur est sain, voici le traitement à
instituer :

1° Repos au lit, à la chambre;

2° Boissons alcoolisées, grogs chauds, punch. Potion de Todd à
l'extrait mou de quinquina;

3° Six ventouses sèches, un pédiluve sinapisé le premier jour.

4° Un cachet de 0.50 de sulfate de quinine chaque jour.

II. — *Si la congestion est plus étendue*, l'état général grave,
les indications sont les mêmes. Vous remplacerez les ventouses
scarifiées par une saignée générale et vous ajouterez à la potion de
Todd 4 à 6 gr. d'acétate d'ammoniaque.

III. — *Si le cœur faiblit*, injectez 1 c³ de la solution de caféine.

Si l'hyperthermie est énorme baignez vos malades.

Si le point de côté est extrême, injectez 1 c³ de la solution de
morphine. Enfin rappelez-vous que la congestion pleuro-pulmonaire guérit sans thoracentèse. La pratiquer serait s'exposer parfois
à des accidents.

QUINZIÈME LEÇON

DE LA PNEUMONIE FRANCHE LOBAIRE AIGUË :
SES CAUSES. SES LÉSIONS.

MESSIEURS,

Définition. On donne le nom de pneumonie franche lobaire aiguë à une affection produite par la localisation sur le poumon d'un agent pathogène, le diplocoque de Talamon-Fraenkel : c'est une pneumococcie localisée qui affecte dans son évolution une allure cyclique pathognomonique.

Histoire de la pneumonie. L'histoire de la pneumonie est des plus simples.

La première période va des livres hypocratiques jusqu'à Laennec. On y confond la pneumonie avec les congestions pulmonaires et la broncho-pneumonie. **Laennec** survint et décrivit les lésions et les signes physiques de la pneumonie, descriptions confirmées et complétées par celles d'Andral, Chomel, Grisolle, Rokitansky et Virchow.

A partir de cette date, d'interminables discussions s'engagent sur la nature de la pneumonie : l'**Ecole de Montpellier** en faisait une affection générale à localisation pulmonaire; l'**Ecole de Paris** en faisait une localisation pulmonaire s'accompagnant de symptômes généraux.

Au milieu de ce chaos, on parvint cependant à séparer la broncho-pneumonie de la pneumonie franche.

La troisième période s'ouvre à la lueur des découvertes de l'**Ecole bactériologique.** Soupçonné par Klebs, vu et figuré par Koch, Eberth et Friedlander, l'agent spécifique de la pneumonie, fut cultivé par Talamon, étudié par Fränkel.

Depuis cette découverte capitale on a surtout cherché à préciser la biologie de ce micro-organisme, à déterminer les causes de sa pénétration et de sa fixation dans le poumon, à étudier minutieusement les phénomènes qui la révèlent. On a cherché enfin et l'on recherche encore le traitement à opposer à cette maladie.

La pneumonie franche lobaire aiguë est, avons-nous dit, la conséquence de la localisation sur le parenchyme pulmonaire d'un agent microbien parfaitement déterminé : le pneumocoque de Talamon-Fraenkel.

Quelques auteurs admettent qu'il n'est pas absolument le seul en cause et pensent que l'on peut incriminer au même titre, quoique avec une fréquence moins grande, d'autres espèces microbiennes : c'est la théorie défendue par l'école allemande (Weichselbaum, Jürgensen, Finkler). On a décrit un streptococcus pneumoniæ, d'autres streptocoques et des staphylocoques (1). On a décrit le bacterium coli (2) le pneumobacille de Weichselbaum, l'endocarditis rugatus.

Ces microbes peuvent-ils produire la pneumonie franche lobaire aiguë ? Je ne le pense pas.

Il est probable, d'une part, que dans les cas invoqués à l'appui de cette thèse il y a souvent une confusion entre la broncho-pneumonie et la pneumonie franche lobaire aiguë. Le diagnostic est, en effet, souvent très difficile. Prenons l'exemple de la pneumonie érysipélateuse de Mosny, la description anatomique qu'il en donne nous montre qu'il s'agit bien plus de broncho-pneumonie que de pneumonie.

D'autre part, même dans les cas soumis à l'étude bactériologique, on a du faire souvent des confusions soit du fait de vices de technique, soit parce qu'il est souvent malaisé de différencier par un seul examen microscopique des espèces microbiennes. Ne connaissons-nous pas les chaînettes de diplocoques simulant si bien parfois des streptocoques.

Souvent encore il y a association microbienne par infections secondaires.

Enfin, dans les cas invoqués et où l'on n'a trouvé qu'une seule espèce microbienne qui n'est pas le pneumocoque, on n'a pas non plus observé les symptômes précis de la pneumonie franche lobaire aiguë, ce sont des formes bâtardes et non des pneumonies franches.

Je crois avec bon nombre d'auteurs que le pneumocoque seul peut produire la pneumonie franche.

Vous en faut-il des preuves ? Il m'est bien facile de vous en fournir.

Netter, Fränkel, Banti, Patella, Guarnieri, Klemperer ont constamment trouvé le pneumocoque dans les crachats et dans le suc

Le pneumocoque est-il l'unique cause de la pneumonie?

Preuves du rôle déterminant du pneumocoque

______

(1) Tavel et Quervain.
(2) Lubarski. Toutain.

retiré par la ponction exploratrice du poumon des sujets présentant le véritable tableau clinique de la pneumonie lobaire.

Le pneumocoque abonde dans les poumons enlevés à l'autopsie des pneumoniques : les coupes histologiques en sont bourrées.

Enfin Emmerich, Dœnnissen et Matter ont reproduit expérimentalement la pneumonie à l'aide de ce microbe.

Le pneumocoque est donc, à l'heure actuelle, le seul agent causal de la pneumonie franche lobaire aiguë : il n'y a pas de pneumonie sans pneumocoque.

Etude du pneumocoque

Qu'est ce microbe ?

Pour l'étudier il nous suffira de faire un frottis de lamelle avec des crachats de pneumoniques, avec le suc retiré par la ponction exploratrice de leur poumon, avec celui qui s'écoule de cet organe sur la table d'autopsie.

Ces frottis une fois fixés, colorez-les deux minutes dans la liqueur de Ziehl ; — lavez à l'eau, puis à l'eau légèrement acidulée avec de l'acide acétique. Examinez ensuite à un fort grossissement (oculaire IV, objectif 1/12 immersion), vous voyez une foule de petits grains allongés en forme de grain d'orge. Ces grains sont associés par couples, et se regardent par leur extrémité effilée. Chacun de ces couples est entouré d'un halo, véritable capsule faiblement colorée. Parfois ces couples se disposent en chaînettes plus ou moins allongées.

Chacun de ces couples forme un pneumocoque lancéolé, encapsulé, tel qu'il a été décrit par Talamon-Fränkel.

Si, au lieu de colorer par le Ziehl, vous aviez eu recours à la méthode de Gram, vous verriez que ce diplocoque conserve la teinte violette, *prend le Gram :* c'est là un caractère d'une haute importance diagnostique.

Cultures.

Prenons maintenant à l'aide d'un fil de platine stérilisé une parcelle de crachats, ensemençons sur gélose alcalinisée et portons le tube à l'étuve à 37°, température optima pour cultiver le pneumocoque (il ne pousse pas au-dessous de 24°).

Au bout de 16 à 24 heures, on voit de petites colonies fines, rondes, à peine saillantes, ressemblant à de fines « gouttes de rosée ». Cet aspect est pathognomonique. Examinons une de ces colonies sur lames après coloration, nous la voyons formée de diplocoques, non encapsulés, formant des chaînettes rigides.

Ne cultivant ni sur gélatine, ni sur pommes de terre, le pneumocoque trouble en 24 heures le bouillon et pousse aisément sur sérum gélatiné.

Bezançon et Griffon préconisent surtout comme milieu de culture le sérum de jeune lapin.

Capable de pousser en anaérobie, le pneumocoque y garde plus longtemps sa virulence. Celle-ci, en effet, disparaît le 7e ou le 8e jour sur les milieux aérobies. Cette particularité peut expliquer la défervescence qui se produit le 7e jour dans le cours de la pneumonie (Netter).

Elle nécessite, si l'on veut conserver cette virulence, le passage répété de lapin à lapin ou de souris à souris.

Wurtz et Mosny ont prolongé la virulence du pneumocoque en additionnant les milieux de carbonate de chaux.

Inoculé aux animaux, le pneumocoque produit des effets très variables. Le lapin et la souris sont les animaux les plus sensibles à son action.

Inoculation.

Une goutte de culture ou de crachats injectés sous la peau du dos d'une souris déterminent une septicémie mortelle en 24 ou 48 heures. La rate est volumineuse et noire, le sang du cœur renferme le pneumocoque à l'état de pureté. Il en est de même chez le lapin.

Chez les animaux plus résistants, l'inoculation sous-cutanée ne détermine rien ; l'inoculation intra-pulmonaire produit une pneumonie véritable.

On peut enfin augmenter la virulence du pneumocoqne à l'égard de l'animal en injectant en même temps une culture d'un microbe inoffensif, le *proteus vulgaris :* c'est un exemple de symbiose microbienne nocive.

Tels sont, brièvement énumérés, les principaux caractères du microbe qui produit la pneumonie.

Comment cet agent pathogène va-t-il pénétrer dans l'organisme humain ?

Comment le pneumocoque pénètre-t-il jusqu'au poumon ?

Sans effort, il y est constamment ! Le pneumocoque est, en effet, **l'hôte habituel de nos cavités naturelles** et particulièrement des voies respiratoires supérieures : nez, bouche, pharynx.

C'est un hôte habituel des voies respiratoires.

Depuis longtemps déjà, Pasteur avait trouvé dans la salive un diplocoque analogue à celui de Talamon-Fränkel, Wolf, Fatichi, Biondi ont trouvé le pneumocoque dans la salive chez 15 à 20 % des sujets normaux

Netter l'a rencontré dans ce même liquide chez 20 % des personnes n'ayant pas eu la pneumonie, chez les 4/5 de ceux qui l'ont eue. Besançon et Griffon ont été plus loin encore, ils ont trouvé ce micro-organisme dans l'arrière-gorge de quarante sujets examinés à ce point de vue.

Dans ma première leçon, je vous ai dit, du reste, que le pneumocoque était l'hôte habituel des voies respiratoires. Sans doute, il n'a bien souvent aucune virulence ; il n'en est pas moins dangereux. *Sa virulence, du reste, peut persister longtemps après une pneumonie.* Netter, qui a entrepris des recherches à ce sujet, a constaté qu'après une pneumonie, le pneumocoque conserve sa virulence :

Pendant 3 mois, dans 60 % des cas ;

Pendant 6 à 12 mois, dans 89 % des cas ;

Pendant 2 à 4 ans, dans 80 % des cas ;

Jusqu'à 5 ans, dans 67 % des cas,

Il l'a trouvé virulent encore 15 à 20 ans après.

Il résulte de là une indication prophylactique d'une très grande importance : **Conseillez aux convalescents de pneumonie de faire une antisepsie buccale aussi rigoureuse que possible, de désinfecter leurs crachats.**

Il est probable, du reste, que chez des sujets sains, il est aussi fréquemment virulent. Sur 20 sujets normaux, j'ai trouvé jadis 16 fois le pneumocoque dans l'arrière-gorge, et 9 fois il était virulent.

Toujours présent dans nos voies respiratoires, le pneumocoque est donc un ennemi toujours prêt à envahir notre organisme dès que celui-ci verra fléchir les moyens de défense qu'il possède et que nous avons étudié dans la première leçon.

Il en résulte une indication prophylactique générale : *on devrait chaque jour se laver la bouche et se gargariser avec un liquide antiseptique.*

Même si le pneumocoque n'existait pas dans nos voies respiratoires, il pourrait y parvenir. Il y parviendrait par le torrent circulatoire. Ayant franchi en un point quelconque l'une de nos barrières naturelles, il pourrait être charrié par le sang jusqu'au poumon.

D'un autre côté il peut encore y être apporté par l'air et c'est là la source principale de la contagion.

La contagion. Ceci nous amène à parler du problème de la **contagion.**

Le pneumocoque existe dans l'air que nous respirons. Prenons une plaque de Petri à la gélose, ouvrons-la dans une salle d'hôpital ; refermons-la quelques-instants après et portons-la à l'étuve. Il est bien rare que vous n'assistiez au développement d'une ou plusieurs colonies de pneumocoque.

Le pneumocoque vient des crachats, du pus ou d'exsudats divers qui, déversés sur le sol, s'y dessèchent, se réduisent en poussière impalpable qui s'envole dans l'atmosphère. Le microbe y garde fort longtemps sa virulence.

C'est ainsi qu'Emmerich le trouvait constamment dans le plancher d'une caserne où l'on soignait des pneumoniques.

Dans certains cas, on a pu saisir la contagion sur le fait.

Directe. Elle peut être **directe.** C'est une personne qui, cohabitant avec une autre atteinte de pneumonie, contracte la maladie. C'est un malade qui, placé dans une salle d'hôpital à côté d'un pneumonique, devient victime lui-même de cette affection. C'est enfin un enfant qui vient au monde frappé de pneumonie, quand sa mère est elle-même atteinte de cette affection.

La contagion peut encore être **indirecte** et se faire **à distance.**

De famille.

Voilà une personne qui contracte la pneumonie en touchant des objets (linge, vêtements, meubles ou jouets) ayant appartenu à un pneumonique. J'ai souvenance du cas d'une dame qui contracta la maladie en recevant et en rangeant les vêtements de son fils mort au loin de pneumonie. Je me rappelle le cas d'un homme qui fut atteint de pneumonie contractée en collant sur une enveloppe un timbre qu'un individu, relevant de la même affection, lui avait envoyé en le collant par un coin dans sa lettre.

Les exemples de ces faits sont aujourd'hui nombreux.

Ceci nous explique les **épidémies** de pneumonie lobaire. Ces épidémies peuvent sévir dans une famille, une maison, une prison, un collège, une caserne ou une communauté ; elle peuvent frapper un village, une ville ou une contrée.

Comme **épidémie de famille,** je puis vous citer l'exemple de Flindt : un homme meurt de pneumonie ; sa sœur, qui habitait au loin, prête des draps, qu'elle revient chercher sans les avoir lavés. Elle s'en sert pour un enfant adoptif de 4 ans. Celui-ci, qui n'était pas sorti depuis trois semaines, contracte immédiatement la pneumonie.

En voici encore un autre. Dans une famille, quatre frères sont atteints de pneumonie. La mère qui les soignait est également frappée ; la grand-mère qui veut la suppléer est mortellement atteinte à son tour.

C'est enfin l'exemple d'une famille dans laquelle père et mère sont frappés de pneumonie. Leurs trois enfants tardivement séparés d'eux sont également atteints et communiquent la maladie à trois membres de la famille qui les avaient recueillis.

Comme **épidémie de maison** voici le cas de Herb. Un homme de Wetzlar, qui habitait le rez-de-chaussée d'une maison, contracte une pneumonie. Quinze jours après, un locataire du premier est également frappé et meurt. Sa famille quitte l'appartement. Elle est remplacée par un nouveau locataire qui est à son tour frappé de pneumonie.

Il y a aussi des maisons où les pneumonies se succèdent, Keller en connaît une à Tubingue où en 8 ans 1/2 il y eut 8 cas de pneumonie.

Telles sont encore les **épidémies de prison.** Rodman sur 738 détenus en vit 118 atteints de peumonie. Telles sont aussi les épidémies de collèges, de casernes, de communautés.

Enfin l'épidémie peut s'étendre encore davantage, envahir un village, une ville ou même une contrée. Alison en observa un exemple à Ablainville, Sée et Barth également.

Du reste, il suffit d'avoir pendant quelques années fréquenté les hôpitaux, étudié la clientèle pour se convaincre que la pneumonie évolue par poussées épidémiques. Vous restez une année sans en voir, l'année suivante vous en observerez de nombreux exemples. C'est là un fait d'observation courante, et on ne saurait dire en ce cas qu'il s'agit de pneumonie grippale, car le qualificatif si commode de grippal ne peut être scientifiquement appliqué que lorsqu'on en a la preuve bactériologique et encore !

Défenses de l'organisme. Nous venons de voir comment le pneumocoque pénètre dans la place lorsqu'il n'y est pas déjà. Il n'y produira pas toujours la pneumonie. Presque tous nous l'hébergeons dans nos voies respiratoires sans pour cela, être frappé de pneumonie ? D'où vient cette innocuité ? Des défenses de notre organismes.

Elles sont constituées, vous le savez :

1° *Par les cils vibratils ;*

2° *Par la sécrétion bactéricide ;*

3° *Par la réaction phagocytaire ;*

et, commandant tout cela, par *le système nerveux* dont le rôle a si bien été mis en évidence dans le remarquable travail de H. Meunier.

Si ces moyens de défense fonctionnent normalement, nous n'avons rien à redouter des attaques du pneumocoque.

Fléchissent-ils au contraire ? l'infection est prochaine, la pneumonie va apparaître.

Causes occasionnelles. Toutes les causes susceptibles de faire fléchir nos défenses naturelles sont des causes occasionnelles de la pneumonie.

Le froid. Au premier rang, parmi celles-ci, je placerais le **refroidissement.** Son rôle est considérable et les anciens allaient jusqu'à prétendre que c'était l'unique cause de la pneumonie. C'est là une exagération. Les statistiques sur ce point sont extrêmement divergentes. Barth incrimine le froid dans 43 % des cas, Grisolle dans 23 %, Jurgensen dans 11 %, Griesinger dans 2 %.

Le refroidissement est donc une cause fréquente de pneumonie mais n'en est pas l'unique cause. Expérimentalement Heidenhain et Massalongho n'ont pas pu par ce moyen déterminer la pneumonie.

L'action du froid est, je vous l'ai dit, extrêmement complexe. Il favorise l'invasion microbienne, produit une auto-intoxication générale, atténue le pouvoir bactéricide des tumeurs et des leucocytes. Il est dès lors très aisé de comprendre comment le froid favorise l'infection pneumococcique.

Quant à la localisation de l'infection à un lobe, le problème est extrêmement complexe; il y a peut-être là une intervention du système nerveux qui n'est pas élucidée; peut-être tient-elle aussi à une répartition de l'infection par les bronches.

A côté du refroidissement, plaçons les **traumatismes**. Leur action a été bien étudiée par Massalongho. Litten les trouve dans 4 % des cas. Les observations n'en sont point exceptionnelles, vous en trouverez une étude d'ensemble dans les thèses de Lescud (1) et de Pezerat (2). Le traumatisme.

Vous en observerez sûrement dans les cours de votre carrière médicale. C'est un homme bien portant qui subit tout à coup un traumatisme thoracique : une roue de voiture lui passe sur le corps, une pièce de bois lui tombe sur la poitrine. Il rentre chez lui, et 4 à 5 heures après la pneumonie débute par son frisson caractéristique.

Au lieu d'être externe, le traumatisme peut être interne; s'exercer sur la muqueuse des bronches, l'endothélium alvéolaire. C'est ce qui explique les pneumonies dues à l'action des vapeurs ou des gaz irritants (pneumonie des vidangeurs, pneumonie des ouvriers qui travaillent le chlore ou l'acide nitreux). J'en ai noté un cas chez un étudiant qui avait manipulé imprudemment du brome. Nauwerk l'a observée après la narcose par l'éther.

C'est aussi ce qui explique les pneumonies consécutives à l'action des poussières irritantes; celles qu'on observe chez les ouvriers qui préparent les phosphates et qui broient les scories, celles qu'on rencontre chez les faïenciers et les charbonniers.

Comment en tous ces cas agit le traumatisme? D'une manière complexe :

1° En produisant parfois de petits foyers hémorrhagiques, excellent milieu de culture pour le pneumocoque.

2° En congestionnant le poumon.

3° En inhibant par voie réflexe les vaisseaux vaso-moteurs.

Quant aux traumatismes internes, ils favorisent l'infection : en paralysant les cils vibratils; — en diminuant la sécrétion bactéricide ou en atténuant son action; — en affaiblissant les réactions phagocytaires; — en agissant par voie directe ou indirecte sur les centres nerveux.

Mettons encore parmi les causes de la pneumonie la dépression psychique, les chagrins et la misère, les accès de colère.

(1) Lescud. — Thèse de Paris, 1897-98.
(2) Pezerat. — Thèse de Lyon, 1897-98.

<table>
<tr><td>Causes prédis-
posantes.</td><td>Mais à côté de ces causes occasionnelles, si je puis m'exprimer ainsi, il en est d'autres encore qui prédisposent l'organisme à l'infection et favorisent sa réceptivité vis-à-vis des microbes.</td></tr>
</table>

Causes prédisposantes. Mais à côté de ces causes occasionnelles, si je puis m'exprimer ainsi, il en est d'autres encore qui prédisposent l'organisme à l'infection et favorisent sa réceptivité vis-à-vis des microbes.

Débilité. C'est une erreur vulgairement répandue dans le public que la pneumonie frappe les sujets vigoureux, qu'elle est l'apanage des constitutions robustes. C'est une erreur ! La pneumonie frappe de préférence les **sujets affaiblis**, ceux que leurs moyens de défense sont incapables de mettre à l'abri d'une irruption microbienne : les débiles, les femmes enceintes ou celles qui nourrissent.

L'hérédité peut encore jouer un rôle en ce sens.

Age. **L'âge** influe, diversement suivant les auteurs, sur la prédisposition à contracter la pneumonie. — Des statistiques plus récentes, et en particulier de celle d'Aufrecht, il résulte que la pneumonie va en diminuant de fréquence de l'enfance jusqu'à la vieillesse.

Dans le jeune âge, en effet, l'enfant ne possède pas encore les moyens de défense énergique qu'il acquiert étant homme fait : il est par conséquent bien plus à la merci des affections microbiennes.

Sexe. **Le sexe** n'a pas l'influence prédisposante qu'on lui a attribué pendant longtemps : les deux sexes sont également frappés (1). Si l'homme est un peu plus souvent atteint que la femme, cela tient à ce qu'il est, de par ses occupations mêmes, plus exposé à contracter la maladie.

Ce qu'il y a de curieux dans les statistiques qui cherchent à établir la fréquence de la pneumonie suivant l'âge et le sexe, c'est que, chez l'homme, le maximum de fréquence est au-dessus de 60 ans, chez la femme, c'est de 5 à 10 ans !

Profession. **Certaines professions** peuvent aussi exposer tout particulièrement à contracter la pneumonie.

On a répété à satiété que les hommes exposés à l'air libre étaient moins souvent atteints que les autres. C'est une erreur. La statistique d'Aufrecht, qui porte sur 3.000 cas, nous apprend que 8 % de ces malades travaillaient à l'air libre, 5 % étaient sédentaires. Les professions les plus souvent frappées sont : les négociants, les cordonniers, les tailleurs, les laboureurs, les serruriers et les forgerons. La pneumonie frappe aussi avec prédilection les soldats et surtout les jeunes recrues non encore habitués aux exercices violents qui émoussent leurs moyens de défense.

Les classes aisées sont moins souvent atteintes et il est curieux de voir dans une troupe en marche, soumise aux mêmes fatigues, les officiers non montés être moins atteints que leurs soldats.

(1) AUFRECHT : 4.723 femmes pour 4.114 hommes.

Tous les **excès** bachiques et vénériens favorisent la production de la pneumonique. Enfin le terrain peut être préparé encore par une **maladie antécédente infectieuse** (fièvre éruptive, typhoïde, grippe, rhumatisme), ou par une **cachexie** (paludisme, diabète, cancer et brightisme).

Mais l'organisme n'est pas tout. Il suffit qu'une armée de pneumocoques très virulents envahissent nos poumons, pour que nous soyons vaincus par l'infection ; que ces organes sans défense, soient cependant affaiblis.

Quelles sont donc les causes susceptibles d'augmenter, en nous ou en dehors de nous la pullulation et la virulence du pneumocoque. Ce sont surtout les **variations météorologiques** qui agissent en plus sur nos moyens de défense.

Les saisons ont une influence indéniable. La fréquence de la pneumonie est en : hiver — printemps — été — automne

de : 36 % 30 % 20 % 12 %

mais ceci n'est pas fixe et varie suivant le pays.

C'est dans les **climats** froids et humides, en Angleterre, en Allemagne et en France que la pneumonie est surtout fréquente.

L'abaissement de la température, le froid seul, sont incapables à eux seuls de produire la pneumonie : elle fut rare pendant la retraite de Russie, elle est plus fréquente au printemps qu'en hiver.

Ce sont surtout les **brusques changements de la température** qui semblent jouer un rôle, rôle infirmé par Linden. En Angleterre, en Allemagne, en Suède, en Danemarck, en France et dans l'Amérique du Nord, la pneumonie est surtout fréquente au printemps ; en Italie, en Algérie, en Espagne et dans l'Amérique du Sud, c'est surtout en hiver qu'on l'observe.

On n'est pas d'accord sur l'influence qu'a la **pression barométrique** sur la fréquence de la pneumonie. Certains auteurs pensent qu'elle s'observe surtout au moment des pressions élevées. Linden, croit au contraire, comme Seibert (de New-York) qu'elle est surtout en rapport avec des pressions minima. Jurgensen se garde de conclure.

Linden croit surtout à l'influence des variations brusques de la pression barométrique.

Quincke incrimine l'action des vents d'ouest et de nord-ouest.

Enfin la pneumonie est une des maladies très fréquentes : de 3 à 6 % des maladies en général. Elle sévit surtout en France, en Allemagne et en Angleterre.

Elle frappe toutes les nationalités. Rare dans les régions tropicalés (le pneumocoque vit difficilement à plus de 38°) la pneumonie affecte une prédilection particulière pour les individus, qui ayant vécu jusqu'alors dans les pays chauds, viennent se fixer dans nos climats.

Des Lésions de la Pneumonie.

Examinons, maintenant, les lésions produites par la pullulation du pneumocoque dans un lobe du poumon.

Leur caractère général est le suivant : inflammation diffuse des alvéoles de tout un lobe sans systématisation.

Nous décrirons successivement les lésions :

1° De la période d'invasion : l'engouement.
2° De la période d'état : l'hépatisation rouge.
3° Des stades terminaux :
    { résolution.
    { hépatisation grise.
    { gangrène ou pneumonie chronique.

L'engouement. — L'engouement est un stade qu'on n'a que très rarement l'occasion d'observer : les autopsies sont très rares à cette période. Lorsqu'on a eu l'occasion d'en pratiquer, on a trouvé le lobe d'un poumon augmenté de volume et de poids; d'une teinte violacée. Sa consistance était accrue, il ne crépitait plus. Œdématié, il conservait l'empreinte du doigt. Un de ses fragments restait entre deux eaux.

De la surface de section s'écoulait un liquide rougeâtre, riche en fibrine.

L'insufflation de ce parenchyme était cependant encore possible.

Au microscope on trouvait les cloisons intéralvéolaires épaissies par suite de la distension des capillaires qui étaient flexueux et gorgés de sang.

Les alvéoles renfermaient un liquide granuleux, albumineux, des hématies et quelques rares leucocytes. On y remarquait encore des cellules épithéliales desquamées, normales ou ayant subi la dégénérescence vésiculeuse. Les bronches étaient intactes. Le parenchyme était déjà farci de pneumocoques.

Cette lésion ne dure que de 24 à 48 heures.

Hépatisation rouge. — Vous aurez plus souvent l'occasion d'examiner les lésions du second stade : l'**hépatisation rouge**.

Le lobe atteint est augmenté de volume et de poids. Sa teinte est rouge, parfois marbrée et comme granitée.

Sa consistance rappelle celle du foie. Il ne crépite plus. Un fragment placé dans un vase plein d'eau gagne le fond et y demeure.

Ce tissu se déchire aisément, et la surface déchirée présente des granulations saillantes, dures, analogues à celles qu'on observe sur la déchirure du parenchyme hépatique.

La surface de section est lisse, rouge-brun comme celle du foie, et il s'écoule à la coupe un liquide rouge-brique : le suc pneumonique, véritable culture pure de pneumocoque.

L'insufflation est absolument impossible.

Des coupes de ce tissu, examinées au microscope, vous présenteront les particularités suivantes :

Les capillaires inter-alvéolaires, gorgés de sang, sont comprimés du fait de la distension des alvéoles par l'exsudat.

Cet exsudat, qui distend l'alvéole, est constitué par un réticulum fibrineux qui, d'après Ribbert, serait constitué par une masse centrale

envoyant excentriquement des prolongements sinueux et irréguliers vers la paroi. Dans les mailles de ce réticulum se trouvent
emprisonnés des hématies, des leucocytes monos et polynucléaires, et
des cellules endothéliales desquamées : celles-ci ont subi la dégénérescence vésiculeuse qui les transforme en cellules ballonnées et
gonflées, ou encore ayant subi la dégénérescence graisseuse. Plus
rarement on observe la nécrose de coagulation.

L'endothélium alvéolaire présente ces différentes lésions (dégénérescence vésiculeuse, muqueuse, graisseuse ou fragmentaire, nécrose de
coagulation).

Le tissu interstitiel ne présente rien. Parfois seulement on trouve
des lymphatiques gorgés de leucocytes. Les bronches sont saines,
sauf dans les cas de pneumonie massive où elles renferment un
exsudat identique à celui qui encombre les alvéoles.

Les vaisseaux sont frappés d'endovascularite.

Les pneumocoques abondent. D'après Ribbert, ils se conglomèrent
surtout au centre de l'alvéole, et l'abondance de l'exsudat semble proportionnel à la quantité de pneumocoques.

L'exsudat, qui encombre les alvéoles, a été analysé chimiquement
par Sotnichewsky : il ne renferme rien de particulier si ce n'est son
extrême richesse en fibrine. On y trouve de la leucine, de la tyrosine,
de la xanthine, de la taurine, du glycogène, de la cholestérine, des
acides gras et des peptones.

Arrivé à ce stade, la lésion peut se **résoudre,** suppurer, se sphacéler   Résolution.
ou rester chroniquement enflammée.

Lorsque la lésion se résout, le lobe frappé de pneumonie présente
le même aspect qu'au stade précédent : il est seulement légèrement
jaunâtre.

Sa consistance est ferme. Un de ses fragments placé dans l'eau y
tombe jusqu'au fond.

La coupe en est plus grasse ; recouverte d'un suc gluant et visqueux.
Son aspect est luisant.

Sur les coupes histologiques, vous trouvez les capillaires interalvéolaires comprimés.

Les **alvéoles** sont remplis d'un liquide granuleux renfermant de
nombreuses granulations graisseuses. On y trouve encore des fibrilles
de fibrine libres ou englobées dans de gros phagocytes polynucléaires.
Les hématies y sont rares. On y rencontre des débris des cellules de
l'endothélium.

Ce qui domine, ce sont les phagocytes. Généralement énormes,
munis de plusieurs noyaux, ils renferment des filaments de fibrine, des
débris de l'endothélium, des débris d'hématies, des granulations
graisseuses et des microbes. Leur rôle est de débarrasser l'alvéole des
exsudats qui l'encombrent.

L'**endothélium** alvéolaire se restaure. On voit apparaître à sa place
des cellules dégraissées, des cellules bombées, anguleuses, à noyau
vivement coloré.

Les **bronches** sont saines. Les lymphatiques gorgés de gros phagocytes.

Le nombre des pneumocoques diminue considérablement.

Ce processus aboutit à la guérison avec ou sans rétraction de la
partie frappée.

Mais au lieu de se résorber, le foyer hépatisé peut, sous l'influence   Hépatisation
de causes aujourd'hui encore inconnues, subir ce qu'on appelle   grise.
l'**hépatisation grise** c'est-à-dire la suppuration.

Toujours augmenté de volume et de poids, le lobe atteint est mou,
friable et grisâtre. Un fragment qu'on en détache plonge dans l'eau.

La section est d'un jaune-grisâtre ; il s'en écoule un liquide purulent.

Au microscope, on distingue une **alvéolite infectieuse.** Les **alvéoles**
sont remplies d'un exsudat composé de globules de pus, ordinairement

mal colorés et granuleux. L'endothélium a desquamé en totalité. Les **bronches** sont saines. Les vaisseaux sont profondément lésés. L'endo-vascularite est profonde.

Le parenchyme pulmonaire est farci de microbes, mais ce ne sont plus les pneumocoques qui dominent : ce sont des microbes d'infection secondaire : streptocoques, staphylocoques, etc.

Enfin, la pneumonie peut se terminer par **sphacèle** ou par passage à la **chronicité.** Nous décrirons ultérieurement ces deux ordres de lésions.

DE LA PNEUMONIE FRANCHE LOBAIRE AIGUË
ÉTUDE CLINIQUE

Messieurs,

Dans la précédente leçon nous avons étudié les causes et les lésions de la pneumonie franche lobaire aiguë.

Quels sont maintenant les symptômes qui vont nous révéler l'atteinte portée au poumon par l'invasion pneumococcique.

Ils varieront suivant l'âge de la lésion anatomique et nous distinguerons :

1º Les signes de la période d'invasion. — Prodromes.

2º Les signes de la période d'engouement.

3º Les signes de la période d'hépatisation rouge.

4º La terminaison : résolution, guérison, complications diverses.

Les **prodromes** sont vagues et souvent inaperçus.

Prodromes.

C'est parfois une bronchite légère, sans aucune importance : c'est exceptionnel.

Ordinairement les malades se plaignent de courbature, de céphalée, d'un malaise général et indéfinissable rendant tout travail impossible. Ils perdent l'appétit, se sentent envahi par une lassitude étrange, saignent parfois du nez.

Survient alors un signe de haute valeur qui, à lui seul, annonce que la lutte est engagée, que l'invasion pneumococcique est effectuée : c'est le **frisson.**

Le frisson.

Brusquement, alors même que d'ordinaire le malade n'a ressenti aucun signe précurseur, la nuit ou parfois le jour, au milieu de son travail, l'homme éprouve une sensation de froid intense. Il grelotte, claque des dents, vacille sur ses jambes. Si à ce moment vous prenez sa température rectale vous ne trouverez seulement que 36° à 36°5.

Ce frisson dure généralement une demi-heure, trois quarts d'heure, une heure, quelquefois davantage, sans cesser une minute. Il fait ensuite place à une sensation de chaleur mordicante qui traduit l'apparition de la fièvre.

Ascension thermique. Le *thermomètre* rectal ou axillaire monte en effet et en fort peu de temps atteint 39 ou 40°. La soif est vive, l'anorexie absolue, souvent on observe quelques vomissements.

Le pouls, fréquent, est dicrote.

Chez l'enfant vous verrez quelquefois l'invasion de la pneumonie s'accompagner de convulsions localisées à l'œil, au cou ou à la nuque, parfois généralisées. C'est ce qui avait fait créer par Rillet et Barthez la pneumonie centrale éclamptique ou méningitique.

Tel est le début de la pneumonie. Il est franc vous le voyez. Mais l'est-il toujours? Non; surtout lorsque la grippe modifie les allures de la pneumonie, ce n'est pas rare à l'heure actuelle. Le début est alors insidieux et traînant, le frisson est remplacé par des frissonnements multiples, la céphalée est intense, souvent accompagnée de douleurs analogues. Ce n'est que du sixième au huitième jour de semblables prodromes que le diagnostic se confirme.

Quelle est, dans la pneumonie franche, la durée de ces prodromes? Elle est essentiellement variable de 1 à 3 heures à plusieurs jours. Knovenagel admet la durée moyenne de 5 à 6 jours : c'est beaucoup il me semble. On l'a vue, mais exceptionnellement, durer jusqu'à 24 jours.

Période d'engouement. Voilà donc la pneumonie confirmée, l'engouement existe à cette heure; comment va-t-il se traduire à nous? Par des symptômes fonctionnels, physiques et généraux.

Rougeur de la pommette. Appelé à cette période, vous trouvez un malade au facies vultueux, dont les pommettes sont violacées ou rouge vif. Cette rougeur est souvent unilatérale, du côté de la lésion et c'est un signe auquel Jaccoudd attache une grande importance.

Herpès. A la commissure des lèvres vous trouvez de petits vésicules transparents ou blanchâtres à base rosée : ce sont des vésicules d'herpès. Parfois ouvertes, elles sont remplacées par de petites ulcérations polycycliques ou par des croûtes rougeâtres. Quoiqu'on ait dit, il n'y a pas de rapport constant entre la localisation de cet herpès, lorsqu'il est unilatéral, et le côté frappé de pneumonie.

L'herpès envahit parfois la lèvre supérieure. Il peut se localiser aux ailes du nez, aux oreilles, aux régions sus et sous-orbitaires, anales et sacro-coccygiennes.

Sa pathogénie est obscure. Considéré par les uns comme un trouble nerveux, il est probable qu'il est dû aussi à l'infection du pneumocoque. On a retrouvé le pneumocoque dans ses vésicules.

C'est un signe qui n'est pas à négliger lorsque le diagnostic hésite entre pneumonie et fièvre typhoïde.

La langue est saburrale, parfois rôtie : c'est la langue de per- Fièvre.
roquet.

Couché sur le dos, parfois sur le côté douloureux qu'il immobilise ainsi pour calmer le point de côté, le malade a la peau sèche et chaude.

Le thermomètre est à 39 ou 40°, la température présente seulement une rémission matutinale de 0°5. Chez le vieillard la température axillaire reste ordinairement basse, prenez la température rectale et vous trouverez 39 à 40°.

Le **pouls** est brusque, dur et ample. Il est dicrote et souvent bigéminé. La courbe du pouls suit assez régulièrement celle de la température et la dissociation des deux courbes est un signe de mauvais augure qui doit faire redouter des complications cardiaques.

Souvent on observe le phénomène de la récurrence palmaire.

Le patient se plaint d'une céphalée frontale ou temporale parfois insupportable.

Il ne dort pas, rêvasse continuellement, il a de la rachialgie.

Il délire, et les **délires** bien étudiés par Bozzolo Corondo peuvent être rangés en quatre catégories :

a) Le **délire simple,** délire de nervosisme, consistant en un Le délire.
simple marmottement, survenant surtout la nuit ;

b) Le **délire des alcooliques** avec tremblement, hallucination, zoopsie, délires professionnels ;

c) Le **délire aigu** hyperpyrétique et toxique qui ne se voit que dans les formes graves et consiste en agitation violente, excitation de paroles et d'action accompagnés d'hallucinations diverses ;

d) Enfin on peut voir se développer à la faveur de l'infection pneumonique de véritables **délires maniaques.**

Tous ces délires ont, nous le verrons plus tard, une certaine valeur au point de vue du pronostic.

L'adynamie peut s'observer dès cette période.

Les urines sont rares et chargées.

Eruptions. On trouve parfois à cette période des **éruptions** cutanées surtout fréquentes chez l'enfant où elles ont été bien étudiées par M. Macé(1). Ce sont des érythèmes, des roséoles, de l'acné, du pemphygus, du purpura, des raschs scarlatiniformes ou morbiliformes.

Les symptômes fonctionnels sont plus importants encore.

Point de côté. Les malades se plaignent d'un **point de côté** violent. Le plus souvent localisé au-dessous et en dehors du mamelon ; il occupe parfois le bord du sternum, le bord des fausses côtes, la fosse sous-épineuse ou l'épaule.

Ordinairement fixe il irradie parfois vers l'épigastre ou vers les hypochondres.

Il siège du même côté que la lésion ou du côté opposé et parfois coïncide exactement avec la localisation de la lésion.

Il est exagéré par la pression, le mouvement respiratoire, la toux et les mouvements que peut faire le malade.

Il disparaît généralement en peu de jours, Je l'ai vu quelquefois persister des semaines et des mois.

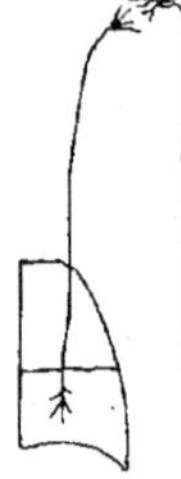

C'est un signe constant (dans 90 % des cas) *qui ne manque que chez les vieillards, les cachectiques ou dans les pneumonies centrales.*

Au point de vue pathogénique, on peut dire qu'il n'est dû ni à la névralgie, ni à une névrite, ni à une pleurite puisqu'on n'en retrouve aucun signe. On ne peut non plus l'attribuer à la distension de la plèvre. Je le crois plutôt dû à une algie réflexe : l'irritation des terminaisons sensitives au niveau du poumon se réfléchissant par voie centrale vers la périphérie suivant le schème ci-joint.

Sans avoir une valeur pathognomonique, le point de côté attirera toujours votre attention et vous fera rechercher la pneumonie.

Dyspnée. Le malade est de plus oppressé. **La dyspnée** est en effet constante et précoce, surtout dans les pneumonies du sommet chez les scoliotiques et les bossus. — Très intense (de 50 à 60 inspirations à la minute), elle peut être plus fréquente encore chez l'enfant (100 à 120). Les mouvements respiratoires sont brefs, précipités et superficiels : le malade étouffe et son facies exprime l'asphyxie menaçante. Les yeux sont injectés, saillants et brillants, les lèvres

(1) MACÉ. — Thèse, Paris, 1896.

cyanosées, les ailes du nez largement ouvertes suivent les mouvements de la respiration. La parole est brève, anxieuse, entrecoupée. Les muscles respiratoires accessoires remplissent activement leur fonction.

Ce signe n'a aucune valeur séméiologique. Au point de vue pronostic, il en a au contraire, non pas par lui-même, mais dans ses rapports avec le pouls. A l'état normal, ce rapport est de $\frac{1\,R}{4,5\,P}$ *Dans la pneumonie, le nombre de respiration tend à se rapprocher du nombre des pulsations, et plus ce rapprochement est grand, plus est grave le pronostic.*

Les causes de la dyspnée sont complexes. Elle tient :

1° A la diminution du champ de l'hématose par le fait de la suppression d'un grand nombre d'alvéoles encombrées par l'exsudat. Cette diminution de l'hématose est due aussi pour une part à la limitation des mouvements respiratoires pour ne pas trop éveiller le point de côté ;

2° A l'altération du sang : excès de CO^2 et hypérinose ;

3° A l'action des toxines sur les centres respiratoires ;

4° A l'irritation réflexe de ces centres par la voie du pneumogastrique.

Le pneumonique **tousse**. Mais il ne tousse que 6, 12 ou 24 heures après le frisson. *La toux manque chez les vieillards, chez les malades qui délirent et dans les pneumonies centrales.*
La toux.

Quinteuse, sèche, pénible et *intense,* réveillée par les mouvements respiratoires, la toux exagère le point de côté et arrache parfois des plaintes au malade. Aussi celui-ci se retient-il autant qu'il le peut.

Cette toux n'a rien de caractéristique, *elle n'a aucune valeur pronostique.* Elle est due à une action réflexe par irritation pleurale.

Enfin le pneumonique **crache**. L'expectoration est *constante* et *ne manque que chez les enfants, les vieillards et les cachectiques.*
Les crachats.

Elle débute dès le 2ᵉ jour. D'abord muqueuse, gommeuse, puis teintée de sang, elle devient le 3ᵉ jour **rouillée** : coloration véritablement spécifique.

Elle est d'abondance variable : 100, 200, 300 gr. en 24 heures.

Elle est *visqueuse.* Sa coloration va de la teinte du *sucre d'orge* à celle de la *gelée d'abricots :* cette coloration est le fait de pigments sanguins modifiés. Rarement l'expectoration est verdâtre et cette teinte s'observe surtout dans la pneumonie bilieuse où elle est due à la présence de pigments biliaires. Elle peut être due aussi à l'action de microbes chromogènes.

On trouve parfois des moules fibrineux (ceci s'observe surtout dans les pneumonies massives).

Vierordt, Jacksh et Pel y ont noté l'existence des spirales de Curschmann. Ces crachats sont très riches en fibrine, en chlorure de sodium, en sucre, en sels de soude et de potasse.

Histologiquement on y trouve des filaments de fibrine, des cellules épithéliales en dégénérescence vésiculeuse ou graisseuse. On y trouve déjà de nombreux pneumocoques, ce qui vous indique la nécessité de désinfecter ces crachats en les recueillant dans un crachoir sur du sublimé ou du sulfate de cuivre.

Les caractères de l'expectoration ont une valeur considérable : **ils suffisent presque pour établir le diagnostic.** Il n'ont aucune valeur pronostique. Les efforts d'expectoration exaspèrent le point de côté et la dyspnée.

Résultats de l'inspection.

Passons maintenant à l'examen somatique du malade. Le **thorax est augmenté de volume :** on peut s'en convaincre par la vue, la palpation bi-manuelle ou la mensuration. Les mouvements respiratoires sont précipités, brefs et saccadés. L'excursion du thorax du côté malade est nettement limitée.

Parfois, mais rarement, on trouve de l'œdème de la paroi.

Exagération des vibrations vocales.

Les **vibrations vocales sont exagérées.** Les solides conduisent mieux les vibrations que les gaz et le poumon engoué devient presque solide. C'est au centre du lobe engoué que cette exagération est surtout manifeste, elle va, diminuant par une transition insensible vers la périphérie.

Très rarement les vibrations vocales sont diminuées, voire même abolies. Cette dérogation s'observe dans la pleuro-pneumonie et dans la pneumonie massive dans laquelle l'obstruction des bronches empêche toute vibration. Il ne faut jamais oublier de faire tousser le malade avant de rechercher ce phénomène, car cette obstruction bronchique peut être une cause d'erreur.

Tympanisme avec abaissement de tonalité.

A la percussion on entend souvent au début du **tympanisme avec abaissement de la tonalité.** C'est un signe sur lequel les Allemands et Jaccoudd ont attiré l'attention, parce qu'il est très précoce et ne s'observe que pendant les 24 à 36 premières heures de la maladie.

L'explication de ce phénomène peut être la suivante. Au début le bloc engoué étant central se trouve entouré d'une zône d'emphysème compensateur qui produit le tympanisme avec tonalité basse. Ce qui justifie cette hypothèse c'est que ce signe manque dans les pneumonies centrales.

Un peu plus tard, on trouve la **diminution de la sonorité thoracique** sans modification de l'élasticité thoracique.

Dans tous les autres régions du poumon et du côté opposé, la sonorité est exagérée.

En auscultant votre malade, vous allez percevoir un bruit anormal : le **râle crépitant**. Le murmure vésiculaire est presque complètement couvert par des bruits rappelant celui du sel qui décrépite dans une bassine, celui d'une vessie sèche que l'on distend par l'insufflation, celui d'une mèche de cheveux qu'on froisse près de l'oreille. Ces petits bruits, très brefs, égaux en intensité et en durée, sont également espacés les uns les autres. Ils s'entendent seulement pendant la dernière moitié et le dernier tiers de l'inspiration ; ils sont projetés par bouffées, par fusées sous l'oreille.

Le râle crépitant a son siège dans l'alvéole ; il est dû au décollement de ses parois à la fin de l'inspiration.

Vous ne le confondrez pas avec le râle de déplissement du décubitus qu'on entend chez les malades condamnés pendant plusieurs jours au décubitus dorsal. Celui-ci est plus fin, plus sec ; il disparaît après deux ou trois grands efforts inspiratoires ; c'est enfin un symptôme unique.

Le râle crépitant est un des premiers signes de la la pneumonie ; il peut être le seul appréciable pendant quelques heures. Il persiste deux jours environ, puis est progressivement remplacé par le souffle tubaire.

L'auscultation des parties saines du poumon et du poumon du côté opposé vous fera entendre une respiration forte et puérile de suppléance.

Ajoutons à ces signes : **l'élévation de la température du côté malade** et les **modifications pneumanométriques** ; diminution de la pression inspiratoire, plus marquée que celle de la pression expiratoire. La capacité respiratoire est diminuée.

La durée de cette période est de deux à trois jours.

Les **symptômes généraux** restent cependant stationnaires. La température reste aux environs de 40° (quelquefois plus haut dans les formes hyperpyrétiques).

Le **pouls** est dicrote. Lorsqu'il bat 110 à 120, le pronostic n'est pas grave ; il est fatal lorsqu'il monte au-dessus de 130. Le phénomène de la recurrence palmaire est ici manifeste.

Le **facies** du malade est caractéristique. Il a été magistralement décrit par Jaccoudd. Le facies est amaigri, les traits tirés, l'œil brillant, quelquefois atone. Les pommettes, saillantes, sont rouges. Les narines sont dilatées. Les ailes du nez sont animées de battements isochrones aux mouvements respiratoires. On y trouve des croûtes sanguinolentes, vestiges de l'herpès.

Les lèvres sont cyanosées, fuligineuses, elles sont aussi recouvertes d'herpès.

Les veines du cou sont turgescentes.

Les **troubles nerveux** persistent ; les pupilles sont souvent dilatées.

La langue est rôtie, la soif est vive.

Le **foie** est considérablement augmenté de volume ainsi que je l'ai signalé après Cordeus, comme l'ont aussi remarqué Gilbert et Weill. Souvent on note le syndrome de l'insuffisance hépatique. La rate ordinairement normale est parfois tuméfiée.

Les **urines** présentent des modifications très intéressantes. Peu abondantes, brunes, sédimenteuses elles ne renferment que fort peu d'urée, d'acide urique, de sulfates et de phosphates. On n'y trouve presque plus de chlorures. La créatine, la xanthine et les composés du même genre abondent au contraire. L'albumine y est fréquente, rétractile ou non : en ce dernier cas on admet qu'elle est dyscrasique et que le rein n'est pas touché.

La toxicité urinaire est au-dessous de la normale.

Le **sang** se coagule très facilement, le nombre des hématoblastes et des plaquettes de Bizzozero est inférieur à la normale. Le nombre des globules rouges est normal ou légèrement diminué. Celui des leucocytes est considérablement augmenté (de 10 à 20.000) et cette leucocytose a une importance pronostique de tout premier ordre. Cette leucocytose est surtout constituée par des monos et des polynucléaires basophiles ; on ne trouve pas d'éosinophiles.

Le pneumocoque est fréquemment rencontré dans le sang. Casati prétend qu'il y est constamment à partir du deuxième jour : c'est une exagération à mon avis et d'après mes recherches.

Les **symptômes fonctionnels** sont à peu près les mêmes. Le point de côté seul a un peu diminué d'acuité.

Les **symptômes physiques** au contraire présentent des modifications importantes. Les vibrations thoraciques sont franchement exagérées, la matité est des plus nettes aussi.

A l'auscultation on entend un **souffle bronchique ou tubaire** qu'on ne saurait mieux comparer qu'au bruit que l'on produit en respirant fortement avec la bouche dans un stéthoscope ou encore en prononçant à voix basse et la bouche largement ouverte les voyelles A et O.

Ce souffle est rude, inspiratoire et expiratoire.

Il apparaît au centre du foyer des râles crépitants qu'il refoule progressivement mais encore assez vite jusqu'à ce qu'on n'en entende plus un seul.

Ce soufffe est caractéristique : il ne manque que dans la pneumonie massive.

Si vous auscultez le malade en le faisant compter vous entendez la bouchophonie, mais ce signe manque dans la pneumonie massive.

Rarement on perçoit de la pectoriloquie aphone.

Tels sont les symptômes classiques de la pneumonie franche lobaire aiguë lorsqu'elle est constituée. Que va-t-elle devenir ?

Elle va se résoudre et guérir ou bien se compliquer, et alors se terminer soit par la guérison, plus souvent par la mort.

Cet état de chose dure jusqu'au 6ᵉ, 7ᵉ, 8ᵉ jour après l'apparition du frisson. A ce moment, et sans que rien n'ait pu vous le faire prévoir, les symptômes généraux disparaissent et la fièvre s'envole ; les symptômes fonctionnels, déjà très atténués, disparaissent ; les symptômes physiques s'amendent. C'est une crise ; c'est la guérison. **Résolution.**

Quelque chose peut-il vous faire prévoir la crise ? Non, tout au plus peut-on y penser lorsqu'on voit au 6ᵉ jour une hyperthermie plus accentuée encore ; lorsqu'on voit le foie revenir à son volume normal. Ces signes, malheureusement, n'ont pas une grande valeur.

La chute thermique, je vous le disais tout à l'heure, peut être annoncée par une défervescence ou une exacerbation dites précritiques. Brusquement, en une heure ou deux, on voit la température tomber de 40° à 37°. Dans certains cas, la chute est plus lente : c'est la *crise prolongée.* **Chùte thermique.**

Elle peut aussi, mais le fait est exceptionnel, se faire en lysis : la température baisse chaque jour de 0°5 à 0°8 ou 1°.

Enfin, il y a de *fausses crises,* dans lesquelles la température seule baisse. Les symptômes généraux, physiques et fonctionnels restant les mêmes.

La crise thermique n'est pas l'unique signe de la résolution ; il y a bon nombre d'autres phénomènes critiques. Tels sont les vomissements **aqueux,** la diarrhée séreuse, **la crise de sueurs profuses** avec des éruptions consécutives : miliaire blanche ou rouge **Phénomènes aortiques.**

ou herpès critiques. Mais, parmi tous ces phénomènes, c'est la **polyurie** qui est surtout très caractéristique. Le malade qui, dans le cours de son affection, urine ordinairement très peu, pisse tout à coup 2, 3, quelquefois 5 litres d'une urine claire. Cette **urine** est très acide, renferme une quantité énorme d'urée, de chlorures et de phosphates. Le taux de l'acide urique diminue, au contraire, en même temps que les substances excrémentitielles (xanthine, créatine, etc.) sont réduits à minima. La toxicité de ces urines est extrêmement élevée.

Si vous examinez le sang à cette date, vous trouvez une augmentation considérable du nombre des hématoblastes : c'est la **crise hématoblastique**. La leucocytose reçoit également un coup de fouet.

Enfin, le malade qui était, il y a un instant à peine, triste, abattu, déprimé, éprouve une sensation de bien-être toute nouvelle. C'est la guérison, le signal du triomphe de l'organisme dans sa lutte contre le pneumocoque.

Signes fonctionnels. Que deviennent les symptômes fonctionnels ? Le point de côté a déjà disparu, l'oppression se calme et s'évanouit, la toux devient facile, grasse et humide. Les crachats deviennent plus abondants, moins visqueux, gris-jaunâtre. Ils renferment surtout de gros leucocytes en dégénérescence graisseuse ; on n'y trouve presque plus de globules sanguins.

Signes physiques. Le thorax a repris son volume normal. Les vibrations reviennent peu à peu à leur intensité normale, le poumon redevient progressivement sonore.

Le souffle a disparu. Il est à cette heure remplacé par des **râles crépitants** d'un type un peu spécial : c'est le crepitans redux, **plus gras, plus humide**. Les petits bruits qui le constituent sont moins serrés, moins égaux ; ils s'entendent aux deux temps de la respiration. Par tous ces caractères, le crepitans redux se rapproche bien plus du râle sous-crépitant que du vrai crépitant.

Causes de la crise. On a cherché à savoir quelles étaient les causes de la **crise**.

a) Les uns l'ont expliqué en se basant sur le fait signalé par Netter : *in vitro*, sur ses milieux de cultures habituels, *le pneumocoque perd sa virulence et peut mourir du 7ᵉ au 8ᵉ jour.*

b) Les autres attribuent le principal rôle à *l'hyperthermie*, se basant sur les expériences de Fränkel et de Walther qui ont vu le pneumocoque perdre sa virulence à l'étuve à 40°.

c) D'autres pensent que le principal rôle est joué par l'organisme dont les milieux acquiescent une *réaction acide*. Or le pneumocoque ne vit pas en semblable milieu.

d) D'autres encore attribuent l'arrêt spontané de la maladie à ce que l'organisme fabrique une *antitoxine*, l'antipneumotoxine, empêchant la pullulation du pneumocoque.

e) Enfin certains affirment que tout est dû à la *phagocytose*.

En présence de toutes ces théories on peut et on doit, ce me semble, demeurer éclectique et attendre.

Tous ces signes durent encore 2 à 4 jours et le patient est guéri.   Guérison.

Mais telle n'est pas toujours la terminaison de la pneumonie.

La résolution peut être lente. Elle n'était pas complète, au   Résolution
dire de Grisolle, le 20e et le 50e jour de la maladie. Andral, six   lente.
semaines après la disparition des symptômes aigus d'une pneumonie, percevait encore des râles crépitants. Deux mois après on
entend parfois encore le souffle.

Mais ce sont là de véritables exceptions.

On voit quelquefois se produire dans la convalescence de véri-   Rechûte.
tables **rechûtes**. On appelle rechûte la réapparition chez un
convalescent pneumonique, des symptômes caractéristiques d'une
nouvelle pneumonie.

Il est nécessaire, pour qu'il y ait vraiment rechûte, d'avoir vu le
malade entrer en convalescence, d'avoir noté entre la pneumonie
et la rechûte une température de 37°. Sans cette condition il n'y a
pas rechûte, il y a simplement recrudescence.

Il convient d'autre part que le laps de temps qui sépare la
première pneumonie de la seconde ne soit pas trop long. Si la
première remonte déjà à longtemps, la seconde constitue une
récidive et non plus une rechûte.

La rechûte dans la pneumonie est loin d'être fréquente. Elle est
en moyenne de 3 °/o, mais cette fréquence varie suivant les
épidémies.

L'âge, le sexe n'ont aucune influence sur sa production ; celles   Ses causes.
du refroidissement, des écarts de régime, des fatigues intempestives,
n'est point déterminée.

La rechûte n'affecte aucune prédilection pour telle ou telle forme.

La durée de la période intercalaire apyrétique est de 2 à 8 jours.

Ses signes n'offrent guère de particularités saillantes. La tempé-   Les signes.
rature remonte brusquement, plus rarement en échelons. Les
symptômes sont les mêmes, mais l'allure générale de la maladie
est relativement plus grave que celle de la première atteinte.

La défervescence se fait suivant les mêmes modes que dans la
première pneumonie. La terminaison est cependant plus sérieuse.

Les rechûtes peuvent se repéter 1, 2, 3 fois. On a vu, dans
certains cas, 16, 20, 26 et 28 rechûtes successives : c'est à ces
formes qu'on donne le nom de pneumonie recurrente.

Loin de toujours guérir, la pneumonie peut se terminer par la   La mort dans
mort. Celle-ci peut être le fait de l'infection elle-même.   la pneumonie.

16

Le 7e jour la crise ne se produit pas : on l'attend mais en vain. La fièvre persiste et parfois très élevée. Le pouls est petit, fréquent, hésitant, inégal. La respiration s'accélère, les crachats diminuent et deviennent couleur jus de pruneaux.

La face se recouvre de plaques violacées, devient hippocratique ; la langue est sèche et noire ; le corps est enduit de sueurs visqueuses. On perçoit un râle trachéal à distance, les symptômes physiques restent les mêmes et le malade meurt dans le collapsus profond, soit en hyperthermie, soit en hypothermie.

La mort peut enfin être le fait de l'une des complications que nous allons maintenant décrire.

DES COMPLICATIONS DE LA PNEUMONIE

Les complications de la pneumonie sont fréquentes et variées. On les rencontre dans 1/10 des cas.

On pourrait les diviser en complications infectieuses, toxiques ou mécaniques.

Complications infectieuses. — Le pneumocoque ordinairement localisé dans le poumon peut passer dans le sang. Par ce fait il pourra se généraliser (pneumococcies généralisées) ou bien se localiser sur un organe quelconque : complications locales pneumococciques.

A la faveur de l'affaiblissement de l'organisme par l'infection pneumococcique, d'autres espèces microbiennes peuvent envahir les organes. Infections secondaires diverses par streptocoques, staphylocoques, coli, etc.

Complications toxiques. — Pneumocoques et microbes d'infections secondaires secrètent des substances toxiques, de toxines qui peuvent adultérer le système nerveux, la fibre cardiaque, la cellule hépatique ou l'épithélium rénal.

Complications mécaniques. — Enfin l'encombrement d'un lobe pulmonaire par l'exsudat pneumonique, crée un obstacle à la circulation pulmonaire et pour peu que le myocarde soit un peu affaibli, il se laissera distendre, produisant de la sorte une complication mécanique.

En pratique, il est impossible de schématiser de la sorte : dans toute complication, ces trois facteurs se mélangent diversement, il est impossible de démêler leur action propre. Je crois donc plus pratique d'étudier avec vous :

1° Les complications locales ⎰ pulmonaires;
⎱ ou des autres organes;

2° Les complications générales.

Parmi les COMPLICATIONS PULMONAIRES de la pneumonie, une des plus fréquentes, quoique des plus mal connues, une de celles qu'il vous faut le mieux connaître, car vous pouvez beaucoup contre elle, c'est l'**œdème du poumon**, la congestion œdémateuse.

Sa fréquence varie suivant les épidémies, elle oscille entre 6 et 10 %.

L'âge, le sexe, la forme de la pneumonie n'ont aucune influence sur sa production. On a incriminé le refroidissement : son rôle est très problématique.

La congestion œdémateuse est une complication *du début* de la pneumonie : elle survient du 1er au 5e jour.

Au milieu du cortège symptomatique habituel de la pneumonie, vous verrez apparaître une *dyspnée intense* : le malade étouffe et présente des symptômes manifestes de l'asphyxie commençante : cyanose de la face et des extrémités refroidies; injection des conjonctives; yeux brillants et saillants; turgescence des veines du cou.

Hâtez-vous d'agir, car si vous tergiversez, l'asphyxie se confirme et le malade meurt.

A l'examen du malade, vous trouvez les signes habituels de la pneumonie, mais l'auscultation vous révèle l'existence d'une *pluie de râles à bulles fines et humides* envahissant la totalité du poumon.

Si vous y prêtez attention, vous remarquerez cependant que *l'expectoration est plus abondante, plus fluide, plus spumeuse, moins rouillée*, ne renfermant que fort peu d'éléments cellulaires.

Le pouls est mou, inégal, irrégulier.

Le cœur, qui faiblit en général, se dilate par suite du trouble circulatoire pulmonaire et sa dilatation se traduit par une augmenmentation de la matité précordiale, un abaissement ou un déplacement de la pointe, l'assourdissement des bruits et quelques irrégularités.

La mort peut du reste être le fait de l'asystolie aiguë.

A l'autopsie, vous trouverez les lésions classiques de la pneumonie. Au-dessus ou au-dessous, dans les portions non hépatisées, vous trouverez les stigmates d'une congestion intense.

Le parenchyme est rouge, violacé, infiltré d'une sérosité rougeâtre qui s'écoule à la coupe. Il est dur, un de ses fragments tombe au fond du vase d'eau dans lequel on le plonge. Le liquide qui s'est épanché ainsi dans l'alvéole est une sérosité finement granuleuse où le pneumocoque pullule.

Vous trouverez de plus les lésions de l'ectasie cardiaque et celles des congestions viscérales multiples.

Pronostic. *Abandonnée à elle-même la congestion œdémateuse tue le malade en 24 heures.* Traitée énergiquement elle disparaît comme par enchantement.

Peu grave en conséquence, elle le devient si elle est méconnue.

Elle le devient aussi : 1º Si les lésions sont extrêmement étendues.

2º Si le cœur est faible et c'est en l'auscultant et en examinant soigneusement la pulsation radiale que vous vous renseignerez.

Diagnostic. Le diagnostic de cette complication est habituellement facile et repose sur les trois éléments suivants :

1º *Violence de la dyspnée ;*

2º *Abondance et fluidité de l'expectoration ;*

3º *Râles à fines bulles.*

Infiltration purulente du poumon. **L'infiltration purulente du lobe hépatisé** n'est heureusement pas une complication fréquente : de 1 à 20 %. Sa fréquence varie suivant les épidémies : il y a des pneumonies infectantes.

Ses causes. L'âge et le sexe des malades, la forme de la pneumonie, n'ont aucune influence sur la production de cette complication. Elle s'observe au contraire avec une prédilection toute particulière chez les *débilités*, les *alcooliques*, les *diabétiques* et les *surmenés*, chez tous ceux dont les moyens de défense sont affaiblis.

Ses signes. Cette complication peut survenir d'emblée. C'est *l'infiltration purulente d'emblée de Ranvier.* En ce cas les symptômes généraux de l'invasion pneumonique sont d'une acuité extrême ; l'expectoration est muco-purulente et à l'auscultation, au lieu du crépitant vous entendrez de gros sous-crépitants.

La mort survient rapidement.

Ordinairement *l'infiltration purulente est tardive* et survient du 7e au 14e jour.

La *pneumonie ne se résout pas le 7e jour ;* la température reste élevée et forme une courbe en plateau avec des oscillations à peine perceptibles.

Le pouls devient incomptable.

L'adynamie s'accentue, le malade tombe en collapsus et meurt.

Les symptômes fonctionnels ne sont que fort peu modifiés ;

seule, la dyspnée s'exaspère, l'expectoration devient purulente.

A l'auscultation, les *symptômes persistent au lieu de diminuer*. Le souffle tubaire devient quelquefois amphorique. Il s'y mêle de gros râles, et des symptômes pseudo-cavitaires peuvent induire en erreur.

La *mort* est la terminaison habituelle (95 %). Elle survient dans le collapsus ou le coma.

Lorsque la *guérison* survient, c'est du *cinquième au douzième jour* que les symptômes généraux s'amendent, que les symptômes fonctionnels s'apaisent, que les signes physiques disparaissent.

La convalescence est toujours extrêmement lente.

A l'autopsie, le poumon est d'une friabilité extrême. Il se déchire au moindre effort. Il est grisâtre extérieurement. Sa surface de section laisse écouler un liquide visqueux opaque, purulent. Le poumon semble transformer en une véritable éponge.

Les alvéoles, les travées inter-alvéolaires, les lymphatiques sont remplis de globules, de pus et de microbes.

Le pneumocoque est toujours associé en ce cas au streptocoque, au staphylocoque, au coli-bacille ou à d'autres espèces. En conséquence, on est porté à penser que c'est cette association qui est la cause de cette complication.

Le **diagnostic** en est facile et repose sur les éléments suivants :

1º Absence de défervescence au septième jour ;

2º Gravité de l'état général ;

3º Expectoration purulente ;

4º Souffle cavitaire, râles sous-crépitants, pseudo-gargouillements.

L'abcès pulmonaire est rare ; le pus, dans ce cas, n'a pas le temps de se collecter. Les mêmes notions étiologiques qui président à la production de l'infiltration purulente, président aussi à celle des abcès pulmonaires.

Leur formation se révèle *au déclin de la pneumonie* par une *défervescence incomplète* et par *l'apparition d'une courbe thermique, à grandes oscillations.* Cette exacerbation thermique et cette courbe peuvent n'être qu'à peine accusées ou même manquent chez le vieillard.

La toux et l'oppression persistent ; l'expectoration, après avoir diminué, devient muco-purulente. Le malade a des sueurs profuses la nuit ou de petits frissons.

Physiquement, vous trouverez les symptômes d'hépatisation.

La toux et l'oppression augmentent ; un beau jour, dans un effort de toux, le malade *rejette une quantité de pus*, qui varie de 50 gr. à 200 gr. Ce pus est épais, verdâtre, inodore, parfois il est teinté de sang. Il renferme des fibres élastiques, des débris de parenchyme, de l'hématoïdine et des acides gras.

Le malade est alors soulagé ; les symptômes fonctionnels se calment, la température baisse et l'auscultation vous permet de reconnaître l'existence d'une caverne pulmonaire (gargouillement, souffle amphorique).

L'expectoration purulente, après avoir persisté quelques semaines diminue de jour en jour, l'état général s'améliore et le malade guérit. Mais bien souvent hélas ! au soulagement passager qui a suivi la vomique, succède une aggravation des symptômes généraux, les vomiques se répètent toujours très abondantes, parfois deviennent fétides ; l'*hecticité* se produit et le malade meurt de septicémie.

Mais l'abcès au lieu de s'ouvrir dans la bronche peut s'ouvrir dans la plèvre. *Le pronostic est également très sombre.* La mort peut survenir du fait de l'asphyxie ou par pyopneumothorax, hecticité et septicémie.

Lésions.

L'abcès pneumonique se forme par nécrobiose du parenchyme infiltré ; destruction des cloisons interalvéolaires.

Il a le volume d'un pois ou d'une orange. Généralement situé près de la plèvre, il est formé d'une cavité anfractueuse, irrégulière, au milieu de laquelle on trouve des brides et des vaisseaux respectés par la nécrose. Les parois sont déchiquetées, ramollies, nécrosées, parfois elles sont tapissées par une couche pyogénique bourgeonnante.

Les microbes qu'on y trouve sont : le pneumocoque associé au streptocoque, au staphylocoque, au coli et au pneumobacille.

Gangrène pulmonaire.

La **gangrène pulmonaire** se produit rarement dans le cours de la pneumonie franche. Sa fréquence, d'après les statistiques, peut être évaluée à 0,4 %.

Elle se produit sous les mêmes influences que celles qui règlent l'apparition des complications précédemment étudiées.

Elle apparaît à la défervescence du 7e au 12e jour, parfois même plus tard.

Elle se révèle habituellement par les symptômes suivants :

1° *La fétidité de l'haleine et des crachats* (signe inconstant).

2° *L'existence des bouchons de Dittrich* dans les crachats.

3° *L'aggravation de l'état général* (état typhoïde).

L'apparition de ces symptômes dans le cours d'une pneumonie, qui ne fait pas sa défervescence au 8e jour, doit tout de suite vous faire penser à la gangrène pulmonaire.

Le plus souvent c'est une surprise d'autopsie. Elle ne présente que les lésions habituelles que nous décrirons plus tard.

Le pronostic en est très sombre.

La pneumonie peut encore laisser après elle des lésions indélébiles : **l'induration chronique**, la pneumonie chronique de Charcot.

Dans la convalescence d'une pneumonie franche, on voit la fièvre reparaître, légère et vespérale. Les malades continuent à tousser, à cracher, et, à l'examen, vous constatez les symptômes des scléroses pulmonaires.

L'émaciation s'accentue et la mort survient en quelques mois, au milieu d'une hecticité très profonde.

Le pronostic est donc très grave. A l'autopsie, vous trouverez les lésions de la sclérose pulmonaire, sans ectasie bronchique.

La pneumonie caséeuse de Niemeyer n'a point de rapport, semble-t-il, avec la pneumonie franche. Celle-ci peut-elle créer dans le poumon un *locus minoris resistantiæ* où se greffera ultérieurement le bacille de Koch ? Voilà ce qu'on ne sait pas et qui mériterait d'être étudié.

La **pleurésie** est, de toutes les complications de la pneumonie, assurément la plus fréquente (16 °/₀).

Sèche elle est presque constante.

Elle peut être séro-fibrineuse, hémorrhagique, plus souvent purulente.

Le génie épidémique semble avoir une grande influence sur sa production : il y a des épidémies de pleuro-pneumonie. Ce sont les pneumonies corticales qui y donnent le plus souvent naissance.

La **pleurésie séro-fibrineuse** débute du 2ᵉ au 4ᵉ jour de la pneumonie. La toux devient quinteuse et l'oppression augmente.

Le thorax est nettement augmenté de volume. Les vibrations vocales sont diminuées ou abolies du côté malade, qui est nettement mat.

La matité est franche, hydrique, souvent bien limitée par la courbe classique de Damoiseau. Elle se déplace quand le malade change de position.

Le souffle tubaire est moins net, *plus aigre, plus étalé*, plus voilé.

Vous entendrez encore l'égophonie et la pectoriloquie aphone ; vous trouverez le signe du sou.

L'aire de Traube, s'il s'agit d'une pleuro-pneumonie gauche, sera *modifiée ; le foie sera abaissé*, si celle-ci siège à droite ; les déplacements de la pointe du cœur vous serviront aussi pour établir le diagnostic.

Enfin, les *rayons de Roentgen* peuvent être utilisés ici. L'opacité est plus franche et à limites plus nettes en cas de pleuro-pneumonie. Au 7ᵉ jour, la défervescence ne se fait pas en chûte, la température baisse progressivement en lysis.

La guérison est habituelle et se fait souvent en deux à trois semaines. Lorsque l'épanchement est très considérable, la mort peut en résulter par asphyxie ou par le fait de la compression du poumon par l'épanchement.

L'autopsie ne vous révélera aucune lésion particulière.

Le pronostic de cette forme est relativement bénin.

On peut dire et je l'ai démontré que la bénignité est proportionnelle à la richesse en fibrine de l'épanchement.

Surtout fréquente dans l'enfance et de 20 à 30 ans, la **pleurésie purulente** survient du *7ᵉ au 20ᵉ jour de la pneumonie.*

Elle est surtout fréquente de janvier à mars.

Son évolution peut être *latente* : c'est une trouvaille d'autopsie.

Son début peut être net et la pleurésie peut faire son apparition dans le cours de la maladie ou bien après la crise. Elle se révèle :

1º *Par des frisonnements ;*

2º *Par de la prostration, une tendance à l'adynamie ;*

3º *Par une élévation de température généralement peu intense* et ne présentant pas d'oscillations variées s'il n'y a pas d'association microbienne.

En examinant le malade on trouve alors de l'œdème de la paroi thoracique, la diminution ou l'abolition des vibrations vocales. Le souffle tubaire s'assourdit et s'éteint légèrement. La pointe du cœur se déplace, l'aire de Traube s'efface.

Faites une ponction exploratrice et votre diagnostic sera fait !

Si ces divers symptômes vous avaient échappé vous aurez un beau jour la douloureuse surprise d'assister à la production d'une vomique plus ou moins abondante d'un pus épais, crémeux, verdâtre et sans odeur.

Cette pleurésie purulente *peut se résorber :* c'est un mode de terminaison des plus rares et sur lequel vous ne devez pas compter. Souvent elle *s'enkyste* (26 %). Parfois encore l'abcès pleural *peut se faire jour* à l'extérieur par une fistule cutanée ou dans un organe avoisinant.

De courte durée, la pleurésie purulente métapneumonique est relativement bénigne : convenablement traitée elle doit guérir dans l'immense majorité des cas. La léthalité n'est que de 16 %.

Les lésions nécropsiques ne présentent rien de spécial.

C'est le pneumocoque seul ou associé à d'autres espèces qui est ici en cause.

Quant aux **pleurésies hémorrhagiques** elles sont exceptionnelles.

Tous les autres appareils peuvent être pris dans la pneumonie
franche. Suivons les premières voies respiratoires.

Les **stomatites** sont rares : il n'y en a que quelques cas dans la
science.

Elles sont surtout pseudo-membraneuses et dues à l'association
du pneumocoque, du streptocoque ou d'autres espèces encore.

Les **amygdalites** sont très rares. Cornil en a rapporté une
observation suivie de suppuration.

Rares aussi les **pharyngites** ! Celles-ci peuvent être hypéré-
miques (1) ou pseudo-membraneuses (2).

Les **laryngites** sont plus fréquentes ; Netter les a observées
dans le cours et dans la convalescence de la pneumonie.

Netter a vu aussi trois fois l'**œdème de glotte** dans le cours de
la même affection. Bien plus fréquentes encore sont les **otites**
(5 à 10 %), surtout chez les enfants. C'est l'otite moyenne qu'on
observe surtout.

C'est une complication de la convalescence survenant après la
crise.

Souvent latente, elle constitue une menace permanente en exposant à la méningite. Je vous invite à pratiquer systématiquement
l'examen otoscopique de vos malades, vous éviterez des mécomptes.

L'otite moyenne se manifeste encore par une sensation de pléni-
tude, de tension douloureuse, surtout marquée à la déglutition,
par une diminution de l'acuité auditive, des bourdonnements et
des vertiges. Examinez le tympan, il est rouge et vascularisé.

En même temps, apparaissent des symptômes nerveux, des
étourdissements, des vomissements, de l'agitation, de l'insomnie
et du délire.

Plus tard, vous verrez le tympan bombé, grisâtre, parcheminé se
perforer.

*Cette complication laisse souvent après elle une surdité irré-
médiable.*

Le cœur est fréquemment atteint dans la pneumonie.

La **péricardite** n'est pas rare (de 5 à 8 %). Elle accompagne
souvent la pleurésie. Elle survient du cinquième au quinzième jour
Souvent méconnue, on ne la découvre qu'à l'autopsie. De là, une

---

(1) Rendu et Boulloche.
(2) Jaccoud et Menetrier.

Pleurésie hémorrhagique.

Complications locales extra-pulmonaires. Stomatites.

Amygdalites.

Pharyngites.

Laryngites.

Œdème glottique. Otites.

Complications cardiaques. Péricardite.

instruction pour vous : examinez quotidiennement le cœur de vos pneumoniques.

Cette péricardite se traduit cliniquement par ses signes habituels : augmentation de la matité, frottements, bruits de galop, extinction des bruits. L'anxiété précordiale et l'éréthisme cardiaque sont là pour vous avertir de la localisation péricardique.

Celle-ci guérit souvent, mais peut tuer le malade du fait de l'abondance de l'épanchement ou du fait de sa transformation purulente.

Anatomiquement, cette péricardite n'a rien de particulier.

Elle est ordinairement due au seul pneumocoque.

Endocardite. **L'endocardite** simple est plus rare (1 %). Elle a été étudiée par Hirsch.

Les faits d'endocardite végétante sont au contraire nombreux. Elle frappe alors la région aortique.

Dissimulée, elle nécessite un examen minutieux journalier. Vous constaterez alors l'assourdissement des bruits ou l'existence d'un souffle se distinguant du souffle fébrile par sa localisation étroite, par sa douceur et son timbre musical ; souvent cette endocardite se complique d'embolies dans les membres, l'intestin ou le cerveau.

Elle tue peu (2/26), mais laisse souvent après un processus subinflammatoire aboutissant à une lésion orificielle indélébile.

Myocardite. **La myocardite** est beaucoup plus fréquente : on la rencontre chez un très grand nombre de malades.

Elle survient à la période d'état ou pendant la convalescence.

Elle se traduit : 1° par la diminution, puis la disparition du premier puis du deuxième bruit.

2° Par la diminution de l'impulsion cardiaque, remplacée par une vague ondulation.

3° Par une altération du rythme qui revêt le caractère fœtal ou pendulaire, présente du galop ou des irrégularités.

4° Par la tendance aux syncopes, aux lypothymies, au collapsus.

5° Par la dépressibilité du pouls.

La myocardite peut guérir. Elle peut tuer aussi dans une syncope, par collapsus, par embolie, ou par asystolie aiguë.

Phlébite. Complication rare, la **phlébite** (0,5 %) frappe de préférence les membres inférieurs ; elle est une ou bilatérale. Elle apparaît du 7e au 11e jour surtout dans les pneumonies accompagnées d'accidents pyohémiques. Elle débute brusquement par un œdème rosé très douloureux.

Elle guérit en deux ou trois semaines mais laisse souvent après elle des reliquats, varices, œdèmes, pachydermie. Elle peut aboutir à la gangrène humide ou se terminer par embolie.

Ledieu a signalé la pyléphlébite dans la pneumonie.

L'artérite est exceptionnelle.

La **méningite** est assez fréquente, surtout chez les jeunes enfants (2 à 6 %). Il y a de véritables épidémies de pneumonie à méningites.

Elle est parfois en rapport avec l'otite moyenne : méningite par propagation. On l'a vue se localiser au niveau d'une fracture récente (1).

Elle est facilitée dans sa production par les lésions anciennes des méninges et du cerveau (hémorrhagie, ramollissement, tumeur, aliénation mentale ou alcoolisme).

Son début, difficile à préciser, a lieu *du 2ᵉ au 8ᵉ jour*, il est noyé au milieu des symptômes généraux de la pneumonie et la méningite n'est souvent qu'une découverte d'autopsie.

On voit le malade tomber presque subitement dans un état semi-comateux : il est somnolent, a de l'obtusion intellectuelle. Le regard est fixe, les pupilles sont inégales. Il mâchonne, ses mains tremblent. Il se plaint de raideur de la nuque et des membres, pousse des cris déchirants. Les sphincters sont souvent paralysés, la respiration revêt le type de Cheyne-Stokes. Au bout de 2 ou 3 jours, le patient tombe dans le coma et meurt.

Si au contraire la méningite prédomine à la base, ce seront des symptômes de compression (paralysies oculaire ou faciale) qui prédomineront.

Enfin la méningite peut évoluer sur un mode suraigu. Celui-ci se produit surtout dans les méningites de la défervescence. Brusquement l'intelligence s'éteint, le regard devient vague et hagard, la respiration stercoreuse et bruyante, la résolution est complète. La mort est habituelle du 2ᵉ au 8ᵉ jour ; la guérison est cependant possible : en ce cas la convalescence est très lente.

A l'autopsie on trouve des exsudats et de l'hypérémie à la surface des méninges, sur l'écorce cérébrale.

La méningite de la pneumonie est difficile à distinguer du **delirium tremems** des pneumoniques alcooliques, et du délire simple. Elle se reconnaîtra aux symptômes suivants :

1° Paralysies musculaires ;

____

(1) NETTER et MARIAGE.

2º Douleur à la nuque, contracture du rachis ;

3º Examen des oreilles : existence d'une otite ;

4º Examen du sang : présence du pneumocoque ;

5º Ponction lombaire : présence du pneumocoque ;

Le delirium tremens. Le **delirium tremens** est fréquent dans le cours de la pneumonie (5 %). 76 % des alcooliques atteints de pneumonies en sont frappés.

Débutant le 1ᵉʳ ou le 2ᵉ jour, il ne présente rien de particulier. Les hallucinations, les idées délirantes, l'excitation conduisent le malade au collapsus et à la mort.

A l'autopsie on ne trouve que de l'hypérémie banale des centres encéphalo-médullaires.

Délires de la convales-cence. Dans la convalescence de la pneumonie on peut voir survenir des **délires** variés·

Tantôt c'est un simple trouble intellectuel caractérisé par des lacunes, de l'obtusion, une impressionnabilité exagérée, la perte plus ou moins complète de la mémoire.

Tantôt c'est du délire vrai, soit ambitieux, soit caractérisé par une monomanie passagère et superficielle : dans tous ces cas le patient a conscience de son insanité.

Tantôt enfin ce peut être du délire vésanique persistant et aboutissant à la folie chronique.

Paralysies. Les **paralysies** ne sont pas rares non plus dans le cours de la pneumonie (6 %). Elles surviennent de préférence à la fin de la période d'état ou dans la convalescence, de quinze jours à deux mois après le début de la pneumonie.

Ces paralysies portent surtout sur la motricité et peuvent consister en hémiplégie avec ou sans aphonie, en paraplégie ou monoplégie, en paralysie localisée à un département nerveux. Les paralysies oculaires signalées par Roque sont de ce nombre.

Ces diverses paralysies sont d'origine centrale (hémorrhagies, œdèmes, ramollissement), d'origine médullaire ou névritique.

Elles peuvent encore porter sur la sensibilité : anesthésies, hypoesthésies. Celles-ci sont le plus souvent dues à des névrites ou à l'hystérie.

Enfin Lépine a signalé des paralysies vaso-motrices (rougeur unilatérale) dont la pathogénie est encore très obscure.

Enfin on a noté à la suite de la pneumonie des myélites chroniques ou des scléroses en plaques.

Néphrite. Etudiée par Nauwerck et par Caussade, la **néphrite** est fréquente chez les pneumoniques (25 %).

C'est une néphrite aiguë diffuse, caractérisée par la tendance aux hémorrhagies.

Les urines sont rares, louches, sales, bouillon de bœuf. Elles renferment 1 à 3 gr. d'albumine et des cylindres. Les hématuries sont fréquentes.

L'œdème n'est pas constant, il est même rare à la face, plus fréquent aux membres.

Cette néphrite n'a pas de tendance à passer à l'état chronique. Elle guérit généralement en 2 à 3 mois. Elle n'est donc pas grave par elle-même, mais ne se produit guère que dans des cas graves.

Elle semble due, soit à l'action du pneumocoque qui pullule dans le rein, soit à l'action des toxines pneumococciques.

Nous avons vu que le foie était modifié dans presque tous les cas de pneumonie.

Complications hépatiques.

Dans certains cas de pneumonie, l'**ictère** imprime à la maladie un cachet spécial : la **pneumonie bilieuse.** Rare en France, la pneumonie bilieuse évolue par poussées épidémiques, aussi la fréquence varie-t-elle de 0,6 % à 28 % suivant les statistiques.

L'ictère peut apparaître d'emblée. En ce cas, la pneumonie est annoncée par des troubles gastro-intestinaux, l'anorexie, la pesanteur épigastrique, un malaise général et de petits frissons.

La pneumonie apparaît. L'accablement y est extrême et la prostration très marquée. La céphalée y est intense. La bouche est amère, la langue sale, jaunâtre. La constipation, très fréquente, est mêlée de poussées de diarrhées bilieuses. Les téguments sont plus ou moins franchement ictériques.

Dans certains cas de pneumonie centrale, la pneumonie peut être méconnue, seul l'ictère est diagnostiqué.

Dans d'autres cas, l'ictère et son cortège ne font leur apparition que du 2e au 4e jour de la maladie.

Enfin, vous verrez parfois un pneumonique arrivé au 5e ou 6e jour de sa maladie, être pris de diarrhée, de vomissements et d'ictère.

Quelque soit le début de la maladie, la mort survient généralement vers le 7e-8e jour, au milieu du syndrome ictère grave.

A l'autopsie, on trouve de la congestion du foie et les caractères habituels du foie infectieux. Microscopiquement, on note l'ectasie vasculaire, la dégénérescence des cellules périhépatiques et périportales, la nécrobiose intralobulaire. Grenet a aussi signalé l'existence d'amas embryonnaires, sans microbes, qui n'ont rien de spécial et se retrouvent en particulier dans le foie des typhiques.

Comment expliquer le mécanisme de ces pneumonies bilieuses.

Certains auteurs : Drashe, Lehman, Jaccoudd et G. Sée l'attribuent à la congestion du foie.

Bouillaud la considérait comme due à l'inflammation propagée du poumon jusqu'au foie.

D'autres auteurs incriminent une hépatite ; d'autres des modifications qualitatives de la bile due à l'action hématolytique du pneumocoque. Enfin un bon nombre d'auteurs pensent que cette complication est due à une infection des gros ou des petits canaux biliaires (1).

Cette angiocholite due ordinairement au coli bacille est exceptionnellement descendante ; d'après Gilbert elle est presque toujours ascendante.

Hépatite suppurée. Netter a signalé l'**hépatite suppurée** due à la localisation du pneumocoque sur le foie (c'est là une rareté).

Localisations diverses. On a enfin signalé, mais à titre de variété, des **myosites**, des **thyroïdites**, des **érysipèles**, de l'**orchite** surtout à la défervescence, et enfin des **phlegmons** à la suite des injections sous-cutanées. Ceci doit vous rester présent à l'esprit et vous n'abuserez pas en conséquence de ce moyen thérapeutique chez les pneumoniques.

Généralisations. On peut observer dans le cours ou à la suite de la pneumonie des **pyohémie** et des **septicémie**. Les symptômes généraux vont alors s'aggravant, et l'on trouve des symptômes d'infection viscérales multiples : diarrhée, meloeña, vomissements incoercibles, douleurs spléniques, marasme. La mort survient alors.

Pseudo-rhumatisme. Cette généralisation peut aboutir au **pseudo-rhumatisme** infectieux (0,14 %) (2).

C'est une complication du cours ou de la convalescence de la pneumonie.

Souvent le pseudo-rhumatisme frappe toutes les articulations 17/35. Il peut aussi se localiser et frapper alors de préférence le poignet, le coude, l'épaule et le genou.

La localisation du pneumocoque sur les articulations peut être appelée par un traumatisme ou par la goutte. C'est ce qui a été démontré expérimentalement par Gabbi et Zuber.

La lésion se révèle ;

1º Par la douleur, l'*arthralgie ;*

2º Par la *rougeur ;*

3º Par la *tuméfaction articulaire.*

La périarthrite sous-deltoïdienne, ou sous-tricipitale n'est pas rare, l'arthrite purulente est moins fréquente.

(1) PETROW. — Congrès de Moscou, 1897.

(2) Thèse de JUVIGNY. Paris 1894. Observations de Widal et Meslay, de Fernet et Lorrain.

Le pronostic de cette complication est grave. D'abord parce qu'elle ne se produit que dans des cas graves à infection généralisée ; ensuite parce qu'elle laisse souvent à sa suite une ankylose persistante.

Les lésions sont ordinairement peu marquées : l'hypérémie domine et ce n'est qu'assez tard que les cartilages sont atteints.

DIX-SEPTIÈME LEÇON

DES FORMES, DU DIAGNOSTIC, DU PRONOSTIC
ET DU TRAITEMENT DE LA PNEUMONIE FRANCHE.

MESSIEURS,

Dans la précédente leçon, nous avons décrit la pneumonie franche sous une forme synthétique, sous son type classique le plus habituel. A côté de celle-ci, il en existe un très grand nombre. On a multiplié à l'excès ces diverses modalités ; nous n'en retiendrons que quelques-unes.

Variétés de durée. La pneumonie peut avoir une durée *plus courte* ou *plus longue* que celle que nous lui avons assignée.

Pneumonie abortive. Les **pneumonies abortives** ont le même début et les mêmes symptômes que la pneumonie type, mais la chute survient du 4e au 6e jour, suivant le mode habituel. Cette forme est difficile à distinguer de la maladie de Woillez.

Pneumonie prolongée. La **pneumonie prolongée** se définit d'elle-même. Présentant les mêmes symptômes que le type que nous avons décrit, mais la chute, au lieu de se faire le 7e ou 8e jour, ne se fait que le 10e, le 14e, le 16e ou le 20e, soit brusque, soit en lyris.

Pneumonie récidivante. Sous le nom de **pneumonie récidivante,** on décrit des cas dans lesquels le sujet, une première fois atteint, l'est ensuite plus ou moins souvent, soit sur le même poumon, soit sur celui du côté opposé, à des intervalles variables.

Ziemsem l'a vu récidiver 5 fois en cinq ans, Charcot 8 fois, Chomel 10, Franck 11, Andral 15 et 20 fois. Ce que nous avons dit sur la persistance de la virulence du pneumocoque explique très aisément ces récidives.

Les variations peuvent tenir à la prédominance de tel ou tel symptôme.

On appelle **pneumonie sèche** celle qui ne s'accompagne pas d'expectoration.

La pneumonie apyrétique de Wunderlich, Koranyi et Mazzeli est celle dans laquelle il n'y a pas d'hyperthermie. Elle est contestable.

La **pneumonie adynamique** est de beaucoup plus fréquente. Elle survient de préférence chez les surmenés et les débilités. Sa fréquence varie suivant les épidémies.

Les prodromes de la maladie sont ordinairement allongés et leur durée varie de 4 à 10 jours. La santé s'altère progressivement ; le malade se débilite, a des insomnies, des rêves, de la diarrhée.

Il éprouve alors des frissonnements multiples. Étendu dans son lit, il semble retiré du monde extérieur et ne répond qu'avec peine aux questions qu'on lui pose. Le point de côté est nul, la toux rare, l'oppression peu marquée. Les signes physiques ne présentent rien de particulier. La rate est ordinairement tuméfiée.

Cette forme est fertile en complications de toutes sortes.

Une foule de modalités tiennent à la localisation.

Dans la **pneumonie centrale**, les symptômes physiques sont ordinairement masqués au début. Les symptômes généraux n'offrent rien de caractéristique. Les symptômes fonctionnels sont à peu près les mêmes ; le point de côté est peut-être moins marqué.

Les symptômes physiques sont au contraire un peu différents de ceux de la pneumonie-type : les vibrations vocales sont à peu près normales ; la sonorité très légèrement modifiée ; le râle crépitant et le souffle lointain semblent venir de la profondeur du poumon.

L'évolution n'offre rien de particulier.

La **pneumonie du sommet** frappe de préférence le poumon droit. Elle s'observe surtout chez les débilités, les vieillards et les alcooliques.

Les symptômes généraux sont extrêmement intenses, ce qui tient précisément à ce que la pneumonie évolue sur un tel terrain.

L'expectoration manque, le point de côté manque ou se localise dans la région claviculaire. La toux et la dyspnée sont des plus violentes. La sonorité est diminuée, mais cette matité s'observe de préférence dans le creux axillaire et dans la partie interne de la fosse sus-épineuse. Parfois cette submatité est masquée par un tympanisme sus-claviculaire.

A l'auscultation, vous percevrez le souffle ou le râle crépitant dans les régions sus, sous-claviculaire et sus-épineuse ; rappelez-vous qu'il vous faut surtout rechercher ces signes dans la région axillaire.

La bronchophonie est constante : c'est quelquefois le seul symptôme.

L'évolution de cette forme est lente.

Elle est *très grave*, ce qui tient surtout à l'état du terrain sur lequel elle évolue.

Pneumonie par tranches. La **pneumonie** peut frapper le poumon **par tranches** successives. Cette forme est ordinairement peu marquée : on l'appelle pneumonie ambulante, parce qu'elle n'empêche pas en général les malades de vaquer à leurs occupations.

Pneumonie double. La **pneumonie double** n'est pas une variété (6 %). Elle peut frapper les deux poumons simultanément ou successivement ; en ce dernier cas, le côté primitivement sain est frappé soit à la période d'état, soit au déclin de la première.

Ne vous pressez pas de conclure à l'existence d'une pneumonie double, car le râle de déplissement est fréquemment constaté du côté opposé à la lésion et peut vous induire en erreur. Le souffle, d'autre part, peut se propager.

Pneumonie massive de Grancher. La **pneumonie massive** débute comme toutes les autres. Mais ses signes présentent des particularités remarquables. L'expectoration est nulle ou, lorsqu'elle existe, renferme des petits moules fibrineux ; les vibrations vocales manquent, la matité est totale, vous n'entendez ni râle ni souffle. L'exsudat, très abondant en ce cas, empêche tout passage d'air dans le département hépatisé et supprime, de ce fait, tout symptôme dû à ce phénomène.

Il est donc possible de confondre la pneumonie avec un épanchement pleurétique : l'égophonie, la pectoriloquie aphone, le signe du sou, les modifications de l'aire de Traube, les déplacement du foie et du cœur, qui manquent dans la pneumonie massive, vous permettront d'éviter cette erreur.

Cette forme est assez grave.

Variétés tenant à l'individu. Pneumonie des enfants. Chez les enfants la pneumonie est caractérisée par l'absence d'expectoration et l'intensité des phénomènes nerveux. C'est ce dernier caractère qui avait fait décrire par Rilliet et Barthez des pneumonies centrales.

La **pneumonie chez l'enfant** a en général le même début solennel que chez l'adulte. Chez les bébés le frisson manque, et le point de côté n'est pas accusé. Une fois déclarée ses symptômes fonctionnels sont à peu près les mêmes à part l'expectoration qui fait défaut, les symptômes physiques et généraux ne présentent rien de particulier.

La forme typhoïde est caractérisée par la stupeur, la céphalée, l'habitus typhoïde, la diarrhée.

La forme méningitique se stigmatise par la céphalée, le délire, les vomissements incoercibles et la constipation. Elle se sépare de la méningite par l'absence de raideur à la nuque et de paralysies oculaires.

La forme éclamptique est caractérisée par des convulsions soit locales soit généralisées.

La pneumonie des enfants se termine souvent en lysis ; elle est extrêmement bénigne et récidive fréquemment.

La **pneumonie des vieillards** présente aussi des particularités remarquables.

Elle peut être apoplectique, emporter le malade d'une manière foudroyante. Le plus souvent elle est latente. Hourmann et Dechambre ont bien décrit des vieillards qui se lèvent, vont, viennent, font leur lit, se promènent et mangent. Un beau jour ils se sentent fatigués, se penchent sur leur lit et meurent.

Habituellement la pneumonie veut donc être recherchée. Toujours atténuée dans sa symptomatologie, elle nécessite toute l'attention du clinicien. Rappelez-vous, surtout, que c'est la température rectale qu'il vous faut recueillir en ce cas : la température axillaire est toujours abaissée chez les vieillards.

La pneumonie présente aussi quelques particularités en rapport avec certains états physiologiques : parmi ceux-ci nous placerons la **grossesse**.

La pneumonie qui survient au cours de la grossesse n'a point une allure spéciale. Elle l'interrompt en général par un avortement ou bien un accouchement prématuré dans la moitié des cas.

Plus souvent elle tue l'enfant ; s'il naît vivant il peut avoir luimême une pneumonie. Netter, Levy, Viti, Birsch Hirschfeld en ont rapporté des exemples ; Netter, Foa, Uffreduzzi ont démontré expérimentalement le passage du pneumocoque de la mère au fœtus.

Lorsqu'elle survient chez une **femme qui allaite**, la pneumonie supprime la lactation dans les 4/5 des cas.

De plus, la nourrice peut transmettre le pneumocoque à son nourrisson par le lait. Pinard, Foa, Uffreduzzy, Bozzolo, Chambrelent en ont signalé la présence du pneumocoque dans le lait.

Enfin, les allures de la pneumonie peuvent être modifiés par les divers états pathologiques.

Pneumonie des vieillards.

Variétés en rapport avec certains états physiologiques. Grossesse.

Pneumonie des nourrices.

Variations dépendant d'états pathologiques.

Pneumonie des alcooliques.

Chez les **alcooliques** la pneumonie se caractérise :

1º Par la violence du frisson ;

2º Par l'intensité des signes généraux. La fièvre est intense, le visage injecté, l'œil brillant. L'agitation est extrême. Le malade a du délire de parole et d'action, il a des hallucinations de la vue et de l'ouïe. La voix est trémulante, hésitante, bégayée, le tremblement est général. Dyspnée, toux et expectoration ne présentent rien de particulier, les signes physiques non plus.

La résolution est lente et la mort très fréquente.

On trouve encore chez les alcooliques une forme de pneumonie dépressive, adynamique.

Pneumonie des diabétiques.

La pneumonie, **chez les diabétiques,** est toujours extrêmement grave et les chances de guérison sont des plus limitées. Elle a souvent en ce cas une allure foudroyante et emporte le malade en 48 heures.

Pneumonie des brightiques.

Chez les **brightiques** au contraire, la pneumonie reste habituellement latente et se termine soit par infiltration purulente, soit par gangrène du poumon.

Pneumonie des hépatiques.

Chez les **sujets atteints de maladie du foie,** la pneumonie se caractérise par une défervescence lente, une tendance à la recrudescence. Elle l'accompagne souvent d'ictère hémaphéique ou de symptômes de l'insuffisance hépatique.

Elle laisse après elle, lorsqu'elle guérit une asthénie prolongée et un état gastro-intestinal persistant.

Mais pour peu que la lésion hépatique soit un peu étendue, la mort en est la résultante au milieu des symptômes de l'ictère grave. Du 3ᵉ au 6ᵉ jour apparaissent de l'agitation et du délire ; des phénomènes nerveux intenses et la mort dans le coma.

Pneumonie des typhiques.

Au début de la **fièvre typhoïde,** on observe surtout en Allemagne un état spécial, qu'on appelle pneumotyphoïde. Elle est surtout fréquente pendant certaines épidémies. Plusieurs alternatives sont possibles.

Tantôt les symptômes pulmonaires prédominent puis s'effacent, cédant le pas à ceux de la fièvre typhoïde. Tantôt le tableau est formé d'un mélange à parties égales de symptômes pneumoniques et de signes typhoïdes ; tantôt ces derniers prédominent et la pneumonie peut rester méconnue.

On a beaucoup discuté sur la nature de la pneumotyphoïde pour savoir s'il s'agissait d'une pneumonie véritable ou d'une infection pulmonaire éberthienne. La question est encore en suspens.

La pneumonie franche peut survenir à la période d'état de la fièvre typhoïde, plus rarement dans sa convalescence (1) on la trouve dans 7 % des cas.

Elle survient ordinairement du 11e au 17e jour. Le frisson du début est rare, la toux et l'expectoration manquent souvent, lorsque cette dernière existe, elle n'a rien de caractéristique.

Les signes stéthoscopiques n'offrent rien de spécial. C'est une complication grave qui tue souvent les malades en 2 ou 3 jours.

La pneumonie de la convalescence, étudiée par Hutinel, n'offre rien de spécial.

Les **grippés** peuvent être atteints de pneumonie lobaire et la grippe modifie alors les allures de cette affection. Le frisson est remplacé par des frissonnements, l'expectoration est plus abondante et moins visqueuse, la température forme une courbe moins continue et moins régulière. Elle est souvent bilatérale, s'accompagne souvent de localisations pneumococciques extra-pulmonaires. *[Pneumonie des grippés.]*

La convalescence est moins franche, plus lente que celle de la pneumonie classique.

En général elle est grave et tue dans 17 % des cas.

La pneumonie est une des causes la plus fréquente de la mort des **paludéens** d'après Kelsch et Kiener. *[Pneumonie des paludéens]*

Tantôt il s'agit d'une pneumonie absolument typique. Les accès paludéens se détachent alors sur la courbe thermique.

Tantôt elle a un début insidieux et se masque sous les allures d'une fièvre rémittente ou d'une typho-palustre. Sa durée est toujours longue, elle est fréquemment compliquée et très souvent mortelle.

Enfin l'on peut encore observer la fièvre accompagnée de pneumonie ou **pernicieuse pneumonique** de Morton, affection grave qui ne se distingue d'une pneumonie véritable que par sa courbe intermittente.

Chez les **cardiaques** la pneumonie est masquée par l'asystolie qu'elle produit aussitôt qui tue le malade.

Chez les **cachectiques** elle se caractérise par sa latence : c'est la pneumonie de starvation de Lépine.

Chez les **aliénés** et les **tuberculeux** la pneumonie, fréquente, ne présente rien de spécial.

La pneumonie franche lobaire aiguë, quand elle se présente avec *[Diagnostic.]*

(1) BRUNEAU. — Th. Paris, 1893.

l'appareil symptômatique que nous lui avons fixé est aisée à reconnaître et si vous examinez soigneusement vos malades, vous ne serez pas induits en erreur.

Dans quelques cas cependant le diagnostic est difficile.

Avec la bronchopneumonie. C'est surtout avec une **bronchopneumonie aiguë** que vous pourriez la confondre. Voici les éléments qui pourraient vous servir pour les différencier :

1° La bronchopneumonie *n'a pas de début solennel.* Elle est habituellement précédée de bronchite et le frisson unique est remplacé par des frissonnements ;

2° L'ascension thermique, pour si brusque qu'elle soit, ne l'est jamais autant que celle de la pneumonie ;

3° La dyspnée est plus intense ;

4° *L'expectoration* moins visqueuse, plus abondante, *n'est point rouillée ;*

5° Vous ne trouvez *jamais une zone mate parfaitement limitée* sauf dans les broncho-pneumonies pseudo-lobaires, vous constatez surtout l'existence de zones mates ou submates à côté d'autres qui sont hypersonores ;

6° De même pour les vibrations vocales. Elles sont *rarement aussi franchement exagérées ;*

7° *Le râle est sous-crépitant* et non crépitant, mêlé à des râles bronchiques de toutes dimensions ;

8° *Le souffle est moins grave, moins tubaire,* plus humide ;

9° La bronchopneumonie *n'a pas le cycle régulier* de la pneumonie franche, elle n'en a pas les périodes ;

10° On n'y observe pas *la défervescence brusque ;* la convalescence est très limitée.

La congestion de Woillez. La **congestion de Woillez** se sépare aussi de la pneumonie franche par des symptômes capitaux :

1° *Son début est bien moins solennel.* Il est marqué par des frissonnements ;

2° *Le point de côté y est plus intense ;*

3° *L'expectoration est abondante, gommeuse,* quelquefois striée de sang, jamais rouillée ;

4° *Les vibrations thoraciques y sont diminuées ;*

5° *La submatité a des limites diffuses ;*

6° *Les râles crépitants sont mêlés à des sous-crépitants* et à des râles bulleux ;

7° *Le souffle est doux,* lointain, fugace ;

8º *Le crepitans redux est remplacé par le râle en chapelet ;*

9º *La maladie ne dure que de 4 à 5 jours.*

Vous ne confondrez pas la pneumonie lobaire avec la **bronchite capillaire**, trop de points les séparent :

1º *Elle survient dans le cours d'une bronchite,* elle n'a pas de début solennel ;

2º Elle ne s'accompagne guère de point de côté ;

3º La dyspnée est extrêmement intense ;

4º *Les crachats abondants sont fluides, très aérés, muco-purulents ;*

5º *La sonorité thoracique est normale ou exagérée ;*

6º *Les vibrations vocales sont ordinairement normales.*

7º On n'entend que le *bruit de tempête,* mélange de tous râles, mais jamais de souffle.

8º *La durée est plus longue,* il n'y a pas de cycle évolutif.

Très difficile est parfois le diagnostic entre la **congestion pseudo-pleurétique** et la pneumonie massive.

Tous les symptômes sont les mêmes et vous ne pourrez guère vous baser que sur les éléments suivants :

1º *Le début* de la congestion pseudo-pleurétique *n'est pas brusque.* L'ascension thermique se fait en échelle en 2 à 3 jours. Le frisson unique n'existe pas, il est remplacé par des frissonnements.

2º *L'expectoration est plus abondante, muqueuse, non rouillée ;* ne renferme pas de moules fibrineux.

3º *La défervescence n'est pas critique ;* elle se fait en lysis.

4º La ponction exploratrice ne peut vous être ici d'aucune utilité.

La **congestion pleuro-pulmonaire** se distingue facilement de la pneumonie franche :

1º Par *l'absence de début solennel,* de frisson.

2º Par *la courbe thermique dont l'ascension est progressive,* et *moins élevée.*

3º Par *l'expectoration qui est gommeuse* et *non rouillée.*

4º Par *le souffle qui n'est pas tubaire,* mais doux, étalé, voilé, lointain.

5º Enfin par la *défervescence qui se fait en lysis,* progressivement.

L'**œdème pulmonaire** n'offre guère de difficultés à reconnaître :

1° Il a un *début subit* mais *non solennel*, et c'est l'oppression qui domine.

2° *L'expectoration très abondante est muqueuse et spumeuse.*

3° Il n'y a *pas de matité;* les *vibrations locales sont diminuées.*

4° Les râles qu'on *entend sont plus gros* et plus humides que ceux de la pneumonie.

Pleurésie et pneumonie franche. Est-il nécessaire d'insister sur les différences qui séparent la **pleurésie aiguë** de la pneumonie franche? — L'erreur est bien grossière.

La pleurésie se distingue en effet par les particularités suivantes :

1° *Le début n'est nullement solennel*, il est marqué par des frissonnements multiples et une *ascension progressive de la température.*

2° *Le point de côté est plus intense.*

3° *L'expectoration fait défaut.*

4° *La matité est bien nettement limitée* par la courbe de Damoiseau qui se déplace lorsque le malade change de position.

5° *Le souffle est aigre, voilé, lointain, superficiel.*

6° *Le râle-frottement* de la pleurésie se sépare du râle crépitant pneumonique par sa sécheresse, sa superficialité; les changements d'intensité en rapport avec la profondeur des mouvements respiratoires.

7° *L'existence de l'égophonie*, la *pectoloquie aphone* et le *signe du sou.*

8° Les *modifications de l'espace de Traube;* les *déplacements du cœur et du foie.*

9° La *ponction exploratrice* peut fixer le diagnostic.

10° *L'évolution enfin* est toute différente, la convalescence est essentiellement progressive.

Pneumonie massive et pleurésie. Bien plus difficile est le diagnostic entre la pneumonie massive et la **pleurésie avec épanchement.** Elles se séparent l'une de l'autre :

1° Par le *début solennel* de la pneumonie qui manque dans la pleurésie.

2° Par *l'expectoration* qui, fibrineuse et renfermant des moules dans la pneumonie massive, est *presque nulle dans la pleurésie;*

3° Par l'absence de tout *retentissement vocal dans la pneumonie* massive ;

4° *Par le signe du sou* qui manque dans cette affection;

5º Par les *déplacements du foie et du cœur, les modifications de l'aire de Traube* qui appartiennent aux épanchements pleurétiques ;

6º *Par l'existence de la leucocytose dans la pneumonie* (signe inconstant) ;

7º Enfin par l'évolution de la maladie : *cyclique pour la pneumonie.*

En présence d'un pneumonique au début, c'est-à-dire dans les 3 ou 4 premiers jours vous serez souvent hésitants et songerez à la possibilité d'une **tuberculose miliaire aiguë**. Rappelez-vous que le diagnostic de celle-ci repose sur les particularités suivantes :

1º L'existence fréquente d'*antécédents héréditaires ou personnels* qu'il vous faudra soigneusement rechercher ;

2º L'*intensité de la dyspsnée* qui étonne en présence de lésions apparemment peu marquées et peu intenses ;

3º *L'expectoration qui est spumeuse ;*

4º La *courbe capricieuse de la température. L'émaciation rapide des malades ;*

5º *L'absence de matité, de modifications des vibrations vocales, de souffle ;*

6º L'existence de *manifestations granuliques des autres organes* et surtout des séreuses (méninges et péritoine).

7º *L'absence de défervescence au 7º ou 8º jour ;*

La **pneumonie caséeuse** présente des symptômes qui peuvent prêter à confusion. Vous la distinguerez de la pneumonie franche en vous rappelant les particularités suivantes :

1º Elle est annoncée par des *prodromes :* courbature, perte de forces, anorexie, frissons, dyspnée et toux légère ;

2º La *dyspnée y est extrême ;*

3º *L'expectoration n'est pas rouillée ;*

4º *La maladie n'évolue pas d'une manière cyclique;* ne s'évanouit point au 7º ou 8º jour.

Enfin, certaines pneumonies accompagnées de bronchites peuvent donner naissance, nous l'avons vu, à des signes dits pseudocavitaires et par ce fait même simuler la **tuberculose pulmonaire** à la troisième période.

Le diagnostic n'est point difficile, car l'histoire de la maladie à elle seule et l'examen du malade lèveront tous les doutes.

Toutes ces affections de nature tuberculeuse se reconnaissent aux deux moyens suivants :

1° *L'examen bactériologique des crachats et du sang ;*

2° *Le séro-diagnostic* suivant le procédé d'Arloing et Courmont.

La pneumonie pesteuse.

Enfin il est nécessaire, à une époque où ce mal nous menace, de séparer la pneumonie de la **peste** à forme pneumonique. Le diagnostic est des plus difficile. Vous le ferez en vous basant sur les données suivantes :

1° *La dyspnée fait ordinairement défaut.*

2° *L'expectoration est séreuse, abondante, non rouillée,* mais rosée.

3° *L'état général est très profondément atteint.*

4° *L'apparition des bubons* ou des accidents cutanés lèveraient tous les doutes, mais ils manquent souvent.

5° *La constatation du bacille de la peste* est le seul élément impeccable, il pullule dans ces crachats.

Dans ces derniers temps, Bezançon et Griffon, en cultivant le pneumocoque dans le sérum d'individus suspects d'affection à pneumocoque ont vu, soit à l'œil nu, soit à l'aide du microscope, se produire la réaction agglutinante du 3e au 6e jour de la maladie. Cette méthode permet d'aider au diagnostic dans les cas douteux.

Séro-diagnostic de la pneumonie.

Si ce séro-diagnostic n'est pas toujours rigoureux en raison de la diversité des races pneumococciques, il ajoute, quand on peut l'utiliser, un appoint considérable aux procédés cliniques d'investigation.

Je n'insiste pas sur le diagnostic de certaines formes que je vous ai décrites dans le cours de cette leçon.

Une fois le diagnostic de pneumonie établi, vous ne manquerez pas de la *localiser*, d'en *fixer la forme* et *l'étendue*, de déterminer la *période* à laquelle elle en est arrivée en vous basant sur les données précédemment établies.

Vous rechercherez les complications, vous tâcherez de savoir quel est exactement l'état du poumon sain. Ceci fait, vous basant sur les résultats acquis, vous fixerez le pronostic.

Éléments du pronostic.

Affection sérieuse par elle-même, et par les complications auxquelles elle peut donner naissance, la pneumonie a une mortalité relativement assez élevée. En compulsant les statistiques parues (1)

____

(1) Celles de Hüss, de Fränkel et Rucher, celles de Geissler et d'Aufrecht.

à ce sujet et qui portent sur 5154 cas, je suis arrivé à établir que la **léthalité de cette affection est de 14,74 %**.

Cette mortalité varie souivant qu'on observe en *milieu hospitalier* (tares morbides diverses ; en *clientèle privée* (surmenage nerveux) ; dans l'*armée* ou portant sur des hommes jeunes, la pneumonie est moins souvent mortelle (9,87 %). Enfin elle varie suivant les *régions*.

Il est certains éléments qui pourront vous servir pour établir le pronostic et auxquels vous ne manquerez jamais de faire appel.

C'est ainsi que chez *les enfants de moins de 10 ans la pneumonie est très bénigne* puisqu'elle ne tue que dans 1,4 % (1).

Influence
de l'âge.

Au-dessus de cet âge, la pneumonie a un pronostic de plus en plus grave ainsi que le prouve le tableau ci-dessous établi dans les statistiques de Quincke, Schœder, Jurgensen et Hüss :

De 20 à 30 ans la pneumonie tue dans 8,9 % des cas.		
De 30 à 40 ans	—	18,9 % —
De 40 à 50 ans	—	29 % —
De 50 à 60 ans	—	30,9 % —
Au-dessus de 60 ans	—	42,5 % —

Donc le pronostic de la pneumonie qui frappe votre malade **sera d'autant plus grave que celui-ci est plus âgé**.

Le *sexe* n'a pas l'influence qu'on lui attribuait : la statistique de Fränkel et Reiche établit que, chez la femme, la pneumonie est mortelle dans 20 % des cas, chez l'homme dans 10 %.

La gravité de la pneumonie varie aussi suivant les **années**. C'est ainsi qu'à Stockholm elle tue, en 1845, dans 18 % des cas ; en 1851, dans 9 %. Elle varie aussi avec les épidémies : il y a des épidémies véritables de pneumonie grave.

Indépendamment de ces notions générales, le pronostic de la maladie peut se baser sur quelques éléments que voici :

La franchise du début est en général un signe favorable : redoutez les pneumonies à début insidieux !

Vous ne pouvez vous baser ni sur les troubles cérébraux ni sur la violence du délire. Ne sont-ils pas fréquents dans les pneumonies de l'enfance qui sont essentiellement bénignes.

Il vous sera également difficile de vous baser sur la courbe thermique ; l'existence de rémissions matutinales accentuées est un signe favorable, une courbe en plateau est toujours indice grave.

L'intensité de la dyspnée est un mauvais signe pronostic ;

(1) Statistiques de Rillet et Barthez, Ziemsem, Jurgensen, Cadet de Gassicourt

l'apparition de symptômes asphyxiques est cependant de très mauvais augure.

La constatation de l'**expectoration jus de pruneaux** est bien plus significative encore, et vous devez alors redouter toutes les éventualités les plus graves.

Une pneumonie est d'autant plus grave qu'elle est plus étendue. *La pneumonie du sommet* a, nous l'avons vu, un pronostic des plus sévères. **L'apparition de l'herpès** aurait, d'après Geissler, une valeur pronostique importante. A son dire, dans les cas à herpès, la léthalité n'est que de 9 %; elle est de 29 % lorsque ce signe manque. Il ne faut pas cependant y attacher une grande signification, car l'herpès est de fréquence variable, suivant les années.

Les caractères du pouls sont des plus importants. J'ai attiré l'attention sur le pouls mal frappé, appelé pouls hésitant; je ne l'ai observé que dans des cas mortels. La constatation d'irrégularités du pouls, de la récurrence palmaire et d'une hypotension prononcée indiqueraient la gravité de l'infection pneumococcique. Je le nie pour la récurrence palmaire, qui est presque constante dans cette maladie.

L'examen du cœur vous offrira des indications pronostiques de la plus haute importance. La disparition du premier bruit, celle du deuxième bruit, la constatation de faux pas ou de galop devront assombrir votre prédiction.

L'examen du sang est aussi plein de renseignements utiles à ce point de vue. La constatation de pneumocoques veut dire en général gravité. Je dis en général, car je l'ai souvent trouvé dans des cas bénins.

La gravité du pronostic tient encore à l'intensité de la leucocytose. Si celle-ci est-elle très accentuée, ayez bon espoir, l'organisme se défendra ; est-elle peu marquée ou nulle, redoutez sa défaite.

La diarrhée est également un mauvais signe.

Mais parmi tous ces éléments, il en est un qui jouit d'une importance considérable : **le terrain.**

Rappelez-vous la gravité de la pneumonie des artério-scléreux, des obèses et des bossus, de celle des femmes enceintes, des alcooliques et des morphinomanes. Rappelez-vous encore le sombre pronostic de la pneumonie des cardiaques, des hépatiques, des diabétiques, des cancéreux et des surmenés.

Tenez compte encore de la **forme de la pneumonie** et des **complications** possibles.

Ce n'est qu'après avoir soigneusement pesé toutes ces données que vous établirez votre pronostic.

Il nous reste maintenant à voir ce que nous pouvons faire pour lutter contre cette affection. Vaccination

Tout d'abord nous devons chercher à préserver, à faire de la **prophylaxie.**

L'idéal serait de vacciner contre la pneumonie. Les recherches de laboratoires ont jusqu'ici donné des résultats satisfaisants *in anima vili;* chez l'homme, elles n'ont pas été rigoureusement entreprises.

Wassermann a tout récemment immunisé des lapins par injection de doses progressives de toxines pneumococciques. Leur moelle osseuse vaccinait d'autres lapins. Il en était de même de la moelle osseuse des malades morts de pneumonie.

Ceci dit, pouvons-nous faire la prophylaxie de cette maladie ? Prophylaxie Oui, car nous connaissons parfaitement le microbe spécifique, son habitat le plus fréquent, sa résistance à la dessication.

Désinfectez soigneusement les crachats du patient en plaçant dans le crachoir du sublimé ou du sulfate de cuivre.

Ne casernez pas l'entourage du malade dans sa chambre. Celle-ci, dont la température sera d'environ 15°, sera aérée deux fois par jour.

Les personnes qui approcheront le malade se laveront soigneusement les mains et la bouche. Dans ce but, je vous recommande d'employer le mélange préconisé par Vaucaire, et dont voici la formule :

Acide phénique	1 gr.
Acide borique	25 gr.
Thymol	0.25 centigr.
Essence de menthe	30 gouttes.
Teinture d'anis	10 gouttes.
Eau	250 gr.

Une cuillerée à dessert dans un verre d'eau. En temps d'épidémie ces lavages antiseptiques sont à recommander.

Dans ces circonstances aussi faites tout votre possible pour mettre l'organisme en état de non-réceptivité. Il faut éviter tout excès, tout surmenage. Ne pas se calfeutrer dans sa chambre sous prétexte d'éviter la contamination et prendre une nourriture fortifiante.

Étant donné les notions que nous possédons sur la pathogénie Le traitement de la pneumonie franche, l'idéal serait de tuer **le pneumocoque.** idéal.

On a essayé ce traitement idéal, et de divers côtés des tentatives ont été faites. Bien entendu c'est aux antiseptiques qu'on a eu recours.

Lépine ne craint pas *d'injecter dans le poumon* 20 à 25 c. c. de sublimé au 1/40.000 ; ou 25 à 60 c. c. d'iodure de potassium au 1/25. Ce traitement ne serait pas dangereux et produirait de bons effets. Je doute que le sublimé au 1/40.000 et l'iodure de potassium au 1/25 tue le pneumocoque !

Cignol a injecté dans la trachée du naphtol à 20 °/°. En une demi-heure il a pu instiller ainsi 200 à 350 c. c. de cette solution, ce qui serait sans danger. Quels en sont les résultats ? Voilà ce qui n'est pas établi.

On a essayé des *inhalations*. Bartholow a eu recours à l'iodure d'éthyle ; Clemens au chloroforme seul ou mélangé à parties égales d'alcool ; Grisi a employé la formaline ; Hayem le nitrite d'amyle jusqu'à 6 gouttes. Cette dernière méthode offre des dangers et la statistique de l'auteur n'est pas si satisfaisante que cela, puisque sa léthalité est de 20 °/°. Papadopoulos, partant de cette idée qu'à 41° le pneumocoque ne vit pas, a *surchauffé ses malades* en les plaçant douze heures à 41° : bizarre idée dont les résultats n'ont pas été capables d'entraîner des imitateurs.

On a cherché encore à guérir la pneumonie par des *sérums*.

Expérimentalement avec du sérum de lapin immunisé on n'a pas pu prévenir la mort chez d'autres animaux. Foa n'a pu immuniser une chèvre qui avait reçu 1600 c. c. de cultures de pneumocoques.

Cliniquement avec du sérum d'animaux immunisés, Audeoud et Johnsen n'ont pas modifié le cycle évolutif de la pneumonie, pas même lorsque, comme Weber, on injectait le sérum 20 heures après le frisson.

Arkharoff semble avoir obtenu des résultats satisfaisants ; seront-ils confirmés ?

Lichteim enfin s'est servi du sérum de pneumoniques qui venaient de faire leur défervescence.

Un de ses malades qui reçut 160 c³ de ce sérum fit sa défervescence le soir même. Un autre reçut, le 4ᵉ jour de sa pneumonie, 70 c³ de sérum, le résultat fut le même. Il le fut aussi chez un 3ᵉ malade qui reçut, le 4ᵉ jour encore, 50 c³ de sérum.

C'est donc là une voie qu'il convient d'explorer. Attendons pour nous prononcer qu'elle ait subi l'épreuve du temps.

Possédons-nous une médication spécifique de la pneumonie ? Non !

La saignée, considérée longtemps comme telle. est aujourd'hui justement réprouvée. Elle n'abaisse pas la mortalité, elle ne modifie pas le cycle évolutif, non seulement elle est inactive mais elle peut être dangereuse. En enlevant du sang vous enlevez des leucocytes c'est à dire des défenseurs.

Ne saignez donc pas vos malades, même s'ils sont très robustes, sauf s'ils sont atteints de cardiopathies ou si la pneumonie est compliquée de congestion ou d'œdème.

La méthode rasorienne a eu la même vogue. Rasori donnait chaque jour de 4 à 12 gr. de tartre stibié. Laënnec la mitige et ne donne que 1 gr. 50 : aujourd'hui elle est presque universellement abandonnée. Médication toxique, hyposthénisante, produisant une diarrhée profuse et des vomissements, entraînant souvent la prostration et même l'adynamie, elle diminue en conséquence la résistance de l'organisme. Elle n'a du reste jamais fait diminuer la léthalité ni arrêté le cycle évolutif.

Le vésicatoire a eu ses jours de gloire et Grisolle appliquait des placards de 0,25/0,25.

Aujourd'hui ses partisans le font tout petit, le camphrent, le laissent en place aussi peu que possible.

Malgré ces concessions on doit avouer que le vésicatoire est inefficace et dangereux : il peut en effet produire l'albuminurie et la cystite, il peut suppurer et fait souffrir le malade encore plus.

Comment du reste expliquer son action ? Agit-il par voie réflexe ? En tous cas ce n'est pas à l'action de la cantharide sur les rameaux du poumon qu'il faut attribuer le succès qu'il peut avoir puisque Talamon, à l'aide du cantharidate, n'a eu que des résultats fort peu brillants.

Soyez néanmoins diplomate. Ne pas mettre un vésicatoire est souvent pour le public un aveu d'ignorance. Y avoir recours semble faire preuve d'une énergie remarquable et vous met à couvert.

Mettez donc parfois un tout petit vésicatoire de 0,10/0,10 au niveau du point de côté qu'il calmera souvent. Camphrez-le, séparez-le de la peau par un papier huilé et ne le laissez pas plus de 6 heures en place !

La digitale compte également de très chauds partisans.

Traube, Wunderlich et Hirtz en donnent 1 gr. à 1 gr. 50 de poudre de feuilles chaque jour.

Petrescu va bien plus loin encore : il donne une cuiller à soupe, toutes les demi-heures, pendant 3 à 4 jours, de la solution suivante :

Poudre de feuilles de digitale.... 8 à 12 gr.
Sirop simple................... 40 gr.
Eau......................... 200 gr.

Sa statistique est bonne, la léthalité n'y est que de 2 %.

Confirmés par Fiehl, Zoublowsky, Hipfel, ces travaux ont été infirmés par Löwenthal et par Talamon. — Ils sont à contrôler.

Sauf indications précises, je ne vous engage pas à l'essayer.

L'ipéca. — L'École de Montpellier recommande l'*ipéca*. — Il modifie les sécrétions bronchiques et favorise l'expectoration : ce sont ses seuls avantages ; il est à réserver pour certains cas.

Kermès. Antimoniaux. — Le kermès, l'oxyde blanc d'antimoine, préconisés par Trousseau, sont incertains, infidèles, inactifs. Ils sont à réserver pour la période de défervescence.

Acétate de plomb et de cuivre. — Leudet préconise les pilules d'acétate de plomb à la dose de 0 gr. 60 par jour. Sa statistique est satisfaisante et la léthalité n'est que de 7 %.

Crocq recommande l'acétate de cuivre aux doses de 0 gr. 50 à 1 gr. Il a vu, à la suite de l'administration de ce médicament, la pneumonie guérir en 15 jours : c'est un peu long !

La vératrine, préconisée par Vogt, l'ergot de seigle, la pilocarpine, vantée par Sziklay, dépriment l'organisme et sont à rejeter.

Les salicylates semblent n'avoir aucune action : la léthalité, à la suite de leur emploi, est de 26 %.

L'iodure de potassium, à la dose de 6 gr., doit, pour être efficace, être administré 12 heures après le frisson : c'est quelquefois difficile !

Le salicylate de mercure n'a rien donné à Talamon.

Le calomel, qui jouit d'une grosse réputation en Allemagne, en Angleterre et en Russie, n'a jamais eu de partisans en France.

Crombie et Couldrey auraient obtenu d'excellents résultats à l'aide du chlorure de calcium, à la dose quotidienne de 0 gr. 30 à 1 gr. Sur 22 malades qui furent soumis à ce traitement, pas un seul ne mourut.

Les mêmes reproches, et des plus graves encore, peuvent s'adresser à l'aconit, la belladone, l'acide cyanhydrique, l'acide phénique, au gaïacol et aux sels d'ammoniaque. Quelle est celle de toutes ces médications qui a jamais jugulé une pneumonie vraie et suspendu son cycle évolutif ?

Il n'y a donc aucun traitement spécifique de la pneumonie franche et les règles qui doivent vous guider dans la lutte contre cette affection sont au nombre de deux.

1° Respecter les moyens de défense de l'organisme ; les exciter au contraire ;

2° Traiter les symptômes dominants.

Respecter les moyens de défense, ce qui veut dire *primo non nocere :* abstenez-vous de toute médication nocive ou seulement intempestive. L'expectation absolue a du bon ; elle vaut même mieux que certaines des médications que nous avons examinées.

Je ne vous la conseillerais pas. Non pas que je la croie dangereuse, mais parce que si le malade meurt, on ne manquera pas de s'écrier : « il n'a rien fait pour le sauver. »

Il vous faut donc agir ; vous agirez en soutenant et en excitant même les moyens de défense, en traitant les symptômes les plus aigus.

Le système nerveux étant le grand régulateur de nos défenses, vous tâcherez de l'exciter. Pour ce faire, vous pourrez avoir recours aux *alcools.* Donnez la potion de Todd, un peu de brandy ; faites boire à vos malades du champagne, du madère ou du malaga. Ne tombez point cependant dans l'excès, n'alcoolisez point !

Les ammoniacaux sont aussi de parfaits stimulants. Rejetez le chlorhydrate et le carbonate ; ayez surtout recours au sous-acétate et formulez :

> Acétate d'ammoniaque............ 5 à 15 gr.
> Teinture de canelle............... 2 gr.
> Extrait mou de quinquina........ 4 gr.
> Potion de Todd.................. 150 gr.
> A prendre par cuillerée à soupe dans la journée.

Si l'alcool répugne, formulez :

> Acétate d'ammoniaque............ 5 à 15 gr.
> Teinture de canelle............... 2 gr.
> Sirop d'éther.................... 50 gr.
> Eau de mélisse.................. 100 gr.

Donnez chaque jour à vos malades un cachet de 0,50 de **sulfate de quinine,** tonique et antiseptique général.

Pour soutenir encore votre patient, alimentez-le avec du lait, du bouillon, du jus de viande, des œufs crus et de la limonade vineuse.

Qu'il boive beaucoup pour favoriser la diurèse et l'élimination des toxines.

Ceci fait, attaquez-vous au symptôme dominant, à celui qui est une gêne, voire un danger pour le malade.

Contre la fièvre. **La fièvre ne demande généralement aucune médication spéciale.** Rejetez l'antipyrine, la kairine, la thalline, l'acide salicylique et les salicylates : ils n'ont aucun effet.

Vous avez vu que nous avions recours au sulfate de quinine, mais non pas comme antipyrétique.

Les bains froids. On a beaucoup parlé de l'utilité des **bains froids** dans la pneumonie franche. Il faut les réserver pour les formes hyperpyrétiques. Il n'y a pas lieu en général de combattre aussi énergiquement l'élévation thermique : elle joue peut-être un certain rôle dans la guérison même de la maladie (le pneumocoque ne peut vivre à plus de 40°).

Les bains froids nécessitent une installation dispendieuse ; ils exposent au refroidissement et à ses conséquences ; ils sont pénibles, désagréables, produisent parfois la cyanose et la syncope.

Il convient donc de n'y avoir recours qu'en cas d'hyperpyrexie et de s'en abstenir systématiquement chez les adynamiques, les cardiaques et les artério-scléreux.

Je préfère de beaucoup aux bains froids les **bains tièdes à 27°,** qui donnent alors d'excellents résultats. Je n'ai pas à vous en donner ici la pratique.

Les lotions fraîches vinaigrées calment la sécheresse mordicante de la peau, si pénible pour certains malades.

Quant à l'action des badigeonnages de gaïacol, elle est tout à fait inconstante.

Contre le point de côté. **Contre le point de côté** trop intense, vous avez la mouche volante, pansée ultérieurement avec une pommade à la morphine ; le vésicatoire, les ventouses sèches ou scarifiées ; l'injection de morphine et les cataplasmes sinapisés. Les applications d'eau chaude sont aussi très utiles.

Contre la toux **Si la toux,** très fréquente, très pénible, enlève tout repos au malade, donnez une cuillerée à dessert d'heure en heure de la potion suivante :

Sirop diacode	40 gr.
Eau de tilleul	30 gr.
Eau de laitue	30 gr.
Eau de laurier-cerise	20 gr.

Contre la dyspnée. **Vous calmerez une dyspnée** trop intense par l'application de ventouses sèches ou par l'injection ou l'inhalation d'un peu d'éther.

Favoriser l'expectoration. L'expectoration n'est une source d'indications qu'à la période de défervescence. Il convient alors de la favoriser, et vous aurez recours à l'une des formules suivantes :

Kermès minéral	0.15 à 0.20 c. c.
Looch blanc du Codex	120 grammes.

dans laquelle vous pourrez remplacer le kermès par la terpine de
de la façon suivante :

                Terpine............................ 0 gr. 75.
                Eau-de-vie......................... 10 gr.
                Looch blanc du Codex............... 140 gr.

Un délire *trop violent* exige l'emploi du bain froid, des applications de glace sur la tête. Rejettez absolument le musc, le chloral
et les bromures dont l'emploi offre des dangers.

Si **l'adynamie** est profonde, vous pourrez songer à employer la
caféine, elle a l'inconvénient d'exagérer le délire ; l'injection est
douleureuse et peut devenir le point de départ d'abcès dit de fixation (1). Elle est donc à rejeter.

Vous pourrez avantageusement la remplacer par l'administration de deux cuillères à café de la solution :

                Sulfate de strychnine.............. 0.012
                Sulfate de spartéine............... 0.060
                Potion de Todd..................... 120 gr.

Si le cas est désespéré, faites des inhalations d'oxygène ou
toutes les heures un injection d'huile camphrée au 1/10.

Ayez aussi recours aux injections de sérum artificiel, soit intra-
veineuses, soit hypodermiques, avec le sérum ordinaire de Hayem ;
vous ferez alors 2 à 3 injections par jour de 10 c³ de la solution :

                Sulfate de soude................... 8 gr.
                Phosphate de soude................. 4 gr.
                Chlorure de sodium................. 2 gr.
                Acide phosphorique................. 1 gr.
                Eau................................ 100 gr.

Si le cœur faiblit, si la pression artérielle diminue, si le pouls
perd son ampleur et devient irrégulier, il convient d'intervenir
énergiquement. Chez un sujet robuste donnez la digitale (0.05 à
0,10 par jour en pilules).

Chez l'enfant le traitement de la pneumonie pourrait se résumer en trois termes : lait, lit, looch. Si le cas est grave la balnéation sinapisée tiède donnera d'excellents résultats.

Chez les vieillards, les artério-scléreux et les bossus le danger
est au cœur. Insistez sur les alcooliques et les amoniacaux, ayez
recours à la strychnine et à la spartéine. Si l'asphyxie est mena-

---

(1) Je ne parle pas de la méthode de traitement par les abcès de fixation. On
a cru par cette méthode mobiliser le pneumocoque, le détourner du poumon et
le fixer sur un abcès. Les résultats de cette méthode sont contestés.

çante usez de l'éther, si le catarrhe prédomine administrez la terpine.

Un cardiaque vigoureux est justiciable de la digitale. Celui qui est débile sera surtout soumis à la spartéine. En ce cas on se trouve généralement très bien d'user du calomel et d'en donner 0,50 à 0,60 centigr. en 3 paquets chaque jour.

Les *femmes enceintes* accusent surtout un point de côté très intense : il vous faudra le calmer et insister chez elle sur les stimulants sans employer de médicaments dangereux.

Insistez aussi sur l'alcool et les stimulants chez les obèses et ne leur administrez jamais la digitale, vous auriez de bien gros mécomptes.

L'*alcoolique* doit être traité par l'alcool : la potion de Todd est donc tout indiquée. Pour calmer l'excitation de ces malades, donnez de 0,15 à 0,40 centigr. d'extrait d'opium, ou bien les injections d'huile camphrée.

Les paludéens et les grippés sont justiciables de la quinine à haute dose ; la pneumonie bilieuse des éméto-cathartiques.

Les diabétiques seront soumis aux inhalations d'oxygène et aux injections de sérum artificiel.

Pendant toute la convalescence fortifiez l'organisme soit à l'aide de l'extrait mou de quinquina (4 à 12 gr. par jour), soit encore à l'aide du vin composé suivant :

Vin de quinquina............... } aa 500 c. c.
Vin de Gentiane............... }
Arseniate de soude............ 0 gr. 30.
Teinture de Baumé............ 5 gr.
Un verre à liqueur deux fois par jour.

DIX-HUITIÈME LEÇON

DES BRONCHITES CAPILLAIRES

MESSIEURS,

Nous venons d'étudier, dans les précédentes leçons, l'infection **Généralités,** primitive du parenchyme pulmonaire, la pneumonie ; nous avions **définition.** antérieurement étudié l'infection bronchique, la bronchite. Entre ces deux degrés il existe un complexus symptômatique, la broncho-pneumonie dans laquelle l'infection porte à la fois sur l'alvéole et sur la bronche : c'est une broncho-alvéolite.

Mais cet état n'est jamais primitif d'emblée. L'infection ne frappe pas ordinairement d'un seul coup la bronche et l'alvéole ; elle ne frappe cette dernière qu'après avoir frappé la bronche sus-lobulaire et intra-lobulaire, produisant ainsi une bronchite capillaire.

Précédant souvent la bronchopneumonie, la bronchite capillaire succède à la bronchite simple. C'est elle que nous allons étudier aujourd'hui.

Je dois vous dire qu'elle est rarement observée à l'état de pureté, parce qu'on ne sait pas la reconnaitre de bonne heure : c'est la bronchopneumonie qui vient desiller les yeux du praticien.

Les anciens auteurs appelaient catarrhe suffocant toute affection **Historique.** respiratoire accompagnée d'une dyspnée intense.

Le premier, Laënnec distingua la bronchite capillaire et en démontra les caractères, description qui fut ultérieurement confirmée par Andral.

Jusqu'à ces derniers temps on discutait encore pour savoir si la **Dualité.** bronchite capillaire se distinguait ou non de la bronchopneumonie. A mon avis elle s'en sépare et n'est qu'une des étapes qui suit l'infection pour aller de la bronchite à la bronchopneumonie.

Les causes. Étudier les causes de la bronchite capillaire ce serait reprendre toute l'étude des infections bronchiques précédemment élucidée, ce serait examiner les causes de la broncho-pneumonie. Pour ne pas faire double emploi je serais plus bref.

Causes générales. Toutes les causes générales sont celles de toutes les bronchites : les infections, les poisons, les traumatismes.

Les **infections** tiennent la première place. Elles sont très mal connues : on a seulement trouvé dans quelques cas de bronchites capillaires des pneumocoques, des streptocoques, des pneumo-bacilles et du coli commun.

Les bronchites capillaires de la rougeole, de la coqueluche, de la grippe et de la fièvre typhoïde sont mal connues à ce point de vue.

Les **poisons** exogènes (iode, bromure, iodure de potassium, cantharide), les poisons autochtones (urémie, insuffisance hépatique, diabète) agissent également sur la muqueuse des bronches pour produire la bronchite capillaire.

Les **traumatismes**, l'inhalation de poussières métalliques, minérales, végétales ou animales, celle de vapeurs irritantes, les troubles circulatoires bronchiques des cardiopathies, ceux des angeïonévroses agissent également comme pour les bronchites ordinaires.

Le rôle du **froid** ne présente rien de particulier.

Causes spéciales. Quelles sont donc les causes spéciales qui font qu'une bronchite aura tendance à se capillariser ?

Elles tiennent au **terrain.** C'est sur un terrain dont les défenses sont défectueuses, sur un terrain dont les défenseurs sont impuissants à s'opposer à l'invasion microbienne que se produit la capillarisation de la bronchite.

D'où vient donc ce peu de résistance du terrain ?

Age. Il vient de l'âge. L'**enfant**, dont les leucocytes vierges ne sont pas encore accoutumés à la lutte, est très sujet à la bronchite capillaire. Il est peut-être plus exposé aussi parce qu'il ne crache pas, parce qu'il est très sujet aux fièvres éruptives.

Les **vieillards** y sont aussi enclins. Ici les défenseurs sont usés, épuisés par les nombreuses luttes dans lesquelles ils ont été engagés ; le système nerveux n'a plus le pouvoir stimulant nécessaire, aussi la moindre bronchite gagne-t-elle de proche en proche et se capillarise-t-elle ?

Etats pathologiques Le terrain peut encore être préparé par **divers états pathologiques** : fièvres éruptives, rougeole, coqueluche, grippe, la tuberculose, le mal de Bright, le diabète, la goutte et les cardiopathies.

L'alcoolisme agit dans le même sens. L'influence du surmenage est bien prouvée par les épidémies portant sur les jeunes soldats.

Quelle qu'en soit la cause, voilà l'affection installée, quels en seront les symptômes révélateurs.

Le début est ordinairement insidieux. Dans le cours d'une bronchite aiguë ou chronique apparaissent les symptômes fonctionnels que nous allons étudier, qu'il est nécessaire que vous graviez dans votre esprit si vous ne voulez pas méconnaître la bronchite capillaire.

Rarement elle débute brusquement, au milieu d'une santé parfaite. Chez l'enfant néanmoins rappelez-vous que le début est toujours un peu brusque, car chez eux les symptômes généraux sont des plus accusés et les symptômes nerveux dominent.

Une fois la capillarisation effectuée, elle se traduit effectivement par des symptômes fonctionnels dus à l'obstruction bronchique qui s'oppose au passage de l'air, qui produit l'anhématose et la dyspnée, qui sollicite la toux.

Elle se traduit encore par des symptômes physiques, qui s'expliquent par l'encombrement bronchique, et des troubles généraux dus à l'intoxication toxémique et asphyxique.

La **dyspnée** est un signe capital et précoce. *Méfiez-vous des bronchites dans lesquelles la dyspnée est d'emblée très intense ; méfiez-vous surtout quand, dans le cours d'une bronchite, quand chez un vieux catharreux, vous voyez apparaître une brusque oppression.*

Elle est *très marquée*, surtout chez les enfants.

Elle est *continue, progressive* et *non paroxystique*. Assis dans son lit, anxieux et agité, le malade a soif d'air. Il ouvre largement la bouche, aspire avec avidité cet air qui, à ce qu'il lui semble, le revivierait.

La face est rouge, les yeux saillants sont brillants et injectés. Les ailes du nez sont largement ouvertes et s'ouvrent davantage encore à chaque inspiration. La voix est faible la parole est brève et saccadée.

Quels sont les caractères de cette dyspnée ? L'inspiration est brève, très brusque, courte ; *l'expiration poussée est gémissante.* Il n'y a généralement pas de tirage.

La **toux** est quinteuse, pénible et violente.

L'expectoration manque chez les enfants et les vieillards adynamiques. Nauséeuse, elle s'accompagne d'une salivation très abondante. Le crachoir est rempli d'un *mucus fluide, très mous-*

Etude clinique.

Début.

Signes fonctionnels.

La dyspnée.

La toux.

Les crachats.

seux, finement strié de sang. Exceptionnellement, il renferme des grumeaux de pus.

Douleurs.

Il n'y a pas de point de côté, mais des douleurs sourdes au niveau des attaches sous-costales, intercostales et pectorales.

Signes physiques.

Découvrez maintenant le thorax de votre malade. A distance, vous percevez les manifestations de l'obstruction bronchique, des sibilances et des râles.

La palpation vous permet de percevoir les vibrations auxquelles ils donnent naissance et la diminution des vibrations vocales dans les zônes emphysémateuses ou atélectasiées.

La percussion vous indique une exagération de la sonorité dans les parties du poumon distendues par l'emphysème, une diminution au contraire dans les zônes d'atélectasie.

Bruit de tempête.

Râle sous-crépitant.

L'oreille perçoit un tapage indescriptible, mélange de râles ronflants, sibilants et bulleux de toutes dimensions : c'est le **bruit de tempête** de Récamier. Ce qui domine cependant, c'est le **râle sous-crépitant**, contitué de bruits élémentaires nombreux et serrés, moins fins, moins égaux, moins espacés que ceux du râle crépitant. Il s'en distingue, d'autre part, par ce fait qu'il est *inspiratoire et expiratoire.*

Signes généraux.

Parmi les symptômes généraux, la **fièvre** tient assurément le premier rang.

Elle est *précoce :* c'est un bon signe d'invasion chez l'enfant. Chez lui elle est *intense* d'emblée (39 à 40°), et peut présenter plusieurs poussées en 24 heures. Chez le vieillard, elle est difficile à constater si on ne prend point la température rectale.

Elle s'accompagne de son cortège habituel : sécheresse de la peau qui est brûlante, pouls petit, serré, fréquent. La soif est vive, l'anorexie complète. L'enfant a souvent du délire et des convulsions.

La pression.

Cet état peut durer 2, 3, 4 jours, quelquefois davantage. Si la **guérison** doit se produire, la dyspnée et la toux se calment, la fièvre tombe, le malade se calme, s'endort et les symptômes physiques ne tardent pas à disparaître.

L'asphyxie.

Si les lésions au contraire s'accentuent, si elles sont extrêmement étendues, l'**asphyxie** en est la conséquence. La face et les extrémités se cyanosent alors, la respiration devient moins énergique, stertoreuse, et l'on perçoit un râle trachéal. Le pouls devient petit, irrégulier, incomptable. — La mort survient dans le collapsus ou le coma.

La bronchopneumonie.

Enfin, l'inflammation dépassant les bronches capillaires peut gagner l'alvéole : c'est la **bronchopneumonie.**

Le **pronostic** est *toujours grave*. La marche est ordinairement rapide et la mort survient du 3ᵉ au 4ᵉ jour; du 6ᵉ au 8ᵉ dans les formes prolongées.

Pronostic.

Vous baserez ce pronostic sur les données suivantes :

1º Il est grave chez les **enfants** et les **vieillards.**

2º Sa gravité est proportionnelle à l'**intensité de la dyspnée**, à la **fréquence du pouls.** Un **pouls petit**, incomptable et irrégulier, est du plus fâcheux augure.

3º **L'état du cœur** est des plus importants, et le moindre défaut de fonctionnement de cet organe doit éveiller en vous de sombres pressentiments.

4º **L'état du terrain** est des plus importants aussi, puisqu'il mesure en quelque sorte le budget de la résistance de l'organisme.

Si votre malade meurt et que vous en pratiquiez l'autopsie, vous trouvez des **lésions banales de bronchites** sur lesquelles je ne veux point revenir : muqueuse rouge, épaissie, friable, ulcérée en coup d'ongle. Les bronches capillaires renferment du pus.

Les lésions.

Histologiquement, vous trouvez la desquamation épithéliale, la dégénérescence vésiculaire ou la nécrose de coagulation des épithéliums ; l'infiltration leucocytaire sous-épithéliale, l'ectasie vasculaire et un exsudat bronchique constitué de leucocytes, de globules de pus, d'épithéliums dégénérés et de microbes. En plus de ces lésions banales, vous trouvez des **lésions accessoires.**

A la base du poumon, vous trouvez des îlots de poumon affaissés, ne crépitant plus, privés d'air, mais que l'insufflation fait disparaître : c'est l'**atélectasie.**

Les sommets au contraire sont turgescents, distendus, **emphysémateux.**

Vous trouverez en plus des ecchymoses sous-pleurales, des hypérémies viscérales multiples, de l'ectasie cardiaque.

Le **diagnostic** est très difficile à établir.

Diagnostic.

Dans le **croup** rappelez-vous que la dyspnée est paroxystique, qu'il y a constamment des troubles de la voix, que le malade rejette de fausses membranes, que l'examen bactériologique vous fera caractériser de bacille de Löffler.

Avec le croup.

Vous distinguerez l'**emphysème pulmonaire** par ses accès de dyspnée. C'est d'autre part une affection apyrétique. Et puis examinez le thorax et voilà retrouvé ce schème si caractéristique.

Avec
l'emphysème.

$$\left\{ \begin{array}{l} \text{V — ou O.} \\ \text{S +} \\ \text{R — inspiration humée, expiration prolongée, saccadée.} \end{array} \right.$$

La **granulie aiguë**, l'asphyxie tuberculeuse de Graves est difficile à différencier de la bronchite capillaire. Un seul fait vous frappera : *l'absence presque complète de signes stéthoscopiques coïncidant avec une dyspnée extrême.*

Avec la
granulie aiguë

Si la granulie est secondaire, la distinction sera bien plus aisée puisqu'il vous suffira de découvrir la lésion tuberculeuse primitive.

Quelques considérations vous guideront dans la recherche de la granulie, ce seront :

1° L'enquête minutieuse des anamnestiques fournissant des résultats positifs.

2° L'existence d'un anasarque sans albuminurie ou de symptômes méningés.

3° La prédominance unilatérale de la bronchite capillaire.

4° L'examen du sang et des crachats et la recherche du bacille de Koch.

5° Le séro-diagnostic d'Arloing et Courmont.

Quant aux **bronchites capillaires pneumococciques** décrites par Duflocq et Ménétrier dans le cours de la tuberculose, elles sont vraiment impossibles à séparer.

Diagnostic de la cause.

Une fois votre diagnostic de bronchite capillaire, **recherchez-en la cause** et, pour ce faire, recherchez les différentes causes que je vous ai énumérées comme susceptibles de la produire.

Traitement préventif chez l'enfant.

Vous pouvez beaucoup pour prévenir l'apparition de la bronchite capillaire.

Toutes les fois que vous soignerez une **bronchite diffuse**, *n'attendez pas l'apparition du râle sous-crépitant, baignez vos malades, plongez-les dans l'eau chaude à + 39° et répétez ces bains.*

Cette médication jointe à l'administration quotidienne de la quinine préviendra bien souvent cette redoutable affection.

Une fois déclarée, vous aurez quelques indications précises à remplir.

Tonifier l'organisme

Tonifiez l'organisme, stimulez ses défenses et le meilleur moyen d'y parvenir est assurément le bain tiède.

Bains tièdes.

Prenez l'enfant, mettez-le dans une baignoire renfermant de l'eau à + 35° et 37°, à laquelle vous avez ajouté 250 gr. de farine de moutarde fraîche, préalablement délayée dans l'eau froide.

La tête sera enveloppée d'un mouchoir ; et si elle se congestionne, vous verserez sur elle un filet d'eau à la température de la chambre.

Donnez pendant ce bain quelques cuillerées de champagne.

Au bout de 7 à 8 minutes, sortez le malade de l'eau ; séchez-le avec des linges chauds et recouchez-le.

Puis, suivant la maladie le thermomètre à la main, donnez un nouveau bain dès que la température remonte au-dessus de + 39°.

Les résultats sont merveilleux ; dès le quatrième bain, la fièvre tombe, et l'enfant se rétablit.

Pour tonifier encore l'organisme et en même temps pour faire un peu d'antisepsie générale, vous donnerez les **sels de quinine**. Les sels de quinine.

Vous emploierez le sulfate ou le bromhydrate aux doses suivantes :

        0,15 au-dessous de 2 ans.
        0,25 de 2 à 4 ans.
        0,50 de 4 à 10 ans.

Vous les administrerez par voie buccale ; et pour masquer le mauvais goût, vous le donnerez dans du café ou dans la potion suivante :

        Sulfate de quinine.................... 0,15 à 0,50.
        Glycyrrhyzine........................ 1 gr. 50.
        Julep gommeux .... 120.

En présence d'un enfant rebelle, vous les donnerez en suppositoire d'après la formule :

        Bromhydrate de quinine..... 0,15 à 050.
        Beurre de cacao .... q. s. pour 1 suppositoire.

Une **potion alcoolisée** ou quelques cuillerées de champagne sans excès compléteront le tout. Alcool.

Pour débarrasser les bronches, vous aurez recours au vomissement mécanique par titillation de la luette ou par un vomitif. **Débarrassez les bronches.**

        Poudre d'ipéca........................... 0,50.
        Sirop d'ipéca............................ 30 gr.
        Une cuillerée à café de 5 en 5 minutes jusqu'à vomissement.

Enfin, **faites la révulsion** à l'aide des cataplasmes sinapisés, des ventouses sèches ; ajoutez-y les bottes sèches ou les cataplasmes sinapisés aux extrémités. *Rejetez systématiquement vésicatoire, la teinture d'iode et antipyrine, inutiles et dangereux.* **Révulsion.**

Si le cœur faiblit, injectez 1 c³ d'éther ou 1/2 c³ de la solution suivante :

        Strophantine de Merck .... 1 milligr.
        Eau..................................... 200.

Ne cherchez point à combattre le délire par le musc, l'opium ou les bromures qui offrent des dangers.

Si le malade est dans le coma, inhalations d'oxygène.

Avec cela, du calme, du repos dans une chambre aérée à 15°, pas davantage.

Changez fréquemment le malade de côté, et alimentez-le avec du lait chaud, du bouillon additionné d'un jaune d'œuf ou de jus de viande.

Chez l'adulte. Chez l'adulte les indications sont exactement les mêmes ; seules les doses varient. Je me résume :

1º **Repos complet**, avec variation de la position (faites asseoir le malade à plusieurs reprises dans la journée). Grogs, thé au rhum, lait chaud alcoolisé.

2º **Tonifiez l'organisme** par les bains tièdes sinapisés, la quinine (de 0.50 à 1 gr.) et la potion de Todd additionnée d'acétate d'ammoniaque.

3º **Débarrassez les bronches** par le vomitif :

Poudre d'ipéca...................... 1.50
Tartre stibié...................... 0.05

4º **Faites la révulsion** avec des ventouses sèches ou scarifiées, ou l'enveloppement humide.

5º **Si le cœur faiblit** saignez votre malade ; administrez la caféine ou le sulfate de spartéine (0.05).

Chez le vieillard. Les indications sont encore les mêmes chez les vieillards. *Veillez sur le cœur, insistez sur les toniques, l'alcool et les ammoniacaux.*

N'usez qu'avec circonspection de la balnéation chez eux.

DES BRONCHO-PNEUMONIES AIGUËS

MESSIEURS,

Dans la dernière leçon nous avons vu l'infection et l'inflammation qui en est la résultante descendre des grosses bronches aux plus fines ramifications bronchiques, donnant lieu à la bronchite capillaire. Supposons que l'envahisseur fasse encore un pas de plus, l'alvéole est infectée, l'inflammation gagne le lobule : c'est la broncho-pneumonie. **Définition.**

Jusqu'au XVIII⁰ siècle cette affection était jetée avec bien d'autres qui n'ont aucun rapport avec elle dans un *caput mortuum* appelé catarrhe suffocant. **Historique.**

Dans une **seconde période** Boerhaave, Sydenham et Van Swieten commencent à séparer de la vraie pneumonie ce qu'ils appellent la péri-pneumonia notha.

La **troisième période** s'étend du début du XIX⁰ siècle presque jusqu'à nous. Les descriptions des anatomo-pathologiques furent nécessaires pour permettre à Rillet et Barthez, à Seifert et à Fauvel d'en donner un tableau.

On discuta ensuite sur l'existence et la signification de ce que Legendre et Bailly avaient nommé atélectasie.

À la même époque, Ziemssen et Bartels, Damaschino donnaient de ces lésions de minutieuses analyses.

Vinrent enfin les travaux de Charcot, de Balzer et Joffroy qui ont fixé d'une manière définitive les connaissances que nous possédons sur ce sujet.

La **période contemporaine** *bactériologique* comporte les travaux de Friedlander, de Weichselbaum, de Netter et ceux d'une multitude d'auteurs que nous ne pouvons citer ici.

Pour les premiers auteurs, la broncho-pneumonie, c'était une inflammation du poumon survenant à la suite d'un refroidissement **Causes.**

ou dans le cours d'une maladie infectieuse, chez des enfants ou des débilités ou encore à la suite de l'inhalation de poussières ou de brûlures.

Nature microbienne.

A l'heure actuelle les découvertes bactériologiques ont singulièrement éclairé l'histoire de cette affection. **Il n'y a pas de broncho-pneumonie sans microbes,** la cause unique de cette affection c'est le microbe.

Preuves de la nature microbienne.

Vous en faut-il des preuves ? Elles ne manquent point.

J'en trouve, cliniquement, dans *les allures mêmes de la maladie*, dans sa contagiosité, dans ses épidémies.

J'en trouve anatomiquement dans ce fait que dans tout foyer de broncho-pneumonie on trouve des microbes ; qu'on peut aussi caractériser bactériologiquement.

J'en trouve enfin dans l'expérimentation. Lœhr, Prudden et Northprud, Wissokowitsch ont reproduit la broncho-pneumonie en injectant des microbes dans le poumon ou la trachée, en faisant respirer les animaux dans une atmosphère renfermant ces microbes.

Quels sont ces microbes ?

Mais quels sont ces microbes ?

Au début on pensait qu'il y avait autant de formes de broncho-pneumonie que de microbes et que dans les broncho-pneumonies secondaires, c'était l'agent causal de la maladie primitive qui seul était en jeu. Ce sont là deux erreurs. *Une foule de microbes peuvent produire la broncho-pneumonie.* Je n'en veux pour preuve que la longue liste des agents microbiens isolés en ce cas.

Le **pneumocoque** tient la première place comme fréquence chez l'adulte ; chez l'enfant c'est le **streptocoque.** Puis viennent le **staphylocoque,** le **pneumo-bacille,** le **coli-bacille,** le **cocco-bacille de Pfeiffer,** l'**Eberth** et le **Lœffler.**

L'espèce microbienne n'influe en rien sur la forme de la broncho-pneumonie, tous agissent de la même façon contrairement à ce qu'affirmait Mosny qui croyait que le pneumocoque donnait toujours naissance à la forme pseudo-lobaire et le streptocoque à la forme lobulaire.

Objections aux critiques faites à la théorie microbienne.

Et que l'on n'aille pas invoquer contre la théorie microbienne les diverses expériences faites il y a quelques années et qui consistaient à produire chez l'animal une broncho-pneumonie en lui faisant inhaler des vapeurs d'acide chlorhydrique, à introduire dans la trachée de l'ammoniaque, de l'essence de térébenthine ou du perchlorure de fer, à faire des injections sous-cutanées de cantharidine ou à sectionner le pneumogastrique !

Non, ces expériences ne sauraient infirmer la théorie microbienne car ces diverses méthodes n'ont agi qu'en favorisant l'infection microbienne comme l'a si bien montré pour le système nerveux M. Meunier dans sa remarquable thèse.

Comment les germes microbiens vont-ils parvenir au poumon.

Comment, maintenant, ces germes vont-ils parvenir aux poumons ?

Tout d'abord, nous l'avons vu précédemment, *ils s'y trouvent normalement*, ils font partie de la flore microbienne des grosses bronches.

Ils y seront apportés par l'air chargé des poussières provenant des crachats desséchés. C'est ce qui explique la **contagion** et la fréquence de cette affection chez les médecins.

On a même vu des **épidémies** de famille, de caserne, d'hôpital, de quartiers et de villes. Dans tous ces cas on a souvent trouvé le même micro-organisme dans l'air et dans les crachats ou les poumons des malades. Le rôle des vêtements, des linges, des objets de literie est tout aussi manifeste.

Il pourra encore être apporté par le mucus ou par le sang. C'est ce qui se passe peut-être dans la coqueluche, la rougeole ou les infections gastro-intestinales. Enfin ils peuvent y être apportés par des corps étrangers venant des voies digestives et qui se sont trompés de route : Pneumonie de déglutition.

Un certain nombre de causes vont maintenant favoriser la pénétration des microbes. Sans elles l'organisme possède un certain nombre de moyens de défense qui s'opposent à l'infection. **Causes favorisantes.**

a) Tout d'abord le nombre des microbes que nous hébergeons ou que nous respirons peut s'accroître dans des proportions telles que nos leucocytes seront en infériorité numérique. Cette augmentation du nombre des microbes peut tenir à des **épidémies**, ou à des **influences cosmiques.**

b) Leur virulence peut être augmentée du même fait et ces mêmes causes peuvent encore :

c) Diminuer les résistances de l'organisme.

Les **influences cosmiques** ont une importance relative. Le **climat** ne semble avoir aucune influence, mais les individus en acclimatement y sont bien plus sujets. **Influences cosmiques.**

Les **saisons** où on observe le plus souvent la broncho-pneumonie sont l'automne et l'hiver. C'est surtout lorsque **l'humidité** est grande, lorsqu'il y a de grandes oscillations **barométriques** ou **thermométriques** que sévit cette affection.

L'influence du **froid** est ici bien connue. J'ai insisté déjà sur la façon dont il affaiblit les défenses de l'organisme par l'infection, le traumatisme et l'intoxication qu'il produit. **Froid.**

Le rôle du traumatisme est tout aussi connu. Rarement il s'agit de **traumatisme externe** comme ceux qui donnent si souvent naissance à la pneumonie. C'est bien plus souvent un traumatisme interne consistant en inhalation de **vapeurs irritantes** (brome, chlore, ammoniaque, acide nitrique, acide sulfurique, gaz d'éclairage, ou des **poussières** : (broncho-pneumonies dues au broyage des scories provenant de la déphosphatation de l'acier). **Traumatisme.**

Causes inhérentes à l'individu.
Etats physiologiques.

Enfin l'apparition de la broncho-pneumonie peut tenir à des causes **inhérentes au sujet lui-même**.

C'est ainsi qu'agissent **certains états physiologiques** : la première enfance, la vieillesse, la dentition et la croissance.

Causes hygiéniques.

C'est ainsi qu'agissent certaines **causes hygiéniques** : le décubitus dorsal prolongé, le séjour dans un air vicié et l'encombrement (deux causes qui expliquent la fréquence de la broncho-pneumonie dans les milieux hospitaliers); la malpropreté; la mauvaise alimentation ; la misère physiologique.

Causes physiques.
Causes psychiques.

C'est dans cette catégorie qu'il faut mettre certaines **causes physiques** (le surmenage et les fatigues); certaines **causes psychiques** : nostalgie, surmenage intellectuel, aliénation mentale, paralysie générale, maladie de Parkinson).

Etats pathologiques

Enfin nous placerons ici les broncho-pneumonies qui surviennent dans une foule d'**états pathologiques**.

Parmi ces états pathologiques, les **maladies infectieuses** aiguës tiennent assurément la première place.

La rougeole.

La rougeole est parmi celles-ci la plus souvent en cause. Elle donne naissance à de véritables épidémies de broncho-pneumonie. Et c'est là qu'on voit bien l'influence du terrain : cette broncho-pneumonie sévit de préférence dans les milieux hospitaliers et elle y est le plus souvent mortelle.

Elle apparaît soit *avant l'éruption* (que celle-ci soit normale ou avancée), soit *après l'éruption* lorsque celle-ci commence à pâlir.

Elle est ordinairement due *au streptocoque* seul ou associée à d'autres espèces.

La diphtérie.

La broncho-pneumonie survient aussi souvent dans le cours de la **diphtérie**, chez les enfants de moins de quatre ans, chez les débilités. Elle est **précoce** et apparaît du 4e au 6e jour, ou **tardive** du 15e au 40e jour. Elle est due au *streptocoque presque toujours associé au bacille de Loffler*.

La coqueluche.

La **coqueluche** donne aussi souvent naissance à l'affection qui nous occupe. Il s'agit presque toujours d'enfants de moins de deux ans et hospitalisés. Elle est *rarement précoce*, apparaît surtout *la 2e ou la 3e semaine*.

Elle atténue les quintes de la coqueluche mais est ordinairement grave.

La grippe.

La **grippe** est une cause fréquente de broncho-pneumonie. Il y a de véritables épidémies de broncho-pneumonies grippales. Meunier qui a étudié la question au point de vue bactériologique, a trouvé le *cocco bacille de Pfeiffer seul ou associé à d'autres espèces*.

La broncho-pneumonie n'est *pas rare* dans la **fièvre typhoïde**, elle survient soit dans le *premier stade*, soit du *20° au 30° jour*.

La typhoïde.

Elle a été aussi observée dans *les formes confluentes* de la **variole** du 6° au 9° jour.

La variole.

Enfin on l'a observé dans l'**érysipèle**, la **scarlatine**, l'**infection puerpuérale**, le **choléra**, la **peste**, le **typhus**, la **dyssenterie**, les **affections gastro-intestinales** de l'enfance où Sevestre, Lesage les rattachent au *coli bacille*.

Autres infections.

Certaines **infections chroniques** : la **tuberculose**, la **bronchite** chronique, l'**impaludisme** peuvent y donner naissance.

Infections chroniques.

L'athrepsie, le mal de Bright, la diabète, les cachexies lui constituent aussi des milieux excellents.

Cachexies.

Enfin, les **maladies nerveuses**, les hémorrhagies ou les tumeurs cérébrales, les ramollissements, les **névrites du nerf vague**, dus à l'intoxication mercurielle ou à des compressions de ce nerf par un anévrysme ou une adénopathie, peuvent lui donner naissance. Il en est de même des **névroses**.

Le mécanisme pathogénique est aisé à concevoir.

Mécanisme pathogénique.

L'infection bronchique, après avoir frappé la bronche capillaire, gagne l'alvéole terminale ou les alvéoles péribronchiques, produisant à ce niveau l'alvéotite desquamative, la pneumonie catarrhale et la congestion.

Mais, par suite de l'oblitération de certaines bronches, certaines alvéoles qu'elles commandent s'affaissent, s'alétectasient, ne recevant plus d'air. D'autres, au contraire, ne peuvent se débarrasser de celui qu'elles renferment ; dans un effort de toux, elles se rompent, et voilà l'emphysème.

Les altérations des vaisseaux expliquent les hémorrhagies et les œdèmes.

Quelles sont maintenant les lésions produites par l'infection en cause ? Leur étude, qui a donné lieu à des discussions interminables, semble aujourd'hui définitivement assise.

Les lésions des broncho-pneumonies
Lésions macroscopiques.

A l'ouverture de la cage thoracique, les poumons ne s'affaissent pas. Leurs bords antérieurs sont augmentés de volume, leur teinte normale ; ils sont distendus, et l'on perçoit au palper une crépitation neigeuse. Tout cela dénote l'**emphysème**.

Les régions postérieures et les bases sont violacées, dures, ne crépitent plus : il y a **congestion**.

De-ci de-là, vous trouverez des îlots rétractés, affaissés, violacés et lisses, ne crépitant plus. Leur consistance est ferme. Un de leurs fragments plonge au fond d'un verre d'eau dans lequel on le place. Si vous insufflez le poumon, ces îlots disparaissent : c'est de l'**atélectasie**.

A côté de ceux-ci, il en existe d'autres, surtout si l'évolution a été lente, qui sont violacés, moins fermes, plus humides, moins sanglants : c'est la **carnisation**.

La plèvre est distendue par le poumon ; il y a parfois de la pleurésie séreuse, souvent des fausses membranes et des ecchymoses à sa surface. On distingue parfois le réseau des lymphatiques distendus. Les ganglions sont tuméfiés.

Sectionnez les bronches, vous les trouvez béantes, souvent remplies de muco-pus.

Sectionnez ce poumon sur toute sa hauteur. La section vous présente des îlots de dimension variable, rouges, rouge-gris ou rose-gris, ayant la forme des lobules. Leur surface est lisse, plane, à peine granuleuse, dure et sèche. En leur centre, vous trouvez une bronche d'où vous pouvez à la pression faire sourdre une goutte de pus. Le parenchyme à ce niveau ne crépite pas ; et si vous en détachez un fragment, il plonge jusqu'au fond de l'eau, si le noyau est volumineux ; dans le cas contraire, il flotte, à cause de l'emphysème avoisinant.

Cet îlot forme un point de **pneumonie lobulaire**.

Autour de lui, existe une zône d'un rouge plus vif, plus dense et qui ne crépite pas ; c'est de la **congestion**.

Enfin, une troisième zône, plus friable, rappelant l'aspect de la rate, renfermant du sang et dont un fragment plongé dans un verre d'eau nage, sans gagner le fond, entre deux eaux : c'est la **splénisation**.

En plus de ces lésions, vous trouvez sur la section des **foyers hémorrhagiques**, surtout dans la rougeole, la grippe et la psittacose : vous les observerez surtout dans les régions déclives.

Vous trouvez enfin de l'**œdème**, se caractérisant par une surface lisse, humide et jaunâtre, gardant l'empreinte du doigt et dont la coupe ruisselle : c'est la **pneumonie planiforme**.

La muqueuse des bronches est rouge, épaissie, recouverte d'un exsudat purulent, ulcérée en coup d'ongle.

Vous trouverez encore, de distance en distance, de petits grains jaunes sous-pleuraux ou sur la coupe et qui ne sont autres que de petits **abcès péribronchiques** ou lobulaires. En les disséquant, en effet, on voit qu'ils sont appendus à la bronche comme le lobule même.

Ajoutez à ceci, dans quelques cas, de petits foyers de sphacèle ou des vacuoles à parois lisses, renfermant du muco-pus, et vous aurez au complet le tableau des diverses lésions de la broncho-pneumonie.

Elles peuvent être bi-latérales ; plus souvent elles se localisent d'un seul côté.

L'inflammation peut être **lobulaire disséminée**, frappant de-ci de-là un lobule. Elle peut être **lobulaire généralisée**, frapper tous les lobules de la base au sommet d'un poumon : c'est la **spléno-pneumonie** de Joffroy.

Elle peut être enfin **pseudo-lobaire**, ainsi que l'a décrite Damaschino. En ce cas, les lésions sont confluentes, mais d'âges divers, ce qui sépare cette lésion de la pneumonie franche et lui donne un aspect bigarré.

Dans les autres organes, vous trouverez des lésions banales d'infection, d'hyperémie ou d'asphyxie.

Lésions histologiques. — Au point de vue histologique, la coupe se distingue immédiatement d'une coupe de pneumonie franche par la disposition irrégulière et insulaire de la lésion qui *frappe un lobule respectant son voisin*, n'ayant pas cette répartition uniforme de la pneumonie lobaire.

Bronchite. — La cavité bronchique renferme du pus, du muco-pus, un exsudat granuleux ou pseudo-membraneux, enfin des micro-organismes.

La muqueuse est épaissie, congestionnée. L'épithélium est dégénéré et desquamé. Celui des glandes bronchiques présente les mêmes lésions.

La paroi est, ainsi que l'ont montré Charcot et Trojanowski, profondément infiltrée de leucocytes dissociant et phagocytant même les fibres musculaires. Ne comprenez-vous pas que cela va ultérieurement diminuer la résistance de la paroi qui se laissera distendre au moindre effort : c'est la dilatation bronchique à brève échéance.

L'**artériole pulmonaire** est atteinte d'endopériartérite ; on observe souvent de petites hémorrhagies périvasculaires.

Les lacs lymphatiques dilatés sont bourrés de leucocytes et parfois de globules de pus, ce qui les transforme souvent en véritables clapiers purulents, bourrés de microbes.

Alvéolites. — Les alvéoles péribronchiques sont comprimées du fait de l'infiltration leucocytaire qui s'est faite au niveau de la bronche.

L'endothélium alvéolaire dégénéré, nécrosé a desquamé. On trouve, dans l'alvéole, un exsudat formé de fibrine, de leucocytes et de microbes. Les travées interalvéolaires sont infiltrées de leucocytes, présentent de la dilatation des capillaires et de l'endocapillarite : ces lésions sont celles de la **Pneumonie Fibrineuse**.

Tout autour vous trouverez des alvéoles infiltrées de sérosité. Leur épithélium qui a subi la dégénérescence vésiculaire a desquamé, et est nécrosé par place, proliféré en d'autres points. De nombreux leucocytes ont envahi l'alvéole, cette lésion est celle de la **splénisation aiguë**.

Autour vous trouverez des alvéoles remplies de globules sanguins, c'est l'**alvéolite hémorrhagique**.

Enfin à la périphérie du nodule ainsi formé vous trouverez des lésions de **congestion et d'emphysème**.

Comment va évoluer cette lésion ?

a) Elle peut guérir : l'exsudat se résorbe, les éléments fixes du parenchyme qui ont proliféré s'organisent ; la cicatrisation se fait et aboutit à la sclérose.

b) Au lieu de guérir, le nodule peut suppurer. Le squelette bronchique, miné par les abcès, s'effondre, l'abcès lobulaire se collecte.

Cet abcès pourra s'ouvrir dans une bronche : c'est l'éventualité la plus favorable ; — il peut passer dans différentes directions donnant lieu à la **pneumonie disséquante**. Il peut s'ouvrir dans la plèvre produisant une pleurésie purulente ou un pyopneumothorax. Il peut enfin devenir le point de départ d'une plaque de sphacèle.

La congestion ne présente histologiquement rien de fort remarquable. Les alvéoles sont remplies de globules sanguins et de gros phagocytes.

L'œdème se caractérise par l'épanchement dans les alvéoles d'une sérosité finement granuleuse. On y trouve encore des boules hyalines dépourvues de noyaux. Les travées interalvéolaires peuvent se rompre et former ainsi des lacs œdémateux.

L'atélectasie est marquée par l'existence d'alvéoles affaisées dont les parois sont accolées. Leur endothélium a subi la dégénérescence cubique, les capillaires interalvéolaires sont turgescents.

Quelquefois on trouve dans l'alvéole un exsudat légèrement granuleux.

Parmi les complications dont vous trouverez les lésions à l'autopsie de vos malades je vous citerais la gangrène, la pleurésie, des lésions phlegmasiques diffuses constituées par des fusées purulentes qui déforment le parenchyme.

On a rencontré, mais rarement, de la pneumonie lobaire à la période d'hépatisation grise.

On peut dire qu'au point de vue clinique la broncho-pneumonie offre *autant de modalités différentes que de malades*. C'est ce polymorphisme qui fait le fond de son caractère.

Le début varie essentiellement suivant que la broncho-pneumonie est primitive ou secondaire.

Secondaire, elle est habituellement masquée par les symptômes généraux de la maladie primitive. Elle ne s'annonce guère, dans la **rougeole**, que par une **exacerbation thermique** coïncidant avec une **dyspnée intense** qui va progressant jusqu'à l'asphyxie.

On ausculte l'enfant et on trouve tous les symptômes de la broncho-pneumonie.

Rappelez-vous cependant qu'après une telle constatation vous pouvez être tout surpris, le lendemain, de trouver une température de 37°, des symptômes fonctionnels effacés et les symptômes généraux envolés. Votre malade a fait une congestion pulmonaire : nous essaierons de discerner ces cas dans un instant.

Dans la coqueluche. — Dans la **coqueluche**, la broncho-pneumonie s'annonce par une **diminution du nombre des quintes**, qui deviennent plus sourdes, par une **élévation thermique**, une **dyspnée** intense.

Modes de début. — Primitive, la broncho-pneumonie peut rester **latente** chez les cachectiques, les athrepsiques, les hérédo-syphilitiques et les vieillards.

Ordinairement, voici dans quelles conditions nous sommes appelés à l'observer.

C'est un malade qui, étant enrhumé du cerveau, ayant une laryngite ou un rhume banal, éprouve tout à coup quelques **frissonnements**. Il perd son entrain, il est triste et abattu, il éprouve un **malaise général inexpliqué**. La **fièvre** s'allume progressivement, atteignant en deux ou trois jours son fastigium.

La **toux** s'exaspère, la dyspnée devient surtout extrême, de sourdes douleurs diffuses s'éveillent à la base du thorax.

Il n'est pas rare chez les enfants de noter des convulsions.

Habitus extérieur. — Examinant notre malade, nous le trouvons étendu dans le décubitus dorsal ou latéral élevé, ou bien assis sur son lit en proie à une **oppression extrême**. Le facies est vultueux, les yeux saillants, brillants et injectés, les ailes du nez suivent les mouvements respiratoires. Les lèvres sont cyanosées, les veines du cou turgescentes.

Symptômes fonctionnels. La dyspnée. — Tout indique un trouble profond de l'hématose dû à une **dyspnée** extrême. Cette dyspnée peut se présenter sous trois types principaux.

a) *La polypnée* : augmentation du nombre des respirations considérables surtout chez l'enfant; il n'est pas rare de trouver des chiffres de 60 à 80 respirations à la minute.

b) *L'apnée intermittente*, surtout fréquente chez les bébés de 2 à 4 mois.

c) *Le rythme de Cheyne-Stokes.*

Ces deux dernières modalités impliquent un processus presque toujours fatal.

Dans tous ces cas la dyspnée semble surtout *expiratoire*. C'est l'expiration qui est difficile et **poussée**. Les mouvements respiratoires sont douloureux. Parfois, mais rarement on note un tirage toujours fort peu intense.

Rappelez-vous enfin que *la dyspnée peut manquer chez les cachectiques.*

La **toux** est pénible, brève, fréquente, intense; elle a un timbre étouffé ou grave et peut se présenter parfois sous formes de quintes courtes dissimulant celles de la coqueluche mais s'en distinguant pár l'absence de reprise.

Souvenez-vous ici que la toux qui se supprime dans le cours d'une broncho-pneumonie indique un pronostic grave : c'est l'indice de la faillite de l'organisme.

L'**expectoration** manque au-dessous de 5 ans (sauf dans la coqueluche). Elle est ordinairement *muco-purulente*, parfois striée de sang, *mousseuse* et fluide. Son abondance est variable : *elle manque chez les cachectiques.*

La **voix** est *cassée*, entrecoupée, mais *non éteinte.*

Le **cri** chez les enfants n'est pas modifiée, ce qui indique un état général et un pronostic satisfaisant. Il peut être au contraire éteint et nul : pronostic fatal.

Les **symptômes physiques** de la broncho-pneumonie ont pour caractère essentiel *leur multiplicité, leur complexité et leur mobilité.* L'inspection vous permettra de reconnaître la polypnée, l'apnée intermittente ou le rythme de Cheyne-Stokes ; la difficulté de la respiration, le tirage et parfois un léger emphysème sous-cutané consécutif aux efforts de toux.

A la palpation vous percevez déjà les râles que vous allez entendre tout à l'heure : ce sont les **râles palpables**.

Les **vibrations thoraciques** sont exagérées dans les parties correspondantes à l'hépatisation, ce qui ne s'observe guère que dans la forme pseudo-lobaire. Elles sont ordinairement normales ou éteintes par l'emphysème concomitant. Elles manquent par place dans les zones atélectasiées.

La percussion faite avec douceur vous révèle l'existence de submatité au niveau du foyer d'hépatisation. Tout autour vous trouvez, en ce cas, de l'hypersonorité due à l'emphysème.

Cette matité plus ou moins intense bien entendu ne saurait s'observer que dans les cas où le nodule est assez volumineux et dans les formes pseudo-lobaires. Dans la forme disséminée, ce qui domine, c'est la sonorité exagérée de l'emphysème.

De-ci, de-là, vous trouvez des plaques à sonorité presque éteinte correspondantes aux zones atélectasiées et qu'il est souvent difficile de différencier à la base de la pleurésie qui peut coexister dans la bronchopneumonie.

Tous ces signes sont mobiles et peuvent changer du jour au lendemain.

Renseignements dus à l'auscultation A l'auscultation vous constatez la diminution du murmure vésiculaire et l'expiration prolongée. La bronchite se traduit par des **râles ronflants, sibilants** et **muqueux** à toutes bulles ; la bronchite capillaire par des **râles sous-crépitants.**

Au niveau des foyers de bronchopneumonie vous entendez un **souffle bronchique,** inspiratoire et expiratoire se rapprochant du souffle tubaire mais moins intense que lui. Ce souffle peut aussi être doux, voilé. Autour du foyer de ce souffle on entend des **râles crépitants** caractéristiques.

Méfiez-vous des faux souffles interscapulaires qui ne sont nullement révélateurs d'une lésion bronchopneumonique et ne sont attribuables qu'à des souffles transmis.

Parfois enfin les râles de bronchites se produisant au milieu d'un tissu condensé peuvent revêtir les caractères des bruits pseudo-cavitaires.

L'association de ces différents bruits pourra vous révéler d'une manière assez précise l'état du poumon sous-jacent.

Un souffle doux, voilé correspond à un foyer congestif, un souffle bronchique mêlé de râles fins indique une hépatisation lobulaire discrète, un souffle tubaire dénote une bronchopneumonie pseudo-lobaire.

Enfin vous constaterez par place une absence totale de bruit inspiratoire. En l'absence d'autres signes dénotant une pleurésie cette absence de bruit correspond à l'existence de zones d'atélectasie.

Symptômes généraux. Fièvre. Les **symptômes généraux** sont variables.

La **fièvre** est constante sauf chez les cachectiques et les vieillards où elle peut manquer. Il est vrai que dans ce dernier cas si l'on prend la température rectale on retrouve souvent l'élévation thermique qu'on n'avait pas constaté au niveau du creux de l'aisselle.

Cette fièvre est variable d'intensité et de type. Habituellement, elle monte en plusieurs temps jusqu'à son fastigium. Arrivée là, elle offre un plateau avec hachures irrégulières ; puis, si la guérison doit se faire, la défervescence se fait en lysis.

Chacune de ces hachures, qui représentent des oscillations thermiques quotidiennes, sont révélatrices d'un phénomène nouveau. Une élévation éphémère de température indique qu'un nouveau foyer congestif vient de se former. Plus durable, elle indique une extension du processus inflammatoire.

Traduisant donc très fidèlement la marche de la maladie, la

*courbe thermique doit être très rigoureusement recueillie, et
la broncho-pneumonie est une maladie qui veut être suivie le
thermomètre à la main.*

Le **pouls** est fréquent. Il peut atteindre chez l'enfant les chiffres
énormes de 140 ou 180. Il est faible, petit; parfois trémulant, parfois
encore inégal et irrégulier.

Le **cœur** peut présenter les modifications caractéristiques du
rythme fœtal (battements pendulaires).

La peau est moite. Le malade pâlit dès le 2e jour. On observe
des troubles digestifs qui n'ont rien de caractéristique (soif,
anorexie, diarrhée).

L'albuminurie n'est pas rare. Elle est ordinairement non rétractile, mais peut être rétractile.

Les troubles nerveux sont fréquents, particulièrement chez les
enfants : ce sont des convulsions, du délire, des cris hydrencépha-
liques et de la céphalée, tous symptômes qui n'ont rien de pathognomonique.

L'**évolution** de la broncho-pneumonie peut se faire sur différents
types.

Suraiguë, la *mort* survient du 3e au 8e jour, ordinairement par
asphyxie aiguë. L'affection peut se terminer également par la *mort*,
du 8e au 15e jour. Elle peut aussi *guérir* et sa convalescence est
fort longue.

Elle peut enfin passer à l'état *prolongé* ou *chronique*.

Enfin, elle peut revêtir le type **prolongé**. Ceci s'observe surtout
chez les débilités. Cette forme se caractérise par sa lenteur, qui lui
donne une ressemblance frappante avec la tuberculose.

Elle est lente d'emblée ou succède à une broncho-pneumonie
aiguë.

Quoi qu'il en soit, les malades *toussent*, *sont oppressés* et
s'émacient. Leur peau devient sèche et terreuse, l'œdème envahit
les membres inférieurs. La fièvre est constante, mais essentiellement irrégulière.

En examinant le malade, on trouve de la diminution de la sonorité, du souffle rude, caverneux, mêlé à des râles ou à des
gargouillements à la base des poumons.

Peu à peu, l'asphyxie progresse, le corps se couvre d'éruptions
furonculeuses ou echtymateuses. Le marasme est complet et le
malade meurt.

La guérison est cependant possible et peut aboutir au retour *ad integrum*. Cela est très rare ! Habituellement, l'affection laisse après elle de l'emphysème, de la sclérose ou de la bronchectasie.

La **durée** de cette forme est de 6 semaines à 3 mois.

Formes.

On a voulu décrire une foule de formes de bronchopneumonie. *Toutes ces formes sont forcément schématiques.* Doit-on admettre une bronchopneumonie de l'enfant, de l'adulte et du vieillard ! C'est absolument inutile. La bronchopneumonie a les mêmes caractères à tous les âges : ce qui caractérise celle de l'enfance, c'est l'intensité des réactions nerveuses et de la fièvre ; ce qui stigmatise celle du vieillard, c'est la torpidité et la latence.

Il n'y a lieu d'admettre, en dehors des formes aiguës, subaiguës et prolongées, que les divisions anatomiques : forme lobulaire, disséminée et forme pseudo-lobaire, dont nous avons vu les caractères physiques.

Complications.

La bronchopneumonie peut donner naissance à une foule de complications qui sont celles de toutes les maladies infectieuses.

Je vous cite pour mémoire : l'*albuminurie*, l'*hémoglobinurie*, la *péricardite*, l'*endocardite* et la *myocardite*, les *méningites*, les *éruptions cutanées : herpès, sudamina, purpura, echtyma, furoncle, gangrène, noma*.

Ajoutez à ceci quelques complications tenant à la propagation de l'infection ou à la rupture d'un petit abcès lobulaire dans la plèvre : *pleurésies, pneumothorax*.

La bronchopneumonie peut enfin ouvrir la porte au bacille de Koch et donner immédiatement naissance à une *granulie aiguë*.

Suites.

Plus souvent elle donne naissance à une *tuberculose* qui évolue après elle, frappant soit le poumon (tuberculose pulmonaire), soit les ganglions trachéo-bronchiques.

Diagnostic.

Le **Diagnostic** de la bronchopneumonie est souvent très ardu et vous aurez besoin de toute votre attention pour ne pas être induit en erreur.

Croup.

Le **croup** ne saurait vous en imposer qu'un instant. — Le *tirage*, le *retard inspiratoire*, le *rejet des membranes*, l'*extinction du cri et de la voix*, l'*examen de la gorge* lèveront bien vite tous vos doutes.

Bronchite aiguë généralisée.

Vous reconnaîtrez la **Bronchite aiguë généralisée** aux deux éléments suivants :

1° *La moindre intensité des signes généraux.*

2° *L'absence de zone mate, de râles crépitants et de souffle.*

Vous ne seriez guère arrêté par l'idée d'une **Bronchite pseudo-membraneuse** qui se caractérise :

1° *Par la dyspnée qui est paroxystique.*

2° *Par l'expectoration pathognomonique.*

3° *Par l'existence du râle papillonnant ou craquetant.*

La **maladie de Woillez** se différencie de la broncho-pneumonie de la façon suivante :

1° *L'intensité moins grande des symptômes généraux et de la dyspnée ;*

2° *L'expectoration gommeuse et qui n'est pas brassée comme celle de la broncho-pneumonie ;*

3° *L'intensité du point de côté ;*

4° *L'absence de tout signe de bronchite ;*

5° *La fixité du foyer congestif, généralement unique ;*

6° *La chûte de la maladie au quatrième, cinquième jour.*

La **congestion de l'enfance** est bien plus difficile à différéncier, et je ne crois pas qu'il soit permis de se prononcer avant le deuxième jour. A cet époque, le foyer congestif s'est déjà évanoui ou a changé de place.

L'**œdème pulmonaire** me semble aisé à distinguer, si vous savez :

1° *Qu'il est apyrétique ;*

2° *Que l'expectoration, très abondante, y est mousseuse et rosée.*

3° *Que les lésions envahissent le poumon presque sous l'oreille ;*

4° *Qu'on n'entend jamais de souffle ;*

5° *Que les râles y sont plus gros et plus humides ;*

6° *Enfin que vous ne rencontrez cet œdème que chez les urémiques, les cardiaques ou les névropathes.*

Dans certaines pyrexies infectieuses (fièvre typhoïde par exemple), certaines **congestions hypostatiques** peuvent simuler la bronchopneumonie. On les différencie :

1° Par le peu d'intensité de la dyspnée ;

2° L'expectoration nulle ou muqueuse ;

3° La localisation aux deux bases ;

4° L'absence de symptômes de bronchites.

Que de difficultés encore lorsqu'il vous faut élucider la question de savoir s'il ne s'agit pas d'une poussée de **granulie aiguë.** Voici les données sur lesquelles vous pourrez vous appuyer :

1° *L'existence chez le malade d'antécédents héréditaires tuberculeux ;*

Bronchite pseudo-membraneuse

Congestion de Woillez.

Congestion de l'enfance.

La pneumonie lobaire.
L'œdéme du poumon.

Congestions hypostatiques

La granulie aiguë.

2° *La constatation chez lui-même de vieux foyers de tuberculose :* foyers osseux, mal de Pott, abcès froid, coxalgie, tumeur blanche ;

3° *Constatation de la micro-polyadénopathie de Grancher ;*

4° *L'existence d'une dyspnée extrême avec des lésions pulmonaires peu accusées ;*

5° *Le type inverse de la température :* exacerbation matutinale ;

6° *La dissociation du pouls et de la température ;*

7° *L'albuminurie, la phosphaturie. L'émaciation rapide en vingt-quatre, quarante-huit heures ;*

8° *La constatation de symptômes indiquant la tuberculose des séreuses* (méningées ou péritonéales), *ou bien d'autres organes* (foie, rate) ;

9° *Recherche du bacille dans le sang, dans le suc retiré par une ponction exploratrice du poumon ou de la rate ;*

10° *Le séro-diagnostic d'Arloing et Courmont.*

Broncho-pneumonie tuberculeuse.

Ces mêmes données vous serviront pour éliminer l'hypothèse d'une **broncho-pneumonie tuberculeuse.** Ajoutez-y :

1° L'existence d'une courbe thermique à grandes oscillations ;

2° La prédominance des lésions au sommet ;

3° L'atrophie rapide des intercostaux ;

4° L'examen des crachats ; que vous pourrez recueillir chez l'enfant en lavant l'estomac. Les bacilles pourraient être aussi retrouvés dans les selles.

Pneumonie lobaire.

La bronchopneumonie pseudo-lobaire offre plus d'un point de ressemblance avec la pneumonie lobaire. Dans le tableau suivant vous trouverez les différences qui les séparent.

Pneumonie lobaire	Broncho-pneumonie pseudo-lobaire
Début solennel.	Insidieux.
Au milieu d'une parfaite santé, ascension thermique brusque.	Dans le cours d'une bronchite, en escalier.
Point de côté.	Il manque.
Dyspnée moins intense.	Dyspnée extrême.
Expectoration rouillée visqueuse.	Muco-purulente, brassée, quelquefois striée de sang.
Courbe thermique régulière.	Courbe hachée, irrégulière.
Absence de signes de bronchite.	Ils dominent, et renforcés donnent souvent des bruits pseudo-cavitaires.
Évolution cyclique.	Irrégularité.
Chûte brusque, phénomènes critiques.	En lysis, pas de crise.

Les formes prolongées de la broncho-pneumonie veulent être

distinguées encore de la bronchite chronique et de la tuberculose pulmonaire chronique.

La **bronchite chronique** se distingue aisément :

1º *Elle est apyrétique en général ;*

2º *Elle laisse presque intact l'état général ;*

3º *Elle ne produit qu'une dyspnée modérée ;*

4º *Elle ne s'accompagne ni de râles crépitants*, ni de zônes d'hépatisation.

Bronchite chronique.

Quant à la **tuberculose pulmonaire** vous la distinguerez en vous basant sur ce que je vous ai dit un peu plus haut.

Tuberculose pulmonaire chronique.

Votre diagnostic de broncho-pneumonie établi, établissez-en la forme et recherchez-en minutieusement la cause en vous rappelant les notions précédemment acquises.

Localisez-la et déterminez son étendue et l'état du poumon respecté ; ce sont là des notions précieuses pour étayer votre pronostic.

La broncho-pneumonie est une affection *grave à léthalité élevée*. La moyenne des diverses statistiques publiées jusqu'à ce jour la fixent à 63 %.

Pronostic.

1º **Sur la nature de la maladie primitive** lorsque la broncho-pneumonie est secondaire. Tout le monde sait que celles de la diphtérie, de la rougeole ou de la coqueluche ne pardonnent guère.

2º **Sur le génie épidémique :** il y a des épidémies graves et d'autres bénignes.

3º **Sur l'âge du malade :** la broncho-pneumonie des bébés de moins de 6 mois est presque toujours fatale ; celle des enfants et des vieillards est toujours grave.

4º La notion d'une **hérédité** tuberculeuse ou syphilitique aggrave le pronostic chez l'enfant.

5º La connaissance exacte du **passé pathologique** vous offre aussi des notions très précises sur certaines causes de gravité. La broncho-pneumonie est toujours grave chez les athrepsiques, les scrofuleux, les cachectiques, les rachitiques et les syphilitiques, chez les bossus, les pottiques, les tuberculeux, les sujets atteints d'affections pleurales, pulmonaires ou nerveuses.

6º Il faut tenir compte aussi de la **forme :** la broncho-pneumonie disséminée unilatérale et surtout bilatérale est plus grave que la forme pseudo-lobaire.

7º Le **type respiratoire** peut être en certains cas une source de premières indications pronostiques : une dyspnée très intense, l'apnée intermittente ou le rythme de Cheyne-Stokes sont des signes d'une terminaison fatale et même à brève échéance.

8° De même pour le **pouls** : un pouls incomptable, petit, inégal et irrégulier indique un pronostic presque sûrement fatal.

9° **La cyanose** ou la **pâleur cireuse** (asphyxie blanche); le **refroidissement des extrémités**, l'**hyperthermie trop élevée** ou l'**hypothermie trop marquée**, le **râle bulleux à distance** sont aussi des symptômes de mauvais augure. Ce dernier signe est de peu d'importance chez l'enfant.

10° **Les convulsions et le délire** au début de la maladie ne comportent point un pronostic grave. Au contraire lorsque ces deux symptômes se produisent *tardivement*, s'accompagnent de tumeurs, de strabisme, d'inégalité pupillaire et de prostration, ils ont une signification des plus sombres.

11° **La suppression de la toux** et de l'**expectoration** lorsqu'elles ont existé sont aussi des symptômes de très mauvais augure.

12° Enfin soyez circonspect lorsque vous voyez votre malade s'**ématier** rapidement, d'heure en heure; quand le **cœur a un rythme fœtal** ou est irrégulier, quand le **terrain est mauvais**.

L'étude étiologique nous a fourni des notions fort utiles pour combattre préventivement la broncho-pneumonie.

Tout enfant malade peut contracter une broncho-pneumonie. En temps d'épidémie de grippe, l'adulte et les vieillards sont aussi exposés.

Règles prophylactiques. 1° Tout enfant malade, surtout lorsqu'il s'agit d'une bronchite, ne doit pas sortir. Les adultes et vieillards, en temps de grippe, veilleront soigneusement à ne pas se refroidir.

2° On doit toujours faire l'antisepsie des voies respiratoires en ce cas, surtout dans les fièvres éruptives. Antisepsie buccale par lavages avec le liquide précédemment formulé ou avec l'eau de Labarraque à 5 %. Antisepsie naso-pharyngée avec l'huile mentholée à 4 %.

3° Chez les enfants, veillez à l'antisepsie gastro-intestinale : stérilisez soigneusement le lait et, à la moindre alerte, usez du calomel.

4° Dans la trachéotomie ou le tubage, soyez aussi aseptiques que possible, et, dans le premier cas, mettez soigneusement sur la canule une cravate de gaze antiseptique.

5° Isolez absolument les enfants frappés de broncho-pneumonie, désinfectez leurs vêtements et, ultérieurement, la chambre où ils étaient placés.

6° Ne négligez jamais une bronchite, et, dès que vous voyez apparaître la dypsnée avec une température supérieure à 39°, donnez aussitôt les bains tièdes qui ont une action manifeste.

Mais la broncho-pneumonie est déclarée, quelle conduite allez-vous tenir ? *Hygiène du broncho-pneumonique.*

Le malade sera placé, si possible, dans une chambre spacieuse, sans tentures, bien exposée et souvent aérée. La température ne doit pas y dépasser 18°. Surchargez-y l'atmosphère d'humidité, en y faisant bouillir de l'eau avec une poignée de feuilles d'Eucalyptus ou de l'eau phéniquée.

Pas trop de couvertures, pas de coussins de plumes qui favorisent la déclivité et l'hypostase. Changez souvent votre malade de position. Shilling va jusqu'à faire balancer les enfants !

Que le corps soit tenu rigoureusement propre.

Comme alimentation : lait, tisanes, bouillon, décoction d'orge et de riz, jus de viande. Faites boire vos malades le plus possible.

Pour tonifier l'organisme, vous aurez recours à la balnéation. **Tonifier l'organisme**

Les enveloppements humides, les lotions et le drap mouillé sont des demi-moyens. Ne vous y attardez point.

Les **bains tièdes** à 30-35°, de 5 à 15 minutes, répétés 2 à 6 fois en 24 heures, donnent, surtout lorsqu'on les additionne d'un sachet de 150 à 200 gr. de farine de moutarde préalablement trempée dans l'eau froide, d'excellents résultats. *Bains tièdes.*

Quelques-uns leur préfèrent les **bains froids** à 24-27°, de 3 à 5 minutes, répétés toutes les fois que la température dépasse 39°. Réservez-les pour les cas où la lésion s'accompagne de symptômes généraux très intenses, d'une hyperthermie très marquée. Suspendez-les si le malade ne se réchauffe pas. *Bains froids.*

Les résultats qu'on en obtient sont parfois merveilleux et l'on a pu abaisser la léthalité de 63 % à 31 %.

Ajoutez-y les alcooliques et donnez au malade du champagne, la potion de Todd, des grogs. On se trouve bien chez l'adulte de formuler la potion suivante : *Alcools.*

Acétate d'ammoniaque	5 à 10 gr.
Teinture de cannelle	4 gr.
Potion de Todd	150 gr.

Ou encore :

Teinture de kola	2 gr.
Vin de Malaga	40 gr.
Eau	60 gr.

Quinine.

Enfin, dans le même but, vous administrerez les **sels de quinine** suivant les modes indiqués précédemment.

Rejetez systématiquement l'antipyrine, l'antifébrine, l'acétanilide, la kairine, la thalline et le salycilate de soude : ils dépriment l'organisme.

Aconit.

Seul, parmi les antithermiques, **l'aconit** mérite d'être conservé. Vous en donnerez III à X gouttes 3 fois par jour dans une infusion de feuilles d'eucalyptus ou de polygala.

Désobstruez les bronches

A votre première visite, vous donnerez un **vomitif** : sirop d'ipéca chez l'enfant ; poudre d'ipéca et émétique chez l'adulte. Chez les tout petits, vous aurez recours à la simple titillation de la luette.

Vomitif.

Vous n'aurez pas reconrs au vomitif chez les débilités, les cachectiques, ni les prostrés ; vous n'y aurez pas recours non plus s'il y a de la diarrhée.

Les jours suivants, vous donnerez une potion expectorante.

Rejetez les ammoniacaux, l'apomorphine et la terpine.

Ayez recours chez l'adulte, s'il n'y a pas débilitation, au kermès, suivant la formule :

Kermès...................... 0 gr. 15
Alcoolature de racines d'aconit. 30 gouttes.
Oxymel scillitique............ 20 gr.
Sp. de polygala.............. 30 gr.
Looch blanc du codex........ Q. s. p. 150 gr.
A prendre en 24 heures.

Chez l'enfant, remplacez-la par la suivante :

Oxyde blanc d'antimoine...... 2 à 4 gr.
Alcoolature de racines d'aconit. 3 à 10 gouttes.
Oxymel scillitique............ 5 à 10 gr.
Sirop de polygala............. 30 gr.
Eau .... 120 gr.

Favoriser les émonctoires

Le régime lacté, les tisanes abondantes, l'oxymel scillitique mis dans la précédente potion favoriseront la diurèse qui enlève les toxines.

Le calomel, à la dose de 0,05 à 0,30 centigr., balayera, s'il est besoin, l'intestin.

Révulsion.

Faites la révulsion. Rejetez le **vésicatoire** qui est dangereux, inutile ou gênant, ou réservez-le pour les formes très localisées, en employant les précautions déjà décrites. *N'y ayez jamais recours chez les cachectiques.*

La teinture d'iode, le coton iodé, les cataplasmes humides sont des demi-moyens : je les passe sous silence.

Ayez surtout recours aux **ventouses sèches** ou **scarifiées,** aux **cataplasmes sinapisés.**

Mettez à vos malades les **bottes russes** ou des cataplasmes vinaigrés sur les membres inférieurs.

Certains symptômes enfin sont une source d'indications spéciales.

Respectez la toux et repoussez, surtout chez l'enfant, les opiacés, le bromoforme ou le chloral, destinés à la combattre.

S'il y a prostration, insistez sur l'alcool et les ammoniacaux faites une injection d'éther, de caféine ou de sérum artificiel.

Le *délire*, les *convulsions* ont pour spécifiques les bains froids ou sinapisés. Jamais vous ne donnerez le musc, les opiacés ou le chloral. *Si l'asthénie cardiaque est prononcée :* inhalation d'oxygène, caféine ou, si le sujet est vigoureux, digitale.

Un mot seulement sur les essais faits avec le sérum de Marmoreck dans le traitement de la Bronchopneumonie : il n'est pas à retenir; il n'a pas donné de succès à remarquer.

Lutte contre les symptômes.

Les **convalescents** reprendront peu à peu leur alimentation, passant du lait aux crèmes, puis aux œufs, aux cervelles, aux poissons et au poulet.

Traiment des convalescents

Si possible on les fera vivre en plein air : le climat d'Arcachon est des plus favorables pour eux.

Ils devront soigneusement éviter tout refroidissement.

Donnez-leur des cachets de phosphate de chaux de 0,50 gr. à 2 grammes suivant l'âge et chaque jour. Qu'ils prennent avant chaque repas une cuillerée à café de la mixture :

Teinture de kola.................. ⎫
Teinture de coca.................. ⎬ aa 50 c³
Acide citrique.................... ⎭
Arseniate de soude............... 0,03 à 0,05 suivant l'âge.

Enfin matin et soir une grande cuillerée à bouche de l'huile de foie de morue iodo-saccharinée (formule Cailleret).

En même temps conseillez les frictions sèches et une saison au Mont-Dore, à la Bourboule, aux Eaux-Bonnes ou à Cauterets.

Dans les formes prolongées il faut **tonifier à tout prix l'organisme.**

Insistez sur la suralimentation, les œufs, les crèmes, les purées de pois et de lentilles, les hachis. Si l'appétit est nul usez de la voie rectale.

Donnez encore l'huile de foie de morue iodo-saccharinée et les glycérophosphates. Faites la **révulsion** répétée sous forme de pointes de feu.

Favorisez l'expectoration en faisant prendre aux malades, 3 fois chaque jour, 1 cuillerée à dessert du sirop suivant dans une tasse d'infusion de bourgeons de sapin :

Sirop de térébentine............... }	30 gr.
Sirop de tolu.......................	
Sirop de belladone	20 gr.
Glycyrrhyzine.......................	1 gr.

Si la convalescence traîne insistez sur l'huile de foie de morue, le sirop d'iodure de fer ou le sirop iodo-tannique.

Envoyez les enfants délicats, strumeux ou anémiques à La Bourboule, les catarrheux au Mont-Dore, Enghien, Luchon, Cauterets, Eaux-Bonnes et Saint-Honoré.

Contre la fétidité de l'haleine donnez une cuillerée toutes les deux heures ne la potion :

Teinture d'Eucalyptus	2 gr.
Sirop d'althea...........................	30 gr.
Sirop de menthe..........................	20 gr.
Eau.....................................	40 gr.

Si la sclérose pulmonaire se produit : iodure de potassium à doses minimes, révulsion répétée. Séjour à Cannes, Menton, Arcachon.

VINGTIÈME LEÇON

DES SUPPURATIONS PULMONAIRES

MESSIEURS,

On donne le nom de suppurations pulmonaires à la **formation du pus dans le parenchyme pulmonaire.**

Les anciens connaissaient les suppurations pulmonaires. Ils distinguaient des abcès primitifs, survenant sans causes appréciables et des abcès secondaires, se produisant dans le cours de maladies diverses.

Dans une seconde période, Laënnec, Andral, Cruveilher, Chomel, fixent l'anatomie pathologique de ces affections.

La troisième période est une période clinique, dans laquelle on cherche à fixer les symptômes révélateurs de cette lésion ; — elle se confond avec la période bactériologique, dans laquelle on a surtout cherché à déterminer quels étaient les agents microbiens en cause.

Toute suppuration est fonction d'une pullulation microbienne. Le parenchyme pulmonaire (bronches exceptées) ne renferme pas de microbes à l'état normal. Pour qu'il y ait suppuration, il est donc nécessaire qu'il y ait invasion microbienne, et celle-ci peut se faire par différentes voies : bronchiques, vasculaires, lymphatiques ou directement.

L'air extérieur est chargé de microbes ; les premières voies respiratoires en renferment des quantités ; ils pullulent dans les bronches. A l'état normal, ces microbes ne sont pas dangereux pour nous, parce que nous possédons des moyens de défense déjà précédemment étudiés.

Supposons que ces moyens de défense faiblissent, l'infection se produit. Parmi les causes susceptibles de diminuer ces moyens de

Définition.

Historique.

Les causes.

Infection
bronchique.

défense, je vous cite : le choc, la fatigue, le surmenage, la misère physiologique, l'alcoolisme, les intoxications, les affections du système nerveux.

Rôle du terrain. La question du terrain est donc capitale. **Les suppurations pulmonaires ne se produiront guère que sur de mauvais terrains.**

a) L'infection peut se faire **par les bronches.**

C'est par cette voie que se font les pneumonies et les broncho-pneumonies pyogènes.

C'est aussi de la sorte que des particules alimentaires, suivant la voie bronchique au lieu de l'œsophage, donnent naissance à des broncho-pneumonies qui, fort souvent, aboutissent à la suppuration.

Toute cette classe constitue les suppurations pulmonaires proprement dites.

Infection. Voie sanguine *b)* Les microbes peuvent arriver au poumon par la **voie vasculaire sanguine.** C'est ce qui se passe dans les maladies infectieuses : la variole, la morve, les septicémies et les pyohémies, la fièvre typhoïde, l'infection puerpérale, l'endocardite ulcéro-végétante, les phlébites infectieuses : il s'agit là de **suppurations pyohémiques.**

Infection lymphatique. *c)* Les microbes envahissent encore le poumon par la **voie lymphatique.** — Ils peuvent venir du centre du poumon comme dans la pneumonie disséquante, bien plus souvent ils viennent de la périphérie : c'est ce que l'on observe dans les pleurésies, les abcès du poumon, du rein, de la rate, des côtes ou du rachis, les abcès sous-phréniques, etc... : ce sont les **suppurations migratrices.**

Directe. *d)* Enfin le microbe peut être apporté **directement** dans le poumon par une balle, la pointe d'un couteau ou celle d'une épée.

Bactériologie. Mais quels sont les microbes en cause? **Tous peuvent produire la suppuration pulmonaire,** depuis les microbes spécifiques comme ceux de la grippe, de la morve et de la fièvre typhoïde, jusqu'aux moins spécifiques : le pneumocoque, le streptocoque, le staphylocoque, le pneumobacille et le coli commune. On a même trouvé des protozoaires, des coccidies et des levures.

Ces microbes peuvent être seuls ou associés.

Les lésions. Quelles lésions vont-ils produire en pullulant dans le poumon ? Elles diffèrent suivant que l'on a affaire à telle ou telle de l'une des variétés que nous venons de décrire plus haut.

Suppuration pneumonique. Dans les suppurations pneumoniques, lorsqu'à l'autopsie vous ouvrirez la cage thoracique, vous trouverez une **plèvre renfermant souvent un exsudat séreux ou purulent.** — Elle adhère par places et est presque toujours hypérémiée, dépolie et recouverte par places d'exsudats pseudo-membraneux.

Pour peu que la collection purulente soit un peu abondante, elle déforme le poumon et la palpation vous permet de reconnaître, à son niveau, une fluctuation plus ou moins manifeste.

Dans les cas anciens, la poche s'est entourée d'une zône scléreuse dure.

Sur la coupe du poumon, vous trouverez une **cavité** pleine ou vide. Pleine, elle renferme un pus blanc, jaune, gris ou brun, d'odeur variable, bien lié ou grumeleux.

Vide, la cavité a des dimensions qui peuvent aller de celle d'un pois à celle d'un œuf de poule. Beattie en a trouvé une qui occupait la totalité du poumon.

Cette cavité est anfractueuse, traversée par des brides ou des tractus. Elle renferme des débris de parenchyme. Ses parois irrégulières sont recouvertes d'une membrane pyogénique rougeâtre.

La cavité, si elle est ancienne est entourée d'une coque fibreuse. Si elle est récente elle est située en plein parenchyme hépatisé.

Cette cavité est unique ou multiple. Ce dernier cas s'observe dans la pneumonie disséquante où le parenchyme pulmonaire est transformé en une véritable éponge purulente.

La **forme de l'abcès** est en rapport avec son origine. Celui de la broncho-pneumonie est toujours tout petit, lobulaire. Il reproduit la forme du lobule : ovoïde s'il est central, conique s'il est périphérique. L'abcès consécutif à la suppuration d'une embolie ou d'un infarctus sous-pleural est aussi conoïde.

Ce qui caractérise les suppurations pyémiques, c'est la **multiplicité** et la **dissémination** des abcès. Ils sont tout petits, véritablement miliaires et ne se présentent sur la coupe que comme un petit grain de mil rouge au début, puis blanc.

Suppurations migratrices.

Au microscope cet infarctus rouge est constitué de leucocytes et de microbes arrêtés dans une cavité vasculaire qu'ils ont rompue, entraînant ainsi l'épanchement de globules rouges.

Plus tard l'infarctus n'est constitué que de globules de pus avec réaction leucocytique et réaction des éléments fixes au voisinage.

Les suppurations migratrices siègent de préférence dans le lobe inférieur. Leur foyer est unique ou multiple, de volume variable **toujours diverticulaire** et communiquant par des trajets fistulaires avec le foyer originel.

Vous pouvez confondre la caverne laissée vide par ces suppurations avec les autres cavernes pulmonaires.

Diagnostic anatomique des cavernes.

L'**hépatisation grise** qui est une variété de suppuration, d'infiltration purulente se distingue des suppurations véritables parce que *il n'y a point de collection purulente*. Le parenchyme est gris ou pâle, sillonné de marbrures ou de macules d'un vert noirâtre. Si on râcle sa surface on obtient un liquide muqueux, glaireux ou purulent, gris-brun. Le poumon est friable et la lésion observée a des limites très nettes et très tranchées.

La **gangrène pulmonaire** se différenciera par sa teinte noire, les grumeaux bourbillonneux du foyer, la fétidité et l'existence, à son voisinage, de plaques de sphacèle.

La **caverne tuberculeuse** a des parois grisâtres caséeuses, elle est entourée de lésions tuberculeuses à tous les stades. Vous trouverez dans son contenu le bacille de Koch.

La **gomme syphilitique** ramollie a une paroi blanchâtre et d'une dureté scléreuse.

La **caverne de l'ectasie bronchique** a une paroi en continuité directe avec la muqueuse bronchique, lisse, et ne présente jamais ni brides ni tractus.

Celle des **kystes hydatiques** a une paroi lisse, régulière et blanchâtre. On trouve des vésicules, des crochets, et les coupes de la paroi nous montrent une structure anhyste stratifiée.

Enfin la **caverne d'une pleurésie purulente interlobaire** enkystée a un siège en rapport avec la scissure qu'elle occupe ; sa paroi est lisse et résistante.

Evolution anatomique. Quelle qu'en soit la cause, une collection purulente ainsi constituée présente des modalités diverses dans son évolution.

Elle peut **s'ouvrir dans les bronches :** d'où vomique ; **dans la plèvre :** d'où pleurésie purulente ; **dans les deux à la fois :** pyopneumothorax.

Elle peut **s'ouvrir à la peau** (fistule cutanée), dans le **péritoine** ou **dans un des organes abdominaux.**

Elle peut aussi **se résorber :** son contenu s'épaissit, devient comme du mastic, se résorbe, et la cicatrisation se produit, à moins qu'il ne se fasse une infiltration calcaire.

Cette cicatrisation peut, du reste, se faire après évacuation du foyer par accollement des parois.

Etude clinique. Les symptômes par lesquels se traduisent en clinique les suppurations pulmonaires sont variables, suivant la catégorie à laquelle on a affaire.

Le polymorphisme clinique est caractéristique de ces suppurations, et le diagnostic en est rendu extrêmement difficile, pour ne pas dire impossible, jusqu'au moment où se déclare un des accidents que nous avons déjà signalé : la vomique, le pyopneumothorax, la pleurésie purulente, etc.

Premier type clinique. *a)* Voici un pneumonique, la défervescence vient de se faire, il va bien, il entre en convalescence. Mais au bout de trois à six jours, la fièvre se rallume, le point de côté se réveille, la dyspnée s'exacerbe, la toux devient fréquente. Malgré tout, l'expectoration est nulle ou reste ce qu'elle était auparavant.

Justement inquiet, vous examinez le poumon de votre malade et vous trouvez en un point les **signes d'hépatisation** suivants : diminution des vibrations vocales, submatité, souffle doux et loinmêlé de râles crépitants, légère bronchophonie.

Ce complexus symptômatique, coïncidant avec une **reprise de la fièvre** dont la courbe est rémittente ou à **grandes oscillations,** vous fait tout de suite penser à une rechûte de la pneumonie.

Cet état persiste jusque vers le 15ᵉ jour. A cette date le malade ressent un mauvais goût dans la bouche, la toux redouble, l'oppression se réveille et dans un effort de toux plus violent que les autres le patient rejette à flots une quantité plus ou moins considérable de pus d'aspect variable renfermant parfois des débris de parenchyme pulmonaire, des cristaux d'acides gras ou de la cholestérine : c'est la **vomique.**

Examinant alors votre malade, vous trouvez en la zône où primitivement se trouvaient les signes de l'hépatisation, des symptômes nouveaux, des **signes cavitaires**.

La sonorité est exagérée, les vibrations sont normales, exagérées ou diminuées suivant l'état du parenchyme environnant la caverne. On entend un souffle caverneux ou amphorique suivant les dimensions de la caverne, des râles cavernuleux ou des gargouillements.

L'état du malade peut s'améliorer, la vomique ne se reproduit pas, l'expectoration se tarit : la **guérison** est proche.

Ou bien les vomiques se reproduisent avec une abondance toujours égale, l'état général s'aggrave et la **mort** survient au milieu de **symptômes typhoïdes ou hectiques**.

b) Voici encore un pneumonique au 9e jour de sa maladie, la défervescence ne se produit pas : l'état typhoïde s'aggrave, les symptômes physiques persistent et la mort survient dans le coma. Deuxième type.

c) Enfin dans le cours d'une bronchopneumonie, de l'aspergillose, de l'actynomycose vous verrez subitement apparaître une douleur violente s'accompagnant d'une oppression extrême. Le lendemain vous trouverez, en examinant votre malade, les symptômes classiques du pyopneumothorax, que je n'ai pas à vous décrire ici. Troisième type.

d) Les suppurations pyémiques du poumon sont des trouvailles d'autopsie, elles n'ont pas de symptômes cliniques, tout est noyé dans la phénoménalité clinique de la pyémie causale. Les suppurations pyémiques.

e) Les suppurations migratrices revêtent, jusqu'au moment où elles se manifestent évidemment, un masque clinique qu'elles empruntent à la sémeïologie de l'organe dont elles proviennent. Les suppurations migratrices.

C'est dans le cours d'un ulcère de l'estomac ou d'une gastrite ulcéreuse, dans le cours d'une angiocholite ou d'une dyssenterie qui a retenti sur le foie ; c'est au milieu des symptômes d'un abcès périnéphrétique ou d'une pyonéphrose, d'un mal de Pott, d'un abcès froid costal ou d'une inflammation de la rate que le patient éprouve une douleur intense à la base du thorax. Cette douleur exquise est remarquablement fixe, elle s'accompagne d'une toux quinteuse.

Vous examinez alors votre malade et vous trouvez, en un point, de la submatité. A ce niveau l'oreille perçoit du souffle et des bouffées de râles crépitants.

Cet état dure quelques jours, puis apparaît **la vomique** révélatrice qui, bien souvent du reste, constitue le premier symptôme.

Les jours suivants vous reconnaissez les symptômes cavitaires que je vous ai signalés dans le premier type. L'évolution est ensuite de tous points identique.

Evolution. L'**évolution** des suppurations pulmonaires *est extrêmement variable.* On pourrait en décrire autant de formes qu'il y a de voies par lesquelles peut se faire la migration du pus collecté. N'avons-nous pas vu qu'indépendamment de l'évacuation par les bronches, origine de la vomique il peut encore fuser vers la plèvre produisant le pyopneumothorax ou la pleurésie purulente ; vers la peau donnant lieu à une fistule cutanée ; vers l'œsophage, l'estomac ou l'intestin s'accompagnant de vomissement de pus ou de rejet de pus dans les selles. Combien d'autres voies encore pourrais-je vous citer ?

La guérison est cependant possible quand la première vomique est absolument totale et que le pus ne se reforme plus, lorsque l'état général est bon, quand le poumon est sain. Le contenu de l'abcès peut encore se caséifier, prendre la consistance du mastic ; il peut subir l'infiltration calcaire, l'enkystement. A son contact peut se produire une infiltration scléreuse, point de départ d'une pneumopathie ultérieure.

La mort peut être la conséquence de l'asphyxie consécutive à la vomique, elle peut être le fait de l'hecticité progressive, ou d'une infection consécutive de l'organe : pyémie secondaire à l'abcès du poumon.

Vous voyez *combien sont graves* de semblables lésions.

Pronostic. Vous établissez la gravité du pronostic en vous basant :

1º **Sur la notion des causes.** Par ordre de gravité décroissante, il me semble qu'on pourrait placer les suppurations pyémiques, les suppurations migratrices et les suppurations pneumoniques.

2º **Sur l'étendue du foyer.** La gravité est proportionnelle à cette étendue.

3º **Sur la multiplicité des foyers.**

4º **Sur l'espèce microbienne.** On a un peu trop abusé, à mon avis, de la prétendue bénignité des suppurations pneumococciques ; néanmoins on peut en tenir compte dans une faible mesure.

5º **La répétition des vomiques** et **l'abondance de l'expectoration** sont deux facteurs de gravité.

6º Enfin **l'état général** est peut-être encore le meilleur élément du pronostic. Il juge l'atteinte subie et permet d'apprécier à peu près les réserves de défenses.

Diagnostic. Le **Diagnostic** précoce est des plus difficiles et, jusqu'à l'apparition de la vomique, je ne sais vraiment sur quoi vous pourriez l'étayer.

Tout ce que l'on peut dire, c'est que, dans le cours d'une suppuration abdominale quelconque, dans le cours d'une gastrite ulcéreuse ou d'un ulcère gastrique, à la fin d'une pneumonie ou d'une bronchopneumonie, il convient toujours de se méfier lorsqu'on voit apparaître un violent point de côté, une dyspnée intense, une toux fréquente, élevée ou une fièvre à grandes oscillations.

La difficulté est moindre quand ces symptômes surviennent à la suite d'une plaie du poumon.

En présence d'une vomique, votre hésitation sera beaucoup moins grande encore !

Après avoir soigneusement établi qu'il s'agit bien d'une vomique, vous la différencierez des **fausses vomiques des ectasies bronchiques.** — 1º Celles-ci se produisent chez des malades atteints *depuis longtemps déjà;* — 2º Elles se font le *matin au réveil.* Elles ne renferment ni fibres élastiques, ni débris de parenchyme.

Fausses vomiques de la dilatation des bronches.

3º Au lieu d'être constituées par du pus homogène, elles sont formées d'un liquide qui se dépose au repos en *trois couches* caractéristiques.

Les **cavernes tuberculeuses** donnent aussi naissance à des fausses vomiques qui pourraient faire penser à une suppuration pulmonaire. Mais ici, plusieurs éléments vous feront reconnaître ces fausses vomiques :

Cavernes tuberculeuses

1º Leur apparition chez des sujets à *antécédents héréditaires* ou *personnels* suspects ; *déjà malades depuis longtemps* d'une affection *à allures bien particulières.*

2º La constitution *nummulaire* du liquide de la vomique.

3º La présence du *Bacille de Koch.* La constatation du séro-diagnostic d'Arloing et Courmont.

La notion de la vomique étant soigneusement établie, vous rechercherez si elle est bien symptomatique d'une suppuration pulmonaire.

1º La **gangrène pulmonaire** sera aisément reconnue à ses *crachats noirs et fétides,* à fétidité toute particulière.

Gangrène du poumon.

2º A l'existence de *débris de parenchyme sphacélé* dans le liquide expectoré.

3º A l'*absence de vomique* proprement dite.

La **pleurésie purulente évacuée dans une bronche** peut aussi donner naissance à une véritable vomique. Il se produit alors un pyopneumothorax qu'il est très difficile de séparer de celui qui est consécutif à l'ouverture dans la plèvre d'un abcès du poumon.

Pleurésie purulente ouverte.

Les seules notions qui puissent vous faire accepter l'idée d'une pleurésie purulente primitive, ouverte secondairement dans la plèvre, sont les suivantes :

1° L'existence, avant la vomique, d'une période plus ou moins longue pendant laquelle le malade accuse des *symptômes nette-ment pleurétiques* que, d'autre part, vous avez pu vous-même constater chez lui ;

2° *L'abondance de la vomique.* Il est exceptionnel qu'une vomique de plus d'un litre provienne du poumon ;

3° *L'absence de fibres élastiques* ou de débris de parenchyme pulmonaire dans le liquide de la vomique.

Plus difficile encore est le diagnostic d'une **pleurésie partielle ouverte dans une bronche.** Seule, la localisation de symptômes pulmonaires pourrait vous y faire penser ; je ne crois pas que vous ayez des preuves certaines pour affirmer son existence.

Diagnostic de la cause. Ayant ainsi établi l'existence de la suppuration pulmonaire, il vous faudra rechercher quelle en est la cause prochaine. Vous puiserez les éléments nécessaires pour parvenir à ce but dans l'étude minutieuse de l'histoire de la maladie.

Vous y trouverez un traumatisme, une plaie pénétrante du poumon : cas le plus facile, puisque vous saisissez pour ainsi dire sur le fait la pénétration de l'agent infectieux.

Vous y trouverez les signes d'une pneumonie ou d'une broncho-pneumonie, ceux d'une embolie pulmonaire ultérieurement suppurée.

Vous y trouverez les symptômes d'une pleurésie purulente, d'une gastrite ulcéreuse, d'un abcès sous-phrénique ou hépatique, d'une collection périrénale : tout autant de données dont la recherche patiente vous permettra de rattacher la suppuration pulmonaire à sa véritable cause.

Enfin, en présence du tableau clinique de la pyémie, vous penserez de suite à des abcès miliaires du poumon, lorsqu'apparaîtront des symptômes pulmonaires.

Traitement. Pour prévenir la production de la suppuration du poumon, vous devez vous rappeler des causes mêmes de ces lésions :

1° **Faites l'antisepsie buccale et respiratoire minutieuse dans les affections aiguës de l'appareil respiratoire, les maladies infectieuses, les fièvres éruptives, les pyémies.**

2° **Immobilisez les sujets atteints de phlébite ou d'endocardite infectieuse ; ouvrez de bonne heure les collections pleurales sus et sous-diaphragmatiques.**

3º **Flambez dans les duels la pointe des épées.**

4º **Aseptisez rigoureusement les plaies pénétrantes de poitrine.**

Le traitement médical qui se présente immédiatement à vous comporte deux médications :

Traitement médical.

1º **Désinfectez le poumon :** vous avez à votre disposition les balsamiques, les inhalations d'eau phéniquée ou de thymol à 0,10 %, les injections intra-parenchymateuses d'eucalyptol. Toutes ces médications sont à repousser : elles sont inutiles et dangereuses en faisant perdre un temps précieux.

2º **Soutenir l'organisme.** Cette indication est bien plus importante que la précédente.

Vous y souscrirez en ayant recours à la **suralimentation**, et à l'administration **d'alcools**, de vin de quinquina, de **kola**, de phosphates et de glycéro-phosphates.

Mais ce que vous ne devez pas oublier c'est que le **traitement médical ne peut presque rien en général** contre les suppurations pulmonaires. Il donne au médecin une demi-satisfaction, le fait tergiverser alors qu'en ce cas, ce qu'il faut, c'est de la décision. Débarrassons-nous donc des langes qui nous enveloppent et sans hésitation faisons appel à la chirurgie.

Traitement chirurgical.

C'est la **pneumotomie** qui est ici l'intervention de choix (1).

Après avoir *incisé les parties molles et réséqué une ou plusieurs côtes, vous explorerez le poumon* pour rechercher le foyer, soit par la méthode de Tuffier (exploration extra-pleurale par décollement du feuillet pariétal), soit par la voie intra-pleurale à l'aide d'une petite ouverture (Bazy) ou d'une large ouverture (Ricard-Delagénière).

S'il n'y a pas d'adhérence on fait une *suture séro-séreuse*.

S'il y en a on peut supprimer ce temps-là.

On incise ensuite le parenchyme pulmonaire avec le thermo-cautère chauffé au rouge sombre.

Arrivé dans la cavité *on la déterge* à l'aide de tampons montés, imbibés d'antiseptiques ; *on évite tout lavage et on draine.*

Les *résultats* fournis par cette méthode sont des plus encourageants.

Reclus, sur 23 opérés, a eu 20 guérisons; Morillon, sur 42 malades, trouve 25 guérisons, 5 améliorations et 12 morts. Ces chiffres se passent de commentaires.

(1) Morillon. — Thèse de Paris, 1897.

Sans doute il ne faut pas intervenir à tort et à travers et voici les indications qui dicteront votre conduite.

Indications. 1° *Intervenez aussitôt que possible quand la fièvre est persistante;*

2° *Quand la vomique se reproduit avec la même abondance chaque jour.*

3° *Quand l'expectoration est fétide.*

N'attendez même pas d'être absolument certain du diagnostic. On fait courir plus de danger au malade en n'intervenant pas qu'en intervenant lorsqu'il s'agit d'une autre lésion.

« L'intervention radicale, dit Reclus, guérit et sauve fort » souvent l'opéré. L'expectation le tue, et les médecins à qui se » confient les malades ne doivent jamais oublier cette précieuse » ressource que leur offre la chirurgie. »

VINGT ET UNIÈME LEÇON

DE LA GANGRÈNE PULMONAIRE

Messieurs,

La gangrène, c'est la mort locale d'un organe ou d'une de ses **Définition.** parties. Mais, de plus, c'est une mort spéciale. Il peut y avoir une mort locale aseptique : le ramollissement cérébral nous en offre un exemple. Il y a aussi **une mort locale septique**, due à l'action des microbes : c'est la gangrène.

La gangrène du poumon n'est pas une entité morbide, c'est une complication d'une foule d'affections des voies respiratoires.

Les anciens connaissaient la gangrène du poumon. Il faut cependant **Historique.** arriver jusqu'au milieu du xixe siècle pour la voir isoler et reconnaître en clinique.

Dans une **première période**, période clinique, on s'efforce de fixer les caractères capables de permettre de différencier cette affection. A cette période s'attache les noms de Lasègue et de Dittrich.

La **deuxième** est une période de discussion pathogénique : on s'y dispute pour établir le rôle prépondérant de la thrombose ou l'embolie.

Dans la **troisième phase**, actuelle, la pathogénie se précise à la clarté des découvertes bactériologiques de Strauss, Leyden et de tant d'autres. On y établit nettement les causes préparantes de la gangrène et on se hasarde à intervenir chirurgicalement contre elle.

La gangrène est le fait d'une infection microbienne : c'est **Les causes.** un fait qui ressort des célèbres expériences de Chauveau sur le bistournage.

Est-ce une infection microbienne spécifique ?

Si nous parcourons la littérature médicale, nous y apprenons que, dans les cas de gangrène pulmonaire, on a isolé des espèces microbiennes très diverses.

On y a trouvé des sarcines et des tétragènes (1), des leptothrix (2), des monas lens et des cercomanas pulmonales (3), le bacille pseudo-diphtérique (4), le streptocoque et le bacille de Pfeiffer (5), un type paracolibacillaire (6).

Il résulte de tout ceci que **la gangrène pulmonaire n'est pas la conséquence d'une infection microbienne spécifique** : un grand nombre d'espèces microbiennes peuvent produire cette lésion.

Mode de pénétration

Mais d'où viennent ces diverses espèces microbiennes? Comment arrivent-elles jusqu'au poumon ?

Ils vivent au cœur même du poumon normal.

I. — *La plupart de ces microbes vivent à l'état saprophytique dans les cavités bronchiques*, mais, soit qu'ils soient dépourvus de virulence, soit que la barrière défensive qui leur est opposée soit infranchissable : ils ne pénètrent point dans le poumon jusqu'au jour où, sous l'influence de causes que nous étudierons plus tard, la barrière présente une brèche par où l'envahisseur pénètre dans la place. L'invasion peut aussi être le fait d'un renfort numérique du côté des assiégeants ou d'une exagération de leur virulence.

Pénétration par les voies aériennes.

II. — Mais les envahisseurs peuvent encore envahir le poumon **par les voies aériennes**, venant des parties supérieures ou voisines, de l'air extérieur lui-même. Cette dernière notion explique les véritables épidémies de gangrène pulmonaire qu'ont pu noter certains observateurs.

C'est ce qui se passe surtout pour la gangrène si fréquente à la suite de la pénétration de **corps étrangers dans les voies aériennes**. Ces corps étrangers peuvent être eux-mêmes d'origine gangréneuse : on la voit dans le noma. Ils peuvent être constitués par les matières sanieuses du cancer de la langue, du pharynx, du larynx ou de la trachée. Ils peuvent être constitués par des fragments d'os ou un épi. On voit très souvent se produire la gangrène du poumon à la suite des **opérations portant sur la bouche**. On explique ce fait par la pénétration ou dans les voies respiratoires du sang ou surtout de la salive dans laquelle vivent les divers microbes ci-dessus cités.

Enfin parmi ces corps étrangers on note surtout des **parcelles alimentaires** : or cette pénétration de parcelles alimentaires dans

(1) Virchow.
(2) Leyden et Jaffé.
(3) Kannenberg.
(4) Babès.
(5) Fraenkel.
(6) Herschler et Terray.

les voies aériennes est surtout fréquente dans les troubles fonctionnels du pharynx et de la glotte : c'est ce qu'on observe dans les paralysies diphtériques, la paralysie labio-glosso-laryngée, l'aliénation mentale et la paralysie générale.

Dans tous ces cas les microbes entraînés par les parcelles alimentaires trouvent, dans le poumon, un terrain tout préparé par les lésions nerveuses préexistantes.

De ceci découlent plusieurs indications prophylactiques :

1° **Faire une antisepsie rigoureuse des voies respiratoires dans les cas de corps étrangers ;**

2° **Prendre toutes les précautions possibles pour prévenir la pénétration du sang ou de salive dans les opérations portant sur la bouche. Faire au préalable une antisepsie très rigoureuse.**

3° **Veillez dans les cas de paralysie labio-glosso-laryngée, dans celles du pharynx, chez les aliénés et les paralytiques généraux ; dans tous ces cas faites manger lentement et aseptisez la bouche autant que possible.**

III. — Les microbes producteurs de la gangrène du poumon peuvent y être amenés par la **voie sanguine.** C'est ce qui se passe dans les **maladies infectieuses :** *rougeole, scarlatine, diphtérie, typhoïde, érysipèle,* ou grippe.

IV. — Enfin ils peuvent venir au poumon par les **voies lymphatiques.** C'est ce qu'on observe dans les *pleurésies purulentes, les abcès sous-phréniques gastriques ou hépatiques, dans la gangrène des médiastins, les abcès du sternum, les cancers de l'œsophage ou de la cage thoracique.*

V. — Enfin les microbes peuvent être apportés **directement** dans le poumon par une balle ou un grain de plomb, ou des débris de vêtements entraînés par ces projectiles, la pointe d'une épée ou celle d'un couteau.

Mais, me direz-vous, l'irruption de germes microbiens dans le poumon n'est pas fatalement suivie de gangrène : elle donne bien plus souvent naissance à une pneumonie, une broncho-pneumonie ou un abcès. Pourquoi en certains cas donne-t-elle lieu à la gangrène ? Quelles sont les **causes favorisantes ?**

Toutes celles qui diminuent profondément la résistance de l'organisme. C'est un fait acquis à l'heure actuelle : **la gangrène du poumon est l'apanage des débilités.**

Cette **débilité** peut être *congénitale* ou *acquise.*

En ce dernier cas elle peut être *générale.* Elle peut aussi être

Pénétration par la voie sanguine.

Pénétration par la voie lymphatique.

Pénétration directe.

Causes favorisantes.

Les débilités.

due à une *intoxication* : alcoolisme, saturnisme, intoxication chronique par les gaz des fosses d'aisances chez les vidangeurs, ergotisme, etc.

Elle peut être due à un *traumatisme*, une contusion thoracique. Elle peut être due à *une maladie* : la gangrène du poumon est fréquente chez les cachectiques, les anémiques, les brightiques, les aliénés. On l'observe fort souvent chez les sujets atteints de maladies nerveuses, chez les convalescents de rougeole ou de fièvre typhoïde.

Enfin on l'a observé à la suite de *refroidissements prolongés* chez un cocher longtemps resté assis sur son siège par un froid rigoureux,—chez une personne qui, dans les mêmes conditions, fit un voyage sur l'impériale d'une voiture publique, — à la suite d'un bain prolongé.

Affections des voies respiratoires. *Toute* **maladie de l'appareil respiratoire** *favorise également* la production de la gangrène.

L'influence de la *pneumonie*, niée par quelques auteurs, est affirmée par d'autres. Il semble qu'il s'agisse, dans la majeure partie des cas, d'une pneumonie un peu spéciale, de ce que le Professeur Hutinel appelle la péribronchite disséquante ou phlegmon diffus sous-pleural. — Carswell fait jouer un grand rôle à la compression exercée sur les vaisseaux par l'exsudat pneumonique : elle n'est pas nécessaire.

Dans la *dilatation bronchique*, malgré la richesse de la flore microbienne des cavernes bronchiques, la gangrène pulmonaire est très rare, parce que la sclérose consécutive s'oppose à l'invasion microbienne.

Elle est plus fréquente dans les *cavernes tuberculeuses* où la sclérose est moins marquée. Cruveilher l'a même vu se produire dans la *tuberculose sans cavernes*.

Enfin, citons comme rareté la gangrène consécutive aux *kystes hydatiques*, au *cancer du poumon*, aux *embolies*, aux adénopathies trachéo-bronchiques.

Les lésions. Les lésions de la gangrène du poumon peuvent être *circonscrites* ou *diffuses*.

La **gangrène diffuse** est très rare. Les poumons sont d'un gris noirâtre, friables, humides ; ils ressemblent à ceux d'un cadavre qui commence à se putréfier. — Par places, ils sont œdémateux.

De ci, de là, vous trouvez des îlots ramollis, noirâtres, d'un déliquium putride.

A la coupe, s'écoule un liquide sanieux, grisâtre et trouble.

Autour de ces îlots, le parenchyme est sain ou congestionné, hépatisé, mais leurs limites sont toujours fort peu précises.

La **forme circonscrite,** de beaucoup la plus fréquente, présente dans son évolution trois stades anatomiques distincts :

1° Dans le premier, l'invasion microbienne a produit la mortification, l'escharrification.

2° Dans le second, l'escharre se ramollit, entre en déliquescence.

3° Dans le troisième, ce déliquium s'est éliminé ; il reste, à sa place, une caverne.

L'escharre est plus ou moins volumineuse. Sa forme est irrégulière, sa coloration d'un noir verdâtre. Il s'en dégage une odeur infecte. — Au microscope, vous constatez la *nécrose massive et totale de tous les éléments cellulaires qui y sont contenus.* — Plus de noyaux colorables ! Des cellules informes ou déformées, à protoplasma fragmenté ou granuleux, des vaisseaux oblitérés : voilà le bilan histologique de cette lésion. Ajoutez-y la pullulation des microbes. Tout autour de cet îlot, vous trouvez une zône grise, friable, d'où s'écoule un liquide purulent. Histologiquement, vous y trouvez les alvéoles remplies de globules de pus, de cellules chargées de granulations graisseuses, de vaisseaux oblitérés : c'est l'hépatisation grise.

Enfin autour de cette zône vous en trouverez une troisième de congestion ou de pneumonie catarrhale classique.

Mais bientôt l'**escharre se ramollit,** tombe en déliquescence et l'on trouve a sa place un bourbillon noirâtre, friable et fétide, formé de globules de pus, de grandes cellules à granulations graisseuses, de fibres élastiques ou conjonctives, de débris de vaisseaux nécrosés, de tyrosine, de leucine, de microbes divers. Tout autour on retrouve les lésions du parenchyme déjà décrites : hépatisation grise, pneumonie congestive. Plus tard le bourbillon filamenteux se transforme en une bouillie filamenteuse et fétide qui ne tarde pas à s'évacuer au dehors, le plus souvent par une bronche.

Reste alors une **caverne·** Cette caverne a des parois irrégulières. Elle est tapissée par une fausse membrane déliquescente. Elle contient une bouillie grisâtre, fétide ; des vaisseaux dénudés la traversent. Parfois ceux-ci ont été sectionnés et on trouve leur orifice béant. La cavité est alors remplie de sang. Tout autour on trouve des lésions de *péripneumonie chronique* avec une tendance plus ou moins marquée à la sclérose, lésions qui limitent plus ou moins l'escharre et s'opposent à sa marche extensive.

Ces lésions peuvent se limiter en seul foyer ou au contraire être multiples, disséminées.

Elles occupent le plus souvent le poumon droit. Leur volume varie de celui d'une noisette à celui d'un œuf de poule.

Elles retentissent sur les organes voisins et l'on trouve très souvent des lésions de **pleurésie gangréneuse, purulente** ou simplement des fausses membranes et des adhérences. Parfois, lorsque le foyer s'est évacué dans la plèvre, on trouve un pyopneumothorax gangréneux.

Vous noterez encore les lésions habituelles des infections graves : les adénopathies bilaires, la tuméfaction et le ramollissement de la rate ; la stéatose hépatique, la dégénérescence du cœur.

Souvent aussi des débris gangréneux pénétrant dans la circulation peuvent être entraînés par le courant sanguin et donner naissance à **des foyers gangréneux secondaires** dans le cerveau, le foie et la rate.

Inutile d'ajouter que vous trouverez souvent, en plus de ces lésions, les lésions causales sur lesquelles sont venues se greffer celles de la gangrène.

Le tableau clinique de l'affection qui nous occupe varie essentiellement suivant que la gangrène pulmonaire est secondaire ou primitive.

Secondaire, la gangrène pulmonaire a une symptomatologie

noyée **au milieu des symptômes de l'affection causale.** C'est donc après avoir accusé les signes d'une bronchectasie, ceux du cancer ou de la tuberculose du poumon, ceux d'une cardiopathie, d'une phlébite ou de la pyohémie, que le malade ressent les symptômes de la gangrène. Ceux-ci sont vagues et insidieux. *Méfiez-vous lorsque, dans les cas que nous venons d'énumérer vous voyez l'état général s'aggraver, le malade dépérir, se plaindre de sueurs nocturnes ou de frissons. Cette adynamie extrême s'accompagne ordinairement d'une fièvre plus ou moins vive, plus ou moins continue. Cet ensemble symptomatique vous sera expliqué lorsqu'un beau jour, à votre visite, vous constaterez la présence dans le crachoir de crachats d'un gris-noirâtre et très fétides.*

Gangrène primitive. Les prodromes.

La gangrène primitive, au contraire, débute **au milieu d'un état de santé très satisfaisant.** Son apparition est annoncée par des prodromes des plus vagues.

Le sujet est mal en train, et ce malaise général lui est inexpliqué. Il perd l'appétit, vomit parfois et éprouve une fatigue insolite. Chaque soir, il a des frissons, qui s'accompagnent d'une élévation vespérale de la température : celle-ci, le matin, est cependant normale.

Bientôt après, le malade accuse un point de côté, de la dyspnée ; il crache, et ces crachats visqueux sont parfois teintés de sang.

Symptômes fonctionnels

Cet état s'accentue rapidement, et, examinant alors plus minutieusement l'état de votre malade, vous trouvez des symptômes bien nettement tranchés.

Point de côté.

Le **point de côté** manque rarement. Il est persistant, profond, d'une acuité quelquefois remarquable. Il se localise de préférence à l'aisselle et sous le mamelon. Il est exagéré par les mouvements respiratoires, la toux, les changements de position.

Dyspnée.

La **dyspnée** est proportionnelle à l'intensité du point de côté et aussi à l'étendue de la dissémination des lésions.

Toux.

La **toux** est sèche, fréquente, quinteuse. Elle exagère le point de côté et peut aller jusqu'à provoquer les vomissements. Elle empêche le sommeil.

Expectoration.

L'**expectoration** n'offre, au début, rien de spécial. Elle est muqueuse, teintée de sang rouge ou noir.

Plus tard, elle devient plus caractéristique. Le malade rejette chaque jour de 100 à 500 gr. de crachats. Cette expectoration peut se faire quelquefois sous forme de vomique.

Ces crachats sont *bruns* ou *noirâtres.* Après repos dans un verre, ils se déposent en *trois couches :*

a) Une couche superficielle formée de mousse spumeuse, de masses gris-noirâtres ou brunâtres et de masses muco-purulentes.

b) Une couche moyenne transparente, presque incolore, séreuse, riche en albumine, et renfermant quelques flocons blanchâtres de mucine.

c) Une couche profonde opaque, puriforme, renfermant des débris de parenchyme pulmonaire sous forme de *masses d'un brun-noirâtre*, grosses comme une tête d'épingle, flottant sur l'eau, et qui, après lavages, semblent être chevelues.

Ces crachats dégagent une odeur *fétide*, soit spontanément, soit lorsqu'on les agite ; cette odeur est la même que celle que répand l'haleine du malade.

Microscopiquement, ces crachats renferment des leucocytes plus ou moins altérés, des globules rouges déformés, des cellules épithéliales des bronches, des masses irrégulières, bouchons de Dittrich, dont nous avons vu la structure au chapitre de la gangrène des bronches : ce sont des conglomérats de leptothrix. *(Caractères microscopiques.)*

Vous y trouverez encore des débris de parenchyme pulmonaire nécrosé, des fibres élastiques, des granulations graisseuses ou albuminoïdes, des cristaux de tyrosine, des boules de levure, des plaques de cholestérine, des cristaux acidulaires d'acides gras.

Ajoutez à ceci des multitudes de microbes, de levures, d'infusoires parmi ceux que nous avons décrit au chapitre bactériologie.

Chimiquement, ces crachats ont une réaction acide. Ils renferment des acides butyrique, valérianique, propionique, des ferments analogues à la trypsine. *(Caractères chimiques.)*

Les crachats deviennent purulents quand la guérison doit se produire.

L'expectoration se tarit lorsque la mort est proche.

Les **hémoptysies** sont fréquentes dans le cours de la gangrène pulmonaire. Dues au début de la maladie à des poussées congestives, elles sont généralement peu abondantes ; plus tard, elles sont dues à la nécrose et à l'ulcération d'un vaisseau, elles sont alors très abondantes ; elles peuvent être mortelles. *(Hémoptysies.)*

La **fétidité** de l'haleine se révèle d'abord d'une manière intermittente à l'occasion des quintes de toux. Elle rappelle celle des *matières animales en putréfaction*. Elle imprègne les vêtements du malade, sa literie, les tentures de sa chambre, son appartement. On l'a vu infecter toute une salle d'hôpital. *(Fétidité de l'haleine.)*

Elle donne des nausées au malade et le fait parfois vomir.

Elle se supprime sous l'influence d'un changement de la température, elle reprend à l'occasion d'une quinte.

Elle serait due à l'acide butyrique ou valérianique.

Examinons maintenant le malade qui accuse de tels symptômes.

Les **symptômes physiques** varient essentiellement suivant la période à laquelle en est arrivé la lésion. *(Signes physiques.)*

**Période d'es-
charrification.** Lorsque l'escharre se forme, si elle est suffisamment étendue, vous percevrez à son niveau :

L'exagération des vibations vocales ;

La submatité ;

La diminution du murmure vésiculaire ; la respiration soufflante ; des râles muqueux ou crépitants.

**Période
de ramollis-
sement.** L'escharre se ramollit, sa déliquescence se traduit par les mêmes symptômes à la palpation et à la percussion, mais à l'auscultation *le souffle devient nettement bronchique, les râles sous-crépitants et crépitants abondent.*

**Période
de cavernes.** L'escharre s'est éliminée laissant à sa place une caverne. Celle-ci se traduit par les **signes cavitaires habituels.**

Les vibrations vocales sont diminuées à son niveau, augmentées tout autour ; la sonorité thoracique est augmentée, et cette *zone hypersonore* parfois même tympanique, est entourée d'une bordure submate.

Enfin on perçoit, à ce même niveau, du *souffle caverneux ou amphorique,* du *gargouillement,* des *râles cavernuleux,* de la *pectoriloquie aphone.*

Tout autour on entend des râles crépitants ou sous-crépitants révélateurs des lésions congestives qui entourent la caverne.

Dois-je vous dire que ces symptômes appartiennent à la forme de gangrène circonscrite et à foyer assez étendu.

Les formes disséminées ne donnent point lieu à un pareil complexus symptômatique. En ce cas on perçoit une submatité diffuse du poumon, avec des râles cavernuleux disséminés, et voilà tout !

**Signes
généraux.** Les **symptômes généraux** varient beaucoup, suivant les cas.

Dans la **gangrène secondaire** du poumon ils sont noyés, nous l'avons vu, au milieu des symptômes généraux de la maladie primittve.

La **gangrène primitive** possède au contraire un aspect symptômatique qui lui est propre.

Le malade est abattu, présente un **état typhoïde adynamique.**
La fièvre est vive (40 à 41°), sans rémission.

Vers le 6° jour la scène change. Le malade pâlit, la face devient livide, la peau est sèche, recouverte de sueurs froides. Les lèvres sont fuligineuses, la langue est rôtie.

La température est élevée mais présente de *grandes oscillations* de 38 à 40°.

Le pouls est petit, fréquent, mou, irrégulier. Il y a des tendances à la lypothimie et à la syncope, des vomissements, du délire. Les urines sont rares, foncées, troubles, albumineuses.

La **mort** est la règle vers la 3e ou la 5e semaine, soit par septicémie, soit par asphyxie soit par l'une des complications que nous étudierons dans un instant.

La **guérison** est cependant possible : la caverne se vide, se cicatrise. En ce cas le point de côté disparait, l'expectoration devient de moins en moins abondante, la dyspnée se calme, la toux s'apaise. Les signes cavitaires diminuent puis disparaissent, l'état général s'amende, mais la convalescence est toujours fort longue.

Les **récidives** ne sont pas rares.

α Telle est la **forme aiguë** la plus habituelle.

β A côté de celle-ci je vous signale le cas où la gangrène du poumon, évoluant sur un terrain diabétique, alcoolique ou tuberculeux, affecte des allures **suraiguës**.

γ On a créé une forme spéciale pour les cas où la gangrène, étant située à la périphérie du poumon, s'accompagne de retentissement sur la plèvre. C'est la **forme pleurétique**. Elle se caractérise : par *l'intensité du point de côté, la violence de la toux* et des signes traduisant l'existence d'un léger épanchement : *abolition des vibrations vocales, matité limitée par la courbe classique de Damoiseau, souffle voilé, égophonie, pectoriloquie aphone, signe du sou*.

Parmi les modes d'évolution de la gangrène, nous avons vu que le foyer pouvait s'ouvrir dans la plèvre, dans une artère ou dans une veine. Ce sont là les trois complications principales de la gangrène pulmonaire.

a) L'ouverture dans la plèvre produit le **pyopneumothorax**.

Brusquement le malade chez lequel vous aviez ou vous n'aviez pas reconnu l'existence de la gangrène pulmonaire éprouve une *douleur thoracique exquise*, « en coup de pistolet ». Une angoisse, *une oppression terrible* s'emparent de lui : il asphyxie.

Le thorax est *hypersonore* au sommet, mais les jours suivants les bases deviennent mates. *Les vibrations vocales sont abolies*. Le murmure vésiculaire est remplacé par un *souffle amphorique; vous percevrez le bruit de fistule* ou de glou glou. Il y a de la *pectoriloquie aphone*.

A la base, on perçoit les jours suivants *le signe du sou*.

Vous ponctionnez et vous retirez de l'air et un pus sanieux et fétide.

b) Si le sphacèle ouvre une artère de petit volume, il en résulte de petites **hémoptysies**. Si l'artère est de gros calibre, l'hémoptysie est alors considérable. Brusquement le malade éprouve une envie irrésistible de tousser. Il tousse, éprouve une saveur salée et rejette un flot de sang rutilant et vermeil.

Il peut en résulter un encombrement bronchique : d'où asphyxie, ou par suite de la perte de sang, des lipothymies ou des syncopes.

Ouverture dans une veine.

c) L'ouverture dans une veine a pour résultat immédiat une hémoptysie et pour résultat éloigné le passage de microbes dans le torrent circulatoire. Ce passage peut être massif et déterminer une **pyohémie** avec **abcès multiples** ou bien il est peu considérable et les embolies microbiennes iront former des **abcès isolés** *dans le cerveau, le foie et la rate.*

Pronostic.

Le **pronostic** est donc très sérieux. Vous le baserez sur les éléments suivants :

1° **Sur l'âge du malades** : la gangrène pulmonaire est plus grave chez les *jeunes* ou les *vieux*.

2° **Sur l'état antérieur de santé** : la gravité de la maladie est plus grande chez les débilités, les alcooliques, les diabétiques ou les tuberculeux. Toute tare pathologique est un facteur de gravité.

3° **Sur la notion causale** : La gravité de la gangrène du poumon tient souvent bien plus à l'affection causale qu'à la maladie elle-même.

4° **Sur la multiplicité des lésions** qui est un des principaux considérants de la gravité de la maladie. Un foyer unique, même s'il est étendu, guérit bien plus facilement que des foyers multiples.

5° **Sur la forme** : rappelez-vous que la forme pleurétique est presque toujours mortelle.

6° **Sur les caractères de l'expectoration** : diminue-t-elle au bout de quelques jours : c'est un symptôme d'amélioration. Souvenez-vous cependant que si cette diminution coïncide avec un état général extrêmement grave, cette diminution vous indique plutôt une fin prochaine.

7° **Sur l'apparition d'hémoptysies répétées** : de petites hémoptysies répétées doivent vous faire penser que le foyer est proche d'un vaisseau ; et que, par conséquent, une hémorrhagie foudroyante peut être le résultat de son ouverture.

8° **Sur l'intensité des symptômes généraux** : leur gravité semble mesurer assez exactement la gravité même de la maladie. Un état typhoïde adynamique grave, un délire violent, une fièvre élevée, la tendance aux lypothymies, le refroidissement des extrémités sont des signes de mauvaises augure.

9º **Sur l'état du cœur** et les caractères du pouls : un cœur faible, irrégulier, préalablement ou secondairement lésé est un sûr garant de l'issue fatale. Un pouls petit, très fréquent, mou, irrégulier ou inégal, indique un pronostic presque à-coup sûr néfaste.

10º Enfin l'apparition d'une des **complications** précédemment signalées assombrit toujours le pronostic, car le pyopneumothorax étant mis de côté, elles sont toujours mortelles.

Le **Diagnostic** de la gangrène pulmonaire est ordinairement difficile.

Un homme débilité par une des causes précédemment énumérées ou antérieurement atteint d'une affection des voies respiratoires, éprouve subitement un point de côté intense, fixe, nettement localisé ; il tousse ; il expectore quelques crachats muqueux, muco-purulents ou rouillés. Il est abattu, est en adynamie marquée, accuse une fièvre élevée. En examinant le poumon, vous trouvez les vibrations vocales peu modifiées, la sonorité diminuée en un point au niveau duquel vous percevez de la respiration soufflante, quelques râles-muqueux, sous-crépitants ou crépitants.

Qu'a ce malade ?

A-t-il une **broncho-pneumonie ?** Je ne vois guère comment vous éliminerez cette hypothèse ! Peut-être, en vous basant sur ce que, dans cette affection, *le point de côté manque ; la dyspnée est plus intense.* Je crois l'erreur presque impossible à éviter au début.

A-t-il une **congestion de Woillez ?** Celle-ci se distingue aisément :

1º *Par son début presque aussi solennel* que celui de la pneumonie.

2º *Par l'expectoration gommeuse.*

3º *Par la rapidité avec laquelle se conglomère le foyer congestif* avec ses signes caractérisques.

4º *Par la moindre atteinte de l'état général, l'absence d'adynamie.*

Ce malade n'a-t-il pas une **Pneumonie franche ?** Non ! car en ce cas vous auriez remarqué chez lui :

1º Un *début solennel* de la maladie.

2º Une *expectoration visqueuse* et franchement *rouillée.*

3º *La matité est franche, les vibrations vocales franchement exagérées.*

4º La région atteinte est remplie *de râles crépitants sans signes de bronchite.*

5° L'apparition du *souffle tubaire* du 2e au 3e jour.

Mais que de difficultés quand la gangrène succède à la pneumonie franche !

La pleurésie.

Enfin, votre malade a-t-il une **pleurésie** ? Non, car celle-ci :

1° Ne s'accompagne généralement *pas d'un état général aussi grave.*

2° *L'expectoration y est nulle.*

3° *La matité y est franche, limitée par une courbe nette, celle de Damoiseau.*

4° *Les vibrations vocales y sont abolies.*

5° Vous percevez des *frottements, un souffle voilé, de l'égophonie, la pectoriloquie aphone, — le signe du sou.*

Mais supposez qu'il s'agisse de Gangrène pleurétique : tout ce bel échaufaudage d'éléments différentiels tombe, et vous voilà dans la confusion.

Par conséquent, *le diagnostic est donc presque impossible jusqu'à ce qu'apparaisse un symptôme révélateur de premier ordre : la fétidité de l'haleine et des crachats.*

À ce moment, en effet, la scène change, et si les symptômes généraux s'aggravent ou conservent les mêmes caractères, les symptômes locaux sont suffisants pour vous révéler l'existence du ramollissement de la lésion et de la production d'une excavation.

Ce symptôme, la fétidité de l'haleine, vous permet tout de suite de restreindre votre diagnostic.

La bronchite fétide.

La **bronchite fétide** se différenciera par :

1° *L'absence de signes fonctionnels : point de côté, dyspnée ;*

2° *L'absence de fibres élastiques et de débris de parenchyme pulmonaire dans les crachats ;*

3° *L'absence de râles crépitants, de râles cavernuleux, de souffle ;*

4° *L'absence ou la moindre intensité des signes généraux.*

La gangrène des bronches.

La **gangrène des bronches** se distingue également par :

1° *L'absence de point de côté, la moindre intensité de la dyspnée ;*

2° *La moindre intensité des signes généraux ;*

3° *L'absence de râles crépitants, cavernuleux, de souffle ;*

4° *L'absence de débris de parenchyme pulmonaire dans les crachats.*

Les ectasies bronchiques.

Les **ectasies bronchiques** se différencieront par :

1° *L'expectoration plus abondante et matutinale, qui ne renferme ni de fibres élastiques, ni de débris de parenchyme pulmonaire et qui n'est pas noirâtre ;*

2° *L'absence de point de côté ; la moindre intensité de la dyspnée ;*

3° *L'absence de symptômes généraux aigus.*

Ne vous dissimulez pas cependant les difficultés que vous aurez à vaincre quand il s'agira de gangrène développée sur une ectasie bronchique. Je crois alors le diagnostic presque impossible.

Le diagnostic entre la gangrène pulmonaire développée chez un tuberculeux et la **bronchite fétide des tuberculeux** est des plus épineux. *Le peu d'intensité des signes généraux ; l'absence d'expectoration noirâtre, renfermant des débris de parenchyme pulmonaire,* vous mettront sur la voie du diagnostic. [Tuberculose pulmonaire avec bronchite fétide.]

L'abcès du poumon se distinguera seulement par *l'expectoration purulente qui succède à une vomique, l'absence de fétidité qui est habituelle, la moindre intensité de l'atteinte de l'état général.* [L'abcès du poumon.]

Enfin, le **kyste hydatique** se reconnaît seulement aux *phénomènes d'intoxication hydatique* (urticaire, asthénie, etc.), *à l'existence des crochets et des débris d'hydatide* dans les crachats ; mais vous comprenez aisément que, dans le cas de kyste hydatique sphacélé, le diagnostic soit vraiment impossible. [Kyste hydatique.]

Ceci fait, vous rechercherez **la cause** de la gangrène du poumon que vous diagnostiquez. Vous vous guiderez pour ce faire sur l'enquête étiologique précédemment étudiée. [Rechercher les causes.]

Vous définirez ensuite la **forme** à laquelle vous avez à faire, vous **la localiserez.** Toutes ces notions sont très importantes au point de vue de votre intervention thérapeutique. [Localiser.]

L'étude des causes de la gangrène du poumon nous a déjà permis d'établir un certain nombre d'indications prophylactiques que voici : [**Traitement.** Indications prophylactiques.]

1° *Antisepsie précoce des voies inspiratoires suivant les méthodes précédemment décrites chez les malades qui ont un corps étranger des voies aériennes ou qui sont atteints de fièvres éruptives.*

2° *Nécessité des lavages antiseptiques minutieux chez les personnes atteintes de noma, de cancer de la langue, de paralysies pharyngiennes.*

3° *Conseillez dans ce dernier cas de déglutir lentement avec mille précautions.*

4° *Prudence quand vous opérerez sur la bouche, le pharynx ou le larynx ! veillez à ce que le sang ne coule pas dans les voies aériennes.*

5° *Conseillez le repos et l'immobilité absolue aux personnes atteintes de phlébite, d'endocardite, de pyémie.*

6° *Évacuez de bonne heure les collections purulentes sus ou sous-phréniques ;*

7° *Dans les duels, flambez la pointe des épées ;*

8° *Désinfectez soigneusement les plaies pénétrantes de la poitrine ;*

9° *Enfin tonifiez les débilités, les surmenés, les sujets atteints de maladies chroniques des bronches ou des poumons ; désinfectez les cavernes pulmonaires.*

En agissant ainsi, vous empêcherez souvent la gangrène de frapper le poumon.

Une fois celle-ci déclarée et diagnostiquée, vous avez à votre disposition le traitement médical et le traitement chirurgical.

Traitement médical.

Le **traitement médical** consiste 1° à **favoriser l'expectoration** par l'administration des balsamiques, des amoniacaux, du kermès. **2° A diminuer la fétidité de l'haleine**. Vous citerais-je toutes les tentatives faites dans ce but ? les inhalations de vapeur d'eau chargée d'acide phénique, celles d'oxygène, d'eau iodée ou bromée? Vous parlerais-je des tentatives faites avec la terpine, la créosote, l'iodoforme, le santal ou l'encalyptus ? Non, bien certainement.

De tous ces moyens, n'en retenez que deux, les meilleurs à mon avis :

1° **L'hyposulfite de soude,** donné suivant le conseil de Lancereaux, à la dose de 3 à 5 gr. en vingt-quatre heures ;

2° **Le chlorure de chaux,** de 3 à 5 pilules par jour.

> Chlorure de chaux........... 0,15
> Extrait d'opium.............. 0,05 pour une pilule.

Tous ces moyens sont le plus souvent impuissants. Bien plus, je les considère comme dangereux parce qu'ils retardent dans les cas où l'intervention chirurgicale est justifiée par les indications que je vais vous fixer.

Il ne convient pas de s'attarder alors aux méthodes médicales. Ne vous entêtez point, renoncez-y franchement, ne perdez point un temps précieux dont chaque minute vous rapproche la plupart du temps de l'issue fatale. Pas d'hésitation, *intervenez !*

Soutenir l'organisme.

Cependant la 3° indication du traitement médical mérite d'être conservée et pratiquée de concert avec l'intervention chirurgicale. **Soutenez l'organisme** à l'aide de la potion de Todd chargée d'acétate, d'ammoniaque, un peu de sulfate de quinine et des lavements nutritifs.

On a essayé d'injecter directement dans le poumon des liquides antiseptiques, Hewelke injectait 2 c³ d'une solution aqueuse de menthol à 20 %, ou une solution alcoolique de thymol. *(Traitement chirurgical.)*

Cette pratique a une action curative des plus douteuses ; elle n'est pas exempte de danger.

C'est à la **Pneumotonie** qu'il faut avoir recours (1). *(La pneumotomie.)*

Son application est justifiée par les résultats déjà obtenus. Voici, résumées en tableau, les diverses statistiques publiées à ce sujet :

Fabricant sur 26 cas a 16 guérisons et 10 morts. Léthalité $= 38,5$ %.
Tanfert — 10 — 7 — 3 — — $= 30$ %.
Truc — 13 — 5 — 6 — — $= 46$ %.
Richerolle — 31 — 13 — 14 — — $= 45,1$ %.
Reclus — 14 — 12 — 2 — — $= 15$ %.
Tuffier — 72 — 42 — 29 — — $= 41$ %.

Soit une léthalité moyenne de 35,8 %.

Or Villière nous apprend que la léthalité moyenne de la gangrène pulmonaire traitée par les moyens médicaux est de 75 à 80 %.

Nous pouvons l'estimer à 68 % après avoir compulsé les diverses statistiques. Quelle différence donc en faveur de l'intervention chirurgicale !

L'intervention de choix est la suivante (2) :

1º *Large incision costale ;*

2º *S'il y a pyopneumothorax, élargir l'orifice pulmonaire et drainer le tout ;*

3º *Si la plèvre est saine, faire la suture séro-séreuse ;*

4º *Inciser le poumon au thermo-cautère ;*

5º *Enlever les débris sphacélés à l'aide de tampons ouatés ou d'une curette,* **sans laver ;**

6º *Drainer.*

Voici l'opération, vous en avez vu les résultats. Les indications sur lesquelles vous vous baserez sont des plus précises :

1º **Vous interviendrez de bonne heure chez les sujets jeunes.** *(Indications.)*

2º **Chez ceux dont le terrain n'est point trop fortement épuisé.**

3º **Lorsqu'il s'agit surtout de gangrène consécutive à une affection inflammatoire et aiguë de l'appareil respiratoire :**

(1) Villière. — Thèse de Paris, 1898.
(2) Terra et Reymond. — *Chirurgie de la plèvre et du poumon,* 1899.

c'est ici que la pneumotomie nous donne les meilleurs résultats.

4° **Lorsque le foyer est unique, bien localisé à la base.**

Rappelez-vous enfin que vous avez tout à gagner en intervenant de bonne heure et tout à perdre en reculant, en attendant.

Contre-indications.
N'opérez pas chez les vieux, chez ceux qui sont trop épuisés, quand les foyers de gangrène sont multiples, quand le myocarde est lésé.

VINGT-DEUXIÈME LEÇON

DES INFLAMMATIONS CHRONIQUES DU POUMON

Le parenchyme pulmonaire peut être le siège d'inflammations chroniques aboutissant à la production de sclérose.

Ces inflammations chroniques et la sclérose qui en est la résultante ont été étudiées et remarquablement décrites par le professeur Charcot.

La **pneumonie chronique** est rare. Elle est due à *l'infection pneumococcique*. Il semble cependant qu'en ce cas le pneumocoque peut être associé à d'autres espèces.

Cette pneumonie chronique ne se produit guère que sur *un terrain préparé* par l'enfance, la vieillesse, le surmenage, l'alcoolisme, l'impaludisme, ou le mal de bright. Elle est primitive ou succède à une pneumonie aiguë.

Elle frappe ordinairement un seul poumon lobe supérieur ou inférieur. Dans un premier stade on observe ce que l'on appelle l'**induration rouge.** L'un des lobes du poumon est augmenté de volume, dur, dense et d'un rouge brun. Il ne crépite plus, et un fragment qu'on en détache, placé dans un vase d'eau, tombe jusqu'au fond.

La surface de section est sèche et granuleuse mais *on ne trouve pas d'ectasie bronchique.*

Au microscope on constate que l'alvéole est remplie d'un exsudat fibrineux leucocytaire en dégénérescence granulo-graisseuse. L'endothélium alvéolaire a lui-même subi la dégénérescence cubique ou polygonale. Les travées interalvéolaires sont infiltrées de cellules embryonnaires.

Lorsque la pneumonie chronique date de quatre mois à un an, on trouve dans le poumon un lobe rétracté et comme atrophié. Il est d'un gris cendré mais présente des sillons violacés et des plaques ardoisées : c'est la *pneumonie ardoisée.* Cette région est très dure et ne crépite pas. Un de ses fragments placé dans un vase d'eau tombe au fond.

La surface de section est lisse, quelquefois granuleuse. La plèvre est épaissie, on distingue des bandes de sclérose ardoisées sillonnant de toutes parts la portion hépatisée. Il n'y a pas *d'ectasie bronchique.*

Microscopiquement on distingue une *sclérose interalvéolaire* très marquée avec prolifération de l'endothélium alvéolaire qui, en certains endroits, présente des végétations polypoïdes. Les vaisseaux sont atteints d'endopériartérite.

Il en résulte que ces tissus fort mal nourris deviennent une proie facile pour les microbes : ils y pullulent en certains endroits et forment, par suite de la nécrose des tissus, des cavernes plus ou ou moins volumineuses : ce sont les *ulcères du poumon* de Charcot.

Etude clinique. L'évolution clinique de cette affection est des plus insidieuse. Le plus souvent voici comment elle présente.

C'est un individu qui *vient d'avoir une pneumonie franche ou des poussées de pneumonie à répétition.* Il en guérit mais à partir de ce moment *il continue à tousser, à cracher, à être oppressé* au moindre effort.

L'état général restant satisfaisant, il ne consulte pas.

Mais au bout de quelques mois ce malade commence à avoir des *sueurs nocturnes* profuses, des *poussées de fièvre vespérale* ; il *maigrit,* perd ses forces, a la diarrhée : c'est alors qu'il vous fait appeler.

Vous constatez à ce moment en un point du poumon :

1° *La submatité,* mal limitée ;

2° *L'exagération des vibrations vocales ;*

3° *L'exagération du murmure vésiculaire, l'expiration prolongée, soufflante,* parfois un *souffle véritable,* mêlé à des *râles muqueux.* Il y a de la *bronchophonie.*

Ajoutez à cela les symptômes fonctionnels précédemment énumérés : *dyspnée facile ; toux, crachats muco-purulents ;* ajoutez-y parfois des *hémoptysies* peu abondantes et répétées et dites-moi si, en présence d'un tel tableau, la première idée qui vous vient n'est pas celle de tuberculose pulmonaire ? Nous verrons comment séparer ces deux états.

Evolution. L'état général va généralement en s'aggravant pendant un ou deux ans et la *mort* survient, soit du fait de l'asphyxie, soit du fait de la cachexie, soit enfin par retentissement cardiaque et asystolie.

Souvent encore la pneumonie chronique succède à une pneumonie franche sans solution de continuité.

En certain cas, rares, la pneumonie chronique peut évoluer par poussées successives : le résultat final est le même. C'est la **pneumonie récurrente.**

Malgré tout la *guérison est cependant possible.* Elle se produit lentement de six semaines à six mois après le début des accidents.

La **broncho-pneumonie** chronique a plusieurs points de contact avec la précédente.

Elle est de nature infectieuse et *toutes sortes d'espèces microbiennes peuvent la produire*.

Ici encore la *notion du terrain* occupe une place capitale. C'est chez les enfants congénitalement débiles ; chez les sujets épuisés par le surmenage, les intoxications ou les maladies que s'observe de préférence la maladie qui va nous occuper.

Elle succède de préférence aux broncho-pneumonies de la *coqueluche et de la rougeole*, plus rarement à celles de la fièvre typhoïde, de la *diphtérie*, de l'impaludisme et des cardiopathies.

A) Si vous examinez les poumons d'un malade mort de cette affection peu de temps après le début de ces lésions, vous trouvez le poumon enveloppé d'une plèvre épaisse et adhérente. Ce poumon présente, en une de ces parties (ordinairement dans les régions postérieures), une teinte rose violacée. Ici, le parenchyme est dur, crépite mal, ne surnage pas.

Insufflez le poumon, il reprend son volume normal et sa crépitation.

La surface de section est lisse et sèche. On y trouve les orifices des bronches dilatées et remplis de muco-pus.

On constate de plus des îlots d'emphysème et de gros ganglions tuméfiés, quelquefois ramollis.

Au microscope, les bronches semblent surtout atteintes. Elles sont dilatées. Leur épithélium est nécrosé ou proliféré : il a subi la transformation cubique ; il en est de même de l'épithélium glandulaire. — On trouve dans la lumière de la bronche des globules de pus, des leucocytes et des cellules nécrosées.

Les parois de la bronche sont infiltrées d'éléments embryonnaires. Cette infiltration embryonnaire se propage aux cloisons inter-alvéolaires qui sont proches de la bronche.

Les alvéoles voisines sont aplaties et splénisées, congestionnées par places.

B) Si la lésion est plus ancienne, on trouve le poumon rétracté, atrophié, à peine gros comme le poing en certains cas. Il a une teinte ardoisée, verdâtre ; la plèvre est épaissie.

Le parenchyme est d'une dureté cartilagineuse ; il ne crépite plus, tombe au fond du vase d'eau.

La surface de section est sèche et lisse. On trouve les bronches dilatées, remplies de muco-pus. Chacune d'elle est le centre d'un noyau de sclérose envoyant ses prolongements en différentes directions dans les parties voisines. Ces ectasies bronchiques peuvent, quand elles sont très rapprochées et contiguës, donner au poumon un *aspect aréolaire*.

Un poumon semblablement lésé est un excellent milieu de culture pour les microbes : les *abcès* et la *gangrène du poumon* en sont souvent la conséquence.

Bien plus, ces microbes peuvent passer dans le torrent circulatoire, donnant lieu à des embolies microbiennes qui iront produire des abcès, en particulier dans le cerveau.

Enfin la sclérose broncho-pulmonaire et la rétraction qu'elle produit aboutissent à la production de rétractions thoraciques, abaissement de l'épaule et de l'omoplate, déplacement des organes abdominaux et du cœur.

De plus, le ventricule droit s'hypertrophie et peut se dilater : on trouve alors toutes les lésions de l'asystolie banale.

Étude clinique. *A)* La broncho-pneumonie chronique peut succéder à une broncho-pneumonie aiguë.

a) En ce cas, la maladie traîne en longueur, ne guérit pas. Les malades, minés par la sécrétion purulente de leurs bronches, par la fièvre, tombent progressivement dans un état cachectique des plus inquiétants.

L'examen du thorax montre l'existence de lésions multiples : bronchite, congestion pulmonaire, état cavitaire.

b) Ou bien encore le catarrhe bronchique persiste avec des paroxysmes et des rémissions, la toux est durable, les signes d'induration pulmonaire ne cèdent pas et peu à peu apparaissent les symptômes des ectasies bronchiques.

Cette forme peut guérir au bout de deux à trois mois. La guérison peut être définitive ou bien laisse après elle des ectasies bronchiques ou de l'emphysème pulmonaire.

B) Souvent la broncho-pneumonie chronique est **chronique d'emblée.**

C'est un malade qui n'a accusé au début que des symptômes de *simple bronchite*. Il n'y a pas pris garde, a négligé ce rhume.

Cependant, cette *bronchite traîne en longueur*. La toux augmente et devient incessante, l'oppression est extrême au moindre effort ; l'expectoration est abondante et muco-purulente.

Le malade maigrit, perd ses forces, il a tous les soirs la fièvre. Il transpire abondamment la nuit ; il a perdu l'appétit et a de la diarrhée.

Votre attention se porte immédiatement sur les poumons et vous constatez que l'un d'eux présente une *submatité à limites diffuses*. A ce niveau, les *vibrations vocales sont exagérées ;* la respiration est soufflante, l'expiration prolongée ; on entend des *râles de toutes sortes,* depuis le râle ronflant jusqu'au râle crépitant. Il y a de la bronchophonie.

Cet état va s'aggravant. Un beau jour, vous constatez l'apparition de *râles cavernuleux* ou de *gargouillement*.

Évolution. L'état général continue généralement à s'aggraver et la **mort** survient au milieu de l'hecticité la plus profonde.

Elle peut être aussi le fait de *l'asphyxie progressive* ou de *l'asystolie* qui ne tarde pas à se produire du fait de l'impuissance du ventricule droit à surmonter l'obstacle opposé au cours du sang par la sclérose.

- La maladie peut présenter des *rémissions trompeuses* : l'état général s'améliore, la fièvre s'éteint, les signes locaux semblent eux-mêmes s'amender ; puis, un beau jour, tout est perdu et la maladie reprend avec une intensité nouvelle sa marche interrompue.

La guérison est cependant possible. Elle peut être *intégrale*, mais beaucoup plus souvent *partielle*. Elle laisse après elle des dilatations bronchiques, de l'emphysème ou la sclérose.

Enfin, certaines **complications** peuvent enlever les malades au moment où l'on s'y attend le moins.

Complica-
tions.

Le **pronostic** de ces inflammations chroniques est donc générale-ment *très grave*. Ce sont des affections *graves par elles-mêmes et graves par les complications auxquelles elles peuvent donner naissance.*

Pronostic.

Vous établirez votre pronostic en vous basant sur les considé-rations suivantes :

1° *Sur la forme* : la broncho-pneumonie chronique est de beau-coup plus grave ;

2° *Sur l'étendue des lésions* : la gravité de l'affection leur est proportionnelle ;

3° *Sur l'existence des symptômes cavitaires* : ils témoignent d'une lésion très avancée et presque à coup sûr indélébile ;

4° *Sur l'état du cœur* qui mesure l'énergie dont il est capable pour surmonter l'obstacle qui est opposé à sa circulation dans le poumon.

Le **diagnostic** des inflammations chroniques du poumon est *des plus difficiles*. Vous avez vu que l'aspect sous lequel se présen-tent les malades est celui de la **tuberculose du poumon** ; c'est avec cette affection qu'il vous faudra surtout parfaire votre diagnostic :

Diagnostic.
Avec la
tuberculose
pulmonaire.

1° Recherchez avec soin *l'hérédité tuberculeuse* dans les antécé-dents de vos malades ;

2° Recherchez aussi s'ils n'ont pas présenté à divers moments de leur existence des *manifestations tuberculeuses* dont vous rechercherez les traces : adénopathies, lésions osseuses ou articu-laires ; leur existence fera pencher la balance vers l'hypothèse de la tuberculose pulmonaire ;

3º Dans la tuberculose, les *hémoptysies sont précoces;* elles sont tardives dans les affections qui nous occupent;

4º *L'émaciation est plus rapide* dans la tuberculose ;

5º *Les lésions sont bilatérales* dans cette maladie, unilatérale dans les inflammations chroniques du poumon ;

6º L'expectoration renferme des fibres élastiques et des bacilles de Koch (examens et inoculations). Nous ne trouvons point ces éléments dans les affections dont nous nous occupons.

7º Le séro-diagnostic de la tuberculose pourra encore vous venir en aide.

Je ne vous parle pas du diagnostic entre les inflammations chroniques du poumon et les **ectasies bronchiques**. Il est impossible, puisque ici ces ectasies existent (forme broncho-pneumonique).

Seule, *l'évolution des accidents* pourrait vous guider.

Quant aux **scléroses professionnelles**, vous les reconnaîtrez seulement :

1º A l'anamnèse ;

2º A la constatation dans les crachats des poussées nocives.

Traitement. — La première indication qu'il vous faudra remplir est la suivante : **Tonifier, réparer, reconstituer l'organisme**; le mettre à même de résister efficacement à l'infection.

Vous y parviendrez à l'aide de *l'huile de foie de morue*. Vous la rejetterez : *a)* chez les tout petits ; *b)* s'il y a des troubles digestifs. Je vous conseille surtout l'huile de foie de morue iodo-saccharinée (formule Cailleret). Faites-la prendre aux repas dans du vin de Malaga.

L'huile de foie de morue sera continuée ainsi pendant plusieurs mois. De temps en temps on fera reposer les malades, on suspendra cette médication et on la remplacera par la suivante : une cuillerée à soupe chaque matin dans une tasse de lait de la solution :

Iodure de sodium	10 gr.
Bromure de sodium	20 gr.
Chlorure de sodium	40 gr.
Arséniate de soude	0 gr. 10
Eau	300 gr.

Vous pourrez remplacer cette formule par la suivante : une cuillerée à café matin et soir du sirop :

Sirop de quinquina	aa 100 gr.
Sirop antiscorbutique	
Arséniate de soude	0,05.

Que la nourriture soit saine et abondante. Insistez sur les œufs gobés crus, les crèmes, les purées de légumes (lentilles, pois, haricots); les cervelles, les poissons gras.

II. — Il vous faudra en second lieu **évacuer les bronches et modifier leur sécrétion**. Pour y parvenir, vous aurez recours à l'une des deux médications suivantes :

a) Trois fois par jour prendre 1 cuillerée à dessert dans une infusion de bourgeons de sapins.

> Benzoate de soude.............................. 2 gr.
> Extrait de réglisse............................. 5 gr.
> Sirop de baume de Tolu .... }
> Sirop de térébenthine.......................... } 30 gr.
> Sirop de belladonne............................ 20 gr.

b) Ou bien 5 pilules par jour de :

> Terpine.. 0,20
> Codéine.. 0,01
>   Pour une pilule f. s. a. n° 20.

Quelle que soit la médication employée, il est bon que vos malades prennent chaque jour un verre à liqueur ou plus (suivant l'âge) d'Eaux-Bonnes, de Labassère ou de Challes.

Si le mieux attendu se produit, faites prendre pendant dix à quinze jours chaque mois un quart de verre d'eau de la Bourboule chaque matin.

Conseillez le changement d'air ; et, si vos malades en ont le moyen, envoyez-les faire une cure thermale. Les lymphatiques, les anémiques et les strumeux seront adressés à La Bourboule. Les catharreux au Mont-Doré, à Saint-Honoré, à Cauterets, aux Eaux-Bonnes, à Enghien, à Luchon.

Pendant la convalescence un séjour à Salies sera des plus profitables. Vous chercherez à stimuler encore l'organisme par les frictions sèches, l'éponge froide ou la douche.

DES CIRRHOSES PULMONAIRES

MESSIEURS,

On donne le nom de cirrhoses pulmonaires à des lésions caractérisées anatomiquement par la formation d'un tissu fibroïde dans le poumon.

Ce qu'est la cirrhose.

Toute cirrhose est le résultat d'une irritation du squelette conjonctif interstitiel du poumon.

Cette irritation est presque toujours due à des microbes, à des produits microbiens.

Les expériences de Claisse et Josué ont, en effet, démontré que les corps étrangers stériles (poussière de charbon), ne produisaient jamais expérimentalement la sclérose pulmonaire alors même que le nombre des séances d'inhalation était considérable.

Rôle des microbes.

Toutes les espèces microbiennes semblent capables de produire la sclérose et l'on a trouvé dans les poumons frappés de cirrhose presque tous les microbes : pneumocoque, streptocoque, staphylocoque, bacille de Koch, etc.

Il se peut néanmoins que certains microbes possèdent des qualités qui le rendent plus aptes à faire de la sclérose ; il se peut que certaines associations microbiennes soient plus spécialement en cause. Il se peut enfin qu'il y ait là une notion de quantité de microbes.

On peut citer, à l'appui de cette assertion de l'origine microbienne des cirrhoses pulmonaires, l'observation de Brouardel dans laquelle un malade atteint de rhumatisme compliqué de pleurésie, présentait déjà, au 13e jour de sa maladie une sclérose pulmonaire des plus nettes. Cette question obscure est encore à l'étude. On peut encore invoquer la fréquence plus grande des scléroses pulmonaires à la suite de bronchopneumonie, de la rougeole ou coqueluche.

Le rôle joué par le terrain est tout aussi important. Ne voit-on pas les arthritiques présenter une forme spéciale de tuberculose : la phtisie fibreuse.

Certains individus reçoivent en héritage, de leurs ascendants, la propriété de faire très facilement du tissu fibroïde.

De même les vieillards, les débilités, les sujets qui s'alimentent défectueusement, ceux qui vivent dans une atmosphère viciée, les rachitiques, les brightiques et les paludéens, les chlorotiques et les malades atteint d'entérite chronique, tous ceux en un mot dont l'organisme épuisé est incapable de réagir franchement en présence d'une irritation quelconque, tous font avec une facilité remarquable du tissu de sclérose. Toutes ces conditions constituent véritablement des causes prédisposantes de la cirrhose du poumon.

On a cherché à diviser les cirrhoses pulmonaires suivant qu'elles se développaient à la suite d'une irritation de telle ou telle partie du parenchyme pulmonaire. On distinguait ainsi :

Des cirrhoses pulmonaires d'origine bronchique : cirrhoses broncho-pulmonaires ;

Des cirrhoses pulmonaires d'origine alvéolaire : cirrhoses pneumoniques ;

Des cirrhoses pulmonaires d'origine vasculaire : cirrhoses pulmonaires toniques ;

Des cirrhoses pulmonaires d'origine lymphatiques : cirrhoses pulmonaires d'origine pleurale.

Cette classification, très claire, est beaucoup trop schématique et dans l'immense majorité des cas les divers processus s'associent. Il est bien plus facile selon nous de conserver la classification suivante :

1º Cirrhoses enkystantes ou limitantes ;

2º Cirrhoses diffuses.

On appelle **cirrhoses limitantes** celles qui se développent autour d'une lésion préexistante. Ce sont les bandes conjonctives qui se développent autour du tubercule, de la gomme syphilitique, du kyste hydalique, des foyers apoplectiques, des abcès et des foyers de gangrène, autour des corps étrangers des voies aériennes ; c'est enfin la cicatrice scléreuse d'une plaie pénétrante du poumon.

Sans doute, en tous ces cas, la sclérose produite par la réaction du tissu conjonctif au contact de la lésion primitive, ne se localise pas exactement à son pourtour ; elle envoie des irradiations périphériques en différentes directions. En aucun cas, cependant cette cirrhose n'est suffisante pour créer une phénoménalité spéciale : seule la lésion primitive est reconnue.

Ajoutons à ceci que cette sclérose est généralement révélatrice d'un processus curateur. Elle forme une véritable barrière destinée à s'opposer à la marche envahissante des lésions qu'elle limite et enkyste.

Cirrhoses diffuses. Les **cirrhoses diffuses** comprennent elles-mêmes cinq classes principales :

1° **La cirrhose lobaire-pneumonique** ;

2° **La cirrhose broncho-pneumonique** ;

3° **La cirrhose pleuro-pulmonaire** ;

4° **La cirrhose cardiaque** ;

5° **Les cirrhoses cardiaques** parmi lesquelles les *pneumohonioses*.

Cirrhose pneumonique. La CIRRHOSE PNEUMONIQUE n'est que le dernier terme et l'aboutissant de la pneumonie chronique déjà précédemment étudiée.

A ce titre elle reconnaît pour cause primitive : *a)* une pneumonie franche lobaire aiguë prolongée ou *b)* des pneumonies récidivantes.

La sclérose peut porter sur *tout un poumon* ou *sur un lobe seulement* de ce poumon. Elle occupe le sommet ou la base.

La partie sclérosée est *atrophiée* ou *rétractée*; elle est d'un gris cendré et sillonnée de bandes violacées ou de plaques ardoisées ; celles-ci sont surtout visible sur la surface de section.

Parfois lorsque l'infiltration anthracosique est plus marquée, le fond est noirâtre et sillonné de bandes nacrées de sclérose.

Toute cette portion est dure et résistante : le doigt ne peut y pénétrer. Elle est très résistante à la coupe et crie sous le couteau. La section est sèche, lisse, quelquefois granuleuse. Un de ses fragments, placé dans un vase d'eau, tombe au fond.

La plèvre est épaissie. *Les bronches ne sont pas dilatées.*

Histologiquement, on constate que *les bronches sont saines*. On note une infiltration de tissu fibreux plus ou moins âgé, plus ou moins infiltré de charbon, qui épaissit les espaces *interlobulaires, interacineux, interalvéolaires*. La conséquence de cette infiltration fibreuse, c'est l'aplatissement des alvéoles. Celles-ci présentent parfois un endothélium qui a subi la dégénérescence cubique. Un bon nombre d'entre elles sont oblitérées par une alvéolite proliférante et néo-vasculaire. Elles ne renferment que des détritus granulo-graisseux ou des cristaux aciculaires.

Souvent ces tissus, mal nourris, se nécrosent, il en résulte la formation de cavernes anfractueuses, dépourvues de muqueuse ou de brides que Charcot dénommait : les *ulcères du poumon*.

Cirrhose broncho-pneumonique. La CIRRHOSE BRONCHO-PNEUMONIQUE succède à la broncho-pneumonie chronique que nous avons déjà précédemment étudiée.

Nous avons avons vu que les broncho-pneumonies de la rougeole, de la grippe, de la coqueluche et de la fièvre typhoïde y donnent plus particulièrement naissance.

D'après Jüngersen et Percy Kidd, certaines broncho-pneumonies de nature mal déterminées aboutiraient toujours à la production de cette cirrhose.

À l'ouverture de la cage thoracique, on trouve le poumon adhérent à la paroi et il est très difficile de l'en détacher. — Il est souvent réduit à l'état d'un moignon informe. — Les lésions prédominent, en général, dans les régions déclives, au bord antérieur, bien plus rarement au sommet. Le poumon rétracté a une coloration ardoisée, verdâtre, anthracosique. Il est dur, ne crépite pas, et crie sous le scalpel. — Un fragment, plongé dans un verre d'eau, tombe au fond.

La coupe est sèche et ardoisée. On y trouve constamment les bronches dilatées, et ces dilatations sont parfois telles et si nombreuses que la surface de section rappelle celle d'une éponge.

Lorsque les lésions sont moins avancées, on constate que les plaques de sclérose se localisent toujours au pourtour des bronches, d'où elles irradient.

Le tissu fibreux enserre des alvéoles. Celles-ci peuvent disparaître. Elles peuvent être réduites à une simple fente bordée d'un endothélium cubique ou ayant subi la dégénérescence granulo-graisseuse.

Le tissu fibreux ne présente rien d'anormal : en certains points cependant, et plus particulièrement au voisinage des bronches, il est infiltré d'éléments lymphatiques.

Les vaisseaux sont chroniquement enflammés.

La CIRRHOSE PLEURO-PULMONAIRE est celle qui se développe à la suite des inflammations de la plèvre.

Ce sont les pleurésies purulentes, celles qui durent longtemps, surtout celles qui sont consécutives à l'infection puerpérale, qui donnent principalement naissance à cette sclérose. En quelques cas cependant, la seule inflammation pleurale, même sans épanchement, peut aboutir à ce processus.

A l'autopsie, on trouve alors le poumon atrophié, ratatiné, réduit à l'état de moignon informe et accolé par des adhérences solides au médiastin, à la gouttière costale ou au sommet.

Il est enveloppé d'une coque fibreuse blanche, nacrée ou noirâtre, qui a parfois une épaisseur considérable (de 1 à 15 et 20 cm.). Cette coque est parfois extrêmement résistante, et la coupe en est difficile par suite d'infiltrations cartilaginiformes ou ostéoïdes.

Sur la coupe, on constate que le parenchyme, pâle et exsangué, est parcouru de travées blanchâtres, nacrées ou ardoisées, *qui partent de la plèvre* et dissocient les lobules : c'est une *sclérose interlobulaire.*

Les bronches sont normales ou à peine dilatées.

Microscopiquement, la sclérose ne présente guère de particularités intéressantes. Elle est interlobulaire, ne touche que latéralement les bronches. Elle refoule les alvéoles, les acinis et les alvéoles, mais celles-ci ne présentent guère que de l'aplatissement avec un peu de dégénérescence cubique.

Nous avons vu, en nous occupant des PNEUMOPATHIES CARDIAQUES que la cirrhose peut être l'aboutissant de ces lésions.

Cirrhose
pleuro-
pulmonaire.

Cirrhose
cardiaque.

On trouve alors à la base une portion plus ou moins étendue du poumon, rétractée, dure, résistante et noirâtre. Le parenchyme vomi présente les lésions de carnisation.

Microscopiquement, on trouve une *cirrhose interalvéolaire* et *péricapillaire*. Elle est généralement peu étendue : la mort survient en général avant qu'elle ait eu le temps de s'organiser.

Cirrhoses disséminées. — Il existe enfin des cirrhoses disséminées : le type en est formé par les **pneumonokonioses**, que nous étudierons dans la prochaine leçon. Dans cette classe, je placerais les *cirrhoses pulmonaires de l'artério-sclérose;* celles de *l'alcoolisme chronique*, du *saturnisme* et de l'*hydrargyrisme;* celle de *l'impaludisme*, de la *goutte*, du *diabète*. Toutes celles-ci sont fort mal connues chimiquement et anatomiquement ; aussi n'y insisterais-je pas.

A ces lésions particulières s'ajoutent des lésions banales accessoires : congestion hypostatique, suppuration ou sphacèle, emphysème de compensation, etc.

Ajoutons aussi que, par suite de la rétraction des bandes de sclérose qui sillonnent le poumon et s'implantent souvent sur les parois pleurales, il en résulte des déplacements du cœur, du diaphragme, voire des organes sous-jacents ; il en résulte encore des déformations thoraciques sternales ou rachidiennes, que nous étudierons dans un instant.

Etude clinique. — Une fois développée, la sclérose pulmonaire donne naissance à un ensemble symptomatique, qui est sensiblement le même, quelle que soit la variété à laquelle on a affaire. Seuls, les débuts varient.

A) Voilà un homme qui fait une *pneumonie franche ;* au huitième jour, les symptômes généraux disparaissent, mais les signes physiques persistent ; il reste tousseur et catharreux, jusqu'à ce qu'un beau jour, inquiet de voir les symptômes de la cirrhose pulmonaire apparaître, il vienne vous consulter.

B) En voilà un second qui, à plusieurs reprises, a déjà présenté des *poussées de pneumonie* (pneumonie récidivante). A chaque atteinte, la résolution se fait de plus en plus lentement. Finalement, les symptômes physiques persistent, les symptômes fonctionnels également : la sclérose pulmonaire est installée.

C) Le troisième a eu une *broncho-pneumonie* prolongée, très lente à disparaître, depuis laquelle il a toujours continué à tousser ou à cracher. Les symptômes physiques eux-mêmes n'ont jamais complètement disparu : la sclérose s'est développée.

D) Le quatrième a eu une *pleurésie*. Celle-ci a guéri, mais, à l'insu du malade, le thorax s'est déformé, l'épaule s'est abaissée, les muscles thoraciques se sont atrophiés. Au bout de plusieurs mois ou de plusieurs années, le malade est devenu un tousseur ; il a fait de la cirrhose pulmonaire.

E) Dans quelques cas enfin (cirrhose pulmonaire primitive), décrits par Ducastel, la maladie débute insidieusement sans causes appréciables.

Quel qu'en soit le mode de début, la cirrhose du poumon se révèle par un ensemble de symptômes qui n'ont rien de pathognomonique.

Les malades **toussent** incessamment. L'expectoration est abondante : elle l'est surtout dans la *forme broncho-pneumonique*, qui s'accompagne toujours, nous l'avons vu, de dilatations bronchiques. En ce cas, l'expectoration présente les mêmes caractères que celle de cette dernière affection : fausse vomique matutinale, crachats très abondants, se disposant en trois couches au repos.

L'expectoration est muco-purulente. Parfois il survient de fausses vomiques, dues à l'ouverture dans les bronches d'un ulcère de poumon ou d'un foyer sphacélé.

Les hémoptysies ne sont pas rares. On les observe surtout dans la forme broncho-pneumonique.

La **dyspnée** est constante. Au début, elle ne se présente qu'à l'occasion des efforts. Elle progresse très régulièrement jusqu'à devenir permanente ; mais, même en ce cas, elle a toujours des exacerbations à l'occasion d'un effort.

Ces symptômes fonctionnels n'inquiètent pas beaucoup néanmoins les malades. Peu à peu cependant ils *maigrissent et perdent leurs forces.* Ils ont presque chaque soir des *élévations de la température,* des sueurs profuses la nuit. Ils *perdent l'appétit,* ont parfois de la diarrhée : c'est l'ensemble de ces symptômes qui commence à réveiller l'inquiétude des sujets et les amène auprès de vous.

Vous constatez tout d'abord le degré d'amaigrissement qu'ils présentent.

Leur thorax est presque toujours déformé, mais ces **déformations** sont surtout accentuées dans les cirrhoses pleuro-pulmonaires ; elles sont rares dans la cirrhose pneumonique. On note des dépressions plus ou moins étendues d'une ou plusieurs côtes. Leur convexité est partiellement remplacée par une partie plane ou concave. Ces déformations s'observent surtout dans les régions postérieure, médio-inférieure et latérale du thorax. Les espaces intercostaux sont rétrécis.

Quand tout un côté est rétracté, il n'y a pas d'aplatissement relatif mais les côtes décrivent un arc à courbure de moindre diamètre ; l'hémithorax est plus étroit, les côtes sont rapprochées de la ligne médiane et abaissées ; l'épaule est déprimée, l'omoplate saillant.

Parfois la partie inférieure du thorax, soutenue par les viscères abdominaux, reste normale, la partie supérieure seule se rétracte, il se forme une gouttière au-dessus des dernières côtes.

La colonne vertébrale présente bien souvent des courbures de compensation. La palpation et la cyrtométrie viennent confirmer l'existence de ces déformations.

Les vibrations vocales sont exagérées.

Le poumon est **submat ou mat.**

L'état du poumon. — L'auscultation nous apprend que **l'inspiration est rude, brève et soufflante, l'expiration prolongée et rude.** Parfois on entend un *souffle* de timbre essentiellement variable. On perçoit enfin des *râles bronchiques de toutes dimensions* et, surtout dans les cirrhoses broncho-pneumoniques, (toujours accompagnées d'ectasies bronchiques, des gargouillements), on note de la bronchophonie.

Tous les autres organes sont sains. Le cœur est cependant très souvent déplacé et sa pointe attirée du côté de la lésion. Souvent aussi on perçoit au foyer d'auscultation de l'artère pulmonaire :

1° *Une exagération du claquement sigmoïdien* (2e bruit).

2° *Un dédoublement du 2e temps* par précession pulmonaire, phénomènes dus à la difficulté qu'éprouve le sang à circuler au milieu du poumon sclérosé et à l'exagération de la tension sanguine, dans l'artère pulmonaire qui en est la conséquence.

Le foie peut être également déplacé ainsi que l'estomac.

Arrivé à cette période de son évolution, la cirrhose pulmonaire peut se terminer de deux manières distinctes :

1° Par la progression de la sclérose ;

2° Par l'apparition de complications cardiaques ;

3° Par des complications intercurrentes.

Progression de la cirrhose. — I. — **La cirrhose peut progresser** et les symptômes généraux s'aggravent de jour en jour. L'amaigrissement et l'asthénie augmentent. La fièvre présente la courbe caractéristique de l'hecticité. Les sueurs profuses nocturnes deviennent de plus en plus abondantes ; l'anorexie est absolue, la diarrhée persistante. Cette consomption aboutit à un état typhoïde s'accompagnant d'escharres, et la mort survient au milieu du marasme.

II. — **Plus souvent, les malades périssent par le cœur.** Je vous ai déjà dit quels étaient les troubles fonctionnels constamment observés du côté de cet organe dans le cours des cirrhoses pulmonaires. En présence de l'obstacle opposé au cours du sang pulmonaire par le tissu scléreux, le ventricule droit s'hypertrophie. A la longue cependant, il faiblit et se laisse dilater. C'est alors l'asystolie. Elle peut se dissiper, mais à la fin elle deviendra permanente, et le malade deviendra un cachectique cardiaque : c'est ainsi qu'il mourra.

III. — Enfin la mort peut survenir par une **complication intercurrente** : broncho-pneumonie, pneumonie, suppuration ou gangrène, tuberculose ou pleurésie.

La guérison est exceptionnelle.

La durée de la maladie est extrêmement variable. La forme pneumonique et broncho-pneumonique ne durent guère que de 1 à 5 ans : il n'est pas exceptionnel cependant de trouver des scléroses broncho-pneumoniques de l'enfance persister jusqu'à l'âge adulte.

La forme pleurétique est tout aussi lente.

La cirrhose pulmonaire primitive décrite par Ducastel durerait bien plus longtemps encore.

Il n'est pas toujours aisé de porter le diagnostic de cirrhose pulmonaire. Vous avez vu, en effet, que le tableau clinique présenté par les malades atteints de ces lésions est très exactement celui des tuberculeux pulmonaires.

Vous ne parviendrez à faire le diagnostic qu'en vous basant sur les données suivantes :

1º L'absence d'antécédents héréditaires ou personnels tuberculeux ;

2º L'apparition tardive des hémoptysies ;

3º *L'absence de bacilles de Koch dans les crachats vérifiés à plusieurs reprises par examen bactériologique et par inoculation au cobaye* ;

4º *L'unilatéralité des lésions* et leur prédominance fréquente à la base ;

5º La recherche du séro-diagnostic, suivant la méthode d'Arloing et Courmont.

Faut-il vous démontrer qu'il est bien difficile de prendre une cirrhose pulmonaire pour un cancer du poumon ?

Rappelez-vous qu'en ce cas :

1° *L'évolution est extrêmement rapide ;*

2° *L'expectoration est gelée de groseille*, renferme des cellules cancéreuses ;

3° *Il y a des douleurs thoraciques ;*

4° *On trouve des adénopathies.*

Une fois l'existence de la cirrhose pulmonaire reconnue, vous chercherez à savoir quelle est la variété en présence de laquelle vous vous trouvez.

1° *L'histoire du malade* vous fournira à ce sujet les meilleurs renseignements et vous apprendrez par lui-même qu'il a eu une pneumonie, une bronchopneumonie, une pleurésie, cause première de la cirrhose.

Vous apprendrez encore que sa profession l'expose à respirer des poussières : cirrhoses professionnelles.

2° L'existence des *déformations thoraciques* est en faveur de la cirrhose pleuro-pulmonaire.

3° Celle des *ectasies bronchiques* plaide pour une cirrhose bronchopneumonique.

4° La constatation d'une cardiopathie, la prédominance des lésions aux deux bases indiquent une cirrhose cardiaque.

Eléments du pronostic. Le pronostic des cirrhoses du poumon est, nous l'avons vu, des plus graves : la lésion est ordinairement incurable. Mais ordinairement l'évolution est lente et la mort ne survient qu'au bout de quelques années.

Vous baserez votre pronostic sur les éléments suivants :

1° **La cause de la cirrhose.** Par ordre de gravité croissante nous placerons la cirrhose primitive, la cirrhose pleuro-pulmonaire, la pneumonokoniose, la cirrhose bronchopneumonique et la cirrhose pneumonique.

2° **Son étendue.** La gravité est évidemment proportionnelle à l'étendue et à la diffusion des lésions.

3° **Le degré des lésions.** La constatation de volumineuses ectasies bronchiques ou d'abcès du poumon indiquent une gravité plus grande.

4° **La répétition des vomiques** abondants est aussi de mauvais augure.

5° Il en est de même de la **gravité de l'état général,** de la fièvre hectique, l'anorexie, la diarrhée, les sueurs profuses, l'émaciation.

6° Enfin les symptômes de la **dilatation du cœur droit :**

œdèmes, congestions viscérales, stase pulmonaire, pouls veineux, asphyxie feront craindre l'asystolie si souvent terminale.

En présence de telles lésions quelle ligne de conduite devez-vous adopter ?

Traitement.

1° Vous pouvez beaucoup pour prévenir leur production.

Dans toutes les affections capables de donner naissance à la cirrhose pulmonaire dans la pneumonie, la pneumonie recurrente, la broncho-pneumonie, la pleurésie, surveillez encore le poumon après la guérison.

Traitement préventif.

S'il persiste quelque lésion, ayez recours à la **révulsion répétée** sous forme de *pointes de feu* appliquées deux fois par semaine.

Vous pourrez essayer en cas d'échec du *vésicatoire*, mais il est désagréable en ce sens qu'on ne peut l'appliquer aussi souvent qu'il serait nécessaire et qu'on est obligé d'immobiliser le malade pendant son application qui est douloureuse.

Les *pointes de feu* sont de beaucoup préférables mais elles doivent être appliquées

1° De bonne heure ;

2° Avec une persévérance soutenue.

Dans les pleurésies ponctionnez autant de fois qu'il sera nécessaire au fur et à mesure que le liquide se reproduit. N'évacuez que peu de liquide chaque fois (un à un demi-litre).

A la suite de toutes ces maladies préconisez la gymnastique respiratoire en procédant progressivement et avec prudence. Ce sont les mouvements d'abduction et d'élévation des bras, les grands efforts respiratoires qui donneront les meilleurs résultats.

Une fois installée, la cirrhose ne disparaîtra plus, mais vous pouvez encore beaucoup pour enrayer sa marche.

Curatif ou palliatif.

Les indications précises sont ici encore très précises.

1° **Faire de la révulsion thoracique.** Vous donnerez ici encore la préférence aux *pointes de feu* larges et répétées deux fois par semaine. Il convient cependant de se souvenir que dans les cas d'ectasie bronchique limitée, c'est encore le vieux *cautère à demeure* qui donne les meilleurs résultats.

2° **Modifier les sécrétions.** Vous aurez ici recours aux balsamiques et aux résineux préconisés au traitement de la bronchite chronique. Il vous rappelle seulement que c'est *l'hyposulfite de soude* qui donne et de beaucoup les meilleurs résultats à la dose de 1 à 2 gr. chaque jour.

Vous pourrez l'associer à l'*eucalyptus* dont vous donnerez 4 à 10 perles d'essence dans la journée.

Les eaux sulfureuses du Mont-Dore, de Challes, de Luchon, d'Enghien en ingestions, inhalations et pulvérisations sont des plus usitées.

3º **Tonifier l'organisme.** Ici vous userez de la suralimentation.

Si l'état général s'aggrave, vous conseillerez (s'il n'y a pas de diarrhée la cacodylate de soude à la dose de 0,05 centigr. par jour ou encore l'arseniate de soude selon la formule :

Arseniate de soude.......... 0.02 centigr.
Eau distillée............... 100 gr.
Une à quatre cuillerées à café par jour.

Enfin vous **surveillerez le cœur** prêt à intervenir à la moindre alerte pour le soutenir dans sa tâche.

VINGT-QUATRIÈME LEÇON

DES PNEUMONOKONIOSES

Messieurs,

On nomme **Pneumonokonioses** un ensemble de lésions dues à l'action sur le poumon de poussières inhalées dans l'exercice de certaines professions.

Définition.

L'action déterminante de ces poussières est surabondamment démontrée de nos jours :

1º Par la constatation de leur présence au centre même de ces lésions.

2º Par la reproduction expérimentale de ces lésions chez les animaux à qui l'on fait inhaler ces poussières.

Les poussières capables de produire ces pneumonokonioses peuvent être de nature animales, minérales ou végétales.

Causes.

Les **poussières animales** sont peu souvent en cause. Elles proviennent de la manipulation des cheveux, des crins, des os, des poils, des plumes, de la nacre, de la laine et de la soie. — On rencontre donc cette variété de pneumonokonioses chez : *les brossiers, les selliers, les tapissiers, les chapeliers, les plumassiers, les chiffonniers, les batteurs de tapis, les bonnetiers, les couverturiers, les peigneurs de laine, les batteurs et les cardeurs de soie.*

Poussières animales.

Plus fréquemment, ce sont des **poussières minérales** qui sont en cause. Tantôt ce sont des *poussières de fer*. Ce sont elles qui agissent chez les ouvriers qui manipulent le rouge anglais ou colcothar, ceux qui nettoient avec du sable sec des plaques de tôle

Poussières minérales.

émaillées. — *Les miroitiers*, les batteurs d'or, *les polisseurs de glaces*, *les tailleurs de limes* en sont aussi victimes. — Cette pneumonokoniose s'appelle la **Sidérose**. Tantôt ce sont des *poussières de silice*. La pneumonokoniose à laquelle elles donnent naissance porte le nom de **Chalicose**. Elle se produit chez les ouvriers exposés, de par leur profession, à respirer les poussières qui sont mises en liberté dans la taille et le polissage des métaux ou des pierres, surtout lorsque ces opérations se font à sec.

On l'observera donc chez : *les tailleurs de pierre*, *les piqueurs de meules*, *les aiguiseurs*, *les tailleurs de marbre*, *de granit*, *de basalte ou de mica*; *les polisseurs d'agathe ou de pierres précieuses*; *chez les ouvriers qui sont employés à l'aiguisage des armes*, *des couteaux ou des fourchettes*, *chez ceux qui polissent l'acier et qui fabriquent des aiguilles*.

On a encore signalé la Chalicose chez *les plâtriers*, *les potiers*, *les verriers*, *les porcelainiers*, *les ouvriers qui taillent les cristaux*.

Je vous cite encore pour mémoire les pneumonokonioses dues à l'inhalation de poussières de *cinabre* qu'on observe chez les *mineurs d'Almaden*, et celle des *stuccateurs*, décrite par A. Robin et produite par le gypse ou sulfate de chaux.

D'après certains auteurs, il ne serait pas rare de constater des dépôts siliceux dans le poumon même, sans pneumonokoniose. C'est ce qu'ils appellent la Chalicose physiologique.

Dois-je vous dire que, dans l'immense majorité des cas, chez les ouvriers dont nous venons de parler, il s'agit de pneumonokonioses mixtes dus à l'action combinée de poussières de silice et de métal.

Les **poussières végétales** sont bien plus fréquemment en cause.

Parmi celles-ci, je vous citerai les *poussières de tabac* qui, chez les ouvriers occupés au chauffage, au séchage et au tamisage de la poudre de tabac donnent naissance à une variété de pneumonokoniose que l'on appelle **tabacosis**.

Je vous citerai encore les poussières de coton qui, chez les *batteurs*, *les débourreurs* et les *cardeurs de coton*, *les bonnetiers*, *les couverturiers*, *les effilocheurs d'ouate* produisent une pneumonokoniose dénommée **bissynosis**.

Citons encore celles qu'on observe chez les *mineurs*, *les ébénistes*, *les tourneurs*, *les scieurs de long* qui respirent des *poussières de bois;* celles qu'on a signalées chez les *batteurs en grange*, *les vanneurs*, *les boulangers* et *les meuniers* qui respirent des poussières de blé et de farine; citons encore celles des *peigneurs et des cardeurs de lin et de chanvre*.

Parmi toutes ces pneumonokonioses il n'en est point d'aussi fréquentes que celles qui sont dues à l'inhalation des *poussières de charbon* et qu'on appelle l'**Anthracose**.

Jusqu'à un certain degré l'*anthracose* est *physiologique* : on l'observe chez l'homme, surtout chez celui qui habite les villes dont l'athmosphère est surchargée de fumée. Elle est d'autant plus marquée que l'homme est plus avancé en âge.

Cette anthracose physiologique est caractérisée par une sufiltration de poussières de charbon dans le poumon qui ne réagit pas. Réagit-il au contraire et se sclérose-t-il : c'est l'*anthracose pathologique*.

On l'observe chez les *mineurs*, les *charbonniers*, les *ramoneurs*, les *fumistes*, chez les *mouleurs en fonte ou en cuivre*, profession dans laquelle on saupoudre les moules avec de la poussière de charbon que l'on tamise. Une fois la pièce fondue, on la débarrasse de cette couche de poussière de charbon par le soufflage, opération dans laquelle l'ouvrier en respire beaucoup.

Mécanismes pathogéniques. — Quelle que soit la variété de poussière à laquelle on a affaire : le mécanisme des lésions dont nous nous occupons est toujours le même. En premier lieu, il est bien démontré que *ce sont bien ces poussières qui produisent ces lésions*.

1° Elles saturent en effet l'atmosphère dans laquelle vivent les malades qui présentent les lésions de pneumonokonioses.

2° On les retrouve en amas au centre même des lésions fibroïdes que stigmatisent les pneumonokonioses. Là on les caractérise soit microscopiquement, soit chimiquement. C'est ainsi que Traube a retrouvé, dans un cas, dans le poumon les cellules alvéolaires des bois des conifères qui se trouvaient également dans l'atmosphère que respirait le malade.

C'est ainsi que Pouchet, Gorup-Bézanez et bien d'autres, ont reconnu, par leurs réactions chimiques, les poussières qui infiltraient certains poumons et les ont identifiés à celles qui saturaient l'air que respiraient les malades.

3° Enfin, expérimentalement, on a pu reproduire, chez les animaux, des pneumonokonioses en leur faisant inhaler certains poumons.

Le fait est donc bien démontré, et on ne peut plus, à l'heure actuelle, admettre que le pigment qui infiltre le poumon dérive du sang lui-même.

Mode de pénétration. — Par où pénètrent ces poussières? Pendant longtemps, on a cru que la pénétration se faisait par les voies digestives. Villaret a cru même l'avoir démontrée : malheureusement, ses expériences sont de par trop incomplètes. Sans doute, la pénétration par cette voie est possible, mais elle est infime et ne doit pas jouer un grand rôle dans la production des pneumonokonioses. On la retrouve surtout dans la maladie des stuccateurs de A. Robin, où l'infiltration gypsure est des plus accentuée dans les ganglions mésentériques.

Fixation des poussières dans le poumon. — Les expériences de Knauff, de Charcot, et surtout celles de Carrieu, ont démontré que la **pénétration des poussières se faisait surtout par inhalation**. On a pu suivre la fixation de ces poussières dans le poumon et leur mode d'action sur le développement de la sclérose qui en est la conséquence. Les poussières pénètrent jusque dans l'alvéole,

Certaines d'entre elles se déposent chemin faisant sur l'épithélium bronchique.

Ces poussières, constituant de véritables corps étrangers, sont aussitôt absorbés par les cellules de l'épithélium bronchique, ou celles de l'endothélium alvéolaire. Elles sont surtout appréhendées au corps par les leucocytes qui affluent à leur rencontre et qui, véritables agents de la voirie, se préparent à en débarrasser l'alvéole, à les emporter dans les lymphatiques. On a pu saisir ces différents actes sur les coupes histologiques du poumon des animaux en expérience.

Voilà donc ces poussières emportées dans **les lymphatiques.** Je dis les lymphatiques, et la disposition topographique même de ces poumons nous le prouve. C'est, en effet, au pourtour de la bronche intralobulaire, au pourtour du lobule, en quelques endroits dans les tractus qui vont de la bronche de la périphérie du lobule que l'on retrouve ces poumons. N'est-ce pas là, très exactement, la répartition même des lymphatiques pulmonaires, telle que l'a mise en évidence le professeur Grancher ? De là, les poussières sont entraînées vers les ganglions du hile du poumon et d'où elles peuvent passer dans la circulation générale.

Mais ces poussières circulantes ne tardent pas à irriter les tissus au milieu desquels elles circulent.

Cette irritation peut être due :

1° A des propriétés que possèdent ces poussières elles-mêmes ;

2° Probablement surtout à ce qu'elles sont accompagnées de germes microbiens. Le rôle de ces germes microbiens dans la genèse des pneumonokonioses a été démontré par Clause et Josué.

Cette irritation aboutit à la prolifération de la charpente conjonctive au milieu de laquelle cheminent les lymphatiques renfermant les poussières. Cette prolifération se traduit par une infiltration embryonnaire qui a pour terme ultime la formation d'un tissu de sclérose.

Premier stade — La *sclérose* est donc **péribronchique, périlobulaire et interavéolaire.**

Dans un **premier degré,** la sclérose est encore plus prononcée.

L'épithélium bronchique est sain ou seulement infiltré de poussières noires (Anthracose), rouges (Sidérose), cristallines (Chalicose), ou autres suivant la nature de la pneumonokoniose.

Cette infiltration est plus accentuée dans les tuniques externes de la bronche et autour d'elle : ces parties sont scléreuses. L'artère et les veines qui accompagnent la bronche sont également le siège d'altérations localisées sur leurs tuniques externes qui sont infiltrées de poussières et sclérosées.

Le tissu conjonctif interalvéolaire est épaissi par place. A ce niveau, on retrouve la sclérose et l'infiltration par les poussières.

Mêmes lésions encore dans la zone connective périlobulaire.

Dans les alvéoles, on retrouve les mêmes poussières, soit libres, soit inclues dans ces leucocytes ou les cellules endothéliales. Certaines de ces alvéoles sont distendues, *emphysémateuses ;* d'autres, au contraire, sont aplaties.

Microscopiquement, le poumon, vu par sa surface, nous présente une coloration noire, rouge, cristalline ou grise (byssinosis), en rapport avec la cause de la pneumonokoniose.

Cette coloration prédomine autour des lobules. Au sommet ; sur le bord antérieur, sur sa surface de section, elle forme parfois des traînées ou des plaques irrégulièrement distribuées.

La plèvre pariétale elle-même peut être imprégnée particulièrement au niveau des houppes lymphatiques, ainsi que l'a montré mon maître le professeur Pitres.

Second stade. — Dans le **second degré,** la sclérose est plus accentuée.

La bronche et les vaisseaux qui y sont accolés sont rétrécis par la bague scléreuse qui les enveloppe. Les poussières forment souvent alors des **nodules** plus ou moins volumineux enkystés dans une gangue scléreuse. Ces nodules ont une coloration variable suivant la cause de la pneumonokoniose.

Les lésions histologiques sont à peu près les mêmes : un bon nombre d'alvéoles, enveloppées de sclérose, sont parfois atrophiées et réduites à l'état de cavité fissuraire tapissées d'un endothélium cubique indifférent.

Macroscopiquement, le poumon est alors entouré d'une coque pleurale noire, rouge, grise ou translucide. Le parenchyme présente la même coloration. Il est dur, élastique, crie sous le scalpel qui y rencontre parfois des masses cristallines ou minérales qu'il ne peut entamer. Un fragment de ce tissu, placé dans un vase d'eau, tombe au fond.

Dans le **troisième stade**, il se forme, au milieu de ce semis de sclérose, des foyers de nécrobiose qui, s'ils s'évacuent dans une bronche, peuvent laisser à leur place une caverne véritable. Troisième stade.

Cette **nécrobiose** est le fait d'un processus complexe auquel prennent part :

1º L'action de germes microbiens accolés aux poussières ;

2º L'action nécrotique de certaines d'entre elles ;

3º La nutrition défectueuse des tissus, dont les artères sont partiellement oblitérées par la périvascularite.

Les **cavernes** occupent de préférence le lobe moyen et le lobe inférieur. Elles sont de petites dimensions. Leurs parois sont sèches et pulpeuses ; elles renferment un putrilage noir, rouge ou gris. Elles sont traversées par des brides et des colonnettes renfermant des bronches et des vaisseaux. Jamais on ne trouve dans leurs parois des bacilles de Koch, ni des follicules tuberculeux. Cavernes.

La **plèvre** est constamment épaissie et imprégnée de dépôts pulvérulents. Autres lésions

Les **ganglions** sont hypertrophiés, imprégnés des mêmes poussières. Ils sont sclérosés ou parfois ramollis.

Le cœur est souvent dilaté ; en ce cas, on trouve dans les viscères les lésions de l'asystolie.

Parfois enfin, on trouve des dépôts de poussières dans les différents organes, dans les ganglions mésentériques (maladie des stuccateurs).

Quelle va être la traduction clinique de ces lésions ? Je vais vous la décrire. **Étude clinique.**

Pendant longtemps, elles ne se révèlent par aucun symptôme ; cette **période de tolérance** peut durer de 10 à 30 ans !

Les premiers accidents font généralement leur apparition à l'occasion d'une phlegmasie aiguë ; souvent aussi sans causes appréciables. Première période.

Les malades se plaignent d'une sensation **de fatigue et d'épuisement**, surtout marquée à la fin de la journée et hors de proportion avec le travail accompli.

Ils sont **oppressés** au moindre effort et éprouvent parfois une sensation de constriction diaphragmatique. La **toux** est fréquente, sèche, quinteuse, sans caractères particuliers. L'**expectoration** est assez abondante et diversement colorée, suivant les cas. Cette coloration, pour avoir une signification, doit persister.

Dans l'anthracose, elle est noire. Cette teinte noire est intimement unie à la matière même des crachats ; cependant, on y distingue des stries plus ou moins nettes.

Examinés au microscope, ces crachats renferment des granulations ou des corpuscules irréguliers, noirs. Ces particules, *insolubles dans les acides concentrés*, la potasse ou le chlore, se dissolvent après action successive de l'acide sulfurique et de l'acide nitrique.

Ces caractères nous permettent de distinguer les poussières charbonneuses de pigment hématique, soluble dans l'acide sulfurique, du pigment mélanique, soluble dans la potasse et le chlore.

Dans la sclérose les crachats sont rouges. Microscopiquement ils renferment des granulations rouges, irrégulières qui deviennent bleues après addition d'un peu d'acide chlorhydrique et de ferrocyanure de potassium.

Dans la chalicose les crachats ne présentent pas de coloration spéciale. On y trouve des cristaux de silice si on les recueille, si après les avoir desséché et brûlé sur un jet de gaz on les traite par l'eau régale ces cristaux demeurent, mais ils se dissolvent au contact des vapeurs d'acide fluorhydrique.

La coloration des crachats est directement en rapport avec la cause de la pneumonokoniose ; c'est dire qu'elle est essentiellement variable.

Les **hémoptysies** sont exceptionnelles.

Localement on trouve en une partie des poumons, sommet ou bords antérieurs, la **submatité**, l'**exagération des vibrations vocales**, la **diminution du murmure vésiculaire** et la **bronchophonie.** *Ces symptômes sont également prononcés des deux côtés.*

Les symptômes généraux sont fort peu accusés : il n'y a pas de fièvre, à peine un peu d'amaigrissement et d'anémie.

Seconde période.
Peu à peu cependant cet **amaigrissement** et cette **anémie** s'accentuent ; le malade a des palpitations et des vertiges, ses traits s'altèrent, son teint se plombe. Il perd progressivement l'appétit et l'**oppression** est continuelle.

La **toux** est incessante, l'**expectoration** présente toujours les mêmes caractères, l'hémophysie est tout aussi rare.

Localement on constate des **symptômes d'emphysème** (exagération de la sonorité, diminution des vibrations vocales et du murmure vésiculaire avec inspiration humée, expiration prolongée et saccadée. Au sommet on constate toujours la **submatité**, l'**exagération des vibrations vocales**, la **diminution du murmure vésiculaire avec nombreux râles sous-crépitants.**

Troisième période.
Mais le **dépérissement** progresse, l'**anémie devient extrême**,

l'oppression est intense et des quintes de toux interminables épuisent les malades. L'**expectoration** est toujours à peu près la même, plus abondante cependant et plus muco-purulente. Les **hémoptysies** ne sont pas rares, elles se répètent et sont ordinairement peu abondantes.

Localement on observe des **symptômes cavitaires** : diminution de la sonorité, exagération des vibrations vocales, souffle amphorique, gargouillement, bronchophonie et pectoriloquie aphone.

A ce moment la terminaison fatale n'est pas très éloignée. Elle peut se produire de différentes façons :

1° **Par hecticité.** L'amaigrissement va s'accentuant, le malade vomit tout ce qu'il prend et présente une diarrhée incoercible. Il a des sueurs profuses. La fièvre s'allume et revêt souvent la courbe à grandes oscillations. La mort survient dans le marasme. Terminaison.

2° **Par asystolie.** Ou bien la dyspnée augmente tout d'un coup. On trouve aux bases des râles sous-crépitants de congestion ou des râles fins d'œdème. La rate et le foie sont augmentés de volume ; les membres inférieurs sont infiltrés d'œdème, et l'auscultation vous révèle l'existence d'un souffle d'insuffisance tricuspidienne (systolique à l'appendice xyphoïde). Cette insuffisance tricuspidienne est due à la dilatation du cœur droit consécutive à l'obstacle opposé à la circulation pulmonaire par la pneumonokoniose.

Cette asystolie peut disparaître, et le malade échappe pour un instant aux dangers qui le menaçaient. Ou bien les accès asystoliques se répètent et aboutissent à la cachexie cardiaque qui enlève le malade.

L'évolution de la pneumonokoniose peut être hâtée par une complication infectieuse. Complications.

Netter a démontré que **l'infection pneumococcique**, streptococcique et staphylococcique, était favorisée par l'inhalation de poussières qui en sont chargées. La pneumonie, la broncho-pneumonie tuent bien souvent les ouvriers atteints de pneumonokoniose : ceci se voit surtout chez ceux qui travaillent à la préparation des engrais phosphatés.

La pneumonokoniose des faïenciers présente quelques particularités. Arrivée à la fin de la deuxième période, elle évolue suivant trois types principaux : Pneumonokoniose des faïenciers.

a) Type pneumonique ;

b) Type emphysème ;

c) Type suffocant.

a) Le **type pneumonique** est caractérisé par l'apparition subite, un beau jour, de frissons et de fièvre. L'expectoration devient plus abondante, l'oppression est extrême. Localement, on entend un souffle plus ou moins grave et des râles sous-crépitants.

Cet état dure cinq à six jours, mais laisse après lui une dyspnée plus marquée, de la submatité, de l'exagération des vibrations vocales, la diminution du murmure vésiculaire.

Ces poussées fluxionnaires se répètent et hâtent la production et l'extension de la sclérose ; elles entraînent la mort à brève échéance.

b) Le **type emphysème** est plus bénin. Ce qui domine ici, c'est l'oppression accompagnée d'une expectoration opaque non aérée. Localement, on trouve tous les signes de l'emphysème, mais de-ci de-là des plaques submates à vibration exagérée et où le murmure vésiculaire est affaibli.

c) Le **type suffocant** a, au contraire, une marche plus rapide, c'est une sclérose diffuse à évolution très rapide, sans poussées congestives, et tuant le malade par asphyxie ou par asystolie.

Parmi les complications possibles signalons aussi le **cancer** dont l'apparition serait favorisée par la pneumonokoniose (lympho-sarcome du poumon des mineurs de Cobalt arsenica de Schneiberg).

Je vous citerais surtout la **tuberculose.**

Les pneumonokonioses semblent créer une lésion d'appel pour la tuberculose. Celle-ci évolue alors pour son propre compte mais semble enrayée dans son extension par la sclérose qui enveloppe aussitôt les tubercules.

Pronostic. Le **pronostic** des pneumonokonioses doit se baser sur plusieurs considérations. Les voici :

1º **La nature de la pneumonokoniose.** La sidérose est la plus grave, puis vient la chalicose et l'anthracose ; les autres ensuite.

2º **La période de la maladie.** Tant que les lésions n'ont pas dépassé la deuxième période, on peut envisager leur marche en isolant le malade de l'atmosphère où il vivait.

3º **L'étendue des lésions.** Plus elle est grande, plus la situation est grave.

4º **La fréquence des hémoptysies** qui augmente l'anémie.

5º **L'état général des sujets.** qui mesure assez exactement la résistance dont ils sont capables.

6° **La notion de l'alcoolisme** aggrave le pronostic.

7° Il en est de même lorsque *coexistent des lésions tubercu-leuses.*

8° **L'état du cœur** qui vous renseignera sur l'approche ou la possibilité d'accidents asystoliques.

9° Enfin l'existence de **complications**, de **fièvre** qui sont toujours de mauvaise augure.

En vous basant sur ces données vous pourrez apprécier assez exactement la situation.

Le diagnostic des pneumonokonioses est relativement aisé lorsque l'expectoration est caractéristique, lorsqu'on y rencontre les mêmes poussées que celles que l'on trouve dans l'atmosphère où respirait le malade. Cette épreuve doit toujours être faite. Rappelez-vous que pour avoir de la valeur *ce signe doit paraître au moins un mois après que le malade a quitté son métier.*

Vous ne pourrez guère confondre qu'avec :

La tuberculose ;

Les fausses tuberculoses, hycoses pulmonaires ;

Le cancer du poumon ;

Les ectasies bronchiques ;

Les inflammations chroniques du poumon.

Pour éliminer l'hypothèse de la tuberculose **pulmonaire** vous vous baserez sur les données suivantes.

1° *Absence d'antécédents héréditaires ou personnels tuber-culeux.*

2° *Notion de la profession* et détails sur la façon dont le sujet travaille.

3° *Lenteur d'évolution de la maladie.*

4° *Expectoration colorée*, renfermant des poussières caractéris-tiques retrouvées dans l'atmosphère où vivait le malade, *ne ren-fermant pas de bacilles de Koch* (examen à plusieurs reprises de nombreuses lames, inoculation au cobaye).

5° *Apparition tardive des hémoptysies*, qui, à cette période de la tuberculose, sont pyrétiques et abondantes, alors que dans la pneumonokoniose, elles sont *apyrétiques, répétées et peu abon-dantes.*

6° *Existence de lésions aussi avancées des deux côtés :* ce qui est peu fréquent dans la tuberculose.

7° *Séro-diagnostic* suivant la méthode d'Arloing et Courmont.

Que de difficultés n'aurez-vous pas quand la pneumonokionose et la tuberculose évoluent chez le même sujet. *La coexistence du bacille de Koch et des poussières caractéristiques* pourront seuls ici mettre sur la voie du diagnostic.

Les mycoses pulmonaires. Je n'insiste pas sur les différences qui séparent les pneumonoko-nioses des **Mycoses pulmonaires**. L'examen minutieux des crachats, leur ensemencement sur liquide de Raulin constituent seuls le critérium.

Le cancer du poumon. Est-il nécessaire de vous rappeler les éléments sur lesquels vous vous baserez pour séparer la pneumonokionose du **cancer pulmonaire** ?

1° *L'évolution rapide* de cette dernière affection.

2° *Les crachats* renfermant des cellules cancéreuses et non pas des poussières.

3° *L'unilatéralité* des lésions.

4° *Les adénopathies de voisinage.*

Les ectasies bronchiques. Vous distinguerez les **Dilatations bronchiques :**

1° Par l'*absence d'antécédents professionnels.*

2° Par les *caractères de l'expectoration :* fausse vomique matu-tinale, se déposant en trois couches et ne renfermant pas de poussières spécifiques.

3° Par *le siège des lésions :* la base et le bord postérieurs.

Scléroses pulmonaires. Quant aux **scléroses pulmonaires**, vous ne pourrez vraiment les différencier qu'en vous basant sur :

1° *L'absence d'antécédents professionnels.*

2° *Les caractères de l'expectoration* qui ne renferme pas de poussières caractéristiques.

Traitement préventif. Le traitement préventif des pneumonokonioses consiste à exiger l'application des mesures hygiéniques suivantes, dans les industries qui exposent les ouvriers à la production de ces lésions :

1° **Ventilation des ateliers et des mines ;**

2° **Diminution du nombre d'heures de travail ;**

3° **Arrosage fréquent des parquets avant le balayage ;**

4° **Pulvérisation des vapeurs d'eau dans les salles ;**

5° **Emploi de masques protecteurs.**

L'application de ces mesures a déjà rendu d'immenses services. C'est ainsi que, depuis qu'on a remplacé la poussière de charbon par la fécule, dans la fabrication des moules, l'anthracosis a notablement diminué.

Curatif. Une fois installée, la pneumonokoniose ne peut pas rétrocéder. Tout ce qu'on peut faire, c'est d'enrayer sa marche :

1° Par le **changement de profession,** si cela est possible ;

2° Par la **révulsion** (pointes de feu ou cautère à demeure);

3° Par les **médications qui modifient les sécrétions** et que nous avons étudiées à propos des ectasies bronchiques et des bronchites chroniques, parmi lesquelles vous retiendrez : la créosote, la terpine, l'eucalyptus et l'hyposulfite de soude.

4° Vous **soutiendrez le cœur** à l'aide de la spartéïne ou de la caféïne.

Enfin, si votre malade le peut, faites-lui faire un séjour au Mont Dore, à Challes, à Luchon ou à Enghien.

VINGT-CINQUIÈME LEÇON

DES ŒDÈMES DU POUMON

MESSIEURS,

Ce qu'est l'œdème.

On nomme œdème l'envahissement des espaces qui séparent ou unissent les éléments différenciés d'un tissu par un liquide séreux issu des vaisseaux sanguins.

Le parenchyme pulmonaire, constitué par une trame élastique serrée, ne semble pas présenter d'espace où puisse s'épancher la sérosité transsudée des vaisseaux : l'œdème du poumon semble donc, au premier abord, inadmissible. Mais, quand on songe à la disposition structurale des vaisseaux qui rampent dans les parois alvéolaires et qui ne sont séparés des cavités alvéolaires que par la protoplasma des cellules qui les tapissent ; quand on songe à la fragilité des parois vasculaires, on s'explique alors la facilité avec laquelle peut se produire la transudation séreuse, l'œdème du poumon ; c'est dans l'alvéole que se fera l'inondation.

Mais si elle est très prononcée, la transudation gagne le tissu conjonctif péribronchique, dissocie les fibres conjonctives et élastiques qui en forment la charpente, frappant ensuite les éléments glandulaires qu'elle met en hyperfonction...

Historique.

Il convient, au point de vue historique, de séparer l'histoire des œdèmes pulmonaires proprement dits, de celle des œdèmes consécutifs à la thoracentèse.

Œdèmes pulmonaires proprement dits.

I. — Andral, le premier, signala l'œdème pulmonaire et en décrivit trois formes principales : suraiguë, aiguë et chronique.

II. — Après lui, on discuta sur la réalité clinique de cette affection, niée par Grisolle, affirmée par Ball, Fernet, Bernheim et Le Breton,

III. — Dans une troisième période, on recherche les cas dans lesquels se produisent les œdèmes pulmonaires : Legendre les signale dans la scarlatine ; Le Breton et Bernheim, dans le rhumatisme ; Jaccoudd, dans la fièvre typhoïde.

IV. — Presque en même temps paraissent deux monographies de Bouveret et de Huchard, qui résument et complètent l'étude de cette question.

V. — Depuis cette époque, on discute sur la pathogénie des œdèmes pulmonaires et je vous cite, pour mémoire, les récentes communications du professeur Dieulafoy à la Société médicale des Hôpitaux et à l'Académie de Médecine, et une leçon du professeur Potain.

L'œdème pulmonaire consécutif à la thoracentèse a été signalé, pour la première fois, par Pinault, de Châteauroux, qui en donna l'interprétation pathogénique la plus généralement admise de nos jours. — *Œdèmes consécutifs à la thoracentèse.*

On discuta ensuite sur cette pathogénie.

Vous trouverez dans les monographies de Terrillon et de Lande (1872-1873) l'étude d'ensemble de la question. Il n'a rien été fait depuis sur ce sujet.

Nous allons voir maintenant comment, en nous basant sur les données acquises, on peut comprendre et exposer la question des œdèmes du poumon.

L'œdème, nous l'avons vu, est caractérisé par la **transudation à travers les parois vasculaires d'un liquide séreux, identique au plasma sanguin.** — *Facteurs pathogéniques principaux.*

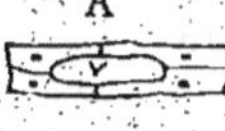

Si vous vous reportez au schéma ci-contre, vous comprenez aisément qu'à l'état normal le sérum ne transude pas hors des vaisseaux parce que la pression alvéolaire en A est plus forte que la pression vasculaire du capillaire V.

Il y aura transudation et l'œdème se produira :

1° Si la **pression alvéolaire diminue** et devient inférieure à la pression vasculaire.

2° Si la **pression vasculaire augmente**.

Or, la pression alvéolaire ne diminue que très exceptionnellement dans les ascensions, dans certaines sténoses laryngées ou trachéo-bronchiques, dans certaines spasmes de la glotte : l'œdème du poumon dû à ce mécanisme est donc exceptionnel. L'œdème pulmonaire dépend donc presque toujours, pour ne pas dire toujours, de l'augmentation de la pression vasculaire.

Or, l'augmentation de cette pression peut tenir à deux ordres de causes.

1° *A l'encombrement des veines* qui s'oppose à la libre circulation et à la déplétion artérielle.

2° *A l'augmentation brusque de l'apport artériel.*

Quand on cherche à pénétrer plus avant dans l'analyse des éléments pathogéniques, on s'aperçoit bien vite que c'est le **système nerveux** qui joue le principal rôle dans la production de l'œdème.

Répétons en effet l'expérience de Ranvier. Lions la veine fémorale d'un chien, l'œdème ne se produit pas nettement. Sectionnons le sciatique correspondant : l'œdème apparaît avec intensité. Ceci vous prouve qu'une cause mécanique seule est parfois insuffisante pour produire l'œdème alors qu'une perturbation nerveuse concomittante suffit à le faire apparaître. — *Expériences de Ranvier.*

Le rôle du système nerveux est donc prépondérant.

Rappelons-nous maintenant que le système vaso-moteur des poumons est sous la dépendance du grand sympathique et que tout ce système est en rapport avec les centres vaso-moteurs bulbaires. — *Rôle du système nerveux.*

Ces centres sont en rapport avec le pneumogastrique et d'autres nerfs sensitifs qui leur apportent des influx excitants divers.

Le centre vaso-moteur peut être diversement influencé suivant les cas. Il peut y avoir :

1° *Excitation des parties vaso-dilatatrices ;*

2° *Paralysie des parties vaso-constrictrices.*

Ces influences excitatrices ou paralysantes peuvent agir directement sur les centres eux-mêmes, ou bien agir indirectement sur eux par la voie des nerfs centripètes.

Quoi qu'il en soit, le résultat est toujours le même : les vaisseaux pulmonaires, largement ouverts, sont distendus par le sang ; l'œdème se produit.

Ajoutez à ceci que, sous l'influence des perturbations nerveuses, il se produit sans doute des modifications structurales du protoplasma qui recouvre les vaisseaux : c'est là encore une cause qui favorise la transudation et l'œdème.

Étudions maintenant les modifications fonctionnelles des centres vaso-moteurs qui vont amener la production de l'œdème.

Œdèmes pulmonaires fonctionnels.

I. — Elles peuvent être **purement fonctionnelles**, *sine materia,* sans lésions apparentes. Tels sont les cas *d'œdème pulmonaire hystérique ;* tels sont ceux qui surviennent à suite *d'accès épileptiques.*

Œdèmes pulmonaires réflexes.

II. — Cette modification fonctionnelle du centre peut être réflexe et consécutive à une **impression nerveuse partie de la périphérie.** Tels sont les cas d'œdèmes pulmonaires consécutifs à des refroidissements plus ou moins intenses, plus ou moins prolongés. Dans ces cas, cependant, on pourrait faire intervenir l'action des poisons sur les centres, puisque nous avons démontré, avec Castets, que l'animal refroidi était intoxiqué.

Quant aux cas décrits par Tyrrell Edge et N. Müller sous le nom d'œdèmes paroxystiques angio-névrotiques, ce ne sont pas des cas purs, car leur premier malade était atteint de rétrécissement mitral et le second avait été thyroïdectomisé.

Œdèmes pulmonaires des lésions bulbaires.

III. — *Le centre vaso-moteur peut être lésé par un* **processus anatomique ;** ainsi s'expliquent les cas d'œdèmes pulmonaires consécutifs au tabes et à la sclérose en plaques rapportés par Morel-Lavallée.

Œdèmes pulmonaires toxiques exogènes.

IV. — *Le centre vaso-moteur peut être influencé par des* **substances toxiques.**

C'est dans cette catégorie de faits que nous placerons l'œdème pulmonaire de l'intoxication hydrargyrique aiguë, celui qui suit l'injection sous-cutanée de trop fortes doses de nitrate de pilocarpine, celui de l'alcoolisme aigu, celui de l'empoisonnement par les champignons. Je vous rappelle à ce sujet qu'expérimentalement, chez l'animal, Grossmam a pu reproduire l'œdème pulmonaire avec la muscarine, alcaloïde des champignons vénéneux.

C'est aussi dans cette catégorie que je placerais l'œdème pulmonaire des personnes mordues par les serpents venimeux. Ici encore, l'expérimentation a permis de vérifier *in anima vili* cette constatation clinique.

Je vous rappelle enfin que c'est encore dans cette catégorie que nous placerions l'œdème pulmonaire qu'on observe chez les individus soumis au traitement ioduré. Expérimentalement, von Zeihl a pu reproduire cette lésion en injectant sous la peau de la liqueur iodurée.

A côté de ces intoxications exogènes capables de produire l'œdème du poumon, il convient de placer certaines **intoxications endogènes** ou auto-intoxications. *(Auto-intoxication.)*

C'est ainsi que les goutteux peuvent être atteints d'œdème pulmonaire. On a dit qu'en ce cas la manifestation pulmonaire était sous la dépendance d'une lésion rénale ou de l'aortite. Il est certain qu'on a signalé l'œdème du poumon chez des goutteux à l'autopsie desquels on ne trouvait aucune altération des reins ou de l'aorte. Les poisons circulants du sang dans la goutte sont capables de produire l'œdème pulmonaire. Il en est de même chez les arthritiques, les rhumatisants chroniques, les diabétiques.

Mais c'est dans l'**intoxication brightique** que l'œdème pulmonaire est, et de beaucoup, plus fréquent. *(Œdème pulmonaire brightique.)*

Entrevue par Lasègue, signalée par Fräntzel, cette affection a été parfaitement décrite par Bouveret et par Dieulafoy. Sa pathogénie a été diversement interprétée.

a) M. Huchard, partisan de la première théorie, pense que c'est l'aortite concomittante à la néphrite qui est la cause de l'œdème. *(Théories de M. Huchard.)*

L'œdème pulmonaire, dit-il, ne s'observe jamais dans le gros rein blanc, affection de la jeunesse et de l'âge adulte et qui ne s'accompagne ni d'aortite ni de périaortite. On ne l'observe que dans la néphrite interstitielle, localisation d'un processus général, l'artériosclérose, qui frappe aussi l'aorte.

b) Le professeur Dieulafoy, partisan de la seconde théorie, pense que c'est la néphrite seule qui est en cause, et que l'intoxication urémique en est le *primum movens*. *(Théorie du professeur Dieulafoy.)*

Je crois qu'il faut être éclectique.

Certes, il est des cas où la néphrite est associée à l'aortite, mais il en est d'autres où cette seconde lésion n'existe nullement ; Bouveret, Giraudeau, Brouardel en ont rapporté des exemples avec autopsie minutieuse. Dieulafoy, cliniquement, n'a que rarement observé l'aortite ou la périaortite chez des sujets frappés d'œdème du poumon.

Si donc, en certains cas, l'œdème pulmonaire brightique peut être mis sur le compte de l'aortite, il n'en est pas moins vrai que, dans l'immense majorité des cas, il s'agit de troubles vaso-moteurs dus à l'action sur les centres, des poisons charriés par le sang et que le rein lésé ne peut éliminer.

Il est aisé, du reste, de démontrer avec quelle facilité on peut faire apparaître des troubles vaso-moteurs chez les brightiques. Si vous faites un trait avec l'ongle sur leur peau, vous voyez se produire une raie méningitique qui forme bientôt un relief très marqué. En percutant, en pressant, en piquant la peau des régions prétibiales, on peut de même produire des œdèmes partiels.

Intoxications toxiniennes. A côté de ces différentes intoxications, il convient de placer parmi les causes toxiques capables d'influencer les centres vaso-moteurs les **intoxications toxiniennes.**

C'est ainsi que l'œdème pulmonaire survient dans le cours de la fièvre typhoïde, — de la rougeole, — de la grippe, — de la scarlatine, — de la pneumonie (1), — du rhumatisme articulaire aigu.

Le Professeur Landouzy, dans deux observations récentes, incrimine en ce cas une aortite concomittante : elle manque bien souvent.

Ajoutons à ces cas les œdèmes du poumon consécutifs à l'injection des sérums antitoxiques, et ceux qui se produisent dans les kystes hydatiques. Expérimentalement on a pu, chez l'animal, produire l'œdème pulmonaire en injectant du liquide de kyste hydatique.

Œdème pulmonaire des aortiques. Enfin, à côté de ces cas dont la pathogénie est bien déterminée en somme, il en est d'autres où l'obscurité complète règne encore de nos jours. Tel est l'œdème pulmonaire **des aortites aiguës, subaiguës ou chroniques.**

Deux théories sont ici en présence :

La première affirme que le processus inflammatoire aortique gagne le plexus cardiaque adjacent. Il en résulte une excitation du pneumogastrique qui retentit sur les centres vaso-moteurs.

La deuxième incrimine l'hypertrophie compensatrice du cœur gauche. L'équilibre circulatoire est rompu à la moindre cause, la contraction du ventricule gauche, affaiblie, manque d'intensité, celle du ventricule droit restant normale, il en résulte une augmentation de la tension vasculaire dans le poumon, et l'œdème se produit.

En faveur de cette dernière théorie, on invoque :

1º Les expériences de François Franck, qui, par excitation du pneumogastrique, n'a jamais pu produire l'œdème pulmonaire.

2º Les constatations cliniques d'œdème pulmonaire coexistant avec des poussées d'asystolie.

3º L'existence de l'œdème pulmonaire dans les lésions mitrales où l'on ne peut invoquer une propagation du processus inflammatoire au plexus cardiaque.

Il n'en est pas moins vrai qu'il y a des cas où l'analyse minutieuse du malade ne permet pas de déceler la moindre perturbation fonctionnelle du cœur.

Il convient donc ici encore d'être éclectique.

Œdèmes pulmonaires consécutifs à la thoracentèse Enfin l'œdème pulmonaire s'observe dans le cours ou à la suite des **évacuations, des épanchements des plèvres ou de l'abdomen.**

C'est surtout dans les évacuations rapides telles que celles que

(1) Un cas de Kornfeld.

l'on fait avec la canule de Reybard que l'on observe cet accident. Mais on le voit apparaître aussi quand on opère lentement, avec des aspirateurs modernes.

C'est lorsqu'on évacue complètement l'une des séreuses désignées que se produit principalement cet œdème du poumon. De là une source d'indications opératoires. Ne videz jamais complètement et rapidement les épanchements pleuraux ou les ascites : allez lentement, avec prudence, surveillez votre malade et suspendez ou ralentissez l'évacuation s'il crache ou s'il est oppressé.

Quatre théories sont en présence pour expliquer la pathogénie de cet accident :

a) La première invoque une *perforation du poumon* par le trocart. Elle est inadmissible. Jamais en effet on observe les symptômes du pneumothorax qui devrait se produire; jamais l'expectoration n'est sanglante. L'œdème pulmonaire ne se produit guère que dans les épanchements abondants alors que le poumon est refoulé vers le hile, position dans laquelle un trocart ne saurait l'atteindre.

Enfin comment expliquer avec cette théorie l'œdème pulmonaire consécutif à la paracentèse abdominale ou celui qui se produit du côté opposé à la ponction ?

b) D'autres auteurs pensent à une *perforation spontanée du poumon*, à une inondation séreuse concomittante ? Hypothèse inadmissible ! Elle ne peut expliquer les cas d'œdème consécutif à la paracentèse de l'abdomen ni ceux des œdèmes du poumon opposé à l'épanchement. Comment admettre si l'on accepte cette idée qu'il n'y ait pas pneumothorax ?

Pourquoi enfin, si la perforation existe, l'évacuation du liquide par le poumon et les bronches se fait-elle, non pas quand le liquide est abondant, mais seulement lorsqu'il diminue.

c) Une troisième théorie explique l'œdème pulmonaire par une *résorption du liquide de l'épanchement* par le poumon qui s'engorge.

Elle n'est pas plus acceptable que les précédentes.

Pourquoi cette résorbtion se fait-elle, non quand la plèvre est distendue par l'épanchement, mais seulement lorsque celui-ci est évacué ?

Comment cette résorption se ferait-elle dans une ascite ?

Comment la plèvre épaissie résorberait-elle ?

Et puis enfin, même en admettant cette résorption, à quoi aboutirait-elle ? Au passage du liquide dans les lymphatiques, dans le sang et jamais dans les alvéoles comme dans l'œdème.

d) Seule la quatrième théorie nous séduit.

De même qu'une jambe comprimée dans un appareil à fracture s'œdématie lorsqu'on enlève l'appareil par suite de la paralysie des vaso-moteurs due à la compression prolongée ; de même le poumon comprimé par l'épanchement s'œdématie lorsque l'épanchement est évacué. Cet œdème se produit parce à ce moment il y a :

1° Afflux sanguin ;

2° Paralysie des vaso-moteurs ;

3° Excitation des filets nerveux de la plèvre lorsque les feuillets pariétaux et viscéraux reviennent au contact après en avoir perdu l'habitude. Cette excitation retentit sur les centres.

Enfin il est des cas où **l'on ne peut saisir la cause de l'œdème du poumon.** M. Poulain en a récemment rapporté un exemple.

A l'exemple du professeur Potain qui avait rapporté des observations de ce genre, l'auteur pense qu'il faut faire intervenir « l'état de capillaires pulmonaires. Ceux-ci, à l'état normal, » s'opposent à la diffusion du sérum, ils ne le peuvent plus à l'état » pathologique. »

Il est permis de se demander, à la lecture de ces observations, s'il ne s'agit pas d'œdème pulmonaires reconnaissant l'une des causes précédemment décrites. Les urines d'un bon nombre de ces malades renfermaient de l'albumine ! Et puis ne connaissons-nous pas les urémies latentes sans albumines. Ne s'agit-il pas de cas de ce genre ?

Quoiqu'il en soit, quelle que puisse en être la cause, l'œdème pulmonaire se traduit objectivement par des lésions qui sont toujours les mêmes et que voici :

Lésions macroscopiques de l'œdème pulmonaire.

Quand vous ouvrez le thorax d'un sujet mort d'œdème pulmonaire, vous constatez que les poumons sont à l'étroit dans la cage thoracique, ils sont turgides, ne s'affaissent pas mais au contraire tendent parfois à saillir au dehors.

Leur bord antérieur épaissi recouvre plus ou moins complètement la face antérieure du péricarde.

Leur surface est lisse, douce et onctueuse, présente l'empreinte des côtes correspondantes. Leur consistance est molle, gélatineuse, et le doigt y laisse un godet identique à celui qu'on produit en comprimant une jambe œdématiée : on perçoit alors une douce crépitation neigeuse.

Les bases sont hypérémiées surtout dans les cas chroniques.

Faites une section dans toute la hauteur de ces poumons. Vous constatez alors qu'il s'écoule à la coupe des flots de liquide roussâtre et incolore ; en même temps le poumon s'affaisse légèrement. Vous pouvez ainsi, par la pression, débarrasser presque complètement le poumon du liquide qui l'encombre.

Un petit fragment de ce poumon jeté dans une cuve d'eau reste entre deux eaux, ceci vous indique que le poumon n'est ni normal, ni hépatisé ; il est infiltré de sérosité.

Lésions microscopiques.

Histologiquement, ce qui caractérise l'œdème pulmonaire c'est l'inondation séreuse de l'alvéole. Exceptionnellement, dans des cas très intenses ou chroniques, cet œdème peut disjoindre les mailles du tissu interalvéolaire. **La cavité alvéolaire** est distendue par la sérosité albuminoïde formant des granulations fines, rosées et translucides. On y trouve aussi des masses transparentes hyalines, non nucléées et des leucocytes en amas. Jamais on n'y rencontre de fibrine et très rarement seulement on reconnaît quelques globules rouges.

L'alvéole a perdu son endothélium balayé par le flux séreux envahisseur : on en retrouve des débris dans la cavité alvéolaire.

Les cloisons interalvéolaires, aplaties par le fait de la distension alvéolaire, peuvent se rompre, et cette réunion, aboutissant à la pression d'alvéoles voisines, contribue à former de véritables lacs œdémateux.

Les vaisseaux interalvéolaires comprimés sont aplatis ; les suslobulaires distendus par la stase consécutive, se rompent : il en résulte de petites hémorragies en foyer.

Les lymphatiques sous-pleuraux et interlobulaires sont distendus par les leucocytes et une substance granuleuse identique à celle des alvéoles.

Si l'œdème est plus accusé, les lésions sont les mêmes avec les différences suivantes :

1° L'exsudat renferme de plus en plus d'hématies, si bien qu'on observe parfois de véritables foyers d'apoplexie lobulaire : la congestion s'associe à l'œdème.

2° Les cellules endothéliales de l'alvéole restées en place subissent la dégénérescence globulaire, hydropique ou cubique. Plus tard même elles peuvent se transformer en *cellules rouges* car elles phagocytent les hématies épanchées dans les alvéoles.

3° Les bronches sont lésées : leur membrane basale est gonflée, leur derme muqueux infiltré de leucocytes, leur épithélium dégénéré desquame.

4° A la longue le processus réactionnel des éléments fixes du poumon aboutit à la sclérose, les fibres élastiques disparaissent.

N'oubliez jamais enfin dans les autopsies d'étudier soigneusement à l'œil nu et sous le microscope tous les viscères de ces malades : cœur, veines, foie, aorte, etc...), car bien souvent vous y trouverez la cause de l'œdème du poumon.

En clinique l'œdème pulmonaire se présentera à vous sous trois principaux : aigu, subaigu, chronique.

Étude clinique.

I. — ŒDÈME AIGU.

Vous êtes appelés en toute hâte auprès d'un malade qui, bien portant il y a une heure à peine, vient subitement d'être pris d'étouffements qui mettent, vous dit-on, sa vie en danger.

I Œdème aigu.

C'est là, en effet, le caractère primordial de l'œdème du poumon : **il débute soudainement**, d'une manière inattendue, identique en cela à l'accès d'asthme le plus pur.

Soudaineté du début.

Vous en citerais-je des exemples? Voici un malade de Dieulafoy dont l'accès commence à l'amphithéâtre, pendant qu'on l'examine. En voici un autre de Giraudeau, subitement saisi pendant son sommeil d'une oppression extrême. En voici un troisième encore pris en plein jour, au milieu de ses occupations habituelles, sans cause appréciable.

Parfois, il est vrai, **quelques prodromes** annoncent l'approche de la crise : le malade depuis quelques jours toussait ou était oppressé. Ce sont là des cas exceptionnels : l'œdème surprend brusquement, inopinément le malade au moment où nul ne s'y attend.

Prodromes.

Quel qu'ait été la brusquerie de ce début, vous apprenez de votre malade, — s'il peut encore parler, — de son entourage dans le cas contraire, qu'il a d'abord éprouvé un chatouillement laryngé, ce chatouillement a réveillé la **toux** sèche, quinteuse, fréquente et saccadée.

Toux.

Dyspnée. — Bientôt est survenue l'**oppression** qui d'abord légère, a rapidement augmenté et atteint son maximum d'intensité. Le malade suffocant s'est alors accroupi sur son lit ou assis dans son fauteuil.

Écartant les bras du tronc, les mains cramponnées à ses draps ou à son fauteuil, il donne à ses muscles inspirateurs accessoires les plus solides points d'appui.

La tête est revenue en arrière, les narines sont largement ouvertes et aspirent l'air avidement. La face est pâle, les lèvres bleuâtres, les yeux sont saillants, brillants et injectés de sang. Le regard exprime l'anxiété la plus profonde, la conscience d'un danger imminent, la crainte de la mort.

Un râle trachéal se perçoit à distance.

Le corps et les extrémités se refroidissent, les ongles deviennent livides. A chaque instant une petite toux saccadée entrecoupe la dyspnée et secoue le malade, amenant le rejet d'une **expectoration** spumeuse, filante, rosée, saumonnée, généralement fort abondante. Il n'est pas rare de la voir atteindre et dépasser le litre.

Crachats. — Chimiquement cette expectoration présente les mêmes caractères que ceux du liquide qui s'écoule à la coupe du poumon : c'est du sérum sanguin.

Signes physiques. — Découvrons le malade. Nous nous rendons compte aussitôt de la précipitation des mouvements respiratoires ; l'inspiration égale l'expiration.

Le thorax a sa forme normale, avec cette différence qu'il est dilaté au maximum.

Sonorité paradoxale. — Les vibrations vocales sont normales ; la **sonorité thoracique exagérée.** Ceci peut sembler paradoxal ; il semble qu'un poumon gorgé de sang devrait donner à la percussion de la submatité ; il n'en est rien, et on ne peut expliquer ce fait que parce qu'à côté des parties œdématiées se trouvent des régions atteintes d'emphysème.

Appliquons l'oreille sur le thorax : les résultats perçus varieront suivant qu'on ausculte avant, pendant ou après l'inondation alvéolaire.

a) Au début, le murmure vésiculaire est affaibli, voilé, lointain.

b) Bientôt après apparaissent aux bases des **râles bulleux,** humides, de petites dimensions : ce sont des râles fins, s'entendant aux deux temps de la respiration. Ils claquent sous l'oreille avec une netteté parfaite et leur intensité et leur abondance est telle qu'ils masquent complètement quelques sibilances surajoutées.

Fait important : la zone où s'entendent ces râles n'a pas de limites fixes et précises ; elle est diffuse, et son niveau s'élève peu à peu : c'est une marée montante !

c). Aussi, lorsque l'œdème est généralisé, entend-on ces bruits dans toute la hauteur du poumon.

La capacité vitale des poumons ainsi atteints est fortement amoindrie ; elle tombe à 1.500, 1.200 et même 800 !

L'examen du poumon une fois terminé, c'est vers le **cœur** que devra se porter toute notre attention, car nous pourrons y trouver :

Examen du cœur.

a) Des éléments pour arriver au diagnostic étiologique ;

b) Des éléments de pronostic.

La matité précordiale a diminué, car les languettes pulmonaires, augmentées de volume, masquent la face antérieure du cœur.

La pulsation cardiaque est moins nette qu'à l'état normal. Les bruits du cœur sont lointains, sourds et précipités : on y note quelquefois des faux-pas, des irrégularités, des souffles valvulaires ; ou bien un bruit de galop gauche, qui devra immédiatement reporter notre attention sur les reins.

Constamment, on perçoit un dédoublement du 2e temps au foyer d'auscultation de l'orifice pulmonaire, indice de la gêne circulatoire du poumon.

Le pouls petit est fréquent et dur. Il y a hypertension artérielle, et lorsque l'hypotension apparaît, c'est un mauvais signe qui indique que le cœur faiblit et que l'asystolie est menaçante.

L'œdème aigu du poumon peut, dans son évolution, affecter divers types.

Évolution.

I. — Tantôt, c'est la **mort sans phrases**. Tantôt on trouve le sujet mort dans son lit ; — tantôt on le relève mort sur la voie publique ; — tantôt enfin, c'est un sujet bien portant qui, subitement étouffé, se lève, ouvre la fenêtre, s'affaisse et tombe mort.

II. — Dans d'autres cas, l'accès dyspnéique dure **vingt-quatre heures et le sujet guérit ou meurt.**

III. — Enfin, la maladie peut **durer 3 à 4 jours** : l'asphyxie est progressive, le cœur succombe à la tâche, faiblit, et l'asystolie se produit et emporte le malade.

La durée de cet accès est donc essentiellement variable.

Si la **guérison** doit se produire, l'orage se calme, la dyspnée s'apaise, la respiration reprend son type normal ; — l'expectoration se tarit ; à l'anxiété succède le bien-être.

La guérison.

Objectivement le niveau des râles s'abaisse, l'emphysème devient moins bruyant, mais les bases des poumons se dégagent lentement.

Le malade ne tarde pas enfin à reprendre ses occupations habituelles, ne conservant de cet épisode de son existence qu'un

<table>
<tr><td>La mort.</td><td>

souvenir très pénible et la crainte du retour de semblables accidents.

Si **la mort** se produit, l'expectoration cesse brusquement (paralysie des muscles de Reissessen). Ou bien elle est le fait de l'asphyxie : la cyanose progresse, les extrémités se refroidissent, le pouls devient imperceptible : la mort survient.

Ou bien, c'est le cœur qui faiblit, l'œdème envahit les membres inférieurs, l'abdomen, l'ascite apparaît ; les viscères se congestionnent et la mort enlève le malade.
</td></tr>
</table>

Œdème pulmonaire de la thoracentèse et de la paracentèse abdominale.

L'œdème pulmonaire de la thoracentèse et de la paracentèse de l'abdomen survient en général à la fin de l'opération. Le patient est pris de quintes de toux et d'une dyspnée plus ou moins vive. Il ne tarde pas à cracher en abondance un liquide filant, spumeux, albumineux. Cet état dure quelques heures, un jour, et tout se calme, le malade revient à la santé.

II. — ŒDÈME SUBAIGU DU POUMON.

II. Œdème subaigu.

L'œdème subaigu du poumon est loin de s'accompagner d'un tableau clinique aussi bruyant que celui que nous venons d'étudier. Il veut être minutieusement recherché ; il est le plus souvent incidemment trouvé et peut mettre le clinicien sur la voie du diagnostic de l'affection causale qui, sans cela, serait passée méconnue.

Chez les arthritiques.

I. — C'est ainsi qu'il vous arrivera de trouver fortuitement chez un sujet que vous examinez, un foyer de râles fins sur la ligne axillaire, à l'union du tiers supérieur et du tiers moyen. Ils sont fixes, ne se déplacent pas du jour au lendemain ; — ne s'accompagnent d'aucun trouble fonctionnel. Bien souvent, en ce cas, vous aurez affaire à un arthritique lithiasique (rénal ou hépatique).

Accès légers à répétition.

II. — Combien de fois serez-vous appelé à voir un arthritique, un brightique ou un aortique pour un léger accès de dyspnée. Ces malades ont une expectoration filante, que nous avons décrite, et vous trouverez dans le poumon des foyers de râles humides fins, très mobiles.

Ces accès se répètent à chaque instant.

Œdèmes des sommets brightiques.

III. — Que de fois encore chez des brightiques notons-nous l'existence de semblables foyers aux sommets. Ces foyers ont une fixité qui prête à l'erreur et fait toujours penser à la tuberculose en voie de ramollissement.

IV. — Enfin que de fois chez des sujets atteints de cardiopathie valvulaire ou de myocardite, chez des vieillards ou des surmenés, voyons-nous apparaître aux bases des foyers des râles crépitants ne s'accompagnant d'aucun trouble fonctionnel et persistant ainsi quelques jours ou quelques semaines. Quelles différences entre ces formes quasi latentes et ces œdèmes à grand fracas précédemment décrits.

III. — ŒDÈME CHRONIQUE DU POUMON.

Enfin, dans certains cas, des sujets atteints de cardiopathie et surtout de lésions mitrales se plaignent souvent à nous de bronchites rebelles. Ils sont constamment oppressés, et cette oppression augmente au moindre effort. Ils toussent ; ils crachent, et ces crachats sont tantôt séreux, tantôt muco-purulents, tantôt sanguinolents.

La sonorité thoracique est diminuée aux bases. Vous y trouverez des bouffées de râles humides très fins : c'est l'œdème chronique du poumon, l'œdème pulmonaire des cardiaques.

Le diagnostic de l'œdème aigu du poumon est parfois délicat. Ces accès de dyspnée soudains, brusques et inattendus, ne s'observent guère que dans l'asthme, l'embolie pulmonaire, l'asystolie aiguë et l'urémie respiratoire.

Vous ne sauriez hésiter entre l'œdème du poumon et l'accès d'asthme essentiel si vous vous rappelez que :

1º Dans l'asthme, il n'y a pas de polypnée ;

2º L'inspiration est courte, l'expiration difficultueuse ;

3º La poitrine est remplie de râles de bronchite ;

4º L'expectoration est caractéristique : les crachats sont perlés et renferment les spirales de Curschmann, les cristaux de Charcot-Neuman, les cellules éosinophiles.

Les accidents consécutifs à **l'embolie du poumon** se caractériseront dès le début :

1º Par l'absence de l'expectoration albumineuse, l'existence d'une expectoration sanguinolente ;

2º Par l'absence de symptômes stéthoscopiques ;

3º L'existence d'une veine périphérique enflammée, point de départ de l'embolie.

Plus tard, quand les symptômes physiques se sont nettement

constitués, le diagnostic ne pourra guère se faire que par la minutieuse analyse des symptômes.

A propos de l'étude clinique, je vous ai dit que le foyer œdémateux n'était jamais nettement circonscrit, que les symptômes physiques allaient en s'éteignant régulièrement du centre à la périphérie.

Dans l'embolie, au contraire, la transition est brusque, le foyer embolisé nettement circonscrit, parfaitement délimité ; c'est là un fait à retenir.

Urémie.   L'**urémique** est sujet également à des accès de dyspnée qu'on peut confondre avec ceux de l'œdème du poumon. La confusion ne saurait être de longue durée car la dyspnée urémique présente ordinairement le rythme de Cheyne-Stokes et l'examen minutieux du poumon est souvent négatif : on ne perçoit pas ces râles bulleux caractéristiques de l'œdème.

Asystolie.   Mais voilà un malade **asystolique** présentant de l'œdème du poumon. Que de difficultés pour arriver au diagnostic exact. L'asystolie est-elle primitive ou secondaire ? L'œdème est-il cause ou effet de l'asystolie ?

L'œdème pulmonaire par asystolie est ordinairement précédé d'œdème des membres inférieurs. Le foie est congestionné ; il y a de l'ascite ; on note l'existence d'un épanchement pleural.

De plus l'expectoration est, en ce cas, peu abondante et hémoptoïque. L'invasion du parenchyme par l'œdème est lentement progressive : ce n'est plus cette inondation subite de l'œdème primitif !

La sonorité thoracique est diminuée ; les râles sont plus gros ou parfois crépitants et l'examen du cœur vous permettra d'habitude de reconnaître la lésion causale.

Diagnostic   Quand vous aurez reconnu l'œdème du poumon, votre tâche ne
de la cause.   sera qu'à moitié accomplie. Reconnaître l'œdème pulmonaire c'est beaucoup sans aucun doute, **en reconnaître la cause** c'est tout, car de là dépend toute thérapeutique.

Je ne parle pas de l'œdème consécutif à la thoracentèse ou à la paracentèse de l'abdomen : la cause est ici tout à fait manifeste. L'étude des anannestiques vous permettra de recueillir certaines données d'une importance extrême.

C'est ainsi qu'en apprenant peut-être que les accidents d'œdème pulmonaire ont débuté à l'occasion d'une crise d'hystérie ou d'épilepsie, vous songerez à l'œdème pulmonaire des névroses.

C'est ainsi que vous apprendrez que ces accidents ont succédé à un refroidissement, à un excès alcoolique, à l'occasion d'ingestion de champignons vénéneux ou de certains médicaments.

Vous apprendrez encore que votre malade a souvent présenté des manifestations goutteuses ou arthritiques.

L'état du malade, au moment même où les accidents ont fait explosion, est également une source d'indications diagnostiques. Vous y trouverez parfois la notion d'une infection ou bien d'une intoxication.

Mais c'est surtout l'examen minutieux et approfondi du malade qui vous guidera en cette affaire.

N'oubliez jamais de rechercher chez lui les symptômes du petit brightisme : vertiges, céphalée, brouillards devant les yeux, bourdonnements d'oreilles, mouches volantes, cryesthésie, fourmillements, picotements dans les mains et les pieds ; crampes, soubresauts, doigt mort, démangeaisons, pollakyurie. Complétez cette enquête par l'analyse des urines, la recherche de la toxicité urinaire et vous pourrez ainsi savoir si, oui ou non, le brightisme est en cause.

N'oubliez pas non plus d'ausculter minutieusement le cœur. Tantôt vous y trouverez le bruit de galop révélateur des lésions rénales, tantôt vous y noterez des lésions valvulaires ou des symptômes de myocardite chronique.

N'oubliez pas enfin d'examiner la crosse aortique : recherchez l'augmentation de la matité aortique, l'élévation de la sous-clavière, de la crosse de l'aorte, les modifications du pouls, l'augmentation de la tension artérielle qui vous révéleront l'existence de l'artério-sclérose localisée ou généralisée.

Ici, en résumé, comme toujours en clinique, ce n'est que par un examen complet et minutieux des malades que vous arriverez à la connaissance des maladies.

Le pronostic de l'œdème est difficile à estimer, car si vous savez où il commence, vous ne savez jamais où il finit.

Vous vous baserez sur les considérations suivantes :

1° **Sur la notion de la causalité** ; non pas que la gravité de l'œdème pulmonaire varie avec la nature de la cause mais parce le pronostic, en ce cas, est celui de l'affection causale.

2° **Sur l'intensité des phénomènes asphyxiques.** Il est bien difficile de se baser sur cette donnée. On rencontre bien souvent des malades en imminence de mort par asphyxie qui cependant se rétablissent. Lorsqu'apparaîtront néanmoins les symptômes asphyxiques (cyanose, refroidissement des extrémités, lividités sous-unguéales), considérez le pronostic comme très grave.

3º **Sur l'abondance de l'expectoration.** Lorsque le cas est grave et que la terminaison fatale est proche, les muscles de Reissessen se paralysent; l'expectoration, d'abord difficile, devient même impossible. L'expectoration pénible, puis diminuée est donc un symptôme de très mauvais augure.

4º **Sur l'état du cœur.** — C'est là véritablement l'élément le plus important du pronostic : à cœur sain pronostic favorable, à cœur lésé pronostic très sévère. Recherchez-donc si la systole est faible, peu énergique, irrégulière, s'il y a des faux pas; — si la tension artérielle est normale, si la circulation périphérique se fait bien et si vous notez quelques-uns de ces symptômes; faites part de vos craintes à l'entourage du patient.

Traitement. Lorsque appelé auprès d'un malade, vous constatez l'existence de l'œdème pulmonaire, ne perdez pas votre temps, agissez vite et avec énergie.

Vous avez à remplir deux indications principales :

1º Désobstruer le poumon ;

2º Soutenir le cœur, l'empêcher de succomber à la tâche, vous aviserez ensuite sur les moyens à employer pour empêcher le retour de semblables accidents.

1º Désobstruer le poumon. **Pour désobstruer le poumon,** pas de demi-moyens! Certes, vous ne pouvez songer à évacuer d'un seul coup les alvéoles pulmonaires inondées : cela n'est pas possible ! Non ! Ce que vous pouvez et devez faire en présence de semblables accidents, c'est endiguer le flot montant, empêcher l'inondation des parties du poumon encore respectées.

Vous souvenant alors que la cause prochaine de cette inondation c'est l'excès de la tension artérielle, vous tournerez de ce côté tous vos efforts, vous chercherez à diminuer cette tension.

Pour y parvenir, vous aurez recours uniquement à la déplétion sanguine. Appliquer des ventouses sèches ou scarifiées serait tergiverser : ce serait un moyen insuffisant, incapable d'amener une déplétion sanguine suffisante.

La saignée. C'est la **saignée,** la saignée seule qui sera votre recours. Tirez 250, 300, 500 c³ de sang et vous verrez souvent ressusciter votre malade. Il guérit et vous dira, dans la suite, que cette résurrection a commencé au moment précis où vous l'avez saigné.

En effet, quand vous saignez votre malade :

1° Vous diminuez la tension artérielle, et ce faisant, vous arrêtez le flot montant de l'œdème du poumon ;

2° Ce faisant, vous diminuez aussi la fatigue imposée au cœur, vous empêchez l'asystolie ;

3° Vous soustrayez enfin à l'économie une certaine quantité de poisons et ce sont ces poisons qui, le plus ordinairement, sont la cause de l'œdème pulmonaire.

En résumé, par la saignée, vous sauvez le malade.

Rien ne vous empêche, du reste, une fois cette intervention terminée, de compléter votre œuvre à l'aide de ventouses sèches ou scarifiées, de cataplasmes sinapisés appliqués sur le thorax.

Enfin vous pourrez tonifier le système vasculaire à l'aide de la potion suivante :

> Ergotine........................... 0 gr. 50
> Alcool à 90°........................ 2 gr.
> Eau de laurier cerisé.............. 10 gr.
> Julep gommeux...................... 140 gr.
> Une cuillerée à soupe toutes les 24 heures.

En présence de certains cas d'œdème pulmonaire consécutif à la bronchite diffuse, ce qui vous réussira le mieux ce sera le vomitif avec l'ipéca.

Pour soutenir le cœur dans sa tâche, vous avez à votre disposition toute la gamme des toniques du cœur. Mais il faudra faire parmi eux un choix judicieux.

2° Tonifier le cœur.

Vous rejetterez la digitale et le sulfate de spartéine qui exposent le malade au collapsus cardiaque.

Vous leur préférerez le strophantus, la caféine et l'éther.

Vous donnerez le **strophantus** sous forme de teinture à la dose de quinze gouttes par jour, ou sous forme de strophantine de Merck : une cuillerée à soupe deux fois par jour de la solution suivante dans une infusion d'adonis vernalis :

> Strophantine de Merck............. 2 milligr.
> Eau distillée...................... 500 gr.

Pour aller plus rapidement, vous ferez une ou deux injections hypodermiques de 1 c. c. avec l'**éther** ou avec la solution :

> Caféine............................ } aa 2 gr. 50
> Benzoate de soude.................. }
> Eau distillée...................... 10 c. c.

En même temps vous donnerez à votre malade du champagne ou des vins généreux.

3° Diminuer l'intoxication cause de l'œdème. Indications causales.

Vous agirez bien en **combattant les intoxications**, causes de l'œdème : les inhalations d'oxygène et les diurétiques vous donneront en ce sens toute satisfaction.

Telles sont les indications pressées et immédiates que vous avez à remplir. A votre prochaine visite, lorsque tout rentre ou est rentré dans l'ordre, vous rechercherez à loisir la cause de tout le mal, et pour prévenir le retour de semblables accidents, vous traiterez cette cause.

Avez-vous affaire à un **brightique ?** Conseillez-lui d'éviter avec soin tout refroidissement, tout surmenage. Pour le moment vous le soumettrez au régime lacté absolu, plus tard vous instituerez le traitement régulier du mal de Bright.

Avez-vous affaire à un œdème pulmonaire par **intoxication,** ayez recours aux antidotes ; tachez de rendre le poison ingéré inactif, et favorisez son élimination par la diurèse.

Conseillez aux **goutteux** et aux **arthritiques** de s'abstenir de tout excès de table ou d'alcool, traitez leur goutte ou leur arthritisme.

A l'aortique conseillez le traitement de son affection : la révulsion présternale et l'iodure à très petites doses.

Traitement des formes subaiguës.

Dans les formes subaiguës votre thérapeutique variera suivant les cas.

L'œdème congestif est justiciable des ventouses sèches ou scarifiées et de l'ergotine ; en même temps vous traiterez l'affection causale.

L'œdème brightique du sommet sera traité par la révulsion locale, par les inhalations d'oxygène, le régime lacté absolu et les sangsues au niveau du triangle de Petit. N'administrez la caféine qu'avec une extrême prudence en ce cas ; préférez-lui l'éther.

Dans les maladies infectieuses prévenez les œdèmes hypostatiques en changeant fréquemment de position vos malades. Traitez-les par les révulsifs et n'oubliez pas qu'en ce cas l'œdème ne constitue nullement une contre-indication à la balnéothérapie.

Chez les cardiaques jeunes donnez la digitaline : XXX à L gouttes de la solution de Petit en une seule fois qu'on n'aura pas à renouveler. On donnera les jours suivants le strophantus ou la strophantine.

En tous ces cas ne donnez jamais l'iodure.

Chez les vieillards ayez surtout recours à la caféine et faites la révulsion par les ventouses sèches. Conseillez aux patients de se tenir surtout assis pour éviter la production de l'œdème hypostatique.

Les **formes chroniques** de l'œdème pulmonaire seront traitées par des ventouses sèches ou de légères pointes de feu. L'expectoration sera favorisée par le kermès et la terpine.

Mais toutes ces formes, quelles qu'elles soient, et c'est un point important à retenir, toutes ces formes comprennent des contre-indications thérapeutiques générales qui sont les suivantes : *pas d'iodures, pas de bromures, pas d'opiacés et pas de vésicatoires.*

VINGT-SIXIÈME LEÇON

DES EMBOLIES PULMONAIRES

MESSIEURS,

Nous allons nous occuper aujourd'hui d'accidents malheureusement très fréquents dans la pratique journalière, et que, par ce fait même, vous devez rigoureusement connaître : les Embolies pulmonaires.

Définition. **On donne le nom d'embolie à l'oblitération d'un vaisseau pulmonaire par un corps qui, par lui-même, ne possède aucune propriété active. Le corps oblitérant s'appelle l'Embolus.**

De par cette définition même, j'élimine du cadre de cette étude les embolies douées d'une activité propre : les embolies microbiennes, parasitaires, septiques ou néoplasiques. — Sans doute, elles peuvent donner lieu à des accidents identiques à ceux que nous allons étudier, mais elles agissent surtout en produisant des lésions dues à l'activité propre des éléments qui les composent : microbes, cellules cancéreuses; ce sont ces lésions qui dominent.

Historique. Les anciens auteurs connaissaient sans aucun doute l'embolie, car ils parlent bien souvent de ces suffocations subites qui surviennent chez les individus atteints de maladie du cœur. — Gallien savait que, dans ce cas, il s'agissait d'oblitération des artères pulmonaires par un polype du cœur détaché et entraîné dans le torrent circulatoire.

Van Swieten étudia expérimentalement l'embolie due à un coagulum sanguin. Jusqu'en 1849, néanmoins, il n'y avait guère que les accoucheurs qui connaissaient ces cas de mort subite survenant chez les accouchées, accidents qu'ils attribuaient à la phlébite.

Mais avec Virchow, l'histoire de l'embolie se complète et se précise : il n'y a pas eu grand chose à ajouter aux descriptions du savant allemand.

Charcot et Ball, en 1857, reprirent en détail l'étude de l'embolie, et leurs travaux n'ont point été surpassés de nos jours.

La nature de l'Embolie est extrêmement variable.

Le plus ordinairement, elle est d'**origine hématique**, c'est-à-dire formée dans le sang, aux dépens des éléments constitutifs de ce liquide.

Il est alors *fibrino-cruorique* et provient de la désagrégation d'un caillot veineux ou cardiaque.

Il peut être *fibrineux*, et provenir de la rupture d'un kyste fibrineux dans les veines ; — il peut être *globulaire*, formé de globules rouges, comme cela s'observe dans les brûlures ou les gelures ; — il peut être *leucocytaire*, comme dans la leucocythémie (thrombus blanc) ; il peut enfin être formé d'*hémoglobine* dans l'état qu'on désigne sous le nom de sang laqué.

L'embolus peut être **graisseux**, formé de globules graisseux conglomérés : c'est ce qu'on observe dans *les fractures* ou *les opérations qui portent sur les os*. Les expériences de Déjerine semblent démontrer que les globules graisseux de la moëlle osseuse peuvent passer dans le sang pour produire l'embolie.

C'est ce qui se passe dans les *états lipasiques*, états dans lesquels le sang est surchargé de graisse. Ceci se produit chez les femmes enceintes, les éclamptiques, les femmes atteintes d'infections puerpérales, les diabétiques gras.

Enfin, c'est ce qu'on observe dans les *vieilles inflammations osseuses* (ostéomyélite chronique). Mais ici, il n'est pas démontré qu'il s'agisse d'embolies graisseuses, beaucoup pensent qu'il s'agit d'embolies microbiennes.

L'embolus peut être formé de masses **cristallines**. Chez les sujets morts d'*ictère grave*, on trouve souvent les capillaires pulmonaires oblitérées par des cristaux d'acides gras.

On a vu l'embolus produit par des **débris d'hydatides** à la suite de rupture d'un kyste hydatique dans une veine.

On a enfin incriminé les **bulles d'air** qui passent dans le sang, à l'occasion de l'ouverture d'une grosse veine et qui produisent des accidents souvent fatals, mais ce fait n'est pas démontré.

Le point de départ de l'embolus est variable.

Il peut venir :

1º De la périphérie des veines terminales ;
2º Du cœur droit ;
3º De l'artère pulmonaire.

Toute inflammation d'une veine périphérique quelle qu'elle soit, donne naissance à un coagulum sanguin qui, se désagrégeant à un moment donné, peut devenir le point de départ d'embolus.

Les causes de l'embolie pulmonaire sont donc les mêmes que celles des phlébites.

C'est la *phlébite des nouvelles accouchées* qui est le plus souvent en cause ; puis, mais avec une fréquence moins grande, les *phlébites d'origine génitale ;* celle qu'on observe chez les femmes atteintes de métrites, de salpyngites et de salpyngo-ovarites ; chez celles qui sont atteintes de myomes ou de fibromes utérins, de kystes de l'ovaire ; chez celles enfin qui viennent de subir une intervention chirurgicale portant sur ces organes.

Comme la phlébite, on observe l'embolie pulmonaire chez les *cachectiques* (les cancéreux, les tuberculeux) ; chez les sujets atteints de *maladies infectieuses :* la fièvre typhoïde, le rhumatisme, la pneumonie, l'impaludisme, la diphtérie, l'érysipèle.

Enfin, vous savez que la phlébite n'est pas rare chez *les chlorotiques, les goutteux, les dilatés de l'estomac.* Il n'est donc pas étonnant d'observer l'embolie pulmonaire dans ces conditions-là.

L'embolie peut se produire dans la *phlébite variqueuse,* dans celle qui succède à la *contusion* ou aux *traumatisme des membres,* à la suite des *fractures,* à la suite *de l'immobilisation prolongée d'un membre fracturé.*

Parfois, la pathogénie est plus obscure.

Tels sont les cas d'*embolies consécutives à la levée d'étranglements herniaires* relatés par Pichikowsky et bien d'autres. S'agit-il bien ici d'embolie ?

Si oui, il faut admettre que l'embolus suit une anastomose portocave. Comment traverserait-il, sans cela, le capillaire hépatique ? Or, Leshaft le nie. Il semble qu'il s'agisse ici le plus ordinairement d'embolies microbiennes coli-bacillaires.

Tels sont aussi les cas d'embolie consécutive aux *hémorrhoïdes,* surtout lorsqu'on essaie de réduire ou d'intervenir chirurgicalement sur des hémorrhoïdes étranglées.

Tout aussi difficiles à expliquer sont les cas où l'embolie semble devoir être rattachée à *l'inflammation des veines ombilicales* chez un nouveau-né.

On a vu enfin l'embolus se détacher des sinus de la dure-mère ou des veines rénales dans *l'athrepsie,* des sinus du diploé à la suite de *céphalhématome* ou de *carie du rocher.*

Quelle que soit la cause de la phlébite, le mécanisme de l'embolie est toujours le même.

L'inflammation de la veine s'accompagne de la production d'un thrombus. Ce thrombus augmente progressivement par addition de strates successives de fibrine qu'y laisse le courant sanguin en circulant à son niveau.

Le thrombus s'étend aussi jusqu'à la première collatérale. A ce niveau il présente une extrémité plus ou moins allongée, renflée en tête de serpent, et battue par le courant sanguin.

Pendant la première période de la phlébite, le thrombus ainsi formé possède une certaine cohésion, une certaine consistance, et il faudrait pour le rompre un effort assez grand.

Il n'en est plus de même à la deuxième période de la maladie. A ce moment le caillot peut se désagréger, soit spontanément, soit sous l'influence d'un processus infectieux. Supposez alors que le malade fasse un effort ou mouvement violent, qu'il éprouve un traumatisme; le courant sanguin augmenté de vitesse ou le traumatisme même peuvent déchirer le caillot, et le voilà lancé dans le torrent circulatoire.

Il suit la veine cave, arrive dans l'oreillette droite, passe dans le ventricule droit qui le chasse dans l'artère pulmonaire : il s'arrêtera quand le calibre de l'artère sera trop petit pour lui livrer passage.

Cette étude nous fournit deux indications très précises :

1° C'est dans la deuxième période des phlébites que se fait le plus souvent la rupture du caillot : c'est là la période dangereuse, elle va d'un mois à un mois et demi après le début des accidents.

2° Nous tirerons ultérieurement de là des indications prophylactiques à retenir.

Indépendamment des cas ci-dessus énumérés, je dois vous dire un mot des embolies qui prennent naissance dans les veines périphériques sans inflammation de cette veine; à la suite d'introduction dans le sang des substances coagulantes.

C'est ce qui se passe dans la *transfusion du sang;* c'est ce qui fait que vous ne sauriez vous entourer de trop de précautions dans le *lavage du sang* ou quand vous faites une *injection de sérum artificiel.*

C'est ce qui fait rejeter l'*injection intraveineuse de certains médicaments : sublimé, mercuriaux,* l'*injection de substances coagulantes* dans les tumeurs vasculaires. Prenez donc toute sorte de précautions quand vous ferez une injection sous-cutanée, quelle qu'elle soit. Enfoncez d'abord l'aiguille, et assurez-vous que le sang ne soit pas à l'orifice ; ajustez ensuite la seringue et faites l'injection.

b) Du cœur droit.

Le coagulum sanguin, point de départ de l'embolus pulmonaire, peut siéger dans les **cavités cardiaques** et tout naturellement dans les **cavités droites.**

Toutes les causes susceptibles de produire la *dilatation du cœur droit* et la *stase sanguine dans ses cavités,* peuvent aussi produire le coagulum d'où partira l'embolus.

Or, vous savez que ce sont les *sténoses mitrales* ou *aortiques* qui produisent le plus souvent ce résultat.

Ce sont aussi ces cardiopathies qui sont le plus souvent en cause dans la genèse de l'embolie pulmonaire.

Vous l'observerez aussi, mais bien plus rarement dans les *myocardites,* soit aiguës, soit chroniques; les endocardites *ulcéro-végétantes du cœur droit,* les *péricardites.*

On a incriminé, sans preuves bien certaines, *l'administration de la digitale.*

Dans tous ces cas, le mécanisme est le même. Le sang, dont la circulation est ralentie, forme des coagula de volume variable, adhérents à la paroi des cavités cardiaques, tantôt par une large base, tantôt par un pédicule plus ou moins allongé.

Leur surface ne tarde pas à s'effriter et l'embolus est prêt à se détacher au moindre effort, au moindre mouvement brusque, au moindre accès de fièvre, à la moindre émotion qui accélèrera les mouvements du cœur.

Le fragment détaché passe directement dans l'artère pulmonaire.

c) De l'artère pulmonaire.

Enfin, l'embolus peut avoir son origine dans l'**artère pulmonaire** elle-même.

On l'a vu partir de *foyers athéromateux* ou de *dégénérescence amyloïde* de l'artère.

On l'a vu se détacher de coagulations produites dans l'artère pulmonaire sous l'influence d'une stase due à *l'insuffisance pulmonaire ou tricuspide,* à la compression exercée par une *tumeur du médiastin,* par un *anévrysme de l'aorte,* par la *médiastino-péricardite noueuse* ou par une *pleurésie ;* nous l'avons vu se détacher d'un *noyau métastatique de chondrome,* implanté sur la paroi de l'artère.

Le mécanisme est toujours le même, je n'y reviens pas.

Les lésions.

Nous venons de voir où, quand et comment se forme l'embolie, nous avons vu comment il se détache, comment il est emporté vers le poumon ; nous allons voir comment il va oblitérer les branches de l'artère pulmonaire, et comment, de ce fait même, il va léser le poumon.

Ici tout dépend du volume de l'embolie. On peut à ce point de vue distinguer des embolies toutes petites ou capillaires, des moyennes embolies et des grosses embolies.

Les embolies capillaires ne nous arrêterons pas longtemps : ne donnant lieu à aucune phénoménalité clinique on ne peut guère les étudier qu'à l'aide du microscope.

Suivant son volume, l'embolie va oblitérer le tronc de l'artère pulmonaire, une de ses deux branches, un rameau lobaire, un rameau lobulaire.

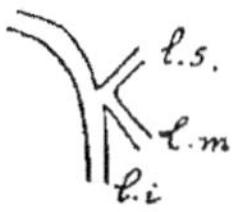

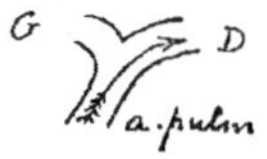

En général l'embolie est *plus fréquente à droite*. C'est en effet dans l'artère pulmonaire droite que l'embolus est ordinairement lancé.

1° Parce qu'elle est plus volumineuse ;

2° Parce qu'elle se continue presque en ligne droite avec le tronc originel.

C'est de préférence la *branche lobaire inférieure* qui est la plus fréquemment oblitérée pour les mêmes raisons.

A l'autopsie, si vous ouvrez avec les ciseaux l'artère pulmonaire, vous ne tardez pas à trouver le **caillot oblitérant.**

Il est rougeâtre, plus souvent marbré de rouge et de jaune. Ses dimensions sont variables : sur ses côtés, vous retrouvez de petites *dépressions cripuliformes*, correspondant à l'empreinte des valvules de la veine où il a pris naissance.

Son extrémité périphérique est renflée en tête de serpent. Son extrémité centrale est cassée et sa déchirure est plus ou moins nette.

Vous pourrez, tout à l'heure, quand vous aurez retrouvé le caillot périphérique originel, adapter exactement cette cassure à celle du caillot dont il provient.

Pour peu que l'embolus remonte à un certain temps, vous ne retrouvez plus la forme caractéristique de ces extrémités. Au contact du sang circulant, l'embolus peut se recouvrir de couches de coagulations secondaires qui donnent à son extrémité périphérique un aspect effilé, alors que le bout cardiaque ou central est marqué par un coagulum fibrineux arrondi.

Tout autour de l'embolus vous retrouvez ces strates corticales qui diminuent de plus en plus le calibre resté libre de la cassure du vaisseau.

A ce moment il peut s'établir entre le caillot et la paroi vasculaire des adhérences secondaires.

Quelle va être la destinée de cet embolus s'il ne tue pas immédiatement le malade ?

Il va *s'enkyster*, s'entourer d'une néo-membrane organisée, mise en évidence par Lancereaux et Virchow ; il pourra s'organiser, subir la *transformation* fibreuse ou calcaire.

Il pourra encore *s'émietter*, donnant ainsi naissance à des *petites embolies secondaires.*

Quelles sont maintenant les lésions pulmonaires consécutives à cette oblitération artérielle ?

Tout dépend du volume de l'embolus.

Les embolies capillaires passent inaperçues : elles ne se reconnaissent qu'à de petites taches ecchymotiques sous-pleurales.

Les embolies moyennes produisent l'infarctus pulmonaire.

Les grosses embolies donnent à l'autopsie des lésions pulmonaires variées, suivant que la mort a été rapide ou la survie assez longue.

Si la mort est rapide, vous constatez que le département pulmonaire oblitéré est pâle, ischémique, vide d'air, en atélectasie. Ajoutez à ceci la dilatation des artères bronchiques, et voilà tout.

Si la mort n'est survenue que les jours suivants, vous ne trouverez point la nécrose du département pulmonaire oblitérée et que vous seriez en droit de soupçonner. Non, l'artère pulmonaire n'est nullement une artère nourricière, ce rôle est réservé aux artères bronchiques ; par conséquent, l'oblitération artérielle ne produit pas la nécrose.

On constate seulement l'existence d'un infarctus plus ou moins volumineux, suivant les dimensions de l'artère oblitérée. Vous trouvez de la congestion œdémateuse, par reflux collatéral, dans le domaine primitivement ischémié. Plus tard, ce domaine s'atrophiera, l'artère s'oblitérera.

Étude clinique. — Au point de vue clinique je ne m'occuperai point ici des accidents qui accompagnent l'oblitération d'un rameau artériel de dimension moyenne ; ce sont ceux de l'apoplexie pulmonaire.

J'aurai seulement en vue ceux qui accompagnent les grosses embolies et les embolies capillaires.

Lorsque l'embolie oblitère soit le tronc de l'artère pulmonaire ou l'une de ces deux branches, les accidents évoluent suivant un mode suraigu ou foudroyant que bien des médecins ont pu constater de visu.

J'ai pu en observer moi-même un exemple étant chef de clinique de M. le professeur Pitres.

C'était une femme entrée dans le service pour un érysipèle de la face. Cet érysipèle guérit mais au 8e jour se déclara une phlébite de la saphène interne gauche.

Cette phlébite suivit son cours et évolua vers la guérison au milieu des précautions dont nous entourions la malade et qui nous l'avaient fait condamner à l'immobilité absolue.

Mort sans phrases. — Le 20e jour de la phlébite, au moment même où je faisais ma visite du soir, la malade est prise de violentes coliques avec envies fréquentes d'aller à la selle. Elle appelle, s'assied sur son lit et, au moment où je lui criais de ne pas bouger, elle pose le pied à terre, mais s'affaisse aussitôt : elle était morte.

Je me souviens aussi d'une vieille dame, cardiaque, que j'avais été chargé de veiller. Son médecin vient la voir le matin, il la prie de s'asseoir sur son lit, elle s'assied, mais, au moment même où on se disposait à l'ausculter, elle s'affaisse : elle était morte.

Voilà une première modalité ; c'est bien **la mort sans phrases,** que rien ne fait prévoir, emportant vos malades alors que vous n'y pensez point. Gravez ces faits dans votre mémoire, et qu'ils vous guident toujours lorsque vous établirez le pronostic de la phlegmatia ou des cardiopathies.

Parfois, *l'évolution est moins brusque*, le malade a le temps de se reconnaître, de sentir qu'il va perdre la vie. *Mort rapide.*

Un malade, atteint de phlébite, un cardiaque, à l'occasion d'un mouvement brusque, d'un effort ou d'une émotion morale, étouffe et suffoque. Il éprouve une anxiété extrême qui lui fait saisir à deux mains son thorax, comme pour en arracher le poids qui l'écrase. — Il traduit sa souffrance par quelques courtes phrases : « J'étouffe ! » « Ah ! que je souffre ! » « Je meurs ! » Il s'affaisse bientôt : il est mort.

La mort en ce cas, est le fait :

1º De la suppression brusque du champ de la respiration tout entier ou de la moitié de ce champ.

2º De l'arrêt du cœur par une action réflexe inhibitoire partie des nervi vasorum de l'artère pulmonaire.

Dois-je vous dire qu'en ce cas le diagnostic est généralement erroné. Presque toujours on attribue la mort à la syncope, à l'angine de poitrine ou à la si commode rupture d'un anévrysme.

L'évolution des accidents ne vous permet qu'un diagnostic rétrospectif.

Mais les embolies pulmonaires peuvent s'accompagner d'accidents moins suraigus.

C'est un homme atteint de phlébite, ou encore un vieux cardiaque qui, subitement, à la suite d'un effort ou d'un mouvement intempestif, éprouve une sensation de **constriction thoracique** d'une acuité extrême, accompagnée d'une **dyspnée intense**.

On accourt auprès de vous. Vous arrivez et vous trouvez un malade dont le **facies est cyanosé**, dont le regard brillant exprime l'angoisse la plus profonde.

Les ailes du nez sont largement ouvertes comme pour aspirer le plus d'air possible. Les lèvres sont bleuâtres, les pommettes violacées. *Dyspnée.*

L'oppression est en effet extrême ; l'anxiété considérable, le cœur bat tumultueusement et les pulsations de la radiale, toujours diminuées, peuvent être parfois imperceptibles. Vous observez parfois des trémulations des membres ou des convulsions épileptiques. Le malade a soif d'air ; cependant l'air semble pénétrer aisément dans le poumon.

Vous examinez soigneusement tous les organes. Du côté du poumon c'est à peine si vous trouvez le murmure vésiculaire diminué ou supprimé dans une partie plus ou moins étendue du parenchyme pulmonaire. Tous les autres organes fonctionnent normalement, sauf le cœur si le malade est un cardiaque.

L'entourage vous apprend que le malade était atteint de phlébite où qu'il avait présenté une des affections précédemment énumérées comme cause possible de l'embolie pulmonaire.

Diagnostic.
La syncope.

Votre **diagnostic** est désormais établi.

Il ne saurait en effet s'agir ici d'une **syncope** proprement dite car celle-ci s'accompagne de perte de connaissance, de pâleur du visage et de l'arrêt du pouls.

Angor pectoris.

Vous ne confondrez pas non plus cet état avec l'**angine de poitrine** si bien caractérisée par la douleur en griffe si particulière et à irradiations bien déterminées. L'absence des signes de l'athérome vous feraient, du reste, éliminer presque à coup sûr cette hypothèse.

Anévrysme aortique.

En l'absence des symptômes caractéristiques de l'**anévrysme de l'aorte** vous éloignerez l'idée d'une rupture d'anévrysme.

Polype du cœur.

Les **polypes du cœur** s'accompagnent parfois d'accidents analogues à ceux qui accompagnent l'embolie pulmonaire. Ils ont un début moins brusque ; les battements du cœur sont assourdis et l'on perçoit ordinairement un souffle piaulant à timbre particulier.

Dyspnée nerveuse.

Certaines **dyspnées nerveuses** pourraient vous induire en erreur. En ce cas l'auscultation du poumon est négative et vous trouverez chez le malade les stigmates de la névrose : hystérie ou neurasthénie.

Évolution.
Mort par asphyxie.

Qu'est-ce qui va maintenant se passer ?

Ou bien la cyanose s'accroît, l'asphyxie va progressant, le cœur s'affaiblit, puis devient irrégulier et la mort survient au bout de quelques heures.

Ou bien la dyspnée initiale se calme, mais un nouvel accès se reproduit bientôt, l'asphyxie en est la conséquence et la mort se produit au milieu du délire et de convulsions. Il n'est pas rare lorsque la mort est lente à survenir de trouver dans le poumon des signes d'œdème ou de congestion.

Guérison.

Il peut enfin se faire que le malade guérisse. En ce cas les symptômes se calment progressivement.

Le fait est rare pour les grosses embolies, car il est nécessaire pour que ceci se produise : 1º que le caillot n'oblitère qu'incomplètement l'artère.

2º Que le caillot se désagrège promptement ;

3º Que le caillot se résorbe rapidement.

Enfin les grosses embolies peuvent donner naissance aux symptômes classiques de l'apoplexie pulmonaire.

Les embolies capillaires, si elles sont peu nombreuses, passent cliniquement inaperçues.

Si elles sont très nombreuses, elles peuvent donner naissance à des accidents dyspnéiques qui aboutissent à l'asphyxie et à la mort dans le coma ou au milieu d'accidents convulsifs.

Il est enfin un point sur lequel je désire m'appesantir ici, bien qu'il n'ait peut être que des rapports très éloignés avec la question qui nous occupe : ce sont les **embolies gazeuses.**

C'est de 1830 à 1840 que l'attention a été attirée sur les cas de mort subite survenue dans le cours des opérations portant sur la région du cou et consécutive à l'ouverture d'une des grosses veines de cette région. On a vu ces accidents se produire au cours de l'accouchement, et l'on a pensé qu'en ce cas l'air pénètre au niveau des sinus utérins dilatés. On a attribué ces accidents à des embolies pulmonaires gazeuses, mais la théorie manque de confirmation.

N'oubliez jamais ces données et rappelez-vous que le cou est une zône dangereuse où vous n'opérerez qu'avec la plus grande prudence. Il est impossible d'oublier ce qui se passe lorsqu'on a assisté à un tel accident.

Brusquement, au milieu du silence qui préside en général à toute opération, on perçoit un sifflement prolongé, strident et plaintif. L'opéré semble sortir de sa narcose chloroformique, se débat, se lève sur son séant, porte la main à la poitrine en s'écriant : « j'étouffe ! je meurs ! » Il retombe inanimé sur la table d'opération : il est mort !

Un autre luttera davantage. Il tremble, il est oppressé, il étouffe. La face exprime une angoisse terrible : il assiste à la fuite de sa vie, le cœur bat tumultueusement, le pouls est petit, désordonné, le visage se cyanose : c'est le collapsus, dans quelques heures la mort.

Quelle est la genèse de ces accidents? C'est la pénétration de l'air dans la veine. Un coup de bistouri maladroit ouvre une jugulaire, l'air est aspiré, entraîné vers le cœur, lancé de là dans l'artère pulmonaire. Or, chacun sait la difficulté qu'on éprouve à faire circuler dans un tube capillaire une colonne liquide mêlée de gaz. Telle est l'opinion que soutiennent certains auteurs. Or, l'expérimentation ne semble pas corroborer cette hypothèse.

D'autres pensent qu'il se produit une excitation réflexe des centres bulbaires ayant pour point de départ les filets nerveux de l'endocarde irrités au contact de l'air.

D'autres ont pensé que les embolies gazeuses s'arrêtaient dans les coronaires et produisaient de ce fait l'ischémie du myocarde. La lumière n'est pas faite sur ces points.

Pronostic. Le **pronostic** des embolies pulmonaires varie :

a) Suivant le volume de l'embolus.

b) Suivant l'importance du territoire qu'il supprime.

Les grosses embolies ne pardonnent guère, les embolies capillaires, si elles ne sont pas trop nombreuses, guérissent ordinairement.

Quoiqu'il en soit, l'embolie pulmonaire a toujours une signification pronostique très grave, surtout dans les cardiopathies, car elle fait prévoir le retour d'accidents du même genre.

Traitement. Le **traitement** des embolies pulmonaires doit être **prophylactique** et **curatif.**

Condamnez au repos le plus absolu les malades atteints de phlébite : immobilisez-les dans une gouttière.

Lorsque vous examinez les malades atteints de cette affection, prenez toute sorte de précautions pour ne pas amener la rupture d'un fragment du caillot. Donnez des lavements purgatifs quotidiens à vos patients pour leur éviter les efforts de la défécation ; ne leur permettez jamais de faire seuls leurs besoins. Qu'il y ait toujours quelqu'un auprès d'eux pour les soulever, leur passer le bassin.

Qu'ils ne soient, pendant 30 jours au moins, qu'une masse absolument inerte et passive.

Examinez avec précaution les hémorrhoïdaires et ne tentez la réduction des paquets qu'avec une prudente minutie.

Soumettez vos cardiaques à une hygiène appropriée, conseillez-leur de s'abstenir de tout effort. Quand vous auscultez ces malades allez avec prudence : qu'un aide leur tienne les bras et les aide à s'asseoir.

Traitement curatif. Une fois les accidents déclarés, vous n'aurez évidemment rien à faire si la mort est subite.

Si vous avez le temps de faire quoique ce soit, remplissez les indications suivantes :

1º *Faites mettre le malade dans la position horizontale.*

2º *Faites-lui toutes les cinq minutes une injection sous-cutanée de 1 c. c. de la solution :*

> Camphre........................... 1 gr.
> Huile d'olive stérilisée.............. 10 gr.

3º *Faites en même temps une injection de 0 gr. 01 à 0 gr. 02 de morphine.*

4º *Faites inhaler à votre malade de l'oxygène ou de l'éther.*

5º *Faites les tractions rythmées de la langue et la respiration artificielle.*

Si votre malade est un cardiaque, rappelez-vous que la *caféine* est plus efficace que le camphre et faites des injections sous-cutanées de ce médicament à hautes doses (1 à 2 grammes).

En un mot, il faut utiliser tout ce qu'on peut imaginer.

Quoi qu'il en soit, rappelez-vous que ces moyens sont le plus souvent illusoires.

VINGT-SEPTIÈME LEÇON

———

DES HÉMORRHAGIES PULMONAIRES
APOPLEXIE PULMONAIRE

———

MESSIEURS,

L'apoplexie, disaient les anciens auteurs, est une affection à début brusque exposant le malade à une mort immédiate.

On constata, dans la suite, que cette phénoménalité clinique correspondait souvent à un épanchement sanguin, à une hémorrhagie collectée dans l'intérieur d'un organe.

On désigna donc toute hémorrhagie viscérale sous le nom d'apoplexie. Il en est résulté une confusion des plus regrettable qui ne s'est dissipée qu'au cours même de ce siècle.

Sous le nom d'apoplexie pulmonaire, on désigne donc un épanchement de sang dans le parenchyme pulmonaire, une hémorrhagie pulmonaire, et c'est ce dernier terme qui, à mon avis, devrait prévaloir.

Définition. Par cette définition même nous éliminons du cadre de cette étude le coup de sang pulmonaire qui y a été rangé pendant longtemps. Le coup de sang pulmonaire n'est qu'une des variétés de congestion pulmonaire précédemment étudiée.

Historique. La bibliographie de cette question est fort courte.

Laënnec, le premier, décrit cliniquement et anatomiquement l'infarctus hémoptoïque. Ses conclusions se retrouvent dans la thèse de Noël Guéneau de Mussy.

Virchow reconnait la cause immédiate habituelle de l'hémorrhagie pulmonaire et établit le lien qui l'unit à l'oblitération artérielle.

Enfin Duguet, en 1872, dans sa thèse d'agrégation, expose d'une manière claire et précise l'état de la question.

Pour qu'une hémorrhagie se produise indépendamment de tout traumatisme ouvrant un vaisseau, il faut :

1° Une altération de la paroi vasculaire ;

2° Une augmentation de la pression sanguine ;

3° Dans quelques cas il semble qu'il suffise d'une altération du sang, mais ces cas sont encore douteux.

La tension sanguine peut augmenter dans le poumon sous l'influence d'un obstacle au passage du sang.

Cet obstacle peut siéger dans l'artère pulmonaire ou dans ses branches.

Il peut siéger dans le cœur gauche.

L'obstacle qui s'oppose au passage du sang dans l'artère pulmonaire ou dans ses branches, peut être une **embolie**, c'est-à-dire un corps étranger venu d'une autre partie de l'appareil circulatoire ; ce peut être une **thrombose,** c'est-à-dire une oblitération formée sur place dans le vaisseau.

Les embolies *sont les principales causes des hémorrhagies pulmonaires.*

Toutes les causes des embolies sont donc en même temps celles des hémorrhagies pulmonaires. Nous les avons précédemment étudiées. Rappelez-vous seulement que les plus fréquentes sont celles qui se produisent dans *les phlébites* et dans *les maladies du cœur droit*.

Les thromboses de l'artère pulmonaire sont de beaucoup plus rares. On ne les rencontre guère que chez les *artério-scléreux,* chez les *syphilitiques* et chez les *cachectiques.*

Dans tous ces cas, voici comment on explique, de nos jours, la production de l'hémorrhagie. C'est la théorie de *Ranvier et de Duguet* qui réunit le plus grand nombre de suffrages.

L'artère oblitérée s'enflamme, sa paroi dégénère, devient friable, se rompt en amont de l'obstacle, le sang s'épanche dans le parenchyme pulmonaire.

La théorie de la *fluxion collatérale* ne compte plus beaucoup de partisans. — La voici néanmoins :

L'oblitération artérielle se produit, elle est immédiatement suivie de l'ischémie du territoire oblitéré. Mais bientôt se fait un reflux collatéral dans ce territoire et comme les vaisseaux dont le système nerveux a été inhibé du fait de l'ischémie ne résistent plus, ils se rompent et l'hémorrhagie se produit.

Mais, avons-nous dit, ce ne sont pas là les seules causes susceptibles de produire l'augmentation de la tension dans le domaine de l'artère pulmonaire.

Les causes.

Obstacle à la circulation pulmonaire siégeant sur l'artère pulmonaire ou ses branches.

L'obstacle est au cœur gauche.

Hémorrhagies pulmonaires supplémentaires.

L'obstacle peut siéger en dehors du poumon dans le **cœur gauche** lui-même. Aussi l'hémorrhagie pulmonaire est-elle fréquente dans les *sténoses de l'orifice mitral*, plus rare dans l'insuffisance de cet orifice.

Cette hypertension sanguine pulmonaire peut être la conséquence de la **suppression d'un flux sanguin habituel** : c'est ce qui se passe à la suite de la suspension d'un flux hémorroïdaire ou menstruel, à la suite de la ménopause.

Perturbations vaso-motrices.

Elle peut enfin être la conséquence d'une **perturbation vaso-motrice** : vaso-constriction ou vaso-dilatation exagérée.

Cette action du système nerveux est démontrée à la fois par les expériences des physiologistes et les constatations des cliniciens.

Longet, Claude Bernard ont observé l'hémorrhagie pulmonaire à la suite de la section du pneumogastrique ; — Brown-Séquart l'a reproduite après des traumatismes portant sur le cerveau, le bulbe ou le cervelet. Si, préalablement, on sectionne le sympathique, l'hémorrhagie ne se produit plus.

D'un autre côté, Rilliet et Barthez ont signalé l'hémorrhagie pulmonaire dans la méningite tuberculeuse ; Charcot, dans l'hémorrhagie cérébrale ; Ollivier, dans les tumeurs et les ramollissements du cerveau, à la suite des fractures du crâne : en ce dernier cas, l'hémorrhagie pulmonaire siège toujours du côté opposé à la lésion crânienne ou cérébrale. Klippel, enfin, l'a signalée chez les paralytiques généraux.

Rôle des altérations vasculaires.

Indépendamment de toute augmentation de pression, et le plus souvent comme cause prédisposante, on peut invoquer les **altérations des parois vasculaires**.

C'est ce qui fait que l'apoplexie pulmonaire est si commune chez les artério-scléreux, les syphilitiques et chez ceux atteints de dégénérescence amyloïde des vaisseaux.

Mais, à côté de ces cas où la pathogénie est apparemment des plus claires, il en est d'autres où la cause nous échappe et où les différents facteurs précités peuvent jouer simultanément un rôle.

Il en est ainsi dans les **maladies infectieuses** et dans les **intoxications**.

Dans certaines maladies infectieuses à tendance hémorrhagique, hémorrhagipares, l'hémorrhagie pulmonaire est presque la règle. C'est ce qui se produit particulièrement dans la variole, la rougeole, la scarlatine, la typhoïde, la diphtérie, le purpura, le scorbut, l'ictère grave et la fièvre jaune.

La pathogénie de ces hémorrhagies en est encore discutée.

Hoffmann pense qu'il s'agit surtout de dégénérescence graisseuse des parois vasculaires ; Labadie-Lagrave d'embolies dues à une endocardite méconnue ; d'autres incriminent l'action des toxines sur les vaso-moteurs ; Balzer et Joffroy considèrent ces lésions comme des foyers de broncho-pneumonie infiltrés de sang.

On a enfin observé des hémorrhagies pulmonaires dans les intoxications autochtones et exogènes. C'est ce qui se produit chez les asphyxiés, les gelés, les brûlés, chez les animaux vernis, chez les sujets atteints d'insuffisance hépatique, les enfants atteints de sclérème.

C'est ce qui se produit encore dans l'intoxication par l'acide carbonique, l'arsenic, le plomb, le tartre stibié et l'alcool.

Une fois la rupture vasculaire produite, le sang s'épanche dans le parenchyme, soit brusquement en déchirant, en dilacérant les tissus ; soit lentement en infiltrant progressivement le parenchyme pulmonaire. **Les lésions.**

Lorsque l'épanchement se fait *par déchirure*, le foyer sanguin est d'ordinaire très vaste ; ses limites sont diffuses. Ces cas sont rares. Laënnec en a rapporté des exemples ; Corvisart, Bayle, Latour ont même vu ces hémorrhagies faire irruption dans la plèvre.

Bien plus souvent, le sang s'infiltre dans le parenchyme, soit systématiquement, dans un territoire bien déterminé (un ou plusieurs lobules pulmonaires) ; soit d'une manière diffuse.

A l'autopsie, si vous saisissez à pleines mains le parenchyme pulmonaire, vous percevez dans son épaisseur un noyau résistant plus ou moins bien circonscrit. Son volume est variable, il va de celui d'un pois à celui d'une pomme en passant par tous les intermédiaires ; il peut occuper une portion plus ou moins grande d'un lobe, parfois même d'un lobe tout entier. En ce cas, comme aussi quand la lésion est superficielle, on voit très nettement le foyer hémorrhagique se dessiner à la surface de la plèvre sous forme d'un îlot noirâtre plus ou moins foncé. **Infiltration circonscrite.**

La plèvre est à ce niveau bien souvent dépolie, recouverte d'exsudats pseudo-membraneux.

Si vous faites une coupe du parenchyme pulmonaire en cet endroit, vous constatez que ce noyau a une forme pyramidale à base dirigée vers la plèvre à sommet tourné vers le hile s'il est périphérique, ovoïde ou fusiforme s'il est central : ceci bien entendu, si le foyer est lobulaire. S'il est multilobulaire il est irrégulier, noir ou rouge vineux, on dirait une truffe.

Sa surface est grenue, sa consistance dure, bien plus dure que ne l'est l'hépatisation pneumonique. En la râclant on obtient un suc sanglant. Sur la coupe on distingue trois zones :

a) L'une centrale, d'un noir foncé ;

b) La seconde, rouge ;

c) La troisième périphérique.

Ces foyers hémorrhagiques sont plus ou moins nombreux, de 1 à 30. Ils occupent les deux poumons ou un seul d'entre eux, mais se localisent de préférence dans les parties postérieures et inférieures. Lorsque les foyers sont multiples ils peuvent se présenter à divers stades de leur évolution.

Autour d'eux le parenchyme est souple, crépite bien ou est atteint d'œdème. Mais s'il s'agit de poumons de vieux cardiaques, ils sont noyés au milieu de zones de carnisation ou de congestion œdémateuse.

Au microscope, les lésions sont essentiellement constituées par l'*inondation des alvéoles par les globules rouges*, inondation plus ou moins considérable pouvant s'accompagner de la rupture des cloisons interalvéolaires, ce qui crée de véritables lacs sanguins.

Infiltration diffuse.

Lorsque l'infitration s'est faite d'une manière diffuse ce sont des ilots irréguliers disséminés dans le parenchyme pulmonaire, des taches ecchymotiques ressemblant aux pétéchies purpuriques (*infiltration pétéchiale de Walshe*). En ce cas elles sont ordinairement sous-pleurales (taches ecchymotiques de Tardieu) : on les observe chez les asphyxiés.

Infarctus festonné.

Enfin le professeur Renaut, de Lyon, décrit une troisième forme : l'**Infarctus festonné.**

Cette variété serait due à la rupture d'un capillaire dans l'alvéole. Il a alors un contour festonné, entouré d'une zone d'œdème diapédétique, il a une coloration gelée de groseille. On distingue cette forme de la précédente :

1º Parce qu'on ne trouve jamais aucun coagulun sanguin ;

2º Parce que le foyer n'a pas la forme pyramidale.

Évolution anatomique.

Quelle qu'en soit la forme, l'évolution est à peu près toujours la même.

a) Le foyer se résorbe. Il s'infiltre de leucocytes qui phagocytent le sang épanché, en débarrassent le parenchyme pulmonaire. Il se forme ultérieurement une cicatrice scléreuse.

b) Il peut subir la calcification.

c) Il s'infecte. Les germes microbiens hôtes de nos poumons y trouvent un milieu de culture des plus favorable, ils y pullulent, le foyer suppure ou se sphacèle. Cette notion est des plus importante. Nous la retrouverons quand nous nous occuperons du traitement de cette affection.

Étude clinique.

Le tableau symptomatique varie essentiellement suivant l'importance de l'hémorrhagie.

Une hémorrhagie capillaire, punctiforme, quelquefois plus abondante encore, peut échapper à l'œil du clinicien même le plus attentif, au malade lui-même. Combien de cardiaques meurent sans avoir présenté les symptômes classiques de l'hémorrhagie pulmonaire et dont les poumons sont véritablement truffés.

Lorsque l'hémorrhagie est de quelque importance, le tableau clinique est tel que l'erreur de diagnostic ne saurait guère être commise.

La dyspnée. Le point de côté.

C'est un sujet, ordinairement un cardiaque, qui, subitement, sans cause appréciable, éprouve un **accès de dyspnée** plus ou moins intense. En même temps il ressent un **point de côté** parfois des plus aigus, mais qui ne se produit guère que lorsque l'infarctus est sous-pleural. Ordinairement il s'agit de douleurs thoraciques très obtuses.

Crachats.

Votre malade **tousse** ; la toux, sèche. petite et quinteuse, ramène quelques petits **crachats** qui à eux seuls constituent des éléments très importants du diagnostic. Ils sont *rouges, noirs* ou *ocreux*, renferment du sang en plus ou moins grande importance. Ils ont une *odeur aigrelette* analogue à celle du sirop antiscorbutique. **L'hémoptysie**, car c'en est une, n'est pas absolument constante ; elle manque si l'hémorrhagie se fait lentement, progressivement, si les bronches sont obstruées, s'il y a parésie pulmonaire et impossibilité d'expulser les crachats. En ces cas la dyspnée et la douleur sont les seuls symptômes et vous savez comme ils sont peu caractéristiques.

Recherchez donc les symptômes physiques et alors, pour peu que le foyer soit de quelque importance, vous trouverez les **vibrations exagérées**, la **sonorité diminuée** et un **souffle** analogue au souffle tubaire de la pneumonie.

Si, comme cela se produit dans l'immense majorité des cas, l'infarctus est petit, vous ne trouverez aucune modification de la sonorité ou des vibrations thoraciques, mais seulement de la respiration soufflante et des râles crépitants ou sous-crépitants en foyer.

Si l'hémorrhagie est rapide et massive, le tableau est alors dramatique. Brusquement, sans prodromes avertisseurs, un homme jusqu'alors en bonne santé apparente ou atteint d'une des affections causales que nous avons énumérées, éprouve tout à coup une douleur thoracique, extrêmement violente ; il a une syncope, il étouffe, asphyxie.

En examinant le poumon, vous trouvez une submatité envahissante, la diminution progressive du murmure vésiculaire, un souffle, des râles crépitants et sous-crépitants.

La mort ne tarde pas à se produire.

Quelle que soit la forme suivant laquelle se fait l'hémorrhagie, le foyer peut se résorber et se cicatriser ; on assiste alors à la diminution progressive et journalière des symptômes fonctionnels et physiques observés.

Ou bien l'infarctus s'infecte, et vous voyez alors se développer à vos yeux les symptômes classiques de la gangrène ou des suppurations du poumon. Ou bien enfin l'infarctus peut devenir le point de départ d'une infection spécifique, la pneumonie, ou d'un épanchement pleural.

En présence des symptômes que nous venons de décrire, à quelle affection pourrions-nous bien songer ?

La première idée qui se présente à votre esprit en voyant cette expectoration sanglante, c'est celle de la **tuberculose pulmonaire** avec poussées aiguës s'accompagnant d'hémoptysies.

Rappelez-vous qu'en ce cas le sang est rouge, rutilant et spumeux et non pas noir ocreux.

Rappelez-vous que, dans les antécédents héréditaires ou personnels de vos malades, vous trouverez bien souvent les notions de manifestations tuberculeuses.

Rappelez-vous que l'hémoptysie se produit en général lorsqu'on a remarqué depuis quelque temps déjà l'amaigrissement, l'asthénie, la bronchite. Quelle différence du reste entre le facies du candidat tuberculeux et celui du mitral !

L'infarctus, d'autre part, affecte une prédilection particulière pour les bases du poumon, la tuberculose pour les sommets.

Mais que de difficultés en certains cas ! Voici une jeune fille de 15 à 20 ans atteinte de rétrécissement mitral, elle a des hémoptysies. Sont-elles dues à un infarctus pulmonaire ou à la tuberculose qui, Potain et Teissier l'ont démontré, est si fréquente chez les sujets atteints de sténose mitrale de l'adolescence ?

Les antécédents, l'état général, l'étude minutieuse du malade, l'examen des crachats pourront seuls vous servir en l'espèce.

Penseriez-vous à une **pneumonie franche ?**

Pneumonie.

La confusion n'est guère permise ! Nous ne trouvons *point* chez notre malade le *début solennel*, caractéristique de cette affection.

L'absence de toute fièvre est encore en faveur d'une hémorrhagie pulmonaire.

N'oubliez pas cependant que l'infarctus infecté s'accompagne de fièvre, que la pneumonie chez les cardiaques et les vieillards est souvent apyrétique. Les crachats pneumoniques sont rouillés et adhérents au vase, ceux de l'infarctus hémoptoïque sont ocreux, plus fluides. Les premiers sont *bourrés de pneumocoques*, les seconds n'en renferment pas ou fort peu seulement.

Il est des cas de *pneumonie péri-infarctique* où le diagnostic est absolument impossible. Seuls les symptômes généraux vous permettraient de pencher pour la pneumonie.

Pneumopathies cardiaques.

Certaines **pneumopathies cardiaques** peuvent aussi avoir un début brusque, mais les crachats ne sont généralement pas ocreux. L'absence de signes stéthoscopiques chez un cardiaque en proie à un accès de dyspnée est en faveur de l'hémorrhagie pulmonaire.

Dans les hémorrhagies foudroyantes, vous ne pourrez faire le plus souvent qu'un diagnostic rétrospectif fort malaisé.

Une fois le diagnostic d'hémorrhagie pulmonaire établi, il faut en rechercher la cause du côté du cœur, des vaisseaux et des veines, du système nerveux, rechercher la notion d'une pyrexie infectieuse ou d'une intoxication.

Le **pronostic** varie suivant les cas.

Pronostic.

L'hémorrhagie par déchirure étant mise de côté, le pronostic de cette lésion est *le plus ordinairement bénin*.

Mais *des complications sont toujours imminentes* et l'aggravent. Vous pourrez tenir compte de *l'étendue* et de *la dissémination* des lésions : plus elles sont grandes, plus est grave le pronostic. Basez surtout le pronostic sur *l'état du myocarde*.

Pour prévenir l'apparition de l'hémorrhagie pulmonaire, il vous faudra remplir les médications prophylactiques déjà exposées au chapitre des embolies pulmonaires.

Traitement.

Une fois produite, comment pourrez-vous vous opposer à l'infiltration du sang qui sourd du vaisseau déchiré ?

Vous pourrez pour ce faire diminuer la tension artérielle, par une *saignée*, l'application de *6 à 8 ventouses scarifiées*, la *ligature des membres*, des *pédiluves* ou *maniluves sinapisés*, la *position horizontale* et l'immobilité absolue.

Vous pourrez aussi y parvenir par la dérivation intestinale, en faisant prendre à votre malade, dans du vin de Malaga :

Huile de ricin...................... 30 grammes.
Huile de croton tiglium .... 1 goutte.

Ceci mis à part, vous ne pourrez que remplir des indications symptomatiques.

Contre la syncope initiale.

Vous lutterez **contre la syncope** initiale par les *frictions cutanées*, la *respiration artificielle*, les *tractions rythmées de la langue*, une injection d'éther ou *d'huile camphrée* au 1/10. En ce dernier cas, vous pourrez injecter 1 c³ de 10 en 10 minutes.

Contre le collapsus, vous aurez recours à une injection de *caféine*, aux *ammoniacaux* et aux *alcooliques* (potion de Todd, champagne).

Contre le collapsus.

Contre la dyspnée, vous emploierez l'injection de morphine ou de sérum ozonisé, les inhalations d'oxygène.

Contre la dyspnée.

Contre l'hémoptysie, vous userez de l'ipéca (0 gr. 10 en 24 heures), de l'extrait thébaïque (0 gr. 05 à 0 gr. 10).

Enfin, si le malade guérit, vous vous opposerez à l'infection secondaire de l'infarctus par les inhalations de phénosalyl à 1 °/₀ ou l'ingestion de capsules de térébenthine.

Pour hâter la cicatrisation, rien ne vaut :

1° Les pointes de feu superficielles répétées ;

2° L'iodure de potassium à doses réfractées (0 gr. 25 à 0 gr. 50 par jour).

VINGT-HUITIÈME LEÇON

DES PNEUMOPATHIES D'ORIGINE CARDIAQUE

MESSIEURS,

La disposition même du réseau circulatoire pulmonaire, les proches et immédiats rapports qu'il affecte avec les cavités cardiaques expliquent la facilité avec laquelle les affections du cœur retentissent sur le poumon. Ce retentissement est donc chose des plus commune.

Voici une sténose mitrale ou aortique ; elle détermine rapidement une stase en amont, dans le ventricule gauche, l'oreillette gauche, les veines pulmonaires, les capillaires interalvéolaires. Pour peu que cette stase persiste il se produira de la **congestion œdémateuse.** Par place il se formera des thromboses et consécutivement des **apoplexies nodulaires.** Si la lésion dure pendant longtemps il se produit un état cyanotique du poumon **(induration rouge et brune).** Les éléments cellulaires du parenchyme pulmonaire présenteront une réaction inflammatoire, **sclérose pigmentaire.**

La stase persiste-t-elle, elle s'étend au cœur droit : là se formeront des concrétions fibrineuses qui se déchirant, seront lancées dans le poumon sous formes **d'embolies** ; d'où consécutivement nouveaux foyers apoplectiques.

Toutes ces lésions pulmonaires déterminent l'apparition d'autres lésions accessoires compensatrices **d'emphysème.**

Voici, très au complet, toutes les lésions que l'on rencontre à l'autopsie des vieux cardiaques.

Mais indépendamment de ces pneumopathies chroniques il en est d'autres aiguës dans leur évolution. Parmi celles-ci il convient de placer la **congestion aiguë** et l'**œdème aigu.**

L'**œdème aigu** a été précédemment décrit : je n'y reviendrai pas.

Les **congestions aiguës** dont la pathogénie est extrêmement obscure sont bien loin d'être rares. Huchard les a bien étudiées.

On voit souvent des artério-scléreux qui présentent de temps en temps, alors que l'attention n'a pas encore été attirée du côté du cœur, des congestions pulmonaires rapides dans leur évolution, à forme aiguë, avec ou sans fièvre, s'accompagnant d'une dyspnée plus ou moins intense. Elles durent 1, 2, 3 jours, puis disparaissent.

Les caractères de ces poussées congestives sont : 1° *leur brusquerie*; 2° *leur mobilité*; 3° *leur localisation à un seul poumon*; à la partie antérieure du sommet.

Cliniquement, elles se traduisent : 1° *par de la submatité* : 2° *une plaque de râles crépitants*.

Anatomiquement, les lésions sont localisées en plaques à la partie antérieure du sommet du poumon. Cette région est dure, crépite mal, flotte entre deux eaux. Histologiquement on y constate :

1° L'inondation des alvéoles par le sang ;

2° L'hypérémie alvéolaire.

Le **pronostic** de ces accidents est ordinairement bénin ; il n'est grave que par la cardiopathie qu'ils révèlent ;

Leur **diagnostic** est aisé pourvu qu'on ne néglige pas d'en rechercher la cause au cœur, hypnotisé par la lésion pulmonaire.

Le **traitement** en est facile et consiste :

1° Une saignée ou 4 à 6 ventouses scarifiées ;

2° L'administration de 0,50 à 0,80 gr. de caféine.

3° Le repos absolu et le régime lacté avec un purgatif (0,10 centigr. d'aloès tous les 2 jours).

Des pneumopathies cardiaques chroniques. Ces Pneumopathies aiguës étant décrites, il ne nous reste plus que les Pneumopathies chroniques. Or, parmi celles-ci, certains accidents, tels que l'embolie et l'apoplexie, ont été aussi précédemment décrits. Nous allons donc seulement étudier la congestion œdémateuse, l'induration brune et la cirrhose pigmentaire.

Historique. Ces lésions n'ont été signalées qu'à la fin du XVIII° siècle, par P. Barrère, en 1753.

Pendant une première période, on chercha à préciser les symptômes cliniques révélateurs de ces altérations pulmonaires. On doit rattacher à cette phase les noms de Laënnec, Andral, Grisolle et Woillez. Cruveilher en donna une description anatomique.

La deuxième période est essentiellement anatomique ; il convient d'en retenir surtout les travaux de Virchow sur l'induration brune ; — de Rokitansky, Bamberger sur la sclérose ; — de Cornil et Ranvier, Ziegler, Isambert et Robin sur la carnification.

La troisième période actuelle est une ère de synthèse. Je ne puis vous citer tous les noms importants qui s'y rattachent ; rappelez-vous seulement ceux de Renaut et Honnorat ; — Boy-Teissier ; — Huchard ; Lasègue ; — Potain ; Barié ; C. Paul ; Peter ; — Marfan ; — de Grandmaison.

Description des lésions. Le premier effet de la stase cardiaque gauche, c'est de donner lieu à la stase pulmonaire. Cet état est caractérisé par la dilatation des capillaires sanguins. Leur turgescence diminue plus ou moins la cavité alvéolaire.

Mais ici, *aucune altération des éléments histologiques* du poumon.

Si la stase se prolonge ou augmente encore, alors apparaissent les lésions de la **congestion œdémateuse**. Les *alvéoles* sont diminuées de moitié ou de trois quarts par suite de la turgescence des capillaires interalvéolaires. Ceux-ci sont triplés de volume, béants, bourrés de globules ; ils présentent des dilatations variqueuses et quelques anévrysmes pariétaux. Le stroma élastique est dilacéré par place.

L'alvéole est remplie d'un liquide séro-fibrineux, non albumineux, de leucocytes, de globules rouges, de cellules endothéliales desquamées : c'est *l'œdème transudatif*. Parfois elle ne renferme que des globules rouges et blancs, mais en grand nombre : c'est *l'œdème diapédétique*. Enfin l'alvéole renferme une grande quantité de sang, *moins la fibrine* : c'est *l'œdème hématique*, se différenciant de l'apoplexie parce qu'il n'y a pas eu rupture vasculaire et épanchement sanguin, mais seulement hémorrhagie élective à travers les parois des vaisseaux transformés en drains poreux, laissant passer les globules et autres éléments du sang, moins la fibrine.

Les *bronches* sont saines mais souvent altérées. Leur épithélium tuméfié, desquame, les vaisseaux de leurs parois sont turgescents et variqueux ; on note parfois une infiltration œdémateuse des tuniques de la bronche.

Les *vaisseaux*, artères et veines sont atteints d'endopérivascularite ; on trouve souvent des thromboses veineuses.

La stase persiste-t-elle plus longtemps encore ? La **splénisation** se produit. L'endothélium alvéolaire tuméfié desquame en masse. Le nombre des leucocytes augmente encore et dans l'alvéole on trouve une poussière brunâtre provenant des débris des hématies. Ces poussières sont phagocytées par les leucocytes et les cellules endothéliales desquamées : ces grosses cellules prennent alors un aspect spécial : ce sont les cellules cardiaques ou cellules rouges de Renaut.

A la place des cellules desquamées apparaissent des cellules cubiques destinées à les remplacer : ce sont les cellules de remplacement d'Honorat.

Les *travées interalvéolaires* sont encore plus épaissies. En plus de la turgescence des capillaires on y note une infiltration embryonnaire plus ou moins marquée et qui, par place, commence à s'organiser en tissu de sclérose.

Les *bronches* sont dilatées, leur épithélium tuméfié, desquame, leur muqueuse épaissie renferme des capillaires très dilatés.

Les *vaisseaux* sont atteints d'une endopérivascularite de plus en plus accentuée. Ils forment le centre d'irradiations de sclérose jeune.

La réaction des éléments fixes du poumon continuant aboutit à la **sclérose**. Cette sclérose est périlobulaire, suslobulaire et interalvéolaire.

Les *cloisons alvéolaires* scléreuses sont plus ou moins considérablement épaissies. Les capillaires qui s'y trouvent sont situés en plein tissu de sclérose, leur paroi est épaissie.

La *cavité de l'alvéole* est tantôt conservée sous forme d'une cavité irrégulière, tantôt réduite à l'état de cavité fissuraire. On y trouve des leucocytes granulo-graisseux et d'autres chargés de pigment jaune clair ou orangé ; de poussières brunes ou noires. On y trouve encore de grandes cellules renfermant des granulations pigmentaires brunes ou noires. Notons-y encore des globules rouges intacts ou altérés, de la fibrine granuleuse, des granulations pigmentaires libres.

Les *bronches intralobulaires* sont difficiles à voir au milieu de la sclérose avancée, elles ont perdu leur épithélium, leurs glandes sont atrophiées.

Macroscopiquement on trouve sur les poumons ces diverses lésions. Elles débutent par la base et, pour peu qu'elles soient anciennes on y trouve tous les stades que nous avons décrit. A l'ouverture de la cage thoracique les poumons ne s'affaissent pas, augmentés de volume ils

Congestion
œdémateuse.

Splénisation.

Sclérose
pigmentaire.

se touchent par leurs bords antérieurs (emphysème). La plèvre est souvent épaissie, marbrée d'ecchymoses.

Si le poumon présente les trois degrés de la lésion, on trouve son sommet rouge foncé, œdémateux ; sa partie moyenne brune, sa partie inférieure noire. Faisons une section verticale du poumon. Sur cette tranche les zones précédentes se détachent admirablement.

Au sommet le tissu pulmonaire est dense, mais crépite encore, il garde l'empreinte du doigt et la pression en fait sourdre un liquide séreux plus ou moins sanglant. Un fragment flotte entre deux eaux : c'est la **congestion œdémateuse.**

Au-dessous, se continuant insensiblement avec la précédente, se trouve une zone d'un rouge brun, plus dense encore, ne crépitant plus ; un de ses fragments tombe presque au fond de l'eau. Elle ne garde pas l'empreinte du doigt et la pression n'en fait sourdre qu'un liquide rouge *peu abondant* : c'est la **splénisation.**

Enfin la partie inférieure est brune, noire ou noirâtre, la coupe est sèche ; le parenchyme dur et résistant crie à la coupe. Une fois détergée sous un filet d'eau, cette zone présente des sillons et des bandes plus ou moins larges de sclérose infiltrée de pigment hématique : c'est la **sclérose pigmentaire.** On trouve dans ces dernières parties des petits foyers d'apoplexie pulmonaire, des hémorrhagies sous-pleurales et l'infarctus hémoptoïque de Laënnec.

Comme lésions accessoires, ajoutez l'**emphysème** et les **hémorrhagies.** On comprend facilement la facilité avec laquelle se produit l'emphysème en ces cas. Les altérations de la charpente, l'exagération de la tension alvéolaire consécutive aux efforts que fait le malade pour suppléer aux alvéoles dont la fonction est supprimée : voilà tout autant de causes qui nous expliquent cette lésion.

Les **hémorrhagies** bien étudiées par Duguet s'expliquent tout aussi facilement :

1º Par les variations incessantes de la tension sanguine intravasculaire du poumon ; 2º par les altérations des vaisseaux ; 3º par les altérations du sang.

Ces hémorrhagies sont variables depuis la simple suffusion jusqu'à la production des vrais foyers hémorrhagiques.

Étude clinique. Les manifestations cliniques de ces lésions diverses sont des plus capricieuses.

La dyspnée paroxystique. La **dyspnée paroxystique** en est un des types les plus connus. Il s'agit d'accès de dyspnée simulant absolument ceux de l'asthme. Leur pathogénie est des plus compliquée. Je ne m'y attarderai point.

La dyspnée d'effort. C'est encore la **dyspnée** qui caractérise cliniquement les lésions que nous avons décrites.

Mais ici, la dyspnée est bien particulière. Elle ne se produit que si le cardiaque fait un effort, s'il soulève un fardeau, monte un escalier, court au pas gymnastique ou même fait un mouvement un peu brusque dans son lit : c'est la **dyspnée d'effort** de G. Paul, la dyspnée de travail de G. Sée.

Et cependant, *l'examen du poumon est absolument négatif au début.*

Ses causes. A quoi est-elle donc due ? A la viciation de l'hématose.

Celle-ci est déterminée suivant divers processus :

1° Par suite de la turgescence des capillaires interalvéolaires, l'alvéole est rétrécie de moitié ou de trois quarts. La quantité d'air qui, dans l'alvéole, entre en contact avec le sang pour oxygéner ce dernier, est donc de moitié ou de trois quarts inférieure à la normale. Cette hématose insuffisante suffit encore pour que la dyspnée ne se produise pas au repos ; mais, au premier effort nécessitant une oxydation plus parfaite elle apparaîtra.

2° L'hématose est encore diminuée par suite de la stase sanguine : le sang ne circulant pas assez vite dans les capillaires interalvéolaires, la quantité qui s'y oxyde est au-dessous de la normale. Et cependant, cela suffit quand le malade est au repos ; mais, dès qu'il fait un effort ou qu'il accomplit un travail, cela devient insuffisant.

3° Enfin, la ventilation se fait mal dans un poumon ainsi congestionné, dont les travées interalvéolaires turgides ont perdu leur élasticité. L'expiration est imparfaite et incomplète, l'air résidual augmente, d'où hématose incomplète. Cette augmentation ne se fait pas sentir au repos ; mais, dans le travail, l'oppression apparaît aussitôt.

Les malades sont très susceptibles ; ils s'enrhument au moindre refroidissement, et, en l'absence de symptômes thoraciques, vous ne saurez vraiment à quoi rattacher ces accidents si vous n'auscultez attentivement le cœur.

Mais le temps passe, la dyspnée, primitivement intermittente, devient définitive et continue, avec exacerbation vespérale et quand le patient se place dans le décubitus dorsal. — Suivant l'expression de Bouillaud, « le *malade étouffe bien plus qu'il ne respire* ». Son myocarde devient insuffisant pour maintenir l'équilibre circulatoire.

Puis la dyspnée devient incessante, s'exagérant la nuit et enlevant tout sommeil aux malades. Jusqu'alors, le malade respirait mal, mais ses muscles respiratoires suffisaient à assurer les mouvements du thorax qui, comme à la normale, étaient inconscients ; il n'en est plus de même à cette heure. Les muscles respiratoires accessoires doivent entrer en jeu. Or, ce sont des muscles volontaires. Le malade a donc besoin de déployer tous ses efforts et toute son attention pour respirer. S'il s'endort, sa volonté engourdie ne commande plus à ces muscles, la respiration devient insuffisante, il étouffe et se réveille : de là, une insomnie terrible.

La dyspnée permanente.

Les causes de cette dyspnée sont des plus complexes, et les éléments les plus divers y jouent un rôle pathogénique :

1° Nous retrouvons ici les mêmes causes que pour la dyspnée d'effort : le rétrécissement alvéolaire bien plus considérable et bien plus étendu, la stase sanguine bien plus prononcée.

Ses causes.

2° Nous y retrouvons encore la diminution du coefficient de ventilation.

3° Le champ de l'hématose est encore plus rétréci ici du fait de l'apparition de nouvelles lésions : la splénisation et la sclérose,

4° L'hématose est encore plus diminuée par le fait suivant, signalé par Honnorat. A la périphérie du lobe, cheminent des veines pulmonaires, renfermant un sang rouge qui vient d'être hématosé et qui est emporté vers le cœur gauche. On y trouve aussi des veines bronchiques renfermant un sang noir emporté vers le cœur droit; dans les fines ramifications bronchiques, ces deux réseaux communiquent.

Or, la circulation bronchique prend, dans les pneumopathies cardiaques, un développement exagéré, et il se produit entre les deux circulations de nombreuses fuites qui ont pour résultat de ramener au cœur veineux une partie du sang, sans qu'il ait cessé d'être veineux, ou de faire passer dans les veines pulmonaires un sang non hématosé venant du réseau bronchique.

Il en résulte que les veines pulmonaires renferment un sang fort peu oxygéné, ce qui cause la dyspnée.

5° Celle-ci peut encore reconnaître pour cause des modifications circulatoires bulbaires (hyperémie ou ischémie des centres respiratoires), des altérations des plexus cardiaques ou pulmonaires ou des pneumogastriques.

Expectoration.

En plus de leur dyspnée, ces malades crachent en plus ou moins grande abondance. Ces **crachats** sont épais, ocreux ou noirâtres, plus ou moins aérés, suivant qu'on est à une période plus ou moins avancée de l'évolution des lésions.

Examinés au microscope, ces crachats présentent des caractères très importants. *Ils abondent en grandes cellules chargées de poussières pigmentaires*, et c'est là un caractère très important. Les auteurs allemands désignent ces éléments cellulaires sous le nom de Herzfehlenzellen (cellule du cœur lésé).

Ces cellules sont des plus importantes, et il faut savoir les rechercher très tôt dans les crachats, car elles annoncent de bonne heure la lésion pulmonaire et permettent de la déceler.

Signes physiques.

Les signes de pneumopathies cardiaques à cette période sont souvent noyés au milieu des accidents asystoliques.

Le thorax est dilaté, la respiration est costale supérieure.

La sonorité est exagérée au sommet et fait place à la base à de la submatité ou même à de la matité si la lésion est ancienne.

L'auscultation vous fournira des renseignements variables suivant le stade en présence duquel vous vous trouvez.

Au début la respiration est rude, humée et l'expiration prolongée. On perçoit des râles humides et des râles sous-crépitants disséminés aux bases du poumon.

Plus tard le murmure vésiculaire ne se perçoit plus qu'avec peine, bientôt il disparaît, l'inspiration est rude, soufflante, avec des râles crépitants et sous-crépitants disséminés.

La spirométrie.

Les résultats fournis par la spirométrie sont des plus intéressants. Tournier les a fort bien exposés. Voici ses conclusions :

1° *Dans les cardiopathies sans lésions pulmonaires la capacité est normale ;*

2° Quand il y a des lésions pulmonaires la capacité est diminuée et cette diminution est proportionnelle à l'étendue des lésions.

Ainsi progressivement installée la pneumopathie ne régresse plus guère; elle augmente le trouble circulatoire et contribue à amener plus vite encore la faillite de l'organisme. La mort survient du fait de l'asphyxie ou de la cachexie cardiaque.

Toutes les cardiopathies peuvent donner naissance aux lésions que nous venons d'étudier : cependant elles semblent surtout se produire dans le cours des *cardiopathies valvulaires gauches* et surtout des *lésions mitrales.*

Les *cardiopathies artérielles* donnent plutôt naissance aux accidents actifs aigus. Cependant rien n'est bien fixe à ce sujet et l'angine de poitrine, la myocardite scléreuse, le rétrécissement mitral peuvent aussi bien produire ces accidents aigus.

De même les myocardites aiguës ou chroniques, l'hypertrophie du cœur peuvent aussi bien produire ces pneumopathies chroniques.

Le **diagnostic** de ces accidents est chose très facile. **Diagnostic.**

Nous avons distingué les pneumopathies aiguës de l'œdème en décrivant cette dernière affection.

Quant aux pneumopathies chroniques leur évolution est telle qu'il faudrait être un clinicien bien négligent pour ne pas chercher au cœur l'origine des lésions qu'on constate au poumon.

Le **pronostic** *est toujours réservé.* **Pronostic.**

L'apparition de ces accidents doit toujours vous inspirer de réelles inquiétudes, sinon pour le présent du moins pour l'avenir. Rappelez-vous qu'ils indiquent toujours une insuffisance fonctionnelle du myocarde et une menace d'asystolie.

Bénignes au début, si vous les combattez de bonne heure par une thérapeutique énergique, ces pneumopathies deviennent incurables lorsqu'elles sont anciennes.

Leur pronostic se base sur celui des cardiopathies causales. Elles aggravent toujours la maladie du cœur.

Le **traitement** des pneumopathies cardiaques doit tout d'abord **Traitement.** viser à les prévenir.

Pour ce faire, conseillez à vos cardiaques d'éviter tout travail musculaire ou intellectuel, toute émotion, tout refroidissement, toute cause susceptible d'augmenter la tâche imposée au cœur. — Instituez, en un mot, l'hygiène et la diététique des cardiaques, que je n'ai point à vous décrire ici.

Contre les pneumopathies aiguës ne perdez pas de temps. Diminuez rapidement le travail du cœur en diminuant la masse circulante, *faites une saignée de 300 à 500 gr.*

Faites ensuite une injection sous-cutanée d'éther, de caféine ou d'huile camphrée au 1/10, et répétez-les s'il le faut.

Donnez un purgatif drastique et attendez.

Surtout n'oubliez pas qu'en ce cas il faut *s'abstenir de la si commode injection de morphine.*

Elle est inutile et ne peut rien, ni contre la défaillance cardiaque, ni contre la lésion pulmonaire. De plus, *elle est dangereuse,* parce qu'elle *parésie les bronches* et *ralentit la diurèse.*

Le traitement des pneumopathies cardiaques chroniques est un traitement de tous les jours. En voici les principes :

1° *Repos,* calme absolu. Hygiène du cardiaque hyposystolique.

2° *Diète lactée.*

3° *Soutenez le cœur défaillant* suivant les indications diverses soit avec la digitale, plus souvent avec la caféine ou le le sulfate de spartéïne.

4° *Révulsion aux bases* à répéter tous les huit jours ; ventouses ou pointes de feu.

5° *Favorisez l'hématose* par des inhalations d'oxygène.

Enfin combattez les symptômes dominants ou de par trop gênants.

En agissant ainsi, vous serez parfois étonnés de la longue survie que vos soins entendus et sagement dispensés auront procuré à vos malades.

DES KYSTES HYDATIQUES DU POUMON

Messieurs,

Les kystes hydatiques du poumon sont dûs à la localisation et au développement dans cet organe des hydatides, c'est-à-dire des embryons hexacanthes du tœnia echinococcus.

Définition.

Jusqu'au XIXᵉ siècle, l'étude des kystes hydatiques du poumon est plongée dans la plus profonde obscurité. On avait bien trouvé dans certaines autopsies des cavités kystiques remplies d'un liquide transparent, mais on ne savait point à quoi elles étaient dues.

Historique.

Bientôt les naturalistes élucidèrent cette question. Siebold, van Beneden, Leuckhardt, Davayne, Laboulbène, Finsen, Naunyn, Moniez décrivirent le parasite, ses stades évolutifs et ses migrations.

Dans la troisième période qui s'étend jusqu'à nous, on s'attache à reconnaître cliniquement l'existence de ces kystes. On étudie chimiquement le liquide qu'ils renferment, on lui découvre des propriétés toxiques, on étudie la façon dont se comportent ces kystes vis-à-vis les infections microbiennes. On cherche à en débarrasser l'organisme par les moyens chirurgicaux.

Les kystes hydatiques, avons-nous dit, sont dûs à l'évolution dans le poumon de l'embryon hexacanthe du tœnia echinococcus.

Étude pathogénique.

Ce parasite est un **ver plat de la famille des tœniadés**, de 5 à 6 millimètres de longueur.

Le tœnia echinococcus.

Sa tête porte quatre ventouses et un rostre proéminent armé de 20 à 50 crochets disposés en deux couronnes concentriques.

Cette tête surmonte le plus petit de trois ou plus souvent quatre articles dont le dernier, de beaucoup le plus volumineux, est appelé *proglottis* ; il renferme un utérus ramifié rempli d'œufs.

Ces œufs ont de 30 à 35 μ. ; ils ont une coque peu résistante, finement striée, et un contenu homogène qui présente parfois à l'une de ces extrémités six petites baguettes réfringentes : c'est l'embryon **hexacanthe**.

Ses œufs.

Ce parasite vit dans l'intestin du chacal, du loup et *surtout du chien*. 10 à 30 % des chiens l'hébergent.

Pendant la défécation, ces œufs peuvent être rejetés au dehors, soit isolément après leur sortie de l'utérus, soit, et c'est le cas le plus fréquent, contenus dans le proglottis qui se détache.

Ces œufs sont aussi entraînés dans les eaux, déposés sur les légumes, desséchés et répandus dans l'air ; l'embryon qu'ils renferment conserve malgré tout sa vitalité.

Ces œufs vont parvenir à l'homme soit par les eaux qu'il boit ou qui servent à préparer ses aliments, soit par les légumes mal lavés sur lesquels ils ont été déposés. Ils pourront encore lui arriver par les mains ou les plats léchés par les chiens dont la langue s'en est chargée au contact de l'anus.

Quoi qu'il en soit, une fois avalé, cet œuf arrive dans l'estomac. Là, sa coque est dissoute au contact du suc gastrique : l'embryon hexacanthe est mis en liberté.

Il passe avec le chyme dans sa cavité intestinale et de là il peut être rejeté à la défécation suivante ou parvenir au poumon par différents voix.

a). Par les radicules de la veine porte qui, dans l'immense majorité des cas, le conduiront au foie. Mais si au lieu de suivre le tronc de la veine porte, l'embryon est entraîné dans une anastomose porte-cave, il peut suivre la veine-cave inférieure d'où il passe dans le cœur droit et l'artère pulmonaire et il s'arrêtera lorsque le calibre des rameaux de celle-ci ne pourront plus lui livrer passage.

b). Il peut aussi pénétrer au niveau du rectum *dans les hémorrhoïdales inférieures*, suivre de là la veine-cave, le cœur droit et l'artère pulmonaire.

c). Il peut encore suivre la *voie des chylifères* qui l'amènent dans le canal de thoracique d'où il passera dans la veine-cave, le cœur droit et le poumon.

d). Il pourrait enfin *cheminer directement* dans nos organes, se creusant lui-même une voie au milieu d'eux. Kuchenmeister, van Beneden, Leuckardt, Létienne ont signalé ce fait.

Indépendamment de ce mode de pénétration par la voie gastrique, l'œuf et l'embryon hexacanthe qu'il renferme, peuvent encore arriver jusqu'au poumon *par l'air* que nous respirons.

Il peut encore se faire qu'un kyste hydatique du poumon soit dû a une *propagation d'un kyste du foie, de la rate,* ou *du cœur.* Ces hydatides secondaires nous occuperont peu.

Quoi qu'il en soit, voilà l'embryon hexacanthe arrivé dans le poumon. Il augmente rapidement de volume ; au bout d'un mois, il a 10 fois son volume primitif soit 350 μ, en deux mois il double.

En même temps il devient véritablement hydropique, se transforme en une sorte de vésicule renfermant un liquide clair.

Il est alors constitué :

1° *Par une membrane anhyste*, réfringente, constituée par des strates condensées.

2° *Par une couche interne granuleuse.*

3° *Par un contenu liquide.*

Ainsi constitué on a le **kyste acéphalocyste**, c'est-à-dire dont la couche granuleuse ne donne pas naissance à des vésicules proligères renfermant des têtes de tœnia.

Le plus ordinairement, la couche granuleuse est germiative, c'est-à-dire donne naissance à des bourgeons qui, progressivement, augmentent de volume et se pédiculisent. Leur extrémité s'invagine ; cette invagination se ferme, s'enkyste ; et, dans la cavité, on trouve une tête de tœnia rudimentaire, avec ses crochets : cette vésicule ainsi formée, c'est la **vésicule proligère.**

Mais parfois, le bourgeonnement peut partir de la membrane anhyste, entre les strates de laquelle ont pu être inclus des fragments de la couche granuleuse.

Le bourgeon qui se constitue de la sorte évolue de la même façon, mais la vésicule qui se forme a elle-même une couche granuleuse interne et une membrane enkystée : **vésicule fille**. Elle donnera elle-même naissance à des vésicules proligères.

Ce mode de prolifération est dit **endogène**. Au lieu de se faire ainsi, le bourgeonnement peut se faire vers l'intérieur, en dehors de l'hydatite primitive : c'est la **prolifération exogène** qui donne naissance aux **kystes multiloculaires**.

Les vésicules proligères se désagrègent fort souvent et leurs débris, les crochets en particulier, se déposent dans les parties déclives sous forme d'une fine poussière blanchâtre. Nous verrons que ce fait n'est pas à négliger au point de vue du diagnostic.

Le liquide contenu dans la cavité kystique est plus ou moins abondant (de 1 à 5 litres et au-dessus).

Il est *clair comme de l'eau de roche* ou opalescent, de réaction neutre ou alcaline, de densité = 1007 à 1026.

Il renferme beaucoup de chlorure de sodium, de l'acide urique et des composés xanthiques, de l'acide succinique et des succinates, des phosphates, des sulfates et de l'oxalate.

Il ne renferme pas d'albumine, sauf si les hydatides sont mortes.

Ce liquide est toxique. Mourson et Schlagdenhoffen, Viron, y ont isolé une ptomaïne.

Debove et Achard ont montré la propriété dont jouit ce liquide de reproduire certains accidents de l'intoxication hydatique que nous étudierons plus tard.

Le liquide est stérile. Les microbes ne peuvent traverser la paroi intacte qui permet cependant la dyalyse, fait d'une grande importance, utilisé dans le traitement des kystes par la ponction suivie d'injections médicamenteuses mortelles pour les hydatides.

En se développant, le kyste hydatique a déterminé du côté du parenchyme, au milieu duquel il évolue, une réaction inflammatoire. Il se produit, à son contact, une coque de sclérose plus ou moins épaisse. La membrane anhyste est ou le plus souvent n'est pas adhérente à cette enveloppe scléreuse. Il existe entre elles une cavité périkystique souvent virtuelle, mais qui, si l'on vide le kyste, peut devenir plus ou moins large. Les bronches voisines, comprimées par le kyste, peuvent s'ulcérer, s'ouvrir dans cette cavité périkystique ; il en résulte une périkystite sur laquelle Behr a justement insisté au point de vue opératoire. Les alvéoles voisines sont refoulées et comprimées, souvent frappées de dégénérescence, d'inflammation ou de congestion. Plus loin, on note souvent de la stase ou de l'emphysème.

Développés au voisinage de la plèvre, ils peuvent la distendre et produire de ce côté des lésions inflammatoires. On les voit ordinairement dessiner sous la plèvre une tumeur d'un blanc nacré.

Le kyste hydatique du poumon est ordinairement unique ; il siège de préférence à droite et dans le lobe inférieur : c'est un phénomène qui s'explique de la même façon que la localisation des embolies à ce niveau :

1° Plus grand diamètre et direction de l'artère pulmonaire droit ;

2° Direction de l'artère lobaire inférieure de ce côté.

Quelle va être la destinée de ce kyste ?

Les hydatides peuvent mourir. Elles se flétrissent, se désagrègent, leur liquide se trouble, il ne reste plus, au bout d'un certain temps, qu'une masse gélatineuse ou jaunâtre, caséeuse, informe.

Normalement, son contenu est aseptique, ne renferme pas de microbe : c'est ce qu'ont établi MM. Chauffard et Widal. Sa paroi s'oppose au passage de ces germes comme un véritable filtre. Son contenu, cependant, est un excellent milieu de culture.

Les parois s'altèrent-elles ou se fissurent-elles ? les germes la traverseront, le contenu s'infecte, la **suppuration se produit**.

Le kyste peut se rompre et **s'ouvrir dans les bronches**, il se cicatrisera ensuite ou, bien plus souvent, suppurera s'il ne tue pas immédiatement le malade.

Il peut s'ouvrir dans la plèvre. S'il est aseptique, il pourra seulement donner naissance à un épanchement pleurétique ou à des hydatides de la plèvre. S'il est suppuré, il en résultera une pleurésie purulente.

Il peut s'ouvrir encore dans le péricarde et le cœur, les gros rameaux, l'œsophage, la cavité abdominale, l'estomac, le foie, l'intestin ou la rate.

Ces notions pathogéniques dominent toute l'étiologie de cette affection.

Le tœnia echinococcus est un ver parasite du chien. C'est donc dans les pays où l'homme vit en promiscuité avec ces animaux que le kyste hydatique est surtout fréquent : c'est en Irlande, en Finlande, en Algérie, en Australie, dans le Mecklembourg, et chez nous dans les Landes, qu'on les rencontre le plus souvent.

Quelques causes semblent favoriser sa formation : la saleté, la misère physiologique d'une part ; — un traumatisme thoracique d'autre part.

Le kyste hydatique du poumon peut se développer à tous les âges ; il n'est pas exceptionnel chez l'enfant.

Comment va se traduire en clinique cette affection ?

Etude clinique.

I. — **Parfois le kyste hydatique reste latent jusqu'à la fin :** c'est une trouvaille d'autopsie. Fréquente lorsqu'il s'agit de petits kystes cette alternative est possible même avec des kystes volumineux.

II. — **Il peut encore rester latent jusqu'au moment où il se fait jour, soit dans les bronches, soit dans la plèvre.** C'est alors le vomique ou la pleurésie qui décèleront son existence.

III. — Ordinairement le kyste hydatique du poumon traduit son existence par un ensemble de symptômes que nous allons essayer de bien fixer.

Début insidieux.

Tout d'abord le kyste hydatique ne commence guère à se manifester cliniquement que lorsqu'il a atteint un certain volume.

Point de côté.

Presque toujours c'est un **point de côté** plus ou moins intense dont se plaint dès le début le malade. Sa violence est d'autant plus grande que le kyste augmente. Lorsqu'il est volumineux il peut comprimer les filets nerveux voisins : il en résulte des irradiations douloureuses en rapport avec le filet comprimé : intercostales, phréniques, etc. Le point de côté est surtout intense lorsque le kyste est situé au voisinage de la plèvre. Ce qui le caractérise particulièrement c'est sa *fixité remarquable* et sa persistance.

Dyspnée.

Le malade est **oppressé.** Cette dyspnée qui, au début ne se produisait qu'à l'occasion des efforts, augmente au fur et à mesure des progrès du kyste. Elle devient bientôt continue.

Le malade **tousse**. Cette toux sèche et quinteuse n'a rien de caractéristique. Cependant quand le kyste devient trop volumineux ou lorsqu'il proémine du côté du médiastin, la toux peut prendre le caractère *coqueluchoïde*.

L'**expectoration** peu abondante est muqueuse, visqueuse, parfois striée de sang n'offre rien de spécifique.

Les **hémoptysies** sont en effet fréquentes, surtout lorsque le kyste a acquis de fortes dimensions. Elles sont peu abondantes, sauf lorsqu'elles se produisent au moment de la rupture du kyste. *Des hémoptysies répétées annoncent que cette rupture est prochaine ou que le kyste s'infecte.*

Portant notre attention sur le poumon, nous constatons si le kyste est déjà volumineux une **déformation thoracique** en rapport avec son siège et son volume.

On peut dans ce même cas constater le déplacement du cœur et du foie, tout comme dans les épanchements pleurétiques.

Les **vibrations vocales sont diminuées ou abolies si le kyste est immédiatement sous-pleural; elles peuvent être exagérées si le kyste est central et entouré d'une zône d'emphysème assez épaisse.**

La **sonorité thoracique est toujours diminuée**, sauf si le kyste est tout petit. Il y a matité franche si le kyste est souspleural; submatité si le kyste est profond. Dans les deux cas la zône mate ou submate a des contours curvilignes et convexes.

A l'auscultation si le kyste est profond, on ne perçoit que les râles crépitants révélateurs de l'hépatisation périphérique. S'il est superficiel au contraire on entend des frottements pleurétiques, du souffle et de l'abolition du murmure vésiculaire. En ce cas le souffle est presque toujours entouré d'une couronne de râles crépitants.

On ne perçoit jamais le frémissement hydatique si net dans les kystes du foie. Ajoutez à ces signes quelques symptômes généraux : **dépression, asthénie, assoupissement** analogue à celui qu'on éprouve à la suite de l'action des narcotiques, **amaigrissement, consomption.**

Notez encore l'**urticaire**. Phénomène important, il apparaît brusquement et sans cause. Il est localisé ou généralisé, son intensité est extrême, il est plus ou moins persistant.

Tous ces symptômes sont dus, Debove et Achard l'ont démontré, à l'intoxication hydatique.

Voilà ce que présente votre malade. Comment établirez-vous qu'il s'agit d'un kyste hydatique.

Diagnostic avec la congestion pulmonaire. Vous pourrez tout d'abord songer, au début, à un simple **foyer congestif**, surtout si le foyer est profond.

Mais d'abord votre malade est ordinairement *apyrétique*, les congestions aiguës s'accompagnent de fièvre.

La *fixité du foyer*, sa *persistance*, son accroissement ne tarderont pas à vous fixer si vous avez eu des doutes.

Les *symptômes généraux* s'ils existent dissiperont vos hésitations.

La pneumonie franche. Vous pourrez encore penser à une **pneumonie franche lobaire aiguë**.

La fièvre y est constante. Il est vrai qu'on note des poussées dans le cours et surtout au début de l'évolution du kyste hydatique.

Le point de côté y est moins fixe. L'expectoration y est visqueuse et rouillée. La matité n'est pas limitée par des lignes précises ; celles-ci ne forment pas la convexité de celle qu'on observe dans les kystes hydatiques.

L'évolution de la maladie est cyclique : au 4e jour si vous ne percevez pas le souffle tubaire prenez-en bonne note ; si enfin au 8e jour la pneumonie n'est pas terminée vous serez mis en éveil.

Les symptômes de l'intoxication hydatique peuvent enfin vous servir.

La tuberculose pulmonaire. On peut encore confondre le kyste hydatique avec la **tuberculose du poumon** à la 1re ou 2e période. Vous éviterez cette erreur :

1° En recherchant soigneusement dans les antécédents héréditaires ou personnels de vos malades les notions de manifestations tuberculeuses.

2° En constatant qu'en ce cas les lésions *prédominent aux sommets*, localisation exceptionnelle des kystes hydatiques.

3° En notant que les lésions tuberculeuses sont presque toujours *bilatérales*.

4° En recherchant le *bacille de Koch dans les crachats*, en les inoculant au cobaye.

5° A l'aide du séro-diagnostic d'Arloing et Courmont.

Le cancer du poumon. Le **cancer du poumon** sera facilement éliminé en l'absence de ces signes caractéristiques : *Hecticité cancéreuse ; expectoration gelée de groseille renfermant des débris cancéreux ; adénopathie claviculaire ; pleurésie hémorrhagique.*

Les scléroses pulmonaires. Les **scléroses pulmonaires** ne vous arrêteraient guère.

1° La lésion évolue généralement avec une *lenteur remarquable ;*

2º L'expectoration y est plus abondante et muco-purulente ;

3º *La submatité a des limites diffuses et irrégulières ;*

4º On n'y trouve pas les *symptômes de l'intoxication hydatique.*

Bien plus difficile est le diagnostic avec la **pleurésie aiguë avec épanchement.** Il est souvent même impossible : l'épanchement accompagne un kyste hydatique, ce n'est qu'après l'évacuation pleurale que, constatant la persistance des symptômes, on cherche à les rattacher à leur véritable cause. Cependant quelques points de repères pourront vous être utile.

1º *L'expectoration manque dans la pleurésie.*

2º *La matité* y décrit une courbe caractéristique, *la courbe de Damoiseau.* —

3º *Cette matité se déplace* lorsque le malade change de position : percussion, rayons X. Celle du kyste hydatique ne se modifie pas.

4º *Les signes de l'intoxication hydatique* font défaut.

5º *Le signe du sou* y est constant et manque dans les kystes hydales.

6º Enfin *la ponction* lèvera tous les doutes :

Le liquide est citrin, séro-fibrineux, se coagulant par la chaleur, renfermant fort peu chlorure de sodium : pleurésie.

Le liquide est limpide, eau de roche, ne se coagule pas par la chaleur, est riche en chlorure de sodium, contient des crochets et des débris de membrane : c'est un kyste hydatique.

Le *procédé de Rivalta* rend ici des services. Mettons dans un verre du liquide pleurétique, dans un second du liquide kystique. Versons de l'acide acétique goutte à goutte : dans le premier cas, il se forme à chaque goutte qui tombe un nuage floconneux persistant ; dans le second rien ne se produit.

Mais certains de ces signes peuvent manquer dans les **pleurésies enkystées.** Seule ici *la ponction,* l'étude chimique et microscopique des liquides seront nos meilleurs guides.

Enfin il est encore une confusion possible c'est le **kyste hydatique du foie** qu'on peut prendre pour un kyste du poumon.

Mais ici l'affection se caractérise :

1º *Par des troubles gastriques précoces ;*

2º *Par du subictère ;*

3º *Par l'absence d'expectoration ;*

4º Par la *déformation du thorax.* Les fausses côtes seules sont ici déjetées au dehors formant à la base du thorax un *coup de hache* caractéristique.

5º Enfin, si vous faites en ce cas une ponction, examinez le jet qui sort de votre trocart. Il est plus fort pendant l'inspiration : kystes du foie. *Il est plus fort pendant l'expiration* : kyste pulmonaire. Les pressions manométriques vous présentent les mêmes modifications.

Au bout de quelque temps, si le kyste est rapproché du médiastin, il donne lieu à des symptômes de compression médiastinale ; comment les différencierez-vous des **tumeurs du médiastin ?**

(Tumeurs du médiastin.)

1º En ce cas, ces symptômes de compression sont *précoces* ;

2º Ils s'accompagnent de *matité interscapulo-vertébrale* à limites diffuses ;

3º *La fluoroscopie* dénonce une opacité de cette région. Cette opacité a des limites diffuses ;

4º *L'évolution est très rapide.*

Voici donc votre diagnostic établi. Que va-t-il se passer si vous n'intervenez pas ?

Un beau jour, les symptômes fonctionnels s'exagèrent, la toux devient incessante, et, dans un effort plus violent que les autres, le patient éprouve une **sensation de déchirure interne.**

Il rejette aussitôt par la bouche des quantités variables d'un liquide limpide, salé, renfermant des débris de membranes, des crochets dépourvus d'albumine ; liquide riche en chlorure de sodium.

Cette rupture peut être prévue à l'avance :

1º Par la fréquence des hémoptysies qui se rapprochent ;

2º Par des phénomènes de congestion ou de pneumonie bâtarde surajoutées ;

3º Par l'expectoration marmelade de prunes.

(Apparition des signes cavitaires.)

Quoiqu'il en soit, examinez à ce moment le malade. Vous trouvez une excavation pulmonaire là où auparavant existaient les symptômes de condensation du parenchyme.

La sonorité est exagérée si cette excavation est vide, diminuée si elle est pleine. Les vibrations vocales sont diminuées si cette excavation est vide, augmentées si elle est pleine. Enfin, on trouve le souffle amphorique, le râle cavernuleux, le gargouillement.

Comment différencierez-vous cette caverne des autres cavernes pulmonaires ?

La **caverne tuberculeuse** s'en distingue :

1º *Par sa localisation habituelle au sommet* ;

2º *Sa coexistence avec d'autres lésions du côté opposé* ;

3º *Mais l'examen des crachats et leur inoculation au cobaye pourraient seul dissiper tous vos doutes.*

La caverne d'une **pleurésie enkystée** évacuée ne peut se reconnaître qu'à l'examen des crachats, à l'absence des débris de membranes ou des crochets.

La dilatation des bronches s'en différencie aisément par la *fétidité de l'haleine, l'examen des crachats*.

J'en dirais autant pour les cavernes de la gangrène du poumon. Rappelez-vous surtout que la notion de la *vomique d'un liquide clair comme de l'eau de roche et salé* et des plus importante.

Cette caverne une fois produite peut se cicatriser au bout d'un temps plus ou moins long.

Ordinairement les vomiques se répètent, la cavité s'infecte et suppure, la fièvre s'allume, s'accompagne de diarrhée, de sueurs profuses, d'émaciation rapide : c'est la **phtisie hydatique**. La mort survient dans le marasme.

Le kyste hydatique peut **suppurer** sans s'ouvrir au dehors. Sa suppuration se traduit par la *fièvre continue* ou intermittente, des *sueurs profuses* un *état général* plus ou moins grave et bientôt elle se juge par une *vomique* d'un liquide purulent parfois nauséabond.

L'existence des débris membraneux et des crochets vous permettra de le différencier de celui des autres vomiques purulents.

Une fois évacué le kyste peut se cicatriser et guérir ou suppurer indéfiniment et donne lieu à la phtisie hydatique et à la mort.

Le kyste peut se faire jour dans la **plèvre**.

Si le liquide est aseptique, cette perforation ne se traduit que par un point de côté subit, de la dyspnée, une toux incessante, des signes d'épanchement, de l'urticaire et de la fièvre. Tout disparait en quelques jours, mais il peut se développer des hydatides pleurales.

Si le kyste est suppuré, vous verrez alors apparaître les signes des pyothorax que nous étudierons plus tard.

La perforation péricardique est ordinairement accompagnée de mort subite.

Celle du **péritoine** donne lieu à des effets variés :

Liquide aseptique : fièvre, douleur, ballonnement du ventre, urticaire symptômes d'intoxication hydatique. Liquide septique : péritonite purulente rapidement mortelle.

Enfin le kyste hydatique peut s'accompagner de broncho-pneumonie, de pneumonie, de tuberculose ; lésions qui évoluent sans rien de caractéristique.

Indépendamment de ces complications, le kyste peut se résorber et guérir : c'est infiniment rare.

Quand vous aurez établi le diagnostic de kyste hydatique du poumon, vous chercherez à savoir s'il s'agit d'un kyste pulmonaire proprement dit, ou s'il vient du foie, de la rate ou du rein : ceci est ordinairement épineux. Seule l'analyse microscopique et chimique du liquide, l'examen des organes en question vous dictera la vérité.

Vous localiserez enfin le kyste par la percussion ou par le phonendoscope, la fluoroscopie ou la radiographie.

Eléments du pronostic. Quel est le **Pronostic** de cette affection ?

Il est très sérieux : la léthalité est de 75 °/₀ !

Il dépendra :

1° *Du volume du kyste* : plus il est volumineux, plus il est grave.

2° *De sa situation* : un kyste médiastinal est de beaucoup plus dangereux.

3° *De sa vitalité* : s'il est mort (liquide albumineux), il est relativement moins dangereux.

4° *De son état aseptique ou suppuré* : un kyste aseptique est moins sérieux.

5° *De son état ouvert ou fermé*, indiqué par l'existence ou l'absence des vomiques : s'il est ouvert, le pronostic est bien plus grave.

6° *Y a-t-il un seul ou plusieurs kystes ?* En ce dernier cas le pronostic est plus sérieux.

7° *De la provenance du kyste.* — S'il vient de la rate ou du foie, difficulté opératoire, d'où danger.

8° *La répétition des vomiques* est un indice grave.

9° *L'état du poumon* doit guider aussi le pronostic. Est-il profondément lésé ? faites toutes sortes de restriction.

10° *L'état général* est aussi un excellent moyen de reconnaître la situation exacte du sujet.

11° Enfin, n'oubliez pas ceci : c'est que *le pronostic est d'autant plus favorable que l'intervention chirurgicale est plus précoce.*

Traitement. Dans les pays où les chiens hébergent des tœnias, vivent en promiscuité avec l'homme, combattez cette promiscuité et montrez aux habitants les dangers auxquels ils s'exposent.

Pour éviter que les chiens eux-mêmes ne se contaminent, opposez-vous à ce que ces animaux soient nourris de débris d'abattoir.

Insistez pour que, dans les ménages, les légumes de toutes sortes soient très soigneusement lavés.

Il n'y a pas de traitement médical de cette affection.

Vous pouvez combattre les symptômes à l'aide des moyens que je vous ai maintes fois énumérés.

Vous administrerez des toniques généraux : kola, phosphates, glycéro-phosphates pour mettre l'organisme à même de supporter sans défaillance *l'intervention chirurgicale qui est le seul recours en l'espèce.*

Jusqu'à ces dernières années c'est à la **ponction du kyste** simple suivie de l'évacuation partielle ou totale, suivie encore de l'injection des substances antiseptiques destinées à tuer les hydatides que l'on donnait la préférence.

La ponction est à rejeter dans le traitement des kystes hydatiques du poumon. Elle est en effet dangereuse et voici pourquoi :

1º En vidant le kyste, vous permettez son affaissement, son enveloppe flasque bat les parois de l'espace périkystique à chaque impulsion. Ce va et vient augmente la déchirure faite par le trocart ; une rupture se produit. Le liquide inonde la cavité périkystique, l'arbre bronchique. Le malade vomit à flot le liquide qui l'étouffe, il se cyanose et peut mourir. Les observations de Bristowe, Walis, Cornil et Gibier, de Duguet, de Mackenzie, de bien d'autres encore en font foi.

2º *La ponction ne peut être aseptique* puisque, pour arriver au kyste, le trocart est obligé de traverser la cavité périkystique infectée. C'est un fait sur lequel Behr a très justement insisté.

Sur 15 malades traités par Thomas par la ponction, 8 sont morts subitement, tous les autres ou bien sont morts les jours suivants, ou bien ont présenté des accidents qui ont mis leur vie en danger.

Ces deux graves objections sont justifiées par les statistiques. Celle de Carl Nayde nous apprend sur 16 opérés par ponction, 12 sont morts !

La ponction simple ou suivie d'injection est donc à rejeter ; *la* **pneumotomie** *est le seul traitement des kystes hydatiques du poumon* (1).

(1) Lire à ce sujet l'excellent ouvrage de M. Terrier et Reymond sur *La Chirurgie du poumon.*

La statistique de Davis Thomas, déjà ancienne (1885), est des plus instructive :

Cas abandonnés à eux-mêmes : léthalité : 54 %.
Cas traités par la ponction : — 27 %.
Cas traités par la pneumotomie : — 10 %.

Et Behr compulsant dans sa thèse les statistiques de ses prédécesseurs établit :

Cas abandonnés à eux-mêmes : mortalité : 75 %.
Cas traités par la ponction : — 15 %.
Cas traités par la pneumotomie : — 10 %.

Ces résultats se passent de commentaires.

La pneumotomie est urgente :

1° *Quand le kyste est rompu.* La rupture est en effet souvent suivie d'hémoptysies à répétition parfois mortelles (Letulle).

2° *Quand le kyste est ouvert dans la plèvre.* Faites alors le plus tôt possible la pleurotomie avec drainage, ou mieux encore la pneumotomie.

Mais quelque soit l'éventualité en présence de laquelle vous vous trouvez, *souvenez-vous toujours que plus l'intervention est précoce, plus le pronostic est favorable.*

Une fois le diagnostic établi, la pneumotomie s'impose.

Les méthodes lentes sont aujourd'hui condamnées.

Le procédé de choix semble le suivant :

1° Incision et mobilisation des parties molles.

2° Section de deux côtes, mobilisation de ces deux côtes et de l'espace correspondant.

3° Suture séro-séreuse.

4° Incision au termocautère. Inciser, vider, draîner le kyste.

5° Réapplication du lambeau et suture.

Mais ce sont là indications techniques qui sortent du cadre de cette étude : je vous renvoie aux *Traités de chirurgie opératoire.*

Ce que je voudrais faire ressortir de cette leçon, c'est que *la médecine est impuissante et la chirurgie toute puissante au contraire dans le traitement des kystes hydatiques du poumon.*

TRENTIÈME LEÇON

DE LA SYPHILIS DU POUMON

MESSIEURS,

Le virus syphilitique peut déterminer dans le poumon, comme dans les autres organes, les lésions les plus diverses.

Les premières observations de syphilis pulmonaire datent du XVI° siècle. Mais ce n'est qu'au XIX° siècle qu'Astruc décrivit la phtisie vérolique, et Swediaur la vomique vénérienne.

Depuis cette époque, de nombreux travaux se sont succédés sur cette question. Je vous cite pour mémoire ceux de Depaul, de Ricord, de Fournier, de Lancereaux, de Potain, de Dieulafoy, etc.... Je vous cite encore la thèse de Carlier (1) et celle de Jacquin.

La cause déterminante de ces lésions c'est l'agent causal, inconnu encore, de la syphilis ; on n'a pas démontré que le bacille de Lutsgarten fut celui-là.

C'est à sa période tertiaire que la syphilis frappe le poumon ; de 5 à 13 ans après l'apparition du chancre révélateur. C'est la manifestation la plus reculée et la plus rare, peut-être, du tertiarisme. Mais les lésions syphiliques du poumon sont aussi très souvent des manifestations de l'*infection héréditaire*. En ce cas, elles apparaissent le plus ordinairement de deux mois à un an après la naissance. Il est, néanmoins, des cas tardifs où la syphilis pulmonaire héréditaire fit son apparition 12, 15, 23 ans après la naissance.

Les deux sexes semblent également frappés.

(1) Th. Paris, 1882.

Il semble parfois que la localisation syphilitique soit appelée par une *lésion pulmonaire antécédente*. La plus fréquente de ces lésions d'appel serait la tuberculose du poumon. La bronchite, l'asthme ou l'emphysème pourraient agir dans le même sens. Je dois ajouter que cette notion ne doit être admise que sous toutes réserves. Bien des auteurs la nient.

Les lésions. Rien de plus difficile que de décrire les lésions des pneumopathies syphilitiques.

Il ressort des travaux de Balzer et Grandhomme, de Hudelo, de Marfan, de Toupet, de Malassez, que le tertiarisme syphilitique évolue presque toujours suivant un mode identique.

Schéma des lésions anatomiques du tertiarisme

1° Le premier fait en date c'est la *congestion capillaire*, la stase leucocytaire.

2° Puis l'endothélium vasculaire irrité s'enflamme, il se produit sur les vaisseaux un peu plus volumineux de l'*endo* et de la *méso-artérite*.

3° Tout autour du vaisseau, il se produit une infiltration de cellules embryonnaires : *péri* et *paravascularite*.

Ainsi constitué, le nodule, formé au centre par le vaisseau oblitéré et entouré de cellules rondes plus ou moins nombreuses et condensées, ce nodule porte le nom de follicule : c'est la **gomme syphilitique**.

Cette gomme va évoluer de deux façons.

Si, par suite de l'infiltration embryonnaire périphérique trop dense, le centre ne reçoit plus de sang, il se ramollit, se *nécrose*.

Si, au contraire, il en reçoit tant soit peu, la sclérose se produit.

Premier stade : Pneumo-pathie syphilitique des enfants nouveaux-nés
Second stade : Pneumonie blanche.

Nous retrouvons dans les pneumopathies syphilitiques tous les stades que nous venons de décrire.

Nous retrouvons le premier stade dans le poumon de bien des enfants hérédo-syphilitiques nouveaux-nés.

On trouve chez eux, à la base et en arrière, des zones violacées, ne crépitant pas, mais surnageant encore et dans lesquelles le microscope dénote :

1° L'ectasie capillaire avec stase leucocytique ;

2° La dégénérescence de leur endothélium.

Le second stade se rencontre encore souvent chez le nouveau-né.

C'est à cet état qu'on donne le nom de **pneumonie blanche**.

Le poumon est rose, dur, ne crépite pas et plonge dans l'eau.

Ses lésions sont diffuses, nodulaires au lobaires.

Le microscope permet d'y reconnaître :

1° De l'endopériartérite oblitérante ;

2° De l'infiltration leucocytaire et embryonnaire des travées interalvéolaires qui, de ce fait, rétrécissent et compriment les alvéoles ;

3° La dégénérescence de l'épithélium alvéolaire qui devient pavimenteux ou cubique.

Troisième stade. Pneumo-pathie gommeuse.

Les **gommes** du poumon, surtout fréquentes chez l'adulte, mais observées à tous les âges, sont des *tumeurs solides*, rondes ou sphériques, dures, sèches, d'un blanc-jaunâtre. Leur volume varie d'une tête d'épingle à celui d'une aveline.

Leur contenu est dur ou caséeux.

Elles sont disséminées irrégulièrement ou plus souvent groupées par 3, 6 ou 8. En ce cas, elles sont ordinairement réunies par des tractus grisâtres.

Elles se localisent de préférence au *niveau du hile du poumon* ou au milieu de cet organe ; généralement dans un seul poumon.

Chaque tumeur est séparée du parenchyme pulmonaire voisin par une coque fibreuse et nacrée.

Microscopiquement, on distingue à chaque nodule trois zones

concentriques, l'une centrale en dégénérescence granulo-graisseuse renfermant des granulations réfringentes.

La seconde est formée de cellules embryonnaires rondes.

La troisième de tissu fibreux avec quelques cellules embryonnaires disséminées.

A côté de ces **gommes crues** on en trouve d'autres qui sont **ramollies**. Leur centre est formé d'une bouillie jaunâtre puriforme. Si la gomme s'ouvre dans une bronche, il en résulte une vomique et il reste une **caverne**.

Celles-ci sont irrégulières, anfractueuses et renferment des débris caséeux, mais, et c'est là une notion très importante, elles sont *toujours entourées d'une capsule fibreuse grisâtre et très dure*.

Une fois évacuée, cette caverne peut se cicatriser par accollement des parois : il en résulte une cicatrice stellaire.

Gommes dures ou ramollies, caverne sont toujours le point de départ d'irradiations fibreuses qui dissocient le parenchyme pulmonaire en diverses directions.

Mais parfois on ne trouve pas de gomme. Sur une coupe du poumon on voit des zones grisâtres ou nacrées, saillantes lorsqu'elles sont jeunes, déprimées lorsqu'elles sont anciennes qui sillonnent souvent le parenchyme pulmonaire dans tous les sens mais semblent irradier autour des bronches comme centre. Parfois elles sont circonscrites et forment des nodosités péribronchiques. Ces lésions sont ordinairement bilatérales et occupent par ordre de fréquence le lobe moyen, le lobe inférieur et le sommet du poumon.

Microscopiquement on trouve une infiltration scléreuse interalvéolaire plus ou moins dense, comprimant les alvéoles qui sont de ce fait considérablement rétrécies. Leur épithélium est en dégénérescence cubique. Les bronches comprimées sont rétrécies ou dilatées.

En même temps coexistent des lésions de congestion ou d'emphysème.

Enfin la sclérose et les gommes peuvent s'associer pour donner naissance à un type mixte **forme scléro-gommeuse**.

Forme scléreuse.

Forme scléro-gommeuse.

Il est bien difficile de décrire la pneumosyphilose, tant les modalités cliniques sous lesquelles elle se présente sont diverses et variées.

Il me semble cependant qu'on peut les ranger sous plusieurs types principaux :

a) Forme simulant la bronchopneumonie tuberculeuse aiguë ;

b) Forme simulant la tuberculose chronique du poumon ;

c) Forme simulant la sclérose du poumon ;

d) Symbiose syphilico-tuberculose.

Étude clinique.

I

Dans le premier cas c'est un malade qui depuis quelques jours se plaint de fièvre, de toux, d'oppression marquée, il crache.

Il a des hémoptysies fréquentes et abondantes, des sueurs profuses et maigrit rapidement.

Localement vous constatez la submatité, l'exagération des vibrations vocales, la respiration soufflante et des râles sous-crépitants à la partie moyenne du poumon.

Forme simulant la bronchopneumonie aiguë tuberculeuse.

L'état général s'aggrave, les symptômes fonctionnels augmentent les jours suivants, et localement vous trouvez des râles cavernuleux.

Attendez encore quelques jours il y a une ou plusieurs cavernes se traduisant par ses signes habituels : sonorité exagérée si elles sont pleines, diminuée si elles sont vides ; exagération des vibrations vocales, souffle amphorique et gargouillement ; pectoriloquie aphone.

L'hecticité progresse et la mort survient dans le marasme si une médication spécifique intensive n'est pas instituée.

II

La pneumosyphilose peut simuler exactement la tuberculose chronique du poumon.

Pendant longtemps latente cette forme se révèle à la longue par une **toux** sèche, quinteuse, petite et continuelle, une dyspnée légère, des douleurs thoraciques diffuses.

Localement vous trouvez en un point du poumon (le plus souvent au niveau de l'épine de l'omoplate) les vibrations exagérées dans une zone submate ou le murmure vésiculaire ne s'entend que fort mal, ou l'expiration est prolongée et saccadée ou l'on perçoit enfin un souffle très léger, éloigné, étalé, discret.

Ces lésions ne semblent pas retentir sur l'état général et semble qu'on ait affaire à « un **phtisique bien portant.** »

Cet état dure ainsi plusieurs mois.

Bientôt la dyspnée et la toux s'accentuent. **L'expectoration** se produit, muqueuse ou muco-purulente. Quelques hémoptysies font leur apparition.

Localement les symptômes sont les mêmes mais plus diffus, plus étendus et l'on perçoit de plus des craquements humides ou des râles cavernuleux.

Malgré tout ce tuberculeux reste encore bien portant.

Des mois passent encore, le malade maigrit, perd ses forces, a des sueurs nocturnes profuses, des poussées fébriles presque chaque soir. L'expectoration devient plus abondante et nummulaire. Localement, on trouve, au lieu et place qu'occupaient les symptômes précédents, du souffle caverneux, du râle cavernuleux, du gargouillement, de la pectoriloquie aphone.

L'hecticité progresse, la mort survient dans le marasme du fait de la cachexie ou de l'asphyxie.

III

Chez les enfants, l'aspect clinique est un peu différent.

Voilà un enfant issu de parents syphilitiques. Il porte des stigmates indubitables de l'infection dont il a hérité. Il a le facies souffreteux, la peau cireuse, les cils et les sourcils rares ; des cicatrices sur les fesses et les jambes, des squames palmaires ou plantaires. Il a encore des onyxis, de la micropolyadénopathie. Il est sujet à des coryzas, à des conjonctivites interminables.

Cet enfant tousse à chaque hiver, il s'enrhume pour un rien ; ces rhumes se rapprochent, se fusionnent ; l'enfant devient phtisique. Bien souvent, ces petits tousseurs finissent par succomber, et vous trouvez à l'autopsie les lésions scléro-gommeuses de la pneumosyphilose.

IV

La pneumosyphilose peut enfin évoluer en simulant une sclérose pulmonaire.

Les malades éprouvent pendant de longues années de l'oppression, de la toux ; ils crachent assez abondamment.

L'oppression va en augmentant progressivement.

Localement, on trouve de la submatité, l'exagération des vibrations vocales, la respiration soufflante, du souffle bronchique, de gros râles disséminés.

Cet état persiste parfois pendant fort longtemps, puis finalement la consomption s'installe, progresse, et le malade succombe en pleine hecticité.

Forme simulant la sclérose pulmonaire.

V

Enfin les infections tuberculeuses et syphilitiques peuvent évoluer chez le même malade. Deux cas peuvent se présenter :

1º Dans le premier, c'est *un tuberculeux avéré qui contracte la syphilis*.

Quelle va être l'influence de cette infection surajoutée sur l'évolution de la tuberculose ?

Elle dépendra de l'étendue des lésions tuberculeuses, de leur période et surtout de l'état général.

Un tuberculeux en bon état, à tube digestif intact, prédisposé par ses diathèses héréditaires et sa position même à faire de la

Les symbioses syphilitico tuberculeuses

tuberculose fibreuse ne verra pas l'évolution de sa tuberculose très sensiblement modifiée par la nouvelle infection développée chez lui.

Si, au contraire, l'état général est profondément entamé, la syphilis donnera un coup de fouet et accélèrera la marche de la tuberculose.

2° *La tuberculose envahit un organisme déjà infecté par la syphilis.*

En ce cas, les deux infections évoluent côte à côte, ne formant nullement cet état hybride désigné par Ricord sous le nom de scrofulate de vérole. La tuberculose ne semble pas influencée dans son évolution par la syphilis : la gomme cicatrise, le tubercule emporte le malade.

En résumé, parvenus au terme de cette étude clinique, nous voyons que la syphilis pulmonaire se présentera à nous sous des masques divers, simulant des affections diverses, difficile à dépister ; c'est ce qui fait que, très souvent méconnue, elle est considérée comme très rare.

Diagnostic. Comment la reconnaîtrez-vous ? Comment la différencierez-vous des affections qu'elle simule ?

Cancer du poumon. La distinguer des **Cancers du Poumon** vous sera chose facile si vous vous rappelez :

1° *La rapide évolution de cette maladie et son retentissement précoce et intense sur l'état général.*

2° *L'expectoration gelée de groseille renfermant des cellules cancéreuses.*

3° Les adénopathies de voisinage.

4° *La fréquente apparition de la phlegmatia.*

5° Enfin vous aurez comme dernier recours le *traitement spécifique pierre de touche.*

Kyste hydatique du poumon. Le **Kyste hydatique** ne saurait tenir en suspens votre diagnostic :

1° *Les lésions sont ici des mieux localisées.*

2° Le malade accusera *les symptômes de l'intoxication hydatique.*

3° *Les crachats* renfermeront des débris de membranes et des crochets.

Distinguer la Pneumosyphilose des **Ectasies bronchiques** est souvent chose fort difficile. Vous trouverez les éléments du diagnostic :

1° *Dans la recherche minutieuse dans les anamnestiques de manifestations syphilitiques.*

2° *L'absence de la fétidité de l'haleine et des crachats.*
3° *L'efficacité du traitement spécifique.*

La **Gangrène du poumon** se différenciera :

Gangrène pulmonaire.

1° *Par l'anamnèse : absence d'antécédents syphilitiques.*
2° *La fétidité de l'haleine et des crachats.*
3° *L'existence de fibres élastiques dans ces crachats.*
4° *La marche aiguë de la maladie.*

La **Pleurésie enkystée** est souvent très difficile à distinguer de l'affection qui nous occupe ; vous y parviendrez :

Pleurésie enkystée.

1° *En l'absence d'antécédents syphilitiques.*
2° En constatant la *superficialité des signes observés.*
3° En apprenant qu'il y a eu une *vomique antérieure.*
4° Enfin, en essayant du *traitement spécifique.*

Mais parmi ces difficultés il n'en est pas de plus grande que celle qui consiste à séparer la pneumosyphilose de la **tuberculose** qu'elle simule. Nous l'avons vu d'une manière si parfaite.

Tuberculose pulmonaire.

Voici sur qu'elles bases vous pourrez arriver à établir le diagnostic.

1° *En scrutant minutieusement l'hérédité* de votre malade; son hérédité tuberculeuse ou syphilitique pourra déjà vous montrer la voie où vous devrez vous engager.

2° *En scrutant aussi minutieusement son histoire personnelle.* A-t-il eu des manifestations scrofuleuses ou tuberculeuses? En porte-t-il des traces? A-t-il eu au contraire ou présente-t-il encore des manifestations syphilitiques : onyxis, exostoses, sarcocèle, perforations palatine, lésions pharyngo laryngée; localisations rénales, hépatiques, spléniques ou intestinales.

3° *En vous enquerrant très soigneusement du début de la maladie et de son évolution.*

Rappelez-vous bien que si de bonne heure l'état général a été atteint, s'il y a eu fièvre, amaigrissement, troubles nutritif divers il y a bien des chances pour que vous soyez en présence d'une manifestation tuberculeuse. Un état général excellent correspondant à des lésions avancer et à des signes fonctionnels accentués vous feraient plutôt penser à la pneumosyphilose. Mais ceci ne vous servira qu'avec quelques restrictions car la tuberculose des arthritiques évolue souvent de la même façon.

4° *La localisation des lésions d'un seul côté et à la partie moyenne du poumon (épine de l'omoplate) sont en faveur de la pneumosyphilose.*

5° *Le nombre des foyers* peut encore vous servir. Ils sont peu nombreuse et ordinairement bien limitables dans la pneumosyphilose.

6° Peut-être, pourriez vous suivant Günts vous servir des données fournis par la *température locale*, normale dans les lésions syphilitiques, élevée dans la tuberculose, fait qui, du reste, veut être corroboré.

7° *L'Expectoration* va nous fournir des preuves d'une extrême importance. Dans la syphilis pulmonaire elle ne renferme *pas de fibres élastiques*, elle ne renferme *pas de bacilles de Koch*. Ici, je dois vous dire, qu'il ne faut point se hâter de se prononcer et dire qu'il s'agit de pneumosyphilose quand vous ne trouvez pas de bacilles sur un ou deux lamelles. Vous ne devez vous prononcer qu'après avoir fait *20 à 30 lames, à 5 ou 6 reprises, après action de la pancréatine et centrifugation*. Alors seulement votre conversion commencera à se faire mais pour l'assurer il vous faudra *inoculer ces crachats* au cobaye. Vous prendrez donc 6 cobayes, 3 d'entre eux recevront ces crachats sous la peau, les 3 autres dans la péritoine. S'ils résistent ou s'il meurent sans présenter *macroscopiquement et microscopiquement* de lésions bacillaires, alors vous serez sûr de ne pas être critiqué en portant le diagnostic de syphiles pulmon.

8° Vous pourrez encore avoir recours au *séro-diagnostic* d'Arloing et Courmont.

9° Enfin vous userez du *traitement spécifique, pierre de touche*.

Rappelez-vous enfin la possibilité d'une symbiose syphilo-tuberculeuse.

Eléments du pronostic

Le pronostic est toujours sérieux.

Abandonnée à elle-même, cette affection ne guérit pas et Carlier, sur 62 cas cités, trouve 38 morts.

L'essentiel est donc de la reconnaître et de la traiter de bonne heure. La gravité du pronostic dépend :

1° *De l'étendue des lésions pulmonaires;*

2° *De leur âge avancé : cavernes étendues;*

3° *De la coexistence d'autres viscéropathies syphilitiques;*

4° *Du degré de la consomption;*

5° *De l'association avec la tuberculose.*

N'oubliez pas enfin qu'il est des cas où, sans que l'on puisse se l'expliquer, le tertiarisme syphilitique résiste à nos efforts thérapeutiques.

Le traitement doit consister pour nous, médecins, à prévenir **Traitement.** l'apparition de la pneumosyphilose et le professeur Fournier a démontré tout le pouvoir dont nous jouissons pour enrayer les échéances de tertiarisme.

« Un syphilitique régulièrement traité a toute chance d'être » délivré de son mal dans le présent et l'avenir ».

Traitez donc énergiquement et patiemment tous vos syphilitiques leur montrant qu'il y va de leur vie.

Je résume ce traitement de la façon suivante :

1º Six semaines de mercure ; un mois de repos, et ainsi de suite.

2º Pendant un an et demi : un mois de mercure ; un mois de repos, et ainsi de suite.

3º Pendant un an et demi : un mois de mercure ; un mois d'iodure ; un mois de repos, etc.

4º Tous les ans, au printemps et à l'automne : un mois de mercure ; un mois d'iodure.

Pour le mercure, ce qui semble encore donner les meilleurs résultats, c'est la vieille formule :

> Protoiodure d'hydrargyre............... 0,05
> Extrait d'opium........................ 0,01
> pour 1 pil. f. s. a. nº 60.

2 par jour pour un homme ; 1 par jour pour une femme.

Pour l'iodure :

> Iodure de potassium .... 15 gr.
> Eau .... 300 gr.

de 1 à 5 cuillerées à soupe par jour en augmentant progressivement.

Une fois la pneumosyphilose déclarée le traitement qui me **Traitement curatif.** semble préférable est le traitement mixte :

1º Frictions mercurielles quotidiennes. Faites-les suivant la technique ordinaire : savonnage de la région, séchage, frictions de dix minutes avec gros comme une noisette d'onguent mercuriel ; appliquer une flanelle pour la nuit et le lendemain matin savonnage.

On peut les remplacer par les injections d'huile grise ou de calomel qui ont certains inconvénients, par celle d'huile biiodurée ou de benzoate d'hydrargyre.

2º Iodure de potassium de 1 à 12 grammes par jour en augmentant progressivement et à prendre en plusieurs fois dilué dans du lait, de la bière ou de la tisane de chiendent.

Dans les cas de symbiose syphilo-tuberculeuse, appliquez

quand même la médication spécifique. Potain n'a-t-il pas vu dans ces cas la tuberculose elle-même s'amender ?

Rappelez-vous donc ceci : c'est que le traitement spécifique est le critérium diagnostique, la planche de salut pour bien des malades déjà condamnés par des médecins inattentifs et souvenez-vous toujours la phrase de Ricord : « L'impossible est parfois possible dans la vérole. »

DE L'EMPHYSÈME DU POUMON

MESSIEURS,

On donne le nom d'emphysème pulmonaire à une affection **Définition.** caractérisée par la dilatation des alvéoles pulmonaires par l'air, dilatation allant jusqu'à la rupture des cloisons interalvéolaires.

Histologiquement :

Vous trouvez sur les coupes la confirmation de cette définition. **Lésions histologiques.** Dans un premier stade, on trouve l'**alvéole** élargie, distendue au maximum ; dans le second, les **cloisons interalvéolaires**, amincies de ce fait et tiraillées, se rompent. Les alvéoles voisines communiquent par conséquent les unes avec les autres. Il en résulte la formation de vacuoles plus ou moins vastes, plus ou moins irrégulières. De leur paroi se détachent des moignons plus ou moins reconnaissables, restes des cloisons interalvéolaires rompues.

Sur la paroi de l'alvéole ainsi altérée, vous retrouverez des **cellules endothéliales** dégénérées, minces, aplaties, atrophiées, à peine visibles.

Les cloisons interalvéolaires sont amincies, filiformes en certains points. Les capillaires qui s'y trouvent, comprimés par la distension des alvéoles, s'atrophient (1) ; leur endothélium est desquamé et atrophié ; ils renferment souvent des thromboses globulaires.

Sur les coupes colorées par la méthode de Weigert, élective pour les **fibres élastiques,** on trouve celles-ci considérablement altérées (2). Elles sont plus spiroïdes et plus ondulées qu'à l'état normal. Elles sont souvent très grêles et comme atrophiées, diminuées de nombre dans des proportions considérables.

Les **bronches** sont souvent atteintes de bronchite chronique : les lésions sont celles que nous avons déjà précédemment étudiées ; je n'y reviens donc point.

(1) ISAAKSOHN.
(2) EPPINGER.

Les **artères** et les **veines** présentent les lésions de l'endo et de la périvascularite chronique.

Ces lésions histologiques sont celles de l'emphysème constitutionnel et de l'emphysème sénile. Les altérations du tissu interstitiel et des vaisseaux manquent ordinairement dans les emphysèmes aigus supplémentaires.

Ces lésions peuvent frapper tout un poumon : on dit alors que **l'emphysème est généralisé**. Il peut aussi se localiser, et, suivant sa localisation, on dit qu'il est **lobaire, lobulaire** ou **vésiculaire**. Il peut être **sous-pleural**.

On appelle **emphysème vicariant** ou **reticulaire**, celui qui se forme autour du noyau broncho-pneumonique, de foyers tuberculeux ou d'îlots de sclérose. Les alvéoles voisines, pour suppléer celles qui sont supprimées de ce fait, se dilatent au maximum, elles deviennent emphysémateuses.

Dans certains cas enfin, l'air de l'alvéole peut fuser dans le tissu interlobulaire (**emphysème interstitiel**) et de là gagner par le hile le tissu conjonctif du médiastin (**emphysème médiastinal**) ou le tissu cellulaire sous-cutané (**emphysème sous-cutané**).

A l'ouverture du thorax, on trouve les *cartilages costaux souvent ossifiés, le tissu osseux des côtes raréfié*, faits commun chez les vieillards et sur lesquels Freund a voulu baser une théorie pathogénique de l'emphysème. Les **poumons** sont gonflés, turgescents, à l'étroit dans la cage thoracique. Ils s'échappent brusquement dès que celle-ci est ouverte. Leurs bords antérieurs se rejoignent en avant et masquent la face antérieure du cœur. Leurs bords inférieurs, abaissés, refoulent le diaphragme dans l'abdomen. Leurs sommets remontent très haut dans les fosses sous-claviculaires.

Les languettes antérieures, les bords antéro-latéraux sont boursoufflés et comme insufflés.

Le poumon a, dans son ensemble, une teinte grise ou rosée. A sa surface, se dessinent les limites des lobules périphériques, accusés par une infiltration pigmentaire très accentuée. On y découvre aussi des vésicules saillantes, claires et transparentes, du volume d'un pois à celui d'une cerise : ce sont des groupes d'alvéoles distendues qui ont l'aspect des poumons de batraciens. Si on les pique avec une épingle, elles s'affaissent ; si on les presse entre les doigts, elles éclatent, et l'on voit des bulles d'air circuler sous la plèvre.

Ces poumons ne s'affaissent pas, même sous une pression modérée. Sous une forte pression, ils ne produisent pas la crépitation pulmonaire caractéristique, mais donnent au doigt une sensation de froissement neigeux. On perçoit également, en palpant le poumon, une sensation de duvet, de mollesse et le doigt y laisse une empreinte.

Un petit fragment du parenchyme, plongé dans un vase d'eau, surnage.

La section du poumon est difficile : la surface de la coupe est sèche et spongieuse ; il ne s'en écoule pas de sang.

Les parties saines sont ordinairement œdématiées et crépitent ; de leur coupe s'écoule un sang noir plus ou moins abondant.

Il n'est pas rare de noter des adhérences pleurales.

Si, au lieu d'avoir affaire à l'emphysème essentiel, nous nous trouvons en présence d'un emphysème secondaire, consécutif à une autre affection des voies respiratoires, on trouve côte à côte la lésion primitive et l'emphysème qui lui est dû.

Le cœur droit est dilaté, pâle et mou. Le foie et les reins sont congestionnés. Si le malade est mort asystolique on trouve les lésions banales de cet état.

Ses causes. Quelles sont les causes productives de ces lésions ? Pour que ces lésions se produisent, il faut :

1° Que le parenchyme pulmonaire perde son élasticité.

2° Que des efforts inspiratoires ou expiratoires viennent briser la résistance de la charpente élastique adultérée.

La charpente élastique du poumon peut être **congénitalement débile**. Elle subit des modifications importantes du fait seul de l'âge. Les vieillards présentent généralement les lésions de l'artério-sclérose et dans l'artério-sclérose le réseau élastique est profondément altéré, atrophié. D'où vient donc, me direz-vous, la fréquence relative de l'emphysème chez l'enfant ? De ce qu'il est souvent atteint de broncho-pneumonie, de coqueluche, de maladies inflammatoires aiguës du poumon qui retentissent sur la charpente élastique.

Les **diathèses**, l'arthritisme, la goutte, produisent également des lésions analogues. Il en est de même de certaines **intoxications** : l'alcoolisme, le tabagisme, le saturnisme.

Mais ce sont surtout les **maladies inflammatoires du poumon** qui retentissent sur son squelette élastique pour en diminuer la résistance et favoriser ainsi la production de l'emphysème. Il est aisé de s'en convaincre sur des coupes de broncho-pneumonie traitées par les procédés électifs de l'orcéine-acide ou celui de Weigert. On y voit les fibres élastiques en partie phagocytées, atrophiées ou dégénérées.

C'est la *broncho-pneumonie* et la *pneumonie* qui sont le plus souvent en cause.

Puis viennent les *bronchites chroniques*, les *bronchites professionnelles*, les *scléroses du poumon*, la *tuberculose*, la *syphilis*. *Toutes les lésions du poumon* peuvent du reste entrer en ligne de compte, et Grawitz a signalé le rôle pathogénique de *l'œdème* à cet égard.

Mais l'altération du squelette élastique, tout en étant le plus ordinairement nécessaire, n'est pas indispensable pour la production de l'emphysème pulmonaire.

Virchow a signalé une variété d'**emphysème essentiel** chez les enfants et caractérisé par l'absence d'anthracose.

D'autre part, on a vu l'emphysème se produire chez le nouveau né à l'occasion d'une **insufflation trop énergique**.

Quoiqu'il en soit on est autorisé à dire que : *que dans l'immense majorité des cas, c'est sur un poumon préparé par une altération préalable de la charpente élastique que va évoluer l'emphysème.*

Qu'est-ce qui va maintenant, déterminer sa production ? Évidem-

<table>
<tr><td>déterminer la production de l'emphysème.</td><td>ment ce sont les efforts d'inspirations qui ont pour résultat de porter au maximum la tension de l'air dans l'alvéole.</td></tr>
</table>

Nous ne discutons plus de nos jours pour savoir si le rôle capital est joué par l'inspiration ou par l'expiration forcée : ces deux actes peuvent produire l'emphysème.

Le rôle de l'inspiration est démontré dans l'expérience de Hirtz. Prenons un chien, lions sa trachée de manière à diminuer de moitié son calibre, l'emphysème se produit. Sectionnons auparavant le phrénique, nous supprimons ainsi l'inspiration forcée, l'emphysème ne se produit plus. Du reste ce qui le prouve aussi c'est la constatation de l'emphysème à la suite de l'insufflation chez les nouveaux-nés (Pinard).

Les mouvements expiratoires sont tout aussi capables de produire l'emphysème.

Dans la toux l'augmentation de tension de l'air qui se trouve dans l'alvéole amène la rupture des cloisons interalvéolaires. De là la place importante des **affections tussigènes** dans la genèse de l'emphysème pulmonaire.

Dans l'effort, n'est-ce pas la même chose ? Aussi l'emphysème est-il fréquent chez les joueurs d'instruments à vent, les marchands de quatre saisons, les crieurs publics, les cochers, les charretiers, les souffleurs de verre, les boulangers, les jockeys, les coureurs, les bicyclistes, les forts de la Halle, etc...

Cliniquement, du reste, il est bien difficile de séparer le rôle de l'inspiration et de l'expiration dans la production de l'emphysème. Quel est le facteur qui agit dans toutes les dyspnées pulmonaires, urémiques, aortiques, etc... dans les obstructions du naso-pharynx, dont l'action provocatrice d'emphysème, prévue par Sandmann, a été démontrée expérimentalement par Cuviller chez le chien ?

Ces notions étiologiques vous expliquent la fréquence de l'emphysème chez l'homme qui, par ses occupations, est plus exposé que la femme à faire des efforts violents.

<table>
<tr><td>Etude clinique.</td><td>Quels sont maintenant les symptômes cliniques qui vont vous permettre de reconnaître la lésion ?</td></tr>
</table>

L'emphysème pulmonaire *ne débute pas brusquement* du jour au lendemain.

La lésion reste ordinairement **latente pendant longtemps** et ne se manifeste qu'à l'occasion d'une bronchite aiguë, d'un effort de marche, d'une ascension rapide, d'une violente colère.

Depuis quelque temps déjà, cependant, le malade avait remarqué qu'à la course, il était *aisément oppressé.*

Le plus souvent c'est à la suite de l'une des causes précédemment énumérée que le patient accuse une **crise de dyspnée** accompagnée d'une série de **violentes quintes de toux** suivie d'une **expectoration** blanchâtre et mousseuse.

A dater de ce jour le malade s'aperçoit que « sa poitrine est grasse », qu'il est à court d'haleine, qu'il manque de souffle, *qu'il est poussif*. C'est en effet la **dyspnée** qui attire tout d'abord l'attention des malades ; c'est elle qui attirera aussi la vôtre. La dyspnée.

Cette dyspnée est *habituelle, continue avec exacerbations paroxystiques* à l'occasion de l'humidité, du froid, des variations barométriques, d'une marche un peu rapide, de l'ascension d'un escalier, d'une digestion plus ou moins laborieuse, d'une discussion un peu animée. Aussi l'emphysémateux est-il « sobre de mouvements et de paroles ».

Le tableau de l'emphysémateux dyspnéique est banal. Assis sur son lit ou dans son fauteuil, soutenu par de nombreux oreillers, il se cramponne au drap ou aux bras du fauteuil ; écartant les bras du corps pour fournir un appui aux muscles respiratoires accessoires. Les yeux sont bouffis, saillants, injectés et brillants, les lèvres violacées. Il n'y a pas de tirage.

Les mouvements respiratoires sont augmentés de nombre mais *la dyspnée est surtout expiratoire.*

Quel est en effet le principal facteur de l'expiration au point de vue physislogique ? Précisément la charpente élastique du poumon qui après avoir été distendue par l'inspiration revient sur elle-même par le fait de son élasticité et chasse l'air du poumon, produisant ainsi l'expiration.

Donc, si la caractéristique de l'emphysème est l'altération, l'atrophie de ce réseau élastique, ce qui caractérisera cliniquement cette affection ce sera la *difficulté de l'expiration.* Aussi voit-on se contracter les muscles expiratoires accessoires ordinairement inactifs.

Les tracés pneumographiques vous révèlent cette participation. Tracès pneumogra-phiques.

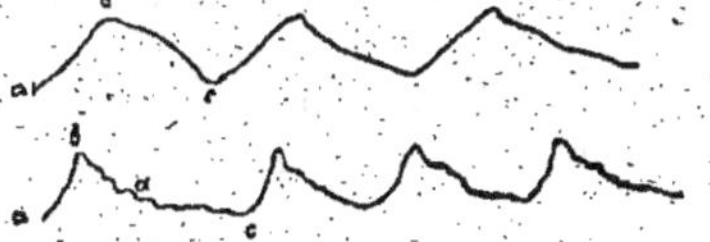

Tracé pneumographique normal.

Tracé pneumographique d'un emphysème.

Vous y voyez :

1º L'inspiration *ab* beaucoup plus brusque qu'à l'état normal :

par suite de la stase gazeuse due à l'insuffisance de l'expiration, le malade a soif d'air;

2° L'augmentation de durée de l'expiration *bc* qui semble pénible, saccadée, ce que traduisent les trémulations de la courbe *a*.

Résultats fournis par la pneumométrie. La **pneumométrie** va vous permettre de saisir ce fait sur lequel j'insistais tout à l'heure : la difficulté de l'expiration. Normalement la pression expiratoire est plus forte que la pression inspiratoire. Dans l'emphysème au contraire, la pression pendant *l'expiration est plus faible que celle de l'inspiration, ou égale à elle*.

Le nombre des respirations est normal, plus souvent augmenté. Cette polypnée est due à l'insuffisance d'hématose due :

1° Soit à l'insuffisance d'apports sanguins par suite de la capillarité;

2° Soit à la stagnation de l'air que l'inspiration est incapable à chasser en totalité du poumon.

Par la spirométrie. La stagnation gazeuse est démontrée par les recherches de Geppeil qui, analysant le gaz de la respiration, a trouvé une augmentation de l'acide carbonique.

Cette stagnation vous est démontrée par la **spirométrie** qui vous permet de constater :

1° Une *diminution de la capacité respiratoire* qui, de 4.000, tombe à 2.000.

2° Une *augmentation de l'air résiduel*.

La toux. La **toux** est quinteuse, fatigante, interminable.

Les crachats. Les **crachats** sont muqueux ou muco-purulents; quelquefois perlés (si l'asthme est en cause); quelquefois ils renferment de petits corpuscules ressemblant à du riz cuit, ce sont les *corpuscules amylacés* de Zahn. On ne les trouve guère que lorsqu'il y a bronchite surajoutée.

État du sang. Les troubles de l'hématose que nous avons signalé ne vont pas sans retentir sur la composition du sang : il y a diminution d'oxygène, augmentation de l'acide carbonique. Les oxydations étant ralenties, on trouve dans le sang des produits d'oxydation défectueuse : acide urique, acide oxalique, allantoïne, leucine et tyrosine.

Habitus extérieur. Examinons maintenant notre malade en dehors d'un paroxysme. Sa face est pâle et bouffie; les pommettes colorées, les lèvres violacées; son cou est trapu, raccourci, élargi de la base : c'est un *cou de taureau*. Le dos est vouté, les épaules proéminentes, la poitrine bombée. L'emphysémateux *marche à pas comptés*, les bras écartés du tronc, s'arrête à chaque instant pour souffler. Il parle peu et lentement, la parole est entrecoupée d'inspirations bruyantes.

Les extrémités sont souvent cyanosées et froides.

Examinons de plus près ce thorax. *Toutes ses dimensions sont augmentées.* Regardons-le de profil, c'est un véritable *petit tonneau.* Les espaces intercostaux sont élargis. Le sternum est déjeté en avant. Parfois nous noterons des **déformations** bien localisées et caractéristiques étudiées par Louis.

C'est l'*angle sternal* produit par la subluxation du sternum sur le prestimus, la *saillie cléido-mamelonnaire*, voussure qui remplace le creux sous-claviculaire. C'est la saillie *sterno-mamelonnaire* qui se produit au niveau des articulations chondro-costales. Enfin c'est la *saillie sous-claviculaire.*

Ces déformations sont ordinairement bilatérales. La crytométrie vous permet de les projeter sur le papier.

Les veines du cou sont souvent turgescentes : si l'emphysémateux est devenu un cardiaque on trouve le pouls veineux.

Le poumon distendu au maximum ne transmet plus à la main les **vibrations vocales** : elles sont abolies.

La **sonorité thoracique est exagérée**. C'est une véritable sonorité tympanique : c'est le *son de carton*, de Biermer.

Elle est quelquefois si élevée qu'on peut la confondre avec la matité.

Par suite de la distension des poumons on retrouve cette exagération de la sonorité *dans les formes sus-claviculaires et sus-épineuses* ordinairement peu sonores. Elle *masque en avant la matité précordiale, descend jusqu'à la 12e côte, en arrière, abaisse la matité hépatique et l'aire de Traube.*

Auscultons maintenant ce poumon. Nous constatons une **diminution du murmure vésiculaire** qui peut aller jusqu'à l'abolition ; **l'inspiration est brève, humée ; l'expiration est prolongée et saccadée.**

Presque toujours enfin nous percevons quelques râles divers de bronchite concomittante. La voix parlée haute est transmise comme étouffée et lointaine.

Ainsi caractérisé l'emphysème pulmonaire est aisément reconnaissable. Quelques erreurs sont cependant possibles. Je vais vous prémunir contre elles.

On peut confondre l'emphysème pulmonaire avec l'**hypertrophie congénitale du poumon.** Cette affection s'en distingue :

1º *Par l'absence de dyspnée ;*

2º *L'absence du tracé pneumographique caractéristique ; le tracé est normal ;*

3º *L'absence d'expectoration ;*

4º *Le murmure vésiculaire est absolument normal.*

Compression trachéo-bronchique. La **compression de la trachée et des bronches par une tumeur du médiastin** se distingue également par quelques caractères particuliers :

1º *Par l'absence des déformations thoraciques* précédemment décrites ;

2º *Par l'existence d'un souffle à maximum interscapulaire ;*

3º Par la constatation de la *matité interscapulaire ;*

4º Par la coexistence des *autres signes de compression médiastinale.*

Pneumo-thorax. Le **pneumothorax** est aussi généralement facile à distinguer :

1º *Par son debut ordinairement aigu ; le point de côté extrême ;*

2º *Par la polypnée extrême, l'absence de dyspnée expiratoire ;*

3º *L'absence des déformations caractéristiques ;*

4º La suppression du murmure vésiculaire, remplacé par un *souffle amphorique ;*

5º *L'unilaéralité des symptômes.*

Convient-il de séparer l'emphysème de ce que quelques auteurs appellent la **distension aiguë du poumon.** Cela me semble impossible dans l'immense majorité des cas, et d'autre part n'est-ce point à de l'emphysème que nous avons affaire ici.

Une fois le diagnostic d'emphysème établi, vous en rechercherez la cause ; vous établirez s'il s'agit d'un emphysème aigu ou définitif, s'il s'agit d'un emphysème professionnel.

Recherchez soigneusement l'asthme, si souvent en cause et si difficile parfois à reconnaître sous le masque de l'asthme larvé.

Evolution. Quelle va être enfin l'**évolution** de cette maladie ?

L'emphysème aigu, consécutif à la coqueluche ou à la broncho-pneumonie, **disparaît** d'ordinaire assez vite, ne laissant après lui qu'une fragilité plus grande de la charpente élastique du poumon.

L'emphysème constitutionnel est ordinairement **incurable** et suit une marche lentement et régulièrement progressive. Il peut cependant exister fort longtemps sans troubler la santé générale du malade ; c'est à peine si celui-ci est incommodé par les poussées aiguës.

Mais bientôt apparaissent des signes différents, qui mettront en danger la vie de bien des malades.

Vous avez vu que la circulation du sang dans le poumon doit être forcément ralentie :

1° Par le fait de l'endopérivascularite ;

2° Par suite de la distension des alvéoles qui compriment les capillaires interalvéolaires.

Par suite de ce ralentissement, la pression sanguine augmente dans le domaine de l'artère pulmonaire et cette augmentation de tension se traduit :

1° *Par l'exagération du claquement valvulaire au foyer d'auscultation de l'orifice pulmonaire (2e bruit) ;*

Ou 2° *par un dédoublement du second temps au même siège (bruit de rappel)* ; phénomène dû à la chute anticipée des sigmoïdes pulmonaires.

Cette augmentation de tension de l'artère pulmonaire retentit bientôt sur le cœur droit, qui s'hypertrophie : cette hypertrophie se traduit par un *bruit de galop droit.*

Jusqu'ici, l'équilibre circulatoire est conservé. Survient une bronchite, une augmentation de l'emphysème, l'équilibre est détruit ; le travail imposé au cœur droit est au-dessus de ses forces, *il se laisse dilater.* Cette dilatation se manifeste : par un *souffle systolique à maximum xyphoïdien, le pouls-veineux, les battements et les souffles hépatiques et spléniques.*

L'asystolie est imminente ; elle se produit, et vous voyez alors les œdèmes, les congestions viscérales, les hydropisies-séreuses se produire ; les urines se suppriment.

L'emphysémateux devient alors un cardiaque, soit définitivement, soit par accès. La maladie est aux poumons, mais le danger est au cœur.

Indépendamment de cette complication, l'emphysème pulmonaire peut déterminer l'apparition d'un accident relativement bénin, mais qui, dans certains cas, peut offrir des dangers : l'**emphysème médiastinal, interstitiel** ou **sous-cutané** ; la perforation pleurale, le **pneumothorax.**

Cette dernière complication, bénigne quand l'emphysème est simple, devient extrêmement grave s'il y a bronchite consécutive, à cause de la possibilité d'un infection pleurale consécutive : pyopneumothorax.

Le pronostic de l'emphysème est variable et vous devez répéter à vos malades ce que dit Laënnec :

« L'emphysème pulmonaire peut durer un très grand nombre
» d'années. Il n'empêche pas le malade d'attendre un âge avancé
» bien que cette affection, s'accompagnant d'une respiration ordi-
» nairement imparfaite, augmente la gravité de toute maladie
» intercurrente et paraisse, en conséquence, devoir rendre la
» probabilité de la durée de la vie beaucoup moindre. »

Vous baserez votre pronostic sur les considérations suivants :

1° **L'âge du sujet** : la gravité du cas est directement proportionnel à l'âge du sujet.

2° **L'étendue des lésions**, qui rend la maladie d'autant plus
grave.

3° **La cause de la maladie.** Nous avons vu les emphysèmes
aigus compensateurs disparaître sans laisser des traces. Les
emphysèmes professionnels peuvent guérir si la lésion n'est-pas
ancienne et si vous supprimez la cause.

4° **Les résultats fournis par la spirométrie.** Si la capacité
respiratoire est diminuée de moitié, le pronostic est fâcheux ; si
elle est diminuée de plus de moitié, le pronostic est fatal.

5° **La bronchite à répétitition** coexistante aggrave le pronostic.

6° **L'état du cœur**, base du pronostic. Tout dépend de sa force
de son énergie et de son bon fonctionnement.

7° **L'apparition de l'emphysème sous-cutané** est toujours
grave, celui du pneumothorax l'est bien plus encore.

8° Enfin **la tuberculose** et l'emphysème ne sont nullement antagonistes, contrairement à ce que pensaient nos pères. L'emphysème
masque souvent la tuberculose.

Traitement.
Prophylaxie.

Abordons maintenant l'étude du traitement.

Vous pouvez beaucoup pour prévenir l'Emphysème :

*1° Dans les maladies subaiguës ou dyspnéiques, calmer autant
que possible ces deux symptômes, causes provocatrices de
l'emphysème sur un terrain préparé.*

*2° Traitez énergiquement vos asthmatiques ; soumettez-les à
la médication arsenicale ou iodurée prolongée.*

*3° Dans la bronchite chronique n'attendez pas pour intervenir
activement que le patient soit aux portes de l'emphysème.*

*4° Traitez aussi soigneusement l'artério-sclérose. Conseillez
aux malades atteints de cette affection d'éviter tout effort.*

*5° Enfin préchez la modération aux musiciens à tous ceux
que leur profession force à crier ou à faire d'énormes
efforts.*

Une fois installé l'emphysème n'est plus justiciable que de moyens dont le nombre est restreint.

Nous ne nous arrêterons point à décrire le traitement de l'emphysème par la strychnine, la noix vomique, l'opium, la lobélie, l'antimoine et la morphine.

Nous ne conserverons que deux médicaments : les *iodures* et les *arsenicaux*.

1º Vingt jours par mois, le malade prendra chaque matin, dans une tasse de lait, une cuillerée a bouche de la solution :

> Iodure de potassium............ 5 grammes.
> Eau distillée.................. 300 »

2º Les dix autres jours, le malade suspendra cette médication et la remplacera par une cuillerée à bouche chaque matin de la solution :

> Arseniate de soude .... 0,15 centigr.
> Eau distillée................. 300 grammes.

3º Tous les huit jours, une pilule avec 0,10 à 0,15 d'*aloès*.

Dans cette médication, on cherche surtout à combattre la sclérose, l'endopérivascularite, cause probable des altérations de la charpente élastique ; on cherche aussi à calmer la dyspnée continuelle.

Mais de tous les moyens que nous possédons, les meilleurs sont assurément ceux que nous puisons dans la **pneumothérapie.**

Les *bains d'air comprimé* consistent à mettre le malade dans une cloche où l'on comprime de l'air à 2/5 d'atmosphère, et où l'on pratique une ventilation énergique en faisant passer 8.000 litres d'air environ en deux heures. Le malade est placé dans la cloche : pendant une demi-heure on augmente la pression ; pendant une demi-heure on la laisse stationnaire ; pendant une demi-heure, on la diminue pour revenir à la normale.

Cette méthode a pour résultat d'accroître l'amplitude de l'inspiration, d'augmenter la capacité respiratoire, la circulation et les oxydations, de calmer la soif d'air.

Elle compte de nombreux succès. Dauphy, sur 128 malades, accuse 68 guérisons, 39 améliorations, 21 insuccès.

On l'a accusée de troubler encore plus l'élasticité de la cage thoracique, c'est une erreur.

Beaucoup lui préfèrent l'usage d'appareils comme ceux de Waldenburg, de Dupont ou de Biedert.

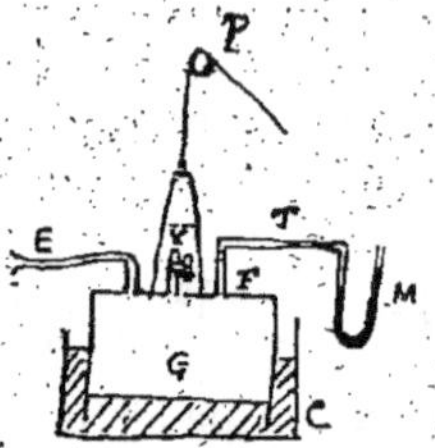

Ce dernier est un accordéon soutenu en son milieu ; en plaçant des poids sur la face supérieure, on augmente la pression de l'air dans l'appareil ; en les accrochant au-dessous, on la diminue au contraire.

L'appareil de Waldenburg comprend une embouchure E par où le malade respire l'air, d'un gazomètre G communiquant par T avec un manomètre indicateur de la pression. Un tube V met le gazomètre en communication avec l'air extérieur. Le gazomètre repose dans une cuve remplie d'eau C.

En mettant des poids sur la face F, on augmente la pression de l'air en G ; en soulevant le gazomètre à l'aide de la poulie P, on diminue cette pression.

On fait faire au malade une inspiration de 5 à 10 secondes dans l'air comprimé à 1/60, 1/40 d'atmosphère, une expiration dans l'air raréfié à 1/35, 1/80 d'atmosphère.

L'appareil de M. Dupont est plus compliqué encore.

Quelque soit l'appareil adopté, l'action est toujours la même.

Dans l'air comprimé, les bronches se désobstruent, l'atélectasie disparaît, l'alvéole se distend ; dans l'air raréfié, l'expiration est facilitée, et son jeu se fait bien.

Ces médications ont une puissante action sur l'emphysème.

Contre-médication. Elles sont *contre-indiquées* chez les vieillards, les athéromateux, les cardiaques. les pléthoriques, les sujets qui ont de la tendance aux congestions pulmonaires, les tuberculeux, les obèses et les sanguins.

Traitement de l'accès. Si l'emphysémateux est en plein accès de dyspnée, vous la combattrez de la façon suivante :

1° **Aération large de la pièce ;**
2° **Application de 20 à 40 ventouses sèches ;**
3° **Inhalation de nitrate d'amyle ou d'iodure d'éthyle ;**
4° **Injection de morphine.**

Si l'asphyxie est manifeste, faites des **inhalations d'oxygène,** ou administrez, suivant le conseil de Renault, un lavement avec 1 litre de CO_2.

Vous combattrez les complications éventuelles. Le catarrhe, l'asthme, les congestions pulmonaires, la broncho-pneumonie seront traités comme il a été dit.

Le pneumothorax pur ne nécessite ordinairement aucune intervention. Il n'en est plus de même lorsque le pneumothorax est infecté. L'intervention chirurgicale active est la seule à conseiller. Enfin, tournez tous vos effort du côté du cœur, et s'il faiblit, soutenez-le à l'aide de la spartéine ou de la caféine.

DES CANCERS ET DES TUMEURS DU POUMON

MESSIEURS,

Tumeurs bénignes diverses. — On a trouvé dans le poumon toutes les variétés connus de néoplasmes. Kahler et Morzan y ont vu des fibromes. On y trouve assez souvent de petits **lipomes** sous pleuraux du volume d'un pois. Les **chondromes** primitifs ou secondaires ne sont point exceptionnels. Les **kystes dermoïdes**, les **lymphadénomes** y ont été aussi rencontrés.

Il existe encore, dans la littérature médicale quelques exemples de **tumeurs ostéoïdes** et d'**ostéomes** du poumon ; mais, parmi ces dernières il n'y a guère que le cas de Julien-Port ou il s'agisse d'un ostéome véritable. Dans tous les autres on a considéré comme tels des ossifications secondaires consécutives à la sclérose.

Presque toutes ces tumeurs ont été des trouvailles d'autopsie. Elle ne se manifestent par aucun signe clinique.

Il n'en est plus de même lorsqu'il s'agit de cancer.

Les sarcomes du poumon. — Parmi ceux-ci le **sarcome** n'est pas rare.

Le sarcome secondaire est surtout très commun et le poumon semble même un des lieux de prédilection pour les metastases. C'est ce qui se passe surtout dans les sarcomes du testicule, de l'ovaire, du sein et des membres.

La propagation peut se faire par les reins, par les lympatiques ou par contiguité comme dans le cas de Kröenlein (sarcome d'une côte propagé au poumon).

Toutes les variétés de sarcomes ont été observés.

Primitif, le sarcome du poumon est de beaucoup plus rare.

Surtout fréquent chez les jeunes sujets, le sarcome primitif du poumon semble affecter une certaine prédilection pour les poumons sclérosés par une cause irritative quelconque, sarcome des ouvriers employés aux mines de cobalt arsénical de Schneiberg.

Il occupe de préférence la base droite, entame ou non la plèvre.

C'est une sarcome globo-cellulaire ou à myéloplaxes ; parfois c'est un myxo-sarcome.

Virchow et Krönig ont décrit un sarcome alvéolaire.

Tumeurs épithéliales. — Mais, de toute ces tumeurs ce sont les **tumeurs épithiliales**, qui sont assurément les plus fréquentes.

Ici encore le cancer est *primitif* ou *secondaire*.

Dans le premier cas, il est *massif* ; dans le second, il est *nodulaire*, c'est-à-dire formé de nodules disséminés.

Le **cancer massif** occupe un bloc plus ou moins étendu du poumon ; tout un lobe, par exemple, peut être pris en totalité. On trouve alors un bloc gris, ressemblant comme coloration à du cerveau durci dans l'alcool. Ce bloc est plus ou moins dur ; le doigt y enfonce en général assez facilement ou le déchire sans effort. [*Cancer massif*]

En râclant la surface de section, on obtient un suc laiteux renfermant d'innombrables cellules présentant les caractères des cellules carcinomateuses.

Tantôt le bloc a des limites imprécises, tantôt, et le plus souvent, il est limité de toute part par un parenchyme sain ; sa coloration grise se détache alors très bien ; on pourrait presque l'énucléer : c'est le cancer en amande de Hanot.

On nomme cancer médiastinal, un cancer du poumon se présentant sous forme d'un cône plus ou moins parfait et dont la base correspond à la plèvre médiastine.

Le **cancer nodulaire** est formé de nodules de toutes dimensions, depuis le grain de mil (*cancer miliaire*), jusqu'à un pois, une lentille ou même un œuf de poule. [*Cancer nodulaire.*]

En tous ces cas, les nodules se localisent de préférence sous la plèvre. Ils peuvent, en certains cas, dessiner des sortes de plaques blanchâtres (*plaques cireuses de Cruveilher*).

Ils peuvent cependant être intra-pulmonaires. En ce cas, on trouve autour des nodules grisâtres, de la congestion brune, de la sclérose ardoisée, de la gangrène ou des hémorrhagies.

Histologiquement, on retrouve dans les cancers secondaires le type anatomique de la lésion primitive, quelle qu'ait été sa localisation. On a trouvé aussi de l'épithélioma cylindrique ou pavimenteux, du carcinome alvéolaire, colloïde, mélanique ou hématode, du squirrhe. [*Histologie.*]

Le cancer primitif est un épithélioma atypique, dont Malassez a fort bien décrit le processus évolutif. Il débute par l'endothélium alvéolaire, qui prolifère. Cette prolifération est atypique en ce sens que les éléments cellulaires qu'on y trouve sont *hypertrophiés, polymorphes et polynucléés*.

Cette prolifération finit par aboutir à la transformation d'une ou plusieurs alvéoles pulmonaires en une alvéole carcinomateuse.

Quelques auteurs ont prétendu que le cancer épithélial du poumon pouvait avoir une origine bronchique ou glandulaire, mais le fait n'a nullement été démontré en l'absence de constatations histologiques irréprochables.

Ces nodules cancéreux peuvent dégénérer, se ramollir, se vider dans une bronche. Il reste à leur place une caverne taillée en plein bloc cancéreux. Ils peuvent aussi isoler des ilôts du parenchyme qui, mal nourris, sont vite la proie de microbes divers : il en résulte la production d'ilôts de sphacèle.

Ménétrier a démontré le rôle du streptocoque dans la genèse de ces lésions.

La *plèvre* peut présenter des propagations cancéreuses (nodules ou plaques). Elle peut aussi être atteinte de lésions non spécifiques (adhérences, épaississement plus ou moins considérable avec néoformation vasculaire). Elle renferme presque toujours un exsudat hémorrhagique peu riche en fibrine ou n'en renfermant pas. [*Lésions pleurales.*]

Le cancer se propage à distance par les lymphatiques qui dessinent parfois sous la plèvre de délicates arborescences acireuses. Comme ceux du poumon ils sont en effet bourrés de cellules cancéreuses.

Les ganglions sont très volumineux et très durs ; on les trouve ainsi dans le médiastin, le cou et les aisselles.

Malgré le prétendu antagonisme de la tuberculose et du cancer on possède aujourd'hui quelques observations incontestables où les deux lésions évoluaient côte à côte.

Ajoutez enfin à ceci des lésions de voisinage : compression de la trachée ou des bronches, de l'œsophage, propagation du cancer à ces organes ou bien au péricarde, au cœur, à l'aorte ou à la veine cave.

Etiologie. La cause immédiate du cancer du poumon nous est aujourd'hui inconnue et les deux théories anatomiques et parasitaires sont toujours en présence. Rien ne permet de conclure en faveur de l'une d'entre elles.

Le cancer épithélial du poumon frappe également les deux sexes *de 35 à 50 ans.*

Primitif il est rare ; secondaire il est fréquent.

Georgi a cru pouvoir démontrer le rôle actif du *traumatisme* thoracique dans la localisation du cancer sur le poumon.

Herting et Schlœsel celui de la sclérose chez les mineurs de cobalt arsénical.

La propagation du cancer au poumon peut se faire par *voie veineuse,* par *voie lymphatique* ou par *propagation directe.* Ces deux derniers mécanismes sont difficiles à séparer. Ce sont eux qui expliquent la propagation du cancer du sein, de l'œsophage, du médiastin et de l'abdomen au poumon.

Etude clinique. Le cancer pulmonaire se manifeste cliniquement suivant des modalités les plus diverses.

Latence. Tantôt il est et demeure latent jusqu'à la fin : c'est une trouvaille d'autopsie.

I. Forme pulmonaire. Le plus souvent il commence à se manifester par des **phéno-mènes douloureux.** Tantôt c'est un *point de côté* caractérisé par

Signes fonctionnels. sa localisation et par sa fixité.

Les douleurs. Tantôt ce sont des *douleurs sourdes,* profondes ou aiguës, lanci-nantes et paroxystiques. Elles affectent parfois des *irradiations très précises intercostales, phréniques* ou suivant le *plexus brachial.*

En ces derniers cas *le zona* n'est pas rare.

Ces douleurs sont dues :

a) Soit à la compression des troncs nerveux ;

b) Soit à des phénomènes névritiques.

Toux. La malade tousse. Cette **toux** est quinteuse mais n'offre rien de caractéristique. En certains cas cependant elle est coqueluchoïde : nous verrons qu'elle correspond alors à des phénomènes de

Dyspnée. compression médiastinale. Ajoutez à ceci que votre malade se plaint souvent de **dyspnée.** Celle-ci peut cependant manquer. Elle peut parfois se présenter sous forme de paroxysmes qui simulent des *accès d'asthme.* Le plus souvent elle est *continue* et *progressive* avec ou sans paroxysme à la moindre cause, au moindre effort.

Elle est due soit à la compression de la trachée des bronches ou du pneumogastrique par les adénopathies cancéreuses; soit à la pleurésie consécutive.

Elle est hors de proportion avec le peu d'importance des signes physiques observés.

En plus de ces trois symptômes qui n'ont, en somme, rien de bien spécifique, il en existe un quatrième, celui-là très important : c'est l'**expectoration.**

Les crachats se présentent sous forme d'une masse gélatineuse tremblotante, ni visqueuse, ni adhérente, de coloration rosée, homogène et ressemblant à une *gelée de groseille* bien faite. On y trouve parfois des particules blanchâtres ressemblant à du veau cuit.

Expectoration gelée de groseille.

Quelquefois dans les tumeurs mélaniques on a trouvé une expectoration noirâtre. Ces crachats sont caractéristiques. On les a cependant observé, très exceptionnellement, dans d'autres affections (infarctus).

L'examen microscopique minutieux doit toujours en être pratiqué. On y trouve souvent des cellules carcinomateuses en abondance.

Jusqu'ici j'ai envisagé le cas d'un cancer primitif du poumon. Si le cancer est secondaire le diagnostic est bien facilité et le malade accuse les symptômes de la localisation primitive sur lesquels se greffent des accidents pulmonaires actuels.

Indépendamment de ces symptômes les malades accusent un amaigrissement progressif extrême, une asthénie considérable; une anémie intense. Le teint devient jauno terreux; il y a de la diarrhée, une anorexie absolue.

Signes généraux.

L'inspection rapide de votre malade vous permet d'ordinaire de constater déjà quelques signes importants :

Signes physiques.

1° L'amaigrissement plus ou moins marqué :

2° *L'existence d'une* circulation collatérale *ou d'un* œdème de la partie supérieure du corps *ou d'un* territoire de cette partie (bras, épaule, cou, face) ;

Résultats premiers fournis par inspection.

3° *L'existence de* nodosités cancéreuses sous-cutanées disséminées ;

4° *L'existence d'adénopathies sus-claviculaires ou axillaires, dures et indolentes, plus ou moins volumineuses.*

Enfin s'il s'agit d'un cancer propagé vous constaterez parfois immédiatement l'existence de la tumeur primitive.

La palpation. Si le cancer est diminué les vibrations thoraciques restent normales ; s'il est massif dans la région qu'il occupe, ces vibrations sont exagérées.

Sonorité thoracique. La sonorité thoracique reste normale si le cancer est disséminé. Elle est remplacée par de la submatité ou de la matité dans le cas contraire, mais cette matité n'a pas de limitation précise.

Signes stéthoscopiques. La respiration est puérile, exagérée, parfois soufflante. Si l'induration est très intense on entend un souffle plus ou moins grave. On entend encore des râles bronchiques et sous-crépitants.

Dans certains cas, lorsqu'il y a ramollissement et formation de cavernules, on perçoit des râles cavernuleux et du gargouillement.

La bronchophonie est intense.

En présence d'un tel complexus symptomatique, à quelles affections pourriez-vous bien songer.

Diagnostic avec la tuberculose. A la **tuberculose ?** Mais en ce cas votre malade présenterait les *antécédents héréditaires* ou *personnels* qui abondent chez les tuberculeux, c'est là un premier point sur lequel il vous faut insister ;

2° *La teinte jaune paille* des téguments de votre malade peut encore entrer en ligne de compte : elle n'est point fréquente chez les tuberculeux !

3° *Le point de côté est d'une fixité remarquable* dans le cancer pulmonaire ; il ne l'est pas en général et est bien moins intense dans la tuberculose.

4° *L'expectoration gelée de groseille bien homogène* ne peut guère être confondue avec les crachats striés d'une hémoptysie tuberculeuse.

Elle renferme des cellules cancéreuses.

5° Les signes physiques et les lésions cancéreuses qu'ils révèlent sont de préférence *localisés à la base* ; c'est au sommet que vous trouvez dans l'immense majorité des cas la tuberculose pulmonaire.

6° Les lésions du cancer, sauf exception sont *unilatérales.* La constatation de signes stéthoscopiques au sommet opposé doivent faire pencher la balance vers l'hypothèse de la tuberculose.

7° Le cancer évolue généralement *sans fièvre,* ce qui n'est pas fréquent dans la tuberculose.

8° Enfin, voulez-vous écarter tout soupçon, constatez *l'absence de bacilles de Koch* dans les crachats sur lames colorées et par inoculation.

9° Et puis, en fin de compte, faites le *séro-diagnostic de la tuberculose, il sera négatif.*

Songez-vous à une **sclérose lobaire du poumon** ? Votre hésitation ne sera guère de longue durée : La sclérose lobaire.

Rappelez-vous la lente évolution de cette maladie comparée à la *rapidité* de celle du cancer du poumon, qui ne dure jamais plus de deux ans ;

2° La sclérose lobaire évolue sans *douleurs, apanage du cancer.*

3° En ce cas, pas de ces *adénopathies dures, volumineuses et indolentes du cancer.*

4° Les crachats purulents que rejettent ces malades ne peuvent être confondus avec *l'expectoration gelée de groseille* du cancer. Ils ne renferment pas de *cellules cancéreuses.*

M'arrêterais-je à vous différencier le cancer du poumon de la **pneumonokoniose anthracosique** ? Ce n'est guère la peine. Ici, les *antécédents, l'évolution lente de la maladie, l'expectoration noire* éviteront toute confusion. Anthracosis.

Les mélanoses cancéreuses ont en effet une évolution des plus rapides, des adénopathies précoces, la pigmentation cutanée, etc. Il vous faudrait alors faire différencier sous le microscope les particules de charbon de celles du carcinome mélanique : ceci est œuvre micro-chimique.

Le **kyste hydatique** du poumon ne saurait guère vous arrêter longtemps non plus : Kyste hydatique.

1° Son *évolution* est plus lente que celle du cancer.

2° *L'état général* y reste longtemps intact.

3° *L'existence de poussées d'urticaire* vous mettrait déjà l'esprit en éveil et vous ferait demander à votre sujet s'il n'a pas vécu en *promiscuité avec des chiens.*

4° *L'expectoration* ne renferme pas de *cellules cancéreuses,* mais, si le kyste est rompu, des *membranes* ou des *crochets.*

5° Le kyste hydatique est *bien limité ;* la matité qui le dénote est limitée par des lignes convexes ; elle se sépare franchement de la sonorité environnante.

De même pour tous les signes stéthoscopiques, ils disparaissent brusquement à la limite du kyste. Dans le cancer, au contraire, ils s'éloignent progressivement.

6° *Pas d'adénopathie* dans le kyste dydatique.

7° Enfin, s'il vous reste quelques doutes, faites avec prudence une *ponction exploratrice :* vous retirerez le liquide caractéristique des kystes.

La forme pleurétique du carcinome du poumon.

II. — En d'autre cas, encore assez fréquent, le cancer pulmonaire évolue en ne se manifestant que par les symptômes d'une pleurisie. Le point de côté est intense, l'expectoration peu marquée souvent gelée de groseille. L'oppression est progressive, la **toux** sèche et quinteuse. Localement, les **vibrations vocales**, la **sonorité** et le **murmure vériculaire** sont abolis, on entend un **souffle doux, étalé, superficiel.**

En ce cas, même en présence de ces symptômes absolus il s'agit de fausses pleurésies, il n'y a pas d'épanchement. Il est vrai qu'en y regardant de plus près vous auriez constater l'absence du signe du sou, d'égophonie, l'absence de variation de la matité dans les changements de position imprimés au malade, l'absence de modification de l'aire de Traube, de changements de position du cœur et du foie.

Mais le plus souvent on trouve **tous les symptômes d'un épanchement pleurétique :** la ponction vous ramène un liquide hémorrhagique.

Diagnostic.
La pachypleurite primitive.

Vous reconnaîtrez que vous êtes en présence d'un cancer du poumon en vous basant sur les particularités suivantes.

La **pachypleurite primitive** :

1° Ne s'accompagne *pas de l'expectoration gelée de groseille.*

2° On n'y trouve *pas de cellules cancéreuses.*

3° Il n'y a *pas d'adénopathie.*

4° Le liquide épanché *renferme de la fibrine* mais *pas de cellules cancéreuses.*

5° *Il se reproduit lentement après la ponction,* celui du cancer se reproduit très rapidement.

6° *La guérison survient en général après la 2° ou 3° ponction :* le cancer ne guérit pas.

La pleurésie tuberculeuse.

La **pleurésie hémorrhagique tuberculeuse** se distinguera facilement en général :

1° *Elle s'accompagne de fièvre.*

2° On n'y trouve pas *d'irradiations douloureuses* comme dans la carcinome.

3° *La dyspnée y est ordinairement proportionnelle à l'abondance de l'épanchement;* il n'en est rien dans le cancer.

4° *L'expectoration n'est pas gelée de groseille* et ne renferme *pas de cellules cancéreuses.* On y trouvera des bacilles de Koch (examens bactérioscopiques, inoculation).

5° Le liquide retiré par une ponction est *riche en fibrine dépourvu de cellules cancéreuses.*

6° La ponction *soulage, au moins pour un instant, le malade,* elle ne soulage pas le cancéreux.

7° Enfin le liquide se reproduit lentement en général ; rapidement dans le cancer.

8° Les adénopathies, la teinte jaune paille, la cachexie sont en faveur du cancer du poumon.

On voit que la confusion n'est guère possible.

III. — Le carcinome pulmonaire peut encore évoluer en présentant des symptômes de compression médiastinale.

Si cette compression porte sur les troncs veineux du médiastin il en résulte de la turgescence des veines du cou ; — de la circulation collatérale ; — des œdèmes unilatéraux ou en pèlerine.

Si c'est un tronc artériel qui est comprimé, il en résulte des souffles systoliques diversement localisés ; de l'inégalité du pouls, etc...

La compression du phrénique se traduira par le hoquet, la névralgie ou la paralysie du diaphragme ; — celle du pneumogastrique par la tachycardie ou la bradycardie ; — celle du grand sympathique par des troubles vaso-moteurs, thermiques, et la dilatation pupillaire.

Enfin, on peut noter diverses paralysies recurrentielles, la dysphagie, etc...

Comment distinguer, en ce cas, le cancer du poumon des tumeurs du médiastin ?

Ici les symptômes de compression sont très précoces.

La douleur est moins fixe. *On ne trouve guère d'expectoration,* pas de *crachats gelée de groseille.*

On trouve en ce cas encore *la matité interscapulaire* et l'examen à *l'écran fluoroscopique montre les poumons transparents.*

En cas d'anévrysme aortique, les battements, les bruits de souffle éclaireraient le diagnostic.

Diagnotic avec les tumeurs du médiastin.

Le carcinome du poumon *aboutit fatalement à la mort.* Celle-ci est le fait de *l'asphyxie progressive* ; de *l'asystolie* ou des progrès de la *cachexie cancéreuse* aboutissant au coma.

Le cancer peut s'infecter et la mort survient alors au milieu de phénomènes *infectieux* (pyohémie, pseudo-rhumatisme infectieux).

Evolution du carcinome.

Mais l'évolution du carcinome pulmonaire peut être interrompue par la *mort subite* par syncope, hémorrhagie ou embolie.

Le carcinome pulmonaire ne dure jamais plus de deux ans. Dans certains cas aigus, il peut tuer le malade en quinze jours à trois semaines.

Pronostic. — Le pronostic est fatal.

Traitement. — Il n'y a pas de traitement curatif du cancer du poumon.

Vous avez cependant des indications à remplir.

Il vous faut *endormir les craintes de vos malades*, leur donner une sécurité trompeuse et combattre les symptômes dominants, ceux dont ils souffrent le plus.

Vous *calmerez les douleurs* à l'aide du stypage au chlorure de méthyle; les cataplasmes sinapisés, laudanisés; les vésicatoires volants pansés avec la vaseline morphinée ou cocaïnée; l'injection de morphine.

Contre ta toux, vous aurez encore recours aux opiacés et si elle est coqueluchoïde, à la belladone et à la jusquiame.

Vous soutiendrez enfin les forces de vos malades à l'aide de vin de quinquina, de phosphates ou de glycérophosphates.

Doit-on évacuer les épanchements — Ponctionnerez-vous et évacuerez-vous la plèvre s'il y a épanchement ?

Cette question a été le point de départ de bien des discussions.

On a reproché à la ponction :

1º De ne pas calmer la dyspnée ;

2º. D'affaiblir le malade, le liquide se reproduisant aussitôt.

Si éphémère que soit le calme produit par la ponction, vous ne pouvez guère la refuser à ce malheureux qui étouffe. Pour lui quelques heures de répit seront des heures bénies !

De plus, craignez-vous d'affaiblir le malade ? *Évacuez seulement une petite quantité de liquide*, suffisamment pour calmer l'oppression, et vous n'aurez pas ainsi à craindre que cette évacuation affaiblisse votre malade.

La pneumectomie. — Quelques tentatives chirurgicales ont été faites pour extirper le cancer. Malheureusement, toutes ont été suivies de la mort des opérés. Les quelques survies d'Antony Millon, de Péan, de Weinlechner, de Müller, ne peuvent entrer en ligne de compte, car l'examen histologique n'ayant pas été fait, on ne sait pas à quelles tumeurs on s'est adressé.

Ces insuccès tiennent et tiendront à plusieurs causes :

1° A ce que le cancer primitif est d'un diagnostic difficile et qu'on ne le reconnaît qu'alors qu'il a déjà atteint de notables dimensions ; on intervient donc trop tard ;

2° A ce que, dans les cancers secondaires, les nodules sont disséminés dans les deux poumons et qu'on ne pourrait les extirper tous.

Seuls, les cancers propagés pourraient être attaqués, et encore, au prix de quels aléas !

DES NÉVROSES RESPIRATOIRES

MESSIEURS,

Définition. On appelle névroses respiratoires des manifestations cliniques simulant des maladies de l'appareil respiratoire et qui ne correspondent à aucune lésion anatomique apparente : ce sont des manifestations *sine materia*.

Cette définition nous permet d'éliminer du cadre de cette étude tous les accidents pulmonaires consécutifs aux affections nerveuses: tabes, sclérose en plaque, épilepsie et maladie de Basedow ou l'on trouve un substratum anatomique quelconque.

La chorée du diaphragme On peut placer dans ce chapitre, la manifestation respiratoire d'une affection dont la pathogénie est inconnue et que jusqu'à plus ample informé on considère comme une névrose : la chorée de Sydenham.

Je veux parler de la CHORÉE DU DIAPHRAGME. Elle est exceptionnelle. Elle n'existe jamais isolée.

Toujours elle est associée à d'autres mouvements choréiques. On observe alors des secousses du diaphragme *irrégulières, incoordonnées et brusques*, entrecoupant la parole et la respiration. Elles occupent le plus souvent les deux côtés mais peuvent être localisées à une moitié du diaphragme, je l'ai constaté récemment et j'ai pu vérifier ce fait sur l'écran fluoroscopique.

Ces secousses durent ce que dure la chorée ; leur **pronostic** est sous la dépendance de celui de la maladie même.

Le **diagnostic** en est ordinairement facile et la principale tâche consiste à les distinguer des secousses de la chorée hystérique du diaphragme.

Le **traitement** est celui de la chorée : le meilleur assurément est l'antipyrine à doses progressivement croissantes.

La CHORÉE HYSTÉRIQUE DU DIAPHRAGME est un peu plus fréquente. Elle le serait peut-être plus encore si l'on recherchait ses manifestations. J'en ai observé un cas où la localisation diaphragmatique était pure ; dans l'immense majorité des faits elle coexiste avec des manifestations multiples (type généralisé ou type hémichoréique).

Elle apparait comme la chorée hystérique à la suite d'une émotion morale ou d'un chagrin.

Les secousses sont irrégulières, incoordonnées, *très brusques et très violentes* en général. *Souvent elles s'accompagnent d'un cri* lorsqu'elles sont très intenses.

Elles surviennent *par accès* ou sont *continuelles.*

Elles disparaissent dans le sommeil, le chant, la lecture, l'attention.

Leur évolution suit celle de la chorée hystérique : leur pronostic y est donc subordonné. *Elles guérisssnt brusquement* sans causes appréciables ou à la suite d'une émotion morale ou d'une intervention quelconque.

Leur **diagnostic** doit se baser :

1° Sur leur apparition brusqué à la suite d'une émotion ou d'un trauma ;

2° La coexistence d'autres manifestations hystériques et des stigmates ;

3° Leur disparition à la suite d'une action psychique et dans le sommeil.

Nous dirons deux mots du traitement dans un instant.

L'ANXIÉTÉ RESPIRATOIRE des neurasthéniques constitue encore une forme bien curieuse de névrose de la respiration.

Ce phénomène est fréquent ; aussi fréquent chez l'homme que chez la femme mais surtout dans les classes sociales élevées.

Il survient sans causes appréciables.

Un sujet, neurasthénique avéré, se couche sans songer à mal et s'endort. Vers une heure ou deux heures du matin il se réveille en sursaut, il étouffe, porte les mains à la poitrine pour en arracher le poids qui l'écrase. Son regard exprime l'anxiété.

Et cependant rien au dehors ne traduit cette angoisse intérieure.

La respiration est calme, profonde, se fait bien et l'examen du poumon est absolument négatif. On ne trouve rien du côté des autres organes. Cet état persiste quelques minutes ou quelques heures puis se dissipe, ne laissant après lui qu'un souvenir pénible.

Les mêmes phénomènes se reproduisent à plus ou moins brève échéance et toujours avec les mêmes caractères.

Cette manifestation n'est point grave par elle-même. Cependant elle peut avoir une signification sérieuse : elle me semble, en effet, plus commune dans les neurasthénies graves.

Sa **durée** est indéterminée comme celle de la neurasthénie elle-même.

Elle est facile à reconnaître.

Son **traitement** est celui de la neurasthénie elle-même

Il ne comporte pas d'indication spéciale. Tout au plus pourrez-vous, pour donner satisfaction aux exigences de vos malades, leur conseiller les inhalations d'iodure d'éthyle, de pyridine ou encore les cigarettes antispasmodiques de Despic.

Toux hystérique. Signalée par Sydenham en 1860, décrite de main de maître par Lasègne en 1874, la TOUX HYSTÉRIQUE fut étudiée par Charcot. On en trouve une bonne étude dans la thèse de Lafon. (1)

On ne la rencontre guère que *chez les enfants et les adolescents* et c'est une exception de l'observer chez des sujets de plus de 25 ans. Elle semble plus fréquente chez les filles.

Elle peut être *l'unique manifestation de l'hystérie*. Plus souvent elle coexiste avec d'autres accidents hystériques.

Les causes. C'est ainsi qu'on l'a vue souvent succéder à un accès convulsif.

Comme tous les accidents hystériques elle apparaît brusquement sans causes ou *à l'occasion d'une émotion*, d'un traumatisme ou à la suite d'une affection des voies respiratoires.

Les signes. Cette toux est constituée par des secousses expiratoires brusques, *rauques* et *éclatantes*. Mais, et c'est là un fait particulier, le **nombre de ces saccades est plus souvent fixe** : c'est toujours une, toujours deux, toujours trois saccades, parfois davantage.

Parfois il s'agit d'une véritable *quinte coqueluchoïde* (Hérard). Elle se présente sous deux types *continu* ou *paroxystique*.

Le plus souvent c'est le type paroxystique qu'on observe. En

(1) Paris, 1874.

ce cas les accès sont *ordinairement réguliers* : ils surviennent à heure fixe. Ils sont souvent annoncés par quelques sensations subjectives, véritable *aura*.

Dans quelques cas l'accès était suivi d'une période d'obnubilation, de délire ou de convulsion. Ils se jugent souvent par une *crise polyurique*. Dans quelques cas encore, l'accès était constitué par des alternatives de toux et d'éternuements, suivis de perte de connaissance et d'hémoptysies.

Lorsqu'elle est permanente, la toux présente des *exacerbations survenant souvent à intervalles réguliers*.

Le malade n'en est nullement importuné.

L'examen somatique complet est négatif.

Qu'elle soit continue ou paroxystique, la toux hystérique présente encore quelques caractères particuliers : *elle disparaît pendant le sommeil, quand on fait lire ou chanter le malade, quand on concentre son attention sur quelquechose. Elle ne se modifie pas bien souvent sous l'influence des agents thérapeutiques, même les plus efficaces.*

Enfin *elle disparaît brusquement*, soit sans causes appréciables, soit à la suite d'une émotion, d'un trauma ou d'une intervention thérapeutique psychique. Sa disparition est complète ou incomplète ; elle est parfois remplacée par du ronronement, du ronflement, des vomissements, des attaques.

Le **diagnostic** est des plus épineux. On a considéré comme toux **Diagnostic.** hystérique des cas qui n'en étaient nullement.

Vous ne pouvez affirmer ce diagnostic.

1º *Qu'après avoir soigneusement examiné* tous *les organes du malade*.

2º Qu'après avoir minutieusement établi les caractères et l'évolution de la toux, et après avoir constaté que la toux est modifiée, provoquée ou arrêtée par des pressions exercées en *des zônes* bien déterminées.

3º Après avoir recherché et retrouvé les *stigmates de l'hystérie*.

4º Enfin vous compléterez *a posteriori* le diagnostic en montrant la disparition de la toux à la suite d'une *intervention psychique*.

Toute observation qui ne souscrit pas exactement à ces quatre conditions est entachée d'erreur.

Ces investigations vous permettront d'éliminer les toux réflexes diverses, la toux de l'hypertrophie de la luette ; celle des tics, celle des affections des voies respiratoires.

Le hoquet hystérique.
Ses causes.

Le HOQUET HYSTÉRIQUE est une manifestation moins fréquente que la précédente. Signalée par Raulin, elle fut étudiée par Landouzy, Brachet et Briquet. Apparaissant souvent sans cause remarquée, elle prend parfois naissance à la suite d'une émotion, d'une gastralgie, etc...

Dans certains cas, le hoquet naît sous l'influence de l'imitation ; c'est ce qu'on voit parfois dans les épidémies de hoquet : celle du couvent de Monterey est bien connue.

Ses caractères.

Le phénomène, en lui-même, n'a rien de caractéristique.

Il se produit par accès mais peut être presque permanent : il disparaît toujours dans le sommeil.

Le hoquet ne se produit pas quand le malade chante ou lit.

Ce phénomène peut durer des semaines. On l'a vu durer des mois et des années.

Il disparaît sans causes, ou à la suite d'une émotion, ou après une intervention psychique. Il est parfois remplacé par une autre manifestation hystérique (crise, contracture, etc...)

Le **diagnostic** est toujours très facile.

Le **pronostic** n'est nullement grave.

Le **traitement** ne comporte aucune indication spéciale.

La dyspnée hystérique.

Bien plus fréquente est la manifestation hystérique que nous allons maintenant envisager : la DYSPNÉE HYSTÉRIQUE.

Van Helmont, le premier ce qu'il appelait l'asthme utérin qui n'était pas tout à fait la dypsnée hystérique. Depuis lui, ce symptôme a été fort bien décrit par Briquet, Charcot, Weir Mitchell et Gilles de la Tourette.

Ce phénomène apparaît à tout âge, il est aussi fréquent dans tous les sexes.

Il apparaît à l'état de phénomène isolé ou bien associé à d'autres manifestations hystériques : celles-ci peuvent le précéder ou l'accompagner ou alterner avec lui.

On ne l'a jamais rencontrée que sous forme d'accès.

Le premier accès survient généralement à la suite d'une *émotion morale*.

Souvent l'accès est annoncé par une sorte *d'aura* : bourdonnements d'oreilles, battements de tempes, constriction à la gorge.

Puis survient la dyspnée. Celle-ci présente les caractères suivants :

1º *Elle est extrême*, et on ne trouve jamais de polypnée aussi violente dans les affections organiques. Il est commun de trouver 170 à 180 respirations à la minute et même davantage.

2º *Elle est souvent silencieuse*, mais je l'ai vu coïncider avec le cornage.

3º *Elle ne s'accompagne pas de cyanose.*

4º *Elle ne produit pas de modifications du pouls.*

5º On peut provoquer la dyspnée, l'arrêter ou la modifier par la pression de *certaines zônes*.

6º Le calme de la malade, qui n'est pas anxieuse au milieu de cet orage.

7º Enfin, *l'examen somatique est absolument négatif*.

En somme, on voit qu'il s'agit plutôt ici de **tachypnée** que de dyspnée ; néanmoins, cette dyspnée existe en certains cas.

L'accès dure 1, 2, 3 ou 4 heures, puis tout rentre dans l'ordre.

Le **pronostic** de ces accidents est bénin, ils guérissent toujours au bout d'un temps plus ou moins long et dans des conditions variables. Dans quelques observations, on note des accidents de spasme glottique concomittants qui faillirent couter la vie au malade, ce sont là des cas rares.

Le **diagnostic** de ces accès de dyspnée hystérique est ordinairement facile pour un clinicien sagace et qui recherche minutieusement les caractères que nous avons fixés. Eux seuls vous permettront de résoudre le problème.

Nous dirons un mot du traitement dans un instant.

L'hystérie, cette grande simulatrice, peut encore revêtir le masque de la TUBERCULOSE PULMONAIRE.

Les **hémoptysies hystériques** ne sont pas des plus rares.

Elles sont parfois liées aux attaques, et ce n'est pas le cas qui nous occupera surtout. Elles surviennent alors soit au début de l'accès, soit après la période de sommeil ; quelquefois, on ne les a vu survenir que le lendemain des attaques.

Généralement *peu abondantes*, elles ne sont constituées que par quelques crachats striés ou rouillés.

Ce qui nous occupera surtout ici, ce sont les cas où les hémoptysies surviennent indépendamment de toutes crises et s'accompagnent de manifestations symptomatiques capables de faire croire à l'existence de la tuberculose pulmonaire.

Bien des auteurs ont déjà signalé cette manifestation. Je vous cite surtout Briquet, Marius Carre, Tostivint, L. Petit, etc.

On l'a surtout rencontrée chez l'homme et de 18 à 30 ans. Un malade de Petit avait 45 ans et une de Huchard 14 ans.

Généralement, on trouve à l'origine de ces accidents une *émotion morale vive*, des chagrins, etc.

Quelquefois aussi, c'est un *traumatisme* qui est en cause. Laurent rapporte l'observation d'une malade qui eut sa première hémoptysie cinq jours après avoir reçu un coup de couteau dans le dos.

D'hérédité névropathique manifeste, les malades dont on a rapporté les observations *avaient présenté ou présentaient encore des manifestations hystériformes.* Quelques-uns cependant n'avaient jamais rien eu, ce qui, vous le concevez, complique singulièrement le diagnostic : ce sont alors des cas d'hystérie monosymptomatiques.

Étude clinique. Quoi qu'il en soit, un beau jour le malade a une *hémoptysie.*

Celle-ci survient, soit spontanément, soit à la suite d'une quinte de toux ; mais, et c'est là un fait bien digne de remarque, les sujets *n'avaient ordinairement présenté aucune modification de l'état général avant l'apparition de l'hémoptysie.*

L'hémoptysie est d'abondance variable : tantôt constituée par quelques crachats rouillés, elle peut parfois former une vomique sanglante véritable. La malade de L. Petit vomissait une pleine cuvette de sang.

Appelé à ce moment, vous trouverez un malade dont l'habitus extérieur est celui de l'hystérique, nullement celui du tuberculeux.

Il n'est pas rare de constater une *dyspnée* légère, une *toux* quinteuse et sèche, parfois extrême. Généralement, il y a *point de côté ;* mais, et c'est là un fait à retenir, ce point de côté *s'accompagne presque toujours d'une hyperesthésie extrême de la paroi,* du sein et des régions sus et sous-claviculaires. Cette hyperesthésie est telle que le moindre contact, le plus léger frôlement arrache des cris aux malades.

Localement, ou bien vous ne trouverez rien, ou bien, comme Debove, Fabre et Laurent, vous trouverez des *signes de congestion pulmonaire,* submatité, exagération des vibrations vocales, expiration prolongée, saccadée ou soufflante ; des râles crépitants simulant des craquements humides.

Cet état peut disparaître pour toujours ou pour reparaître quelque temps après.

Souvent aussi apparaissent des *symptômes généraux :* la fièvre s'allume, le délire apparaît, et, cet état se prolongeant pendant six semaines, comme dans le cas de L. Petit, on peut penser à une phtisie galopante.

Parfois encore, les malades maigrissent, perdent l'appétit, ont la diarrhée, ont des sueurs nocturnes.

Mais, et c'est là un fait capital, un beau jour *la guérison survient*, soit complète, soit accompagnée d'accidents hystériques (crises ou autre).

Vous comprenez l'embarras du médecin en présence d'un semblable cas ! Quelle circonspection faut-il avoir pour ne pas se laisser influencer ni dans un sens, ni dans un autre ; pour tenir impartialement la balance, dans les plateaux de laquelle vous mettrez les arguments du diagnostic ?

Ce **diagnostic**, vous ne pourrez guère le faire qu'en invoquant les arguments suivants : *Diagnostic.*

1° *Terrain franchement hystérique*, sur lequel se dessinent nettement quelques stigmates.

2° Apparition de *l'hémoptysie sans atteinte préalable de l'état général*.

3° *Absence de rapport entre l'abondance de l'hémoptysie et l'étendue des symptômes physiques.*

4° *Absence de fibres élastiques et de bacilles de Koch dans les crachats*, examens de nombreuses lames, inoculation.

5° *Mobilité et variabilité des symptômes physiques.*

6° L'influence de *l'autosuggestion* ou de la *suggestion extrinsèque.*

Quelle que soit la valeur de ces indications diagnostiques rappelez-vous qu'il est extrêmement difficile pour ne pas dire impossible de porter ce diagnostic d'hémoptysie ou de fausse tuberculose hystérique. Certes ce n'est qu'en se basant sur un ensemble de considérations que vous pourriez y parvenir.

Le **pronostic** de ces accidents est ordinairement peu grave. *Pronostic.* Cependant la répétition des hémoptysies peut amener l'apparition d'un état anémique des plus favorable à l'implantation et à l'évolution d'une vrai tuberculose.

Dans toutes les observations la guérison s'est produite soit par cessation absolue du phénomène, soit par modification à la faveur d'une autre manifestation hystérique.

Un mot seulement maintenant sur les hémoptysies consécutives aux **paroxysmes épileptiques** que Marius Cam a signalés. *Hémoptysies dans les paroxysmes épileptiques*

Elles n'offrent rien de particulier, reparaissent fréquemment et peuvent de ce fait anémies les malades.

Le PARALYSIE HYSTÉRIQUE DU DIAPHRAGME n'est pas une rareté signalée par Briquet, elle a été depuis bien étudiée. *Paralysie hystérique du diaphragme.*

Survenant d'habitude chez des sujets à manifestations hystériques franches, elles peut être l'unique symptôme d'une hystérie latente.

Elle se caractérise par une anhélation continuelle, exagérée par les mouvements. La respiration est brève et précipitée, les paroles entrecoupée, la voix souvent étouffée.

Si on examine le creux épigastrique on voit le diaphragme avalé à chaque inspiration : c'est l'inversion des mouvements de ce muscle.

Or, et c'est là un fait très important, ces *phénomènes disparaissent pendant le sommeil*. Ce seul caractère permet de distinguer la paralysie hystérique du diaphragme de toutes les autres paralysies organiques.

Joignez-y les preuves obtenus de l'étude des *commémoratifs*, de l'évolution de la maladie, de la connaissance des zônes spasmofrénatrices et voilà le diagnostie établi.

Le **pronostic** est bénin.

Contracture hystérique du diaphragme. — La CONTRACTURE HYSTÉRIQUE DU DIAPHRAGME est la dernière des névroses respiratoires que nous ayons à étudier.

Elle est caractérisée par la suffocation. La dyspnée est extrême et parfois même s'accompagne d'un certain état asphyxique. L'inspiration est très brusque, l'expiration courte également.

En examinant le thorax on constate l'élargissement de sa base et le soulèvement de l'épigastre et des hypochondres. Le malade essaie, mais en vain, de resserrer le thorax. Cet état, qui survient par accès plus ou moins prolongés, guérit en général assez rapidement.

Le **diagnostic** en est facile. La recherche des stigmates hystériques et des caractères de cette contracture, son début qui s'est fait ordinairement à la suite d'émotions morales, ses modifications par le chant, la lecture ou la pression d'une zone frénatrice, l'action de la suggestion : voilà tout autant de preuves que vous devrez rechercher.

Traitement des névroses respiratoires d'ordre hystérique. — Certes je n'ai pas l'intention de vous exposer en détail, en ce lieu, le traitement général de l'hystérie. Je voudrais seulement, à la fin de cette leçon, vous donner les indications générales qui doivent présider à votre intervention.

1° Il vous faut *isoler vos malades*. « Le fait seul d'avoir obtenu » l'isolement, dit mon maître le professeur Pitres, constitue une

» victoire morale qui place l'hystérique sous la domination exclu-
» sive du médecin. »

Cet isolement sera aussi prolongé que vous le jugerez nécessaire : c'est à vous de reconnaître le moment ou la libération complètera la guérison.

2° Ajoutez-y la *suggestion* soit sous forme de *suggestion à l'état de veille* : bleu de méthylène, mica panis, etc., soit sous forme de *suggestion hypnotique*.

Ce dernier moyen, prôné avec tant d'enthousiasme par ses partisans, ne doit être employé qu'avec une prudence extrême. L'hypnose est en effet un paroxysme hystérique provoqué, qui modifie profondément le terrain et peut, dans certains cas, avoir des conséquences désastreuses.

A vous de peser les manifestations hystériques existantes, de supputer ce qu'il y a à perdre et ce qu'il y a à gagner.

Intervenez ensuite si vous le jugez bon mais avec prudence, sans brusquer les malades, avec patience et minutie.

3° A ceci vous ajouterez *l'hydrothérapie. La douche froide et la douche écossaise* sont assurément les deux meilleurs moyens.

Je préconise d'ordinaire la douche froide en jet, de 8 à 10 minutes, avec serviette froide sur la poitrine ; ou la douche écossaise avec ou sans transition.

Les douches se prennent le matin à jeun, après une courte marche.

Elles sont suivies d'une friction et d'une promenade d'une demi-heure à trois quarts d'heure.

L'électrothérapie peut enfin rendre de bons services. Vous aurez ici recours à l'électricité statique. Les séances seront de 5 à 20 minutes et comprendrons le souffle, la friction à la boule ou la seule excitation.

Enfin, contre les manifestations observées vous pourrez une des médications symptômatiques, mais, et c'est là un fait à retenir, elles n'agiront que si elles exercent une action psychique sur vos malades.

TRENTE-QUATRIÈME LEÇON

DES MYCOSES PULMONAIRES

Messieurs,

Il n'y a pas longtemps encore, on ne connaissait guère que deux espèces de champignons parasites de l'homme : les teignes et le muguet. Fortuitement, on avait bien rencontré des moisissures dans les voies aériennes, mais on les considérait alors comme des hôtes inoffensifs.

La découverte de l'actinomycose, celle de l'aspergillose, bien mis en évidence par Rénon, ont élargi les horizons, et le moment est venu d'envisager l'étude des lésions pulmonaires produites par ces champignons.

Les espèces incriminées sont encore peu nombreuses. Elles appartiennent aux genres mucor, aux myxomycètes (oïdum albicans), aux genres aspergillus et streptothrix (actinomyces).

Pneumomycose à mucor. — Les mucorinées n'ont été rencontrées que par Cohnheim et Fürbringer dans un cas qu'ils décrivirent sous le nom de pneumomycosis mucorinea et qui ne présentait, au point de vue clinique, aucune particularité intéressante.

Pneumomycose à myxomycètes. — L'oïdium albicans n'a été signalé dans le poumon que dans cinq cas contestables de Schmidt. Legay et Legrain l'ont retrouvé dans les cavernes d'un tuberculeux.

Seuls, l'aspergillus, les streptothrix et surtout l'actinomyces, ont été beaucoup plus fréquemment rencontrés et scientifiquement étudiés.

Ce sont les affections auxquelles elles donnent naissance dans le poumon que nous étudierons sous le nom d'actinomycose pulmonaire et d'aspergillose du poumon.

I. — ACTINOMYCOSE PULMONAIRE.

L'ACTINOMYCOSE PULMONAIRE est due à la pénétration et à l'évolution dans le poumon d'un champignon du genre streptothrix ou oospora, qu'on appelle l'actinomyces bovis. **Définition.**

L'actinomyces est constitué par un **mycélium** formé de filaments très fins, enchevêtrés, incurvés ou droits, mais présentant généralement, et c'est là un fait caractéristique, des branchements dichotomiques. Parfois, ces filaments sont fragmentés en articles plus ou moins courts, disposés alors en véritables chaînettes. **Description du parasite.**

Ces filaments mycéliens, s'ils végètent dans un milieu peu favorable à leur développement, augmentent de dimensions, s'épaississent et forment des renflements dits **en massue**; ces massues, bien colorées par le picrocarmin qui ne teint pas le mycélium, sont ordinairement lisses et présentent un contour régulier. Parfois cependant elles ont une surface mamelonnée rappelant l'aspect d'une pousse d'asperge.

L'actinomyces se reproduit par **sporulation**. Celle-ci se produit par la fragmentation en granules ou spores de certains filaments mycéliens dits sporogènes.

Le parasite vit facilement de 35 à 37° mais meurt à 70°; à cette température seule la spore résiste.

Il se développe facilement dans les milieux acides et sucrés. Il est aérobie et anaérobie mais semble végéter plus facilement dans les atmosphères pauvres en oxygène.

L'actinomyces vit un peu partout. On le trouve surtout **sur les végétaux** : il vit sur les épis de blé, d'orge, de maïs, d'avoine, sur les fromages surtout lorsqu'ils sont mal séchés, sur les arbustes. Il semble préférer les milieux humides et on le trouve de préférence sur les végétaux qui se trouvent dans les terrains marécageux. Ces notions nous expliquent que l'actinomycose pulmonaire soit une maladie des campagnes. **Où vit le parasite.**

L'actinomyces se trouve aussi chez les **animaux** qui le prennent sans doute aux végétaux dont ils se nourrissent. Chez le bœuf, chez lequel on le rencontre le plus fréquemment il détermine une tumeur des mâchoires. On l'a trouvé mais plus rarement chez le cheval et chez les autres herbivores.

On admet en général, avec Liebman, que le parasite diminue de virulence en passant de végétal à animal mais qu'il la récupère en passant d'animal à végétal. Chez les animaux du reste il ne sporule pas et il se présente surtout sous le type en massue.

Comment pénètre-t-il dans le poumon humain.

L'homme contracte l'actinomycose **au contact des végétaux**. C'est en mâchonnant des herbes, des grains de blé ou de céréales ; c'est en respirant les poussières provenant de la manipulation de ces graines, qu'il contracte la maladie.

Exceptionnellement c'est au **contact des animaux**. Plus exceptionnellement encore à **celui de l'homme** : le cas de Bulhoès nous en fournit la preuve.

Dans tous ces cas le germe parvient **au poumon par l'air**.

Il peut encore y parvenir par **propagation, par contiguité**. Ceci s'observe dans les tumeurs actinomycosiques du cou, du médiastin, de l'œsophage, des parois thoraciques ou des viscères abdominaux qui, de proche en proche, envahissent le poumon.

Enfin la pénétration jusqu'au poumon peut se faire **par voie sanguine**, par métastase. Un abcès actinomycosique quelconque s'ouvrant dans une veine, les germes sont entraînés vers le poumon où ils s'arrêtent et se développent. On n'admet pas que l'actinomycose puisse se propager par les lymphatiques.

Causes qui favorisent sa fixation et son développement.

Plusieurs causes semblent favoriser la fixation du parasite sur le poumon. Parmi celles qui semblent avoir une importance de premier ordre il convient de placer les **traumatismes, les lésions pulmonaires** : bronchite chronique, cavernes pulmonaires. On invoque encore la misère physiologique, l'humidité, l'absence de soins hygiéniques, l'alcoolisme, la goutte, le diabète, le rhumatisme, la syphilis, la grossesse et la fièvre typhoïde : ce sont là des causes qui débilitent l'organisme, affaiblissent sa résistance et influencent ainsi la fixation du parasite dans l'organisme en général, mais non dans le poumon en particulier.

L'actinomycose pulmonaire s'observe surtout chez l'homme ; c'est une maladie de tous les pays.

Lésions produites par l'évolution du parasite dans le poumon.

Apporté dans l'arbre respiratoire par l'air qui y pénètre, l'actinomyces peut se fixer sur une bronche et y évoluer sans pénétrer dans le poumon. Le cas de Canali en est le seul exemple, encore qu'il ne soit pas démonstratif : c'est ce qu'on appelle la **Broncho-actinomycose.** — Le plus souvent, le parasite évolue dans le parenchyme pulmonaire, gagnant de proche en proche, arrivant à la plèvre, à la paroi thoracique et de là pouvant s'ouvrir à l'intérieur : c'est la **Pleuro-pneumo-actinomycose.**

L'actinomyces, à sa pénétration dans le poumon, détermine aussitôt un afflux leucocytique. On trouve donc autour de la bronche intralobulaire des leucocytes mononucléaires qui infiltrent même les cloisons interalvéolaires et le tissu conjonctif, formant ainsi un véritable nodule péribronchique. Bientôt ces leucocytes et les néo-éléments cellulaires dus à la prolifération des cellules fixes du tissu vont s'organiser. On trouve alors des îlots constitués par des cellules embryonnaires à noyaux volumineux. Ces cellules ont des prolongements longs et anastomosés, elles se disposent en tourbillons assez réguliers, donnant un aspect qui rappelle singulièrement celui du sarcome.

Au centre, cependant, on trouve des cellules épithéloïdes et des parasites. La lésion a donc l'aspect d'un follicule tuberculeux, c'est le **follicule actinomycosique.**

Dans certains cas, la néoplasie revêt plutôt l'aspect d'un lymphadénome, constituée qu'elle est par de grosses cellules rondes à noyau strié et entouré d'une substance amorphe fine.

Le centre de ces néoplasies ne tarde pas à subir la **dégénérescence granulo-graisseuse.** La nécrose s'accentue et il se forme un véritable abcès plus ou moins volumineux qui peut s'évacuer au dehors. — Son contenu est alors un peu grumeleux, renfermant des granulations jaunes ou grises que nous allons retrouver et décrire dans les crachats. On ne sait aujourd'hui si cette nécrobiose du follicule est due aux actinomyces ou à des microbes d'infections secondaires. Il est prouvé cependant aujourd'hui que l'actinomyces est capable de produire du pus.

Mais en même temps que l'abcès se collecte, la sclérose périphérique s'étend et envahit le parenchyme pulmonaire.

Le parasite lui aussi continue son œuvre de destruction ; comme une taupe, il creuse des galeries dans tous les sens, aussi ne tarde-t-il pas à atteindre la plèvre. Là il peut simplement amener des adhérences qu'il envahit ensuite pour attaquer aussitôt la paroi thoracique. Souvent aussi la séreuse réagit à son contact et s'enflamme. Il se produit alors un épanchement séro-fibrineux, plus souvent purulent. Celui-ci est-il dû à l'actinomyces ? est-il dû à des microbes d'infections secondaires ? C'est ce que l'on ne sait pas.

Au contact de ces lésions **le parenchyme pulmonaire s'altère.** Par place il présente les lésions histologiques de l'œdème pulmonaire, celles de l'atélectasie, celles de la bronchite ou de la broncho-pneumonie. Toutes ces lésions n'ont rien de spécial ; ces dernières sont dues à des associations microbiennes.

En tout ceci un fait est caractéristique : **l'intégrité des vaisseaux.**

Macroscopiquement on retrouve toutes ces lésions. Le poumon est **adhérent** et si bien soudé à la paroi thoracique qu'on ne peut l'en séparer qu'en le déchirant. La plèvre peut aussi renfermer un **exsudat** séro-fibrineux ou purulent.

La surface du poumon est recouverte de fausses-membranes. Sur la surface de section on constate **l'épaississement de la plèvre.** Elle est sillonnée de tractus fibreux si la sclérose est avancée ; en ce cas le poumon est petit et rétracté.

On y distingue aussi des **nodules péribronchiques** du volume d'un grain de mil à celui d'une pomme. De distance en distance on trouve des abcès plus ou moins volumineux ou des véritables trajets fistuleux.

Ajoutez à ceci des lésions d'œdème, d'hépatisation, de broncho-pneumonie et d'atélectasie.

Le foyer pulmonaire peut finir vers le péricarde, le médiastin, la colonne vertébrale, la cavité abdominale ; on peut le constater de visu, on peut aussi parfois se rendre compte de l'origine d'une actinomycose pulmonaire propagée.

Indépendamment de ces lésions on peut trouver :

1° Des **foyers actinomycosiques à distance.**

2° Des **lésions banales, des suppurations prolongées** (dégénérescence graisseuse, amylose).

On ne sait pas quelle est la durée de *l'incubation* de l'actino-

Etude clinique.

mycose, c'est-à-dire de la période qui sépare l'implantation du parasite des premiers signes révélateurs.

Il convient cliniquement de distinguer trois cas :

1° La broncho-actinomycose ;

2° La pneumo-actinomycose ;

3° La forme pleuro-pulmonaire.

Broncho-actinomycose. — On ne connaît guère la broncho-actinomycose. **Elle simule la bronchite chronique.** Les crachats, dans le cas de Canali, avaient une odeur repoussante, ils étaient visqueux et jaunâtres et renfermaient de petites masses vertes : grains actinomycosiques. Au repos ces crachats se disposent en deux couches : une couche supérieure composée de mucus ; une couche inférieure, sédimenteuse renfermant les grains.

La malade guérit : il n'y a pas d'autopsie de cas de ce genre.

Forme pulmonaire. — La **forme pulmonaire** peut débuter de différentes façons :

Début aigu. — 1° Tantôt le début est violent : c'est une **pneumonie**, une **broncho-pneumonie**, une **pleurésie**, une **fièvre muqueuse** qui apparaissent brusquement au milieu d'un bon état général. Ces diverses affections peuvent évoluer normalement sans présenter aucune particularité. Mais une fois cet épisode aigu dissipé, la santé du malade reste chancelante, il maigrit, tousse, perd ses forces, se cachectise.

Début insidieux. — 2° Tantôt le début est **insidieux d'emblée.** Le malade tousse un peu chaque matin, il maigrit, perd son poids, ses forces et son appétit. Il a, le soir, des poussées fébriles, la nuit il transpire abondamment. Inquiet, il vient vous consulter.

3° Enfin ce peut être dans le cours d'une **actinomycose diversement localisée** et déjà reconnue, qu'on peut voir apparaître les symptômes pulmonaires révélateurs. **Habitus extérieur.** — Vous vous trouvez en présence d'un sujet maigre, pâle, alangui, les joues creuses, les pommettes saillantes et colorées, en un mot d'un sujet vous présentant le facies caractéristique du tuberculeux.

Il se plaint d'avoir maigri, d'avoir perdu forces et appétit, d'avoir la fièvre le soir, des sueurs profuses la nuit.

Dyspnée. — Il est continuellement **oppressé**, mais cette oppression est sourde. **Douleurs.** — Il se plaint aussi d'éprouver dans la poitrine des **douleurs** parfois extrêmement vives. Elles affectent parfois le type des douleurs *fulgurantes* les plus exquises ; le plus souvent elles sont *sourdes* et continues : c'est une sensation de constriction thoracique.

Toux. — La **toux** est fréquente, sèche, quinteuse et pénible.

Le malade rejette des **crachats** en quantité considérable. Ils sont filants, aérés, spumeux. Ils sont inodores, quelquefois striés de sang. Lucmiczer a observé de véritables hémoptysies.

Au repos il se dépose au fond des crachoirs une couche purulente verdâtre adhérente, surmontée d'une couche de mucus aéré et spumeux. On découvre au-dessus de cette couche purulente de petits grains jaunâtre ressemblant à de l'iodoforme finement pulvérisé, plus souvent ce sont des *grains grisâtres* qu'on peut prendre au premier abord pour de fines bulles d'air. A l'aide d'une pince saisissez un de ces grains dont le volume est toujours inférieur à celui d'un grain de millet, placez-le sur une lame. Placez-y une ou deux gouttes de picro-carmin. Mettez maintenant une lamelle et écrasez. Ceci fait, plongez dans la solution de violet de gentiane une ou deux minutes, lavez à l'eau, faites agir le Gram, lavez à l'alcool à 55°, au xylol et montez dans le baume.

Le **grain** se montre alors constitué d'une partie centrale formée d'un mycélium condensé, très enchevêtré et bourré de cellules en voie de dégénérescence granulo-graisseuse. A la périphérie on trouve des corpuscules en forme de virgules disposés assez régulièrement à la manière des rayons d'une roue : ce sont les massues.

Le grain actinomycosique n'est pas toujours présent. On ne trouve parfois dans les crachats que les filaments mycéliens branchés dichotoniquement.

Localement vous trouvez à l'examen du poumon et dans le lobe moyen ou inférieur les **vibrations vocales exagérées**, la sonorité diminuée, le murmure vésiculaire affaibli, l'inspiration rude et l'expiration prolongée vous entendez encore des **râles sibilants** et **sous-crépitants**, parfois un **souffle tubaire** : il y a de la **bronchophonie**.

Dans quelques cas où la lésion forme un bloc lobaire on perçoit les mêmes signes mais, au bruit de tempête s'ajoutent des râles crépitants.

A cet état local correspondent des **poussées fébriles** peu élevées, ordinairement vespérales.

L'amaigrissement progresse, l'anorexie devient absolue, l'**hecticité** est extrême.

De gros râles humides apparaissent alors dans le poumon ; on y perçoit encore du souffle amphorique ou caverneux, du gargouillement : un ou plusieurs abcès actinomycosiques se sont vidés dans les bronches ; une caverne s'est formée.

Puis la lésion atteint la plèvre : on trouve les symptômes de **pleurésie séro-fibrineuse ou purulente**. Elle peut même gagner la paroi. Nous allons voir comment cette propagation va se traduire cliniquement.

Forme pleuro-pulmonaire. Dans la forme **pleuro-pulmonaire**, l'affection évolue comme une véritable pleurésie séro-fibrineuse, puis purulente. Frissons, points de côté, dyspnée, toux, fièvre, rien n'y manque. Localement, du reste, on retrouve la matité, l'abolition des vibrations vocales du murmure vésiculaire. On perçoit aussi un souffle aigre, voilé, des frottements, de l'égophonie et de la pectoriloquie aphone. On ponctionne et on trouve un liquide séro-fibrineux ou purulent renfermant ou non des grains actinomycosiques.

Laisse-t-on évoluer la lésion, on voit se produire une tuméfaction en plastron de la paroi thoracique ; la peau devient rouge, tendue et douloureuse. Cette tumeur devient fluctuante ; il se produit une fistule par où s'écoule un pus chargé de grains.

Mais la lésion peut aussi fuser à travers le diaphragme, vers le foie, la rate ou le rein. Elle peut aussi gagner le médiastin, la colonne vertébrale ; on l'a vu descendre jusqu'à la cuisse.

Evolution. La marche de l'actinomycose est donc essentiellement envahissante. Lente dans son évolution, elle présente des épisodes aigus, dûs à des complications intercurrentes (broncho-pneumonie, pneumonie). La **mort** est le fait de la consomption et de la cachexie progressive ; elle peut être la conséquence d'une infection intercurrente ou de l'asystolie.

Eléments du pronostic. L'actinomycose pulmonaire est donc une affection très sérieuse dont le pronostic doit être très réservé. Vous le baserez sur les considérations suivantes :

1° **Sur la forme** en présence de laquelle vous vous trouverez. C'est le type pleuro-pulmonaire qui est de beaucoup le plus grave.

2° **Sur l'étendue des lésions.** Une lésion limitée sera plus facilement enrayée.

3° **Sur l'état général** du sujet, qui mesure assez exactement la profondeur de l'infection et la réserve des forces de défense.

4° **Sur l'existence d'associations microbiennes.** Ces symbioses aggravent toujours le pronostic.

5° **L'existence ou la non existence d'autres foyers.** La lésion est d'autant plus grave qu'il y a d'autres foyers, et que ces foyers primitifs ou secondaires sont plus étendus.

6º **Sur l'état du cœur et des autres organes**. Leur dégénérescence, surtout la dégénérescence amyloïde, aggrave la situation.

Le diagnostic de l'actinomycose pulmonaire serait des plus difficiles, si on ne trouvait dans les crachats un critérium : le parasite. **Diagnostic.**

La première idée qui vient à l'esprit, en présence d'un malade ainsi atteint, c'est que l'on a affaire à un **tuberculeux**. *La tuberculose.*

Quelques éléments éveilleront cependant votre attention :

1º *L'absence de tout antécédent héréditaire tuberculeux.*

2º *L'absence de toute manifestation tuberculeuse antécédente.*

3º *L'existence des douleurs thoraciques qui sont exceptionnelles chez les tuberculeux.*

4º *La rareté des hémoptysies.*

5º *La localisation des lésions d'un seul côté, au milieu ou à la base.*

6º Enfin l'*examen des crachats* : absence de bacilles de Koch, grains ou mycélium d'actinomycose.

7º Le séro-diagnostic.

Vous pourriez encore songer à la **syphilis du poumon**. Vous l'écarterez en présence des constatations suivantes : *La syphilis pulmonaire.*

1º *Absence d'antécédents héréditaires.*

2º *Absence de la cicatrice du chancre*, d'alopécie, d'onixys, d'exostose ou d'adénopathie.

3º *Rareté des hémoptysies.*

4º *Examen des crachats* : grains ou mycélium d'actinomycose.

La **gangrène des bronches** ne vous arrêterait pas longtemps : *Gangrène bronchique.*

1º *Il y a de la fétidité de l'haleine.*

2º *Les crachats renferment des débris sphacelés et pas de grains actinomycosiques.*

3º *L'adynamie est très prononcée, la température élevée.*

4º *L'évolution est rapide.*

Les **ectasies bronchiques** se distingueront encore : *Ectasies bronchiques.*

1º Par la fétidité de l'haleine et des crachats.

2º L'expectoration ne renferme ni grains, ni de mycélium.

Le **cancer pulmonaire** est facile à séparer de l'actinomycose. *Cancer du poumon.*

1º *La dyspnée y est énorme.*

2º *L'expectoration gelée de groseille ne contient pas d'actinomyces.*

3° Il y a des adénopathies.
4° On trouve un épanchement hémorrhagique.
5° L'évolution est rapide.

Dans tous ces cas, rappelez-vous que l'actinomycose peut s'associer aux lésions, et voyez comme en ce cas le diagnostic est difficile ! Vous ne pourrez y arriver que :
1° Par l'examen des crachats.
2° L'étude minutieuse du malade et de son histoire.

Pleurésie. — En présence d'une pleurésie, vous pouvez être appelés à vous demander si elle ne reconnaît pas pour cause l'actinomycose.

Vous ne pourrez vous prononcer qu'après examen des crachats et du liquide retiré par la ponction.

Traitement.
Préventif. — Pour prévenir l'évolution de l'actinomycose, conseillez les précautions que voici :
1° Ne pas mâcher de brin d'herbe ou de graines de céréales.
2° Que la manipulation des graines et des fourrages ait lieu en plein air et soit faite avec des masques protecteurs.
3° Que la cuisson des légumes soit parfaite.
4° Que les pansements des actinomycosiques soient brûlés, les crachats désinfectés.
5° Qu'on fasse une hygiène buccale minutieuse.

Curatif. — Pour combattre la maladie, nous possédons un remède souvent merveilleux : **l'iodure de potassium**. On le donne aux doses de 1 à 4 grammes par jour.

On ne sait pas comment il agit, mais on ne compte plus ses succès.

On peut aussi conseiller aux malades **l'hyposulfite de soude**, suivant la formule :

> Hyposulfite de soude.................. 2 à 4 gr.
> Julep gommeux....................... 120 gr.
> A prendre dans la journée.

Vous **tonifiez l'organisme** avec des phosphates, des glycérophosphates ou des vins fortifiants.

Vous **combattrez enfin les symptômes** : les douleurs par la révulsion et la morphine, la fièvre par le sulfate de quinine, l'expectoration trop abondante ou fétide par la terpine, la créosote ou l'eucalyptus.

Vous **traiterez enfin la pleurésie** par la ponction et les méthodes
habituelles.

La chirurgie compte seulement deux succès dans les interventions
qui ont eu pour but d'exciser les parties malades.

II. — ASPERGILLOSE PULMONAIRE.

L'aspergillose pulmonaire est, après l'actinomycose, celle des
mycoses du poumon dont l'histoire commence à se dégager de
l'obscurité environnante.

On donne le nom d'aspergillose pulmonaire à **l'ensemble des
lésions produites dans le poumon par l'aspergillus fumigatus.** *Définition.*

Il en existe à l'heure actuelle une vingtaine d'observations dans
la science. Mais toutes ne sont pas également intéressantes.

Dans une première catégorie, on peut placer les cas dans lesquels
l'aspergillose s'est développée sur une lésion antérieure du poumon :
c'est **l'aspergillose secondaire.**

Dans la seconde classe, on peut placer les cas d'aspergillose
associée à le tuberculose.

Dans la troisième classe, on placera les observations de pneumopathies dues à l'arpergillus seul : c'est **l'aspergillose primitive
du poumon.**

Et d'abord, l'aspergillus fumigatus est-il bien la cause des lésions
pulmonaires en ce cas ?

Le fait est incontestable et prouvé : *Preuves*

1º Par la présence constante du seul aspergillus fumigatus dans *de la nature*
les crachats, et seulement dans ces cas. Sur 100 crachats tuber- *aspergillaire*
culeux, Renon a trouvé 16 fois l'aspergillus niger, 6 fois l'aspergillus *de ces pneu-*
glaucus, 5 fois l'aspergillus flavescens, jamais l'aspergillus *mopathies.*
fumigatus ;

2º Par la constatation de ce parasite au sein même des lésions
pulmonaires (observation de Rubert Boyer) ;

3º Par la reproduction expérimentale chez l'animal des lésions
qu'on observe chez l'homme ;

4º Par la genèse même de la maladie.

Mais d'abord, qu'est-ce que l'aspergillus fumigatus ? *L'aspergillus*
L'aspergillus fumigatus est un champignon de la famille des *fumigatus.*
ascomycètes, variété des érysyphacées. *Ses*
caractères.

Il est formé d'un **mycélium** plus ou moins fourni, présentant des **rameaux stériles** cloisonnés, incolores, et des **rameaux fructifères** dressés, incolores ou colorés, et présentant des spores verdâtres lisses.

Le développement de ces **spores** est bien connu. La spore pousse un prolongement qui se ramifie et constitue le mycélium. De ce rameau naît un prolongement vertical ou **hyphi**, qui se renfle aussitôt, formant une **tête sporifère**. Sur cette tête sporifère se développent de petits prolongements ou **stérigmates**. La partie terminale de ces stérigmates se différencie en formant de petites sphères protoplasmiques, origine des spores. Ces spores se détachent ensuite et on constate alors que chaque stérigmate présente un axe infertile garni d'encoches de chaque côté. Chaque encoche loge une spore.

Il suffit du moindre choc pour détacher ces spores.

L'aspergillus fumigatus ne se développe pas au-dessous de + 20°. Il est tué à + 80° + 100°. Sa température optima est de 38° à 39°.

Il se développe mal sur les milieux de cultures ordinaires. Il pousse fort bien au contraire sur le liquide de Raulin ou sur le moût de bière. En 5 à 15 heures il forme sur ces milieux un tapis velouté blanc qui devient vert, puis bleu du 5e au 6e jour.

Aspergillose spontanée du pigeon et des oiseaux.

L'aspergillus fumigatus est pathogène pour les animaux. Spontanément il produit chez les oiseaux et en particulier chez le pigeon un chancre de la cavité buccale, sorte de nodule blanchâtre, caséeux, du volume d'un pois ou d'une noisette, renfermant souvent le parasite. Il détermine aussi dans les organes la production de tubercules et de lésions identiques à celles que nous décrirons tout à l'heure.

Aspergillose expérimentale

Expérimentalement on a pu aussi reproduire ces lésions chez le pigeon et le lapin, animaux de choix en l'espèce.

Habitat.

L'aspergillus fumigatus **vit sur les grains de millet et de vesce**, ainsi que Renon l'a fort bien démontré. Il reste à la surface, car lavés avec une solution de sublimé ces grains ne donnent plus de cultures positives après ensemencement.

C'est probablement en mangeant de ces graines que les oiseaux se contaminent.

Comment pénètre-t-il ?

C'est précisément chez des sujets qui manipulent ces graines qu'on a trouvé l'aspergillose pulmonaire et plus particulièrement chez les **gaveurs de pigeons**.

Ces individus ont pour métier de nourrir les pigeons. Voici

comment ils procèdent. Il préparent un mélange à parties égales d'eau et de graines de vesce ou de millet. Ils en remplissent leur bouche. Tenant ensuite d'une main le pigeon par les ailes, de l'autre main ils lui ouvrent le bec, y appliquent leur bouche et y soufflent une certaine quantité de grains. Chaque gaveur va très vite et peut ainsi gaver jusqu'à 6.000 pigeons par jour.

On voit dès lors comment ces sujets peuvent contracter l'aspergillose :

1° **Au contact du chancre des pigeons ;**

2° **Au contact des grains.**

Comment l'aspergillus fumigatus arrive-t-il au poumon ? De deux façons :

1° **Par propagation** de voisinage, le mycélium gagnant de proche en proche les voies respiratoires ;

2° **Par inhalation.** Le parasite se développe dans les premières voies digestives ou respiratoires. Il produit des spores qui sont entraînées jusqu'au poumon par le courant d'air inspiratoire.

Certaines causes peuvent favoriser la fixation du parasite dans le poumon : telles sont les *lésions pulmonaires* ; aussi voit-on souvent les aspergillus se fixer dans les cavernes tuberculeuses, les abcès, les foyers de gangrène, les foyers apoplectiques.

Causes prédisposantes ?

Les lésions produites par le parasite dans le poumon n'ont guère pu être étudiées qu'expérimentalement chez l'animal. Seul, Rubert Boyer les a examinées chez l'homme.

Elles se présentent d'après lui sous deux aspects principaux :

1° Sous forme d'un **revêtement mycélien** tapissant les bronches et les alvéoles ;

2° Sous forme de **tubercules.** Ceux-ci se trouvent au milieu de zones de pneumonie rouge, sous forme de grains blanc-jaunâtre. On y trouve aussi des petites cavités irrégulières renfermant une matière brun-noirâtre. Cette matière est formée de mycélium, d'hyphes et de spores.

Les cavités ont une paroi formée de tissu pulmonaire, entrelacé d'hyphes et de mycélium.

Les tubercules sont formés de zones alternantes d'hyphes plus ou moins denses. Leur contenu est uniforme. Les fibres mycéliennes pénètrent en rameaux peu épais dans le hile, s'y ramifient, s'inbriquant entre elles pour ressembler à un éventail épais.

Certains nodules prennent naissance sur la paroi d'une alvéole et se développent au dépens d'une spore. Celle-ci prolifère, et le mycélium qui en provient forme un nodule muriforme.

Tout autour, la réaction du parenchyme se traduit par une zone de **pneumonie rouge.** Les alvéoles sont remplies de leucocytes. Près du centre du mal, ceux-ci sont nécrosés et fragmentés. Au voisinage du parasite, les leucocytes sont encore plus nombreux. On voit des macrophages énormes et des cellules géantes. Ces éléments renferment parfois des débris de mycélium.

Lésions déterminées dans le poumon par le parasite.

Toutes ces lésions correspondent bien à ce que Laulanié, Ribbert avaient constaté expérimentalement.

Aussitôt l'aspergillus fixé dans le poumon, il se produit autour de lui un **afflux leucocytaire**. Ceux-ci cherchent à vaincre l'envahisseur. On trouve donc des leucocytes mononucléaires et d'énormes macrophages. Quelques-uns, les vaincus, dégénèrent. Leur contenu, noyau et protoplasma, se fragmente et subit une désintégration granulo-graisseuse. Au milieu d'eux, on distingue des cellules géantes.

La nécrose de ces leucocytes peut aboutir à la caséification du foyer. Tout autour de ce follicule, les cellules fixes prolifèrent, et cette prolifération peut aboutir à la production d'un tissu de sclérose enkystante, processus curateur.

Aspergillose secondaire.

L'aspergillose secondaire est caractérisée par la présence de touffes veloutées verdâtres, implantées sur la paroi de cavernes pulmonaires. Ces touffes sont constituées par l'enchevêtrement du mycélium de l'aspergillose qui adhère aux débris des fibres pulmonaires et qui pénètre le parenchyme voisin.

Non loin de là on trouve parfois de véritables tubercules du volume d'un grain de millet à celui d'une noisette et constitués par un mycélium enchevêtré.

Aspergillose et tuberculose.

M. Rénon a bien étudié l'évolution de l'aspergillose et de la tuberculose sur un même poumon. Les lésions évoluent sans s'influencer, elles se surajoutent et forment un tubercule mixte où se rencontrent le bacille de Koch et l'aspergillose.

Étude clinique.

L'aspergillose pulmonaire peut se présenter en clinique sous deux aspects différents :

1º Type de **fausse tuberculose** ;

2º Type de **bronchite chronique avec asthme**.

Type du faux tuberculeux.

Dans le premier cas il s'agit d'un sujet qui, brusquement, au milieu d'un état de santé des plus satisfaisants, en gavant ses pigeons, prend une première **hémoptysie**.

Elles se répètent à échéance plus ou moins longues et sont toujours relativement assez abondantes,

Bientôt après le malade commence à **perdre ses forces**, il **maigrit**, perd l'appétit et présente quelques troubles dyspeptiques. Il est épuisé et oppressé au moindre effort.

Caractère des crachats.

La **toux** apparaît, sèche, quinteuse et pénible. L'expectoration est *spumeuse, verdâtre, purulente*. On prend un fragment purulent, on l'étale entre deux lames, on sèche à la flamme et on teint suivant la méthode de Ziehl : *il n'y a pas de bacille de Koch*. On colore une autre lame dix minutes dans la safranine et l'on voit alors un nombre plus ou moins grand de *filaments mycéliens et de spores*.

On ensemence alors une parcelle de ces crachats, préalablement lavée dans plusieurs verres remplis d'eau stérilisée, dans un tube de liquide de Raulin : 5 à 12 heures après on voit déjà la pellicule blanche caractéristique.

Signes physiques.

Localement la sonorité est diminuée au sommet, les vibrations sont exagérées, le murmure vésiculaire affaibli, l'expectoration prolongée et soufflante.

Cet état persiste des semaines et des mois. Entre temps le malade peut présenter les symptômes d'une pleurésie sèche ou avec épanchement.

Mais l'amaigrissement progresse, le malade épuisé a chaque soir la fièvre (38° à 38°5). Il a des sueurs profuses la nuit. Les membres s'œdématient. On trouve dans le poumon des signes cavitaires typiques : c'est le marasme, la mort au bout d'un temps fort long. Des *améliorations*, voire même des *guérisons*, peuvent se produire. *[Signes cavitaires.]*

D'autres sujets présentent les **symptômes d'une bronchite chronique associée à des accès d'asthme.** Ces accès *nocturnes* se répètent plusieurs fois dans la nuit et s'accompagnent d'une expectoration aérée, spumeuse, abondante renfermant l'aspergillus fumigatus. *[Type asthmatique.]*

L'essoufflement est continuel.

Localement on trouve le bruit de tempête caractéristique des bronchites généralisée.

Bientôt apparaissent les troubles généraux de la forme précédente : le sujet devient phtisique. La mort peut survenir au bout de 3, 6 ou 8 ans, la guérison est fréquente.

En présence d'un tel tableau clinique vous penserez évidemment que vous êtes en présence d'un tuberculeux. *[**Diagnostic.**]*

Il faut avouer cependant que quelques données pouvaient cependant éveiller votre attention. *[Avec la tuberculose.]*

1° **L'absence** d'antécédents héréditaires ou personnels bacillaires, et la notion d'une profession exposant au contact des grains ou des oiseaux.

2° **L'abondance des hémoptysies précoces** qui, dans la tuberculose, sont minimes.

3° **L'apyrexie** qui est rare chez les tuberculeux est de règle pendant longtemps dans les cas d'aspergillose.

4° **La lenteur de l'évolution** de la maladie et la *constatation de remissions marquées.*

Tout ceci éveillera vos soupçons et vous fera **examiner minutieusement les crachats.** Ici comme toujours il faut examiner à plusieurs reprises de nombreuses préparations de ces crachats. Il faut en inoculer au cobaye et c'est seulement en présence de ces résultats négatifs que vous concluerez à l'existence de l'aspergillose pulmonaire primitive.

Vous rechercherez ensuite l'aspergillus fumigatus sur coloration à la sapaume et par ensemencement sur liquide de Raulin.

Bronchite chronique. Inflammation chonique du poumon. Ce sont en somme ces méthodes d'examen qui vous seront seules utiles pour séparer l'aspergillose de la bronchite chronique, des inflammations chroniques du poumon, de toutes les affections pulmonaires qui s'accompagnent d'un état hectique progressif.

Souvenez-vous enfin que l'aspergillose peut être associée à l'une de ces lésions : ce n'est que par l'étude minutieuse et prolongée de vos malades que vous arrriverez à la notion exacte du diagnostic.

Pronostic. Le pronostic de l'aspergillose semble en somme bénin : il n'y a qu'une seule observation de mort.

L'aspergillose quand elle est secondaire ou associée, a le pronostic de l'affection sur laquelle elle s'est développée ou à laquelle elle s'associe. Cette notion doit toujours dominer le pronostic.

Celui-ci sera basé sur :

1º **L'état général du sujet.**

2º **L'étendue des lésions.**

3º **Leur degré.** Les lésions cavitaires sont très graves.

Traitement. Le traitement de l'aspergillose pulmonaire sera préventif et curatif. Préventif, il y aurait lieu de supprimer le gavage des pigeons par l'homme et de le remplacer par le gavage mécanique. Les gaveurs de pigeons doivent se laver fréquemment la bouche avec des solutions antiseptiques.

Une fois la maladie déclarée, vous la combattrez :

1º **Par l'antisepsie des voies respiratoires.** Vous aurez ici recours à *l'hyposulfite de soude* (de 1 à 4 gr. en 24 heures). Vous pourrez aussi user de la *crésote* ou de l'*eucalyptol*.

2º **En soutenant l'organisme et en excitant ses moyens de défense.** Pour ce faire, on aura recours :

a) A la *suralimentation* et aux *toni nutritifs* : cacodylate de soude, méthylarsinate disodique licithine.

b) A l'*ingestion des hautes doses d'huile de foie de morue* (150 gr. en 24 heures) si l'estomac est bon.

c) A la vie au *grand air* et au *repos*.

3º Enfin vous **combattrez les symptômes** dominants : l'expectoration trop abondante par la créosote, la terpine et l'eucalyptol ; les hémoptysies par la révulsion, les ventouses ou les pointes de feu ; l'asthme par l'iodure de potassium associée à la teinture de lobélie.

DE LA TUBERCULOSE PULMONAIRE

MESSIEURS,

On donne le nom de Tuberculose pulmonaire à l'ensemble des lésions produites par la fixation et la pullulation, dans le poumon, d'un microbe spécifique, le Bacille de Koch. — **Définition.**

L'histoire de ces lésions est de date bien ancienne, si on fait remonter jusqu'à Hippocrate, Celse, Arétée et Galien le mot phtisie de φυμα, consomption, sous lequel ils désignaient tous les états consomptifs. — **Historique.** Les anciens.

Il faut arriver jusqu'à Bayle pour voir s'ouvrir l'ère des recherches anatomiques ; il décrivit le tubercule, mais admettait encore six espèces de phtisies. C'est **Laënnec** qui, le premier, établit que la phtisie est une, due à une lésion unique, le tubercule ; il en donna les principales formes anatomiques et les étapes évolutives, et en fit un produit spécial analogue au cancer. Son opinion fut confirmée par Louis, tandis qu'Andral, Cruveilher et Broussais en faisaient une modalité inflammatoire. — Période anatomique.

Virchow, à son tour, considéra le tubercule comme une néoplasie conjonctive aboutissant à la caséification. Il en distingua les inflammations catarrhales, caséeuses, nodulaires et diffuses. Il s'appliqua à séparer la scrofule de la phtisie pulmonaire. Cette dualité fut le point de départ d'interminables discussions.

Langhans, le premier, attira l'attention sur la cellule géante et sur son importance dans la formation du tubercule. Wagner et Schuppfel décrivent le follicule tuberculeux classique et ses trois zônes cellulaires concentriques.

C'est par l'anatomie pathologique qu'on revint alors à la conception uniciste de la phtisie : les travaux de Grancher, Thaon, Lépine, Charcot et Rindfleisch y aboutirent.

On s'attarde alors à l'étude de l'histogenèse du tubercule, jusqu'à ce **Villemin** fit entrer la question dans une nouvelle phase expérimentale en découvrant l'inoculabilité du tubercule. — Il établit alors que la tuberculose est une maladie spécifique et virulente, et confirme par l'expérimentation la doctrine uniciste de la tuberculose. Il prouve que les crachats, le sang tuberculeux, sont virulents et soupçonne la nature parasitaire du virus tuberculeux. — Période expérimentale.

Je ne vous narrerai point les longues discussions que souleva la découverte de Villemin.

Elles n'empêchèrent pas Chauveau, Cohnheim et Hipp. Martin de démontrer l'infectiosité de la tuberculose, jusqu'à ce qu'enfin, en 1882, R. Koch découvrit l'agent spécifique de la tuberculose : le bacille qui porte son nom.

Désormais, un grand pas était fait.

A partir de cette époque, les chercheurs se sont mis de tous côtés à l'œuvre : les uns du côté de la clinique pour fixer les symptômes qui décèlent la pulullation bacillaire dans le poumon, les autres vers l'expérimentation pour établir la biologie du bacille, les autres enfin pour essayer d'enrayer l'évolution terrible de cette affection ; je ne puis vous citer tous les noms.

La tuberculose pulmonaire a pour cause déterminante un microbe spécifique : le bacille de Koch. Voilà une notion aujourd'hui universellement admise. Nous possédons, en effet, la triple preuve de sa spécificité :

1° On le trouve constamment dans les lésions et les produits tuberculeux ;

2° On le cultive à l'état de pureté en ensemençant les produits ;

3° Ces cultures pures inoculées à l'animal reproduisent des lésions tuberculeuses.

Quel est ce bacille ?

Pour le voir, prenez une parcelle d'un produit tuberculeux, une parcelle de crachat par exemple. Placez-le entre deux lames et séparez ces deux lames en les faisant glisser doucement l'une sur l'autre sans les écarter. Vous avez ainsi sur chaque lame une mince pellicule de crachat.

Laissez sécher cette pellicule. Passez trois fois dans la flamme d'une lampe à alcool la lame ainsi préparée ; la face enduite étant tournée vers le haut, le crachat se trouve ainsi fixé.

Versez sur la pellicule de crachats une petite quantité de la liqueur de Ziehl dont voici la formule :

Fuchsine......................	1 gr.
Acide phénique....................	5 gr.
Eau distillée....................	100 gr.
Alcool absolu....................	10 gr.

Chauffez la lame jusqu'à ébullition. Laissez agir le liquide cinq minutes. Versez la liqueur de Ziehl et décolorez avec la solution suivante :

Chlorhydrate d'aniline.............	1 gr.
Alcool à 65°....................	100 gr.

Lavez à l'eau lorsque la pellicule n'est plus colorée qu'en rose très pâle et versez sur la lame quelques gouttes de thionine phéniquée. Laissez agir cinq minutes. Lavez à l'alcool. Laissez sécher et examinez à l'immersion.

Le principe de cette méthode est le suivant : après l'action de la liqueur de Ziehl, tous les microbes contenus dans la pellicule sont colorés en rouge. Sous l'action du chlorhydrate d'aniline tous se décolorent, sauf le bacille de la tuberculose, celui de la lèpre et celui du smegma qui restent rouges. En colorant ensuite avec la thionine tous les autres microbes seront colorés en bleu.

Cette coloration est donc élective et presque caractéristique du bacille de Koch. Celui de la lèpre se colore à froid et très aisément, de plus il est très abondamment rangé en touffes dans des cellules qu'on appelle cellules lépreuses : ces deux caractères permettent de le différencier.

Quant au bacille du smegma, chauffez-le 10 minutes dans la lessive de soude additionnée de 5 % d'alcool, lavez à l'eau, à l'alcool et essayez de colorer par le Ziehl ; il ne garde plus le rouge.

Ainsi coloré le **bacille de Koch** se présente comme un bâtonnet droit ou infléchi de 3 à 4 μ de longueur, fort peu épais. Son volume est uniforme ou irrégulier et renflé. En ce cas la coloration n'est pas uniforme, le bacille présente des espaces clairs refringents ou ovoïdes, réfractaires aux matières colorantes. S'agit-il de vacuoles dues à la dégénérescence ou de véritables spores ? c'est ce que l'on ne sait pas encore. Il semble néanmoins qu'en certains cas il s'agisse de quelque chose de très analogue à des spores.

Cette forme du bacille tuberculeux varie beaucoup dans les cultures. Metchnikoff a décrit des formes cocciques ou très courtes, des formes gigantesques, ramifiées ou renflées en massues.

Ce sont ces formes ramifiées et renflées qui font penser à quelques auteurs qu'il y a plus d'une analogie entre le bacille de Koch et l'actinomyces. Certains auteurs le classent même dans la même famille.

Pour obtenir de cultures pures du bacille de Koch la chose n'est point facile !

Il est extrêmement difficile d'y parvenir en ensemençant directement des produits tuberculeux qui le plus souvent renferment d'autres espèces microbiennes plus cultivables et qui, en 48 heures, recouvrent la surface du milieu végétatif.

La meilleure méthode pour y arriver est la suivante. Prenez un cobaye, inoculez-lui sous la peau du ventre 1 à 2 c³ de crachats tuberculeux renfermant des bacilles. Huit à quinze jours après on voit apparaître au siège de l'inoculation une ulcération, véritable chancre révélateur. Bientôt après, on constate l'existence d'adéno-pathies multiples dans la région correspondante. L'animal maigrit. Au bout de trois semaines, sacrifiez-le. Ouvrez aseptiquement l'abdomen : la rate, le foie, le péritoine, parfois les poumons, sont farcis de granulations blanchâtres.

Recueillez aseptiquement la rate ; triturez-la soigneusement et ensemencez largement un grand nombre de tubes contenant du sérum glyco-glycériné gélatinisé et stérilisé. Au bout de 48 heures de séjour à l'étuve un grand nombre de ces tubes auront cultivé ; jetez-les. Les autres resteront stériles en apparence. Au bout de trois semaines, vous verrez apparaître de petits grains arrondis d'un blanc mat, secs, ternes, écailleux. Au bout de quelques temps, ces colonies deviennent plus saillantes, à bords arrondis et anfractueux.

Réensemencez ces colonies. Cette fois elles seront plus rapides à se multiplier, leur végétation sera plus active.

Réensemencez-les encore. Au bout de 3 à 4 passages on dit que le bacille est acclimaté. En effet la végétation est bien plus luxu-riante. La surface du sérum est recouverte de colonies confluentes, anfractueuses et saillantes qui au fond du tube se développent en nappe à la surface de l'eau de condensation et même sur les parois du verre.

Sur gélose pepto-glyco-glycérinée, l'aspect des cultures est à peu près le même mais les colonies sont plus grasses.

Sur pomme de terre glycérinée le développement est aussi très facile. La température eugénésique est de 39°.

Ce sont là les milieux d'élection.

Toutes ces cultures dégagent une odeur aigrelette, empyreuma-tique. En résumé : *lenteur du développement, d'acclimatement, nécessité d'employer certains milieux de préférence glycérinés :* voilà ce qu'il vous faut retenir de cette biologie du bacille de Koch.

Le bacille de Koch en se développant secrète des toxines. Mais celles-ci sont relativement peu abondantes et peu toxiques. Les corps bacillaires renferment au contraire en grande quantité des produits éminemment toxiques qu'ont étudié Hammerschlag Weyl et plus récemment Auclair. Ces poisons jouent sans doute un certain rôle dans la genèse de certaines lésions qui surviennent chez les tuberculeux ; c'est à eux, sans doute que les bacilles morts doivent de conserver un pouvoir nécrotique bien démontré par Grancher et Ledoux-Lebard. Quand d'habitude on injecte à un animal des microbes morts on ne produit aucune lésion : il n'en est pas de même avec le bacille de Koch. Même mort, il produit lorsqu'on l'injecte à l'animal des lésions nécrotiques et des nodules histologiquement identiques à ceux de la tuberculose véritable : c'est ce qui ressort des belles recherches de Kostenitsch.

Où habite le bacille de Koch ? Vit-il à l'état saprophytique dans la nature et acquiert-il dans certaines conditions des propriétés virulentes ? Voilà ce que l'on ne sait pas.

Ce qu'il y a de certain c'est que le **bacille de Koch est partout autour de nous. Il est dans l'air que nous respirons.**

Les recherches entreprises par Cornet, Strauss et bien d'autres encore, ont permis de démontrer que le bacille de Koch existe très fréquemment, pour ne pas dire constamment, dans l'air des salles d'hôpitaux, des maisons ou des chambres dans lesquelles ont vécu des phtisiques, dans celui des promenoirs de prisons, de couvents ou d'asiles, dans l'air de tous les endroits où séjournent des agglomérations humaines : wagons, usines, magasins, salles de théâtre ou de bibliothèque. L'air des rues en renferme également.

Cette présence du bacille de Koch dans l'air est si réelle, que presque tous les individus, même les mieux portants, l'hébergent dans leurs fosses nasales : c'est ce que Strauss a démontré.

L'air est donc un des habitats les plus habituels du bacille de la tuberculose.

D'où vient-il ?

Évidemment de lésions tuberculeuses, de tuberculeux. L'air expiré par le phtisique n'en contient pas, mais les **particules liquides projetées dans les quintes de toux, les crachats** surtout, en renferment des quantités innombrables.

Ces particules, ces crachats sont déversés à terre, sur les parquets, dans les mouchoirs, sur les couvertures, les draps, les matelas ou les vêtements. Ils se dessèchent, et, une fois desséchés, se résolvent en une fine poussière que le moindre souffle, le plus léger balayage soulève et répand dans l'atmosphère que nous respirons : c'est le moyen de dissémination le plus habituel de la tuberculose.

Les **matières fécales** de malades atteints de tuberculose intestinale, le sang de sujets atteints de granulie aiguë, toutes les **sécrétions** qui peuvent accidentellement renfermer des bacilles, les **pansements** imprégnés de pus tuberculeux, tout cela peut, de la même façon, aboutir à la dissémination des bacilles dans l'air.

Bien plus, Cadéac et Malet, Schottélius ont démontré que le bacille de Koch résiste fort bien à l'**enfouissement** : plusieurs années après, il est encore virulent. Ne peut-il pas se passer, dès lors, quelque chose d'analogue à ce qui se passe pour le charbon ? Les vers qui vivent dans les cadavres ne peuvent-ils pas se gorger de bacilles sur les débris tuberculeux ? Ne peuvent-ils pas ensuite les déverser avec leur déjection à la surface du sol ? De là, ils se répandront dans l'atmosphère.

Ajoutez à ceci qu'indépendamment de l'homme, tous les animaux pouvant plus ou moins facilement contracter la tuberculose, leurs produits, leurs sécrétions, leurs déjections, leurs cadavres mêmes peuvent contribuer à la dissémination atmosphérique du germe.

Nous disions tout à l'heure que les vers devaient jouer un rôle important dans cette dissémination ; je dois ajouter qu'il est démontré à l'heure actuelle que les mouches, les moustiques, les puces et les punaises jouent exactement le même rôle en se chargeant de bacilles sur les produits bacillifères.

Résistance aux agents physiques.

Je dois vous dire, du reste, que le bacille de Koch **conserve longtemps sa virulence dans** l'air : il résiste admirablement aux agents physiques. Seule, la lumière solaire lui fait perdre assez rapidement sa végétabilité. Dans les crachats desséchés, il la conserve jusqu'à dix et onze mois. Si les crachats se putréfient, il la perd, au contraire, en dix à quinze jours.

Le bacille résiste à la congélation, à la dessication, à la chaleur lorsque celle-ci ne dépasse pas 70°. Vous voyez donc qu'il peut, par conséquent, conserver longtemps sa virulence.

Les aliments.

Le bacille de Koch se trouve, de plus, dans nos aliments. La **viande** que nous mangeons peut, lorsqu'elle provient d'animaux présentant des lésions tuberculeuses généralisées ou étendues, renfermer le bacille de Koch. Or, la tuberculose des bovidés, des porcs, des oiseaux dont nous nous nourrissons, est bien loin d'être rare. — Les pâtés de foie gras sont parfois, dit Arloing, « des purées de bacilles.». Bataillon, Terre et Dubard ont, de plus, démontré que la chair des poissons pouvait renfermer le bacille de Koch virulent et dangereux pour l'homme.

Or, il convient de se rappeler que ni la dessication, ni la salaison, ni la congélation, ni la chaleur employée pour cuire les viandes, ne sont capables de tuer le bacille ; il y résiste comme il continue à végéter dans les viandes fumées.

Le **lait** lui-même peut renfermer des bacilles. Le lait de la femme peut en contenir dans les cas de granulie. Celui de la vache en renferme lorsque cet animal est atteint de mammite tuberculeuse, affection qui n'est point rare, ou de tuberculose généralisée. Le lait peut être infecté sans que la vache, dont il provient, soit atteinte de mammite spécifique, sans même qu'elle soit tuberculeuse.

Le premier cas s'explique lorsque le pis est souillé par les déjections bacillifères ; le second, lorsque l'individu qui trait la vache se mouille les doigts avec la salive chargée de bacilles. L'ébullition, suffisamment prolongée, tue le bacille et permet de passer à la contagion. Le fromage, la crême, le beurre, peuvent aussi contenir des bacilles virulents. L'eau, nous l'avons vu, peut renfermer des bacilles et ceux-ci y conservent longtemps leur virulence.

La margarine peut être également dangereuse.

Le **vin** lui-même peut être souillé et surtout dans la pratique du collage, qui se fait à l'aide de sang provenant de l'abattoir. Ce sang, Villemin et Yersin l'ont démontré, peut contenir des bacilles lorsqu'il provient d'animaux tuberculeux.

Enfin **tous nos aliments** peuvent être souillés par les poussières qui se déposent à leur surface. Rappelez-vous le cas de Scherner qui, envoyant chercher pour se rafraîchir un raisin dans la rue, eut l'idée de le laver et d'inoculer l'eau de lavage à des cobayes : tous moururent tuberculeux.

L'ennemi, le bacille, est donc sans cesse menaçant, il nous harcèle sans cesse. Comment parviendra-t-il aux poumons ?

Il est aisé de le concevoir, **par l'air** que nous respirons, et qui, nous venons de le voir, est si souvent chargé de bacilles. — C'est en effet **par inhalation** que le bacille pénètre le plus souvent jusqu'aux poumons.

Comment le bacille arrive-t-il aux poumons ? 1° Par l'air. Tuberculose par inhalation

Entrevue par Villemin, la tuberculose pulmonaire par inhalation fut démontrée expérimentalement par Tappeiner, Koch, Thaon, etc.

Nous avons vu que le bacille se trouve dans les fosses nasales de presque tous les sujets, même sains, qui fréquentent des lieux où il y a agglomération humaine. — Il peut de la même façon pénétrer jusqu'aux bronches, jusqu'à l'alvéole, et là, s'installer, pulluler et produire la tuberculose pulmonaire. Mais, même lorsqu'il est introduit par inhalation, le bacille peut arriver jusqu'au poumon par une autre voie. Le voilà qui pénètre dans les fosses nasales ; il se dépose à ce niveau et peut amener la production de lésions : c'est ainsi que, pour Dieulafoy, les végétations adénoïdes et certaines hypertrophies de l'amygdale seraient souvent dues au bacille de Koch : c'est une *étape amygdalienne*.

Bientôt il va être entraîné par les leucocytes vers les ganglions cervicaux : à son contact, ceux-ci réagissent, d'où adénopathie : c'est l'*étape ganglionnaire*. De là, gagnant de proche en proche, le bacille est emporté vers la veine cave supérieure et le cœur droit, qui le lance dans le poumon : c'est l'*étape pulmonaire*.

Il peut encore se faire que le bacille, entraîné dans les bronches, passe dans les ganglions bronchiques et par propagation dans le poumon lui-même.

Quoiqu'il en soit, c'est par l'air que se fait ordinairement l'infection tuberculeuse du poumon. C'est ce contage par l'air qui explique les *épidémies de tuberculose pulmonaire sévissant sur une famille, un bureau, un atelier, une prison,* une collectivité quelconque.

2° Par les aliments. Tuberculose par ingestion. Le Bacille de Koch, avons-nous dit, se trouve fréquemment dans nos **aliments.** Ingéré avec eux, il donne lieu à la **tuberculose par ingestion.** Il peut alors se localiser primitivement sur l'intestin, donnant lieu à la tuberculose intestinale ; de là, passer dans les lymphatiques, le canal thoracique, la veine cave, le cœur droit et le poumon. Il pourrait aussi traverser la muqueuse intestinale, dont la muqueuse est saine et, par la même voie, parvenir au poumon : *la tuberculose pulmonaire est dite primitive.*

3° Par la voie sanguine. Le Bacille peut encore arriver au poumon par la **voie sanguine :** nous en avons vu déjà des exemples. Supposez une lésion tuberculeuse d'un organe quelconque : testicule, os, peau, etc... Elle ulcère un vaisseau, y déverse son contenu bacillaire. Ces agents charriés par le sang arriveront au cœur droit, qui les lancera dans le poumon.

4° Par la voie lymphatique. Enfin le bacille peut parvenir au poumon par **les lymphatiques.** C'est ainsi que la tuberculose primitivement pleurale, la tuberculose péritonéale peuvent gagner le parenchyme pulmonaire.

Mais, me direz-vous, pourquoi étant tous exposés directement au contage, ne sommes nous pas tous contagionnés ?

Défenses de l'organisme. A l'état normal notre organisme se défend contre l'invasion bacillaire. C'est ainsi que, dans les voies respiratoires, se trouve des sécrétions dont les propriétés bactéricides ont été démontrées, qui engluent et tuent le bacille, des épithéliums à cils vibratils qui les rejettent vers les voies supérieures, un cordon de leucocytes qui sont prêts à se précipiter sur les envahisseurs, à les appréhender au corps, à les digérer. Si ces moyens de défense sont suffisants, l'invasion n'a pas lieu, l'organisme résiste. Ils peuvent être insuffisants, soit que le nombre des envahisseurs soit au-dessus de leurs forces, soit que leur virulence soit renforcée et leur malignité exagérée. Il peut enfin se faire que les moyens de défense soient affaiblis : dans tous ces cas l'infection va se produire.

Les germes sont en grande quantité dans les lieux où sont réunis les phtisiques, salles d'hôpital par exemple, aussi les infirmiers, les sœurs de charité et les médecins eux-mêmes sont-ils fréquemment victime du devoir professionnel. *(Causes augmentant la quantité ou la virulence du germe.)*

Les agents atmosphériques : oxygène, lumière solaire, froid, peuvent diminuer la virulence des germes ; l'humidité, les oscillations thermométriques, barométriques peuvent au contraire l'augmenter. Ces conditions, du reste, peuvent aussi modifier l'état anatomique ou fonctionnel des cellules, des leucocytes ou des humeurs.

Parmi les causes susceptibles d'affaiblir les défenses de l'organisme il en est une qui tient la première place, c'est l'**hérédité**. En parcourant toutes les statistiques publiées à ce sujet, on arrive à conclure que la tuberculose est héréditaire dans 55,9 % des cas. C'est une notion universellement admise aujourd'hui que les enfants de tuberculeux deviennent presque fatalement tuberculeux eux-mêmes. *(Causes qui affaiblissent les défenses. L'hérédité.)*

Il s'agissait de savoir si les parents transmettent aux enfants la maladie elle-même ou une aptitude, une prédisposition à la contracter. Y a-t-il en un mot hérédo-contagion ou hérédo-prédisposition ?

Dans l'**hérédo-contagion** il faut admettre que le fœtus est contagionné *ab ovo*, le spermatozoïde ou l'ovule renfermant le bacille de Koch, on peut admettre aussi que la contagion se fait de la mère au fœtus à travers le placenta. *(Hérédo-contagion.)*

Ces cas d'hérédo-contagion sont exceptionnels, comme le démontre M. Küss dans sa thèse (1). Sans doute elle est possible puisqu'expérimentalement elle a été démontrée, puisque cliniquement il en existe des cas indéniables. Mais ces expériences positives, ces cas cliniques sont extrêmement rares.

« Ils n'y a pas de preuves, disent Grancher et Hutinel, éta- » blissant qu'un fœtus puisse être procréé tuberculeux par son » père. » Sans tuberculose miliaire, sans tuberculose génitale ou pelvienne le sperme ou l'ovule ne renferment pas de bacilles de Koch.

(1) Kuss. — Thèse de Paris, 1898.

Hérédo-prédisposition. Bien plus admissible est la théorie de l'**hérédo-prédisposition.** On admet que *les parents transmettent à leurs enfants une aptitude spéciale à contracter la tuberculose.*

J'ai démontré récemment (1) que des cobayes mâles et femelles imprégnés de toxines provenant de bacilles de Koch, donnent naissance à des petits qui meurent jeunes, qui sont rachitiques et qui contractent plus facilement la tuberculose que d'autres petits du même âge. On observe également chez eux une polyléthalité intra-utérine souvent constatée chez l'homme. Ces expériences sont très démonstratives et prouvent les faits cliniques d'hérédo-prédisposition.

Climats. La tuberculose est plus ou moins fréquente suivant les **climats** où l'on observe : elle est rare dans les pays froids et surtout fréquente dans les climats tempérés.

Races. Toutes les **races** sont sa proie, mais d'une façon générale on peut dire que les individus qui quittent leur pays originel pour passer sous un autre climat en sont surtout frappés, c'est ainsi que le nègre qui vient en Europe, l'européen qui va dans les pays chauds en sont fréquemment atteints.

Altitudes. L'influence de l'**altitude** n'est nullement prouvée.

Saisons. La tuberculose n'a pas de **saison,** elle se produit plutôt à l'automne et au printemps, mais d'une façon générale *les variations brusques de température,* de *pression barométrique* ou d'*état hygrométrique,* affaiblissant l'état fonctionnel des éléments cellulaires, il en résulte une invasion facile de l'organisme par le bacille.

Le froid. Il en est de même du **froid.** Bon nombre de phtisiques font remonter leur maladie à un refroidissement. Je vous ai déjà dit que j'avais jadis expérimentalement démontré que le refroidissement favorisait l'invasion microbienne et produisait l'auto-intoxication : je ne reviens pas sur ces faits.

La chaleur. On a pu également invoquer la chaleur, mais son action est encore très douteuse et non démontrée.

Age. L'influence de l'**âge** n'est point à négliger. La tuberculose pulmonaire est exceptionnelle au-dessous de 3 mois; elle est fréquente dans les deux premières années de la vie. Sa fréquence diminue jusqu'à 15 ans, puis augmente jusqu'à 40 ans pour diminuer ensuite.

Croissance. Dans cette énumération vous remarquerez que la **croissance** ne semble pas avoir une influence prépondérante sur l'apparition de la tuberculose.

Grossesse, lactation. La **grossesse, la puerpuéralité, la lactation** en affaiblissant

(1) Carrière. — Société Centrale de Médecine du Nord, 1899.

l'organisme favorisent l'invasion bacillaire, aussi est-ce souvent à l'occasion d'un de ces actes de la vie féminine que l'on voit éclore l'infection tuberculeuse du poumon.

Les expériences de Statkivitch ont démontré que le **jeûne** et l'**inanition** favorisaient l'infection microbienne, aussi la tuberculose n'est-elle pas rare chez les inanitiés. 30 % des sujets atteints d'ulcère rond de l'estomac, 50 % de ceux qui sont atteints de rétrécissements de l'œsophage, 40 % de ceux qui sont frappés de cancer gastrique, bon nombre d'individus atteints d'anorexie hystérique sont victimes de la tuberculose pulmonaire. Une alimentation végétale favoriserait, dit-on, l'invasion bacillaire. *(marge : Jeûne, inanition.)*

Certaines **professions** exposent plus particulièrement à cette maladie. Ce sont celles qui mettent l'homme en contact avec des phtisiques : infirmiers, médecins ; celles qui l'obligent a vivre dans une atmosphère chargé de germes : employés de chemin de fer préposés au nettoyage des wagons. Ce sont encore les professions qui font vivre le malade dans un milieu de poussières : celles-ci en traumatisant, en éraillant la muqueuse, affaiblissent la résistance des épithéliums et créent parfois des éraillures, portes d'entrée pour le bacille de Koch. Enfin ce sont les professions qui forcent le malade à des attitudes dans lesquelles le poumon est comprimé et rétréci ou exposé à des traumatismes répétés. *(marge : Profession.)*

Le rôle du **traumatisme** thoracique est en effet bien démontré de nos jours : la phtisie des mariniers de Leroux en est un exemple frappant. Comment agit-il ? Est-ce en créant des hémorrhagies pulmonaires interstitielles ? Est-ce en paralysant les vaso-moteurs par voie réflexe ? C'est ce que l'on ne sait pas. *(marge : Traumatisme.)*

Les individus obligés de vivre dans l'**air confiné** sont plus fréquemment atteints que d'autres par la tuberculose pulmonaire. L'air prérespiré est en effet toxique et paralyse les défenses de l'organisme, favorise l'invasion bacillaire. La tuberculose est fréquente dans les milieux encombrés, vicieusement ventilés ; dans les ateliers, etc. *(marge : Air confiné. Agglomération.)*

Tous les modes de **surmenage**, physique ou intellectuel favorisent la production de la tuberculose pulmonaire. La **misère** physiologique agirait de même. Mais parmi les causes favorisantes de l'invasion bacillaire il n'en est pas de plus importantes que les états pathologiques et les intoxications. *(marge : Surmenage.)*

Parmi les **états pathologiques** capables de favoriser l'invasion de l'organisme par le bacille de Koch citons *la rougeole, la coqueluche, la variole, la grippe, la syphilis*. Citons encore *les entérites* *(marge : Etats pathologiques.)*

chroniques, *les typhlo-appendicites à rechute.* On peut dire d'une manière générale que tous les états pathologiques débilitants peuvent, en affaiblissant nos défenses, favoriser l'invasion bacillaire.

Le *diabète* crée un terrain des plus favorables pour la pullulation du bacille de Koch. Il affectionne les milieux sucrés.

Les *maladies du système nerveux, les vésanies,* les états mélancoliques sont aussi des états favorisants.

Mais ce sont surtout les maladies des bronches et du poumon qui créent le lieu de moindre résistance qu'envahira le bacille et où il pullulera. La *moindre bronchite, une bronchopneumonie, une congestion pulmonaire, la pneumonie, la pleurésie, les scléroses pulmonaires, les ectasies bronchiques et les pneumonokonioses* agissent de la sorte.

Parmi les causes qui favorisent l'invasion bacillaire, je vous citerais le *rétrécissement de l'artère pulmonaire* qui a pour conséquence l'anémie du parenchyme, de ce fait même moins résistant.

Intoxication.
Parmi les intoxications qui créent dans l'organisme un terrain favorable à l'évolution de la tuberculose, je citerais *l'alcoolisme, le saturnisme, la morphinomanie et la cocaïnomanie.*

Y a-t-il des états qui immunisent l'organisme contre la tuberculose ? On croyait que l'emphysème, l'asthme, la dilatation bronchique, la fièvre typhoïde, le cancer et l'impaludisme étaient de ce nombre ; il n'en est rien ! L'arthritisme semble seul retarder son évolution et lui donner une tendance à la transformation scléreuse.

Les lésions.
Etudions maintenant les **lésions** que va produire le bacille de Koch passant dans le poumon.

Quel que soit l'organe où il se développe, le bacille de Koch produit une lésion élémentaire que l'on appelle le **follicule tuberculeux.** Celui-ci est histologiquement constitué : au centre par une grosse cellule à prolongements parfois racémeux, constituée d'une masse protoplamique contenant de nombreux noyaux ordinairement répartis en couronne ou déjetés à l'un des pôles de la cellule. Elle renferme ordinairement un ou plusieurs bacilles en des points opposés à celui qu'occupe les noyaux. Cette cellule, c'est la *cellule géante.*

Tout autour d'elle, on trouve une ou plusieurs couronnes de cellules assez volumineuses, à protoplasma grenu, à un ou plusieurs noyaux en voie de mitose : ce sont des *cellules épithélioïdes.*

Enfin on trouve à la périphérie une quantité souvent énorme de petites cellules uninucléaires à noyau arrondi et énergiquement coloré, à protoplasma peu abondant : ce sont des *cellules lymphatiques ou embryonnaires.* Les bacilles se trouvent disséminés dans le follicule tuberculeux et surtout dans la cellule géante. Le follicule tuberculeux ainsi constitué est typique, mais il peut être anomal ; les cellules épithélioïdes ou embryonnaires peuvent manquer.

Comment se produit le follicule ? L'accord n'est pas fait à ce sujet. Pour les uns, disciples de Koch et de Metchnikoff, voici sa genèse. Un bacille envahit l'organisme, aussitôt une troupe de phagocytes se précipite sur lui pour l'arrêter. L'un d'eux le saisit et entre alors en lutte directe avec le bacille. Les poisons de celui-ci irritent la cellule dont les noyaux prolifèrent par division indirecte : elle devient la cellule géante. Les phagocytes voisins ressentent aussi, mais à un moindre degré, l'influence des toxines : ils se transforment en cellules épithélioïdes.

Pour Baumgarten et ses élèves, le bacille, une fois entré dans la place, détermine la prolifération des cellules fixes des tissus, cellules épithéliales et cellules du tissu conjonctif qui se transforment en cellules épithélioïdes et en cellules géantes. Ultérieurement, en seconde ligne se produit un afflux leucocytaire.

D'autres auteurs, s'appuyant sur les recherches de Kostenith et Volkow, adoptent une théorie éclectique. Pour ces auteurs le follicule évolue en trois stades; dans le premier il se produit tout autour des bacilles un afflux de leucocytes polynucléaires qui dégénèrent au bout de quelque temps. A ce moment les cellules fixes des tissus, prolifèrent et se transforment en cellules épithélioïdes dont quelques-unes, en se fusionnant, peuvent aboutir à la formation de cellules géantes, c'est le second stade.

Bientôt après le nodule des cellules épithélioïdes est envahi par des leucocytes mononucléaires qui se rangent à la périphérie.

Comment va évoluer le follicule ainsi constitué ?

Il va subir la dégénérescence caséeuse ou la transformation fibreuse.

La **dégénérescence caséeuse** a été bien étudiée par Grancher, puis par Weigert. Les éléments cellulaires du centre du follicule subissent la nécrose de coagulation, c'est-à-dire sont frappés de mortification, se transforment en masses coagulées, homogènes ou finement granuleuses. Leurs noyaux disparaissent progressivement. Auclair a démontré que les poisons extraits des corps bacillaires pouvaient produire la caséification.

En d'autres cas c'est la **dégénérescence vitreuse** que l'on observe. L'un et l'autre processus aboutissent à l'infiltration graisseuse, à la caséification. Celle-ci a une marche excentrique.

Le follicule tuberculeux peut subir d'autre part la **transformation fibreuse.**

Ce processus mis en lumière par le professeur Grancher doit être considéré comme un véritable processus curateur. En ce cas les cellules périphériques des follicules se transforment en cellules fibreuses qui enserrent le follicule et l'enkystent. Il peut même se faire des dépôts calcaires dans le nodule: c'est le **tubercule crétacé.**

> Dégénérescence caséeuse.

> Transformation fibreuse.

Toutes ces lésions se retrouvent dans le poumon, mais présentent des particularités intéressantes suivant la voie d'invasion du bacille de Koch.

Celle-ci nous l'avons vu peut être **vasculaire, lymphatique** ou **bronchique.**

> Tuberculose vasculaire.

Voilà le bacille arrivé dans un capillaire sanguin. A son contact il se forme un thrombus fibrineux et l'on voit apparaître de l'endo-capillarite desquamative. Puis les leucocytes ou les éléments voisins se disposent de manière à former à ce niveau un follicule tuberculeux plus ou moins volumineux. Ces follicules constituent des *tubercules miliaires, des granulations grises.*

Sectionnez un poumon d'individu atteint de granulie aiguë (c'est ainsi qu'on appelle ces tuberculoses d'origine vasculaire) ; on voit le parenchyme farci de petits grains gris, translucides, plus rarement jaunâtres, arrondis ou oblongs. Ils ne sont pas énucléables et ont de 1 à 2 millimètres de diamètre.

Les alvéoles avoisinantes, comprimées, sont aplaties ou déformées. Leur endothélium desquamé. Parfois elles sont atteintes de congestion, de pneumonie ou d'emphysème ; plus rarement on y trouve des lésions de broncho-pneumonie.

Ces grains se perçoivent aisément lorsqu'on palpe le poumon, même avant de le sectionner : il semble alors que son parenchyme soit criblé de grains de plomb. La plèvre elle-même présente un semis de ces granulations ; parfois elle présente quelques exsudats pseudo-membraneux. Les poumons sont plus volumineux qu'à l'état normal ; ils ne s'affaissent pas ; ils crépitent et sont perméables ; deci delà, on trouve des lobules distendus par l'emphysème complémentaire.

Tuberculose lymphatique. Le bacille peut se propager par la **voie lymphatique**. Ce n'est pas rare dans les tuberculoses d'origine bronchique qui, ultérieurement, donnent naissance à des traînées de lymphangites tuberculeuses. En ce cas, les lésions sont exactement les mêmes que précédemment, et l'on trouve des semis de granulations grises, constitués comme je viens de le dire.

Tuberculose d'origine bronchique. Je vous ai dit que la tuberculose pulmonaire était surtout due à l'inhalation de poussières bacillifères.

Les bacilles qui pénètrent par inhalation se fixent de préférence au sommet ; *c'est par le sommet que débute la tuberculose.*

Hanau explique cette localisation, non par une irrigation vasculaire insuffisante, comme le voulait Peter, mais par un défaut de ventilation du sommet, dont la force expiratoire semble très faible.

En ce cas, voici ce qui se passe :

Les bacilles se déposent sur la paroi de la bronche, le plus souvent au niveau du point où la bronche intra-lobulaire devient acineuse, à l'endroit où débouchent les canaux alvéolaires. Ils pourront y donner naissance à des végétations tuberculeuses, mais cette *endo-bronchite* est très rare. Le plus souvent, les bacilles pénètrent la paroi bronchique, soit d'eux-mêmes, soit véhiculés par des leucocytes. Là, ils déterminent la réaction habituelle des tissus et la constitution de follicules tuberculeux qui, en se multipliant, produisent le **nodule péribronchique** de Charcot. Celui-ci peut n'être qu'accolé latéralement à la bronche ; il peut l'entourer comme un croissant ou comme un manchon. Les lésions s'infiltrent de proche en proche en dissociant les alvéoles. Lorsqu'elles sont pures, l'acinus a conservé sa forme qui, sur une coupe longitudinale, rappelle celle d'une feuille de trèfle.

Ces nodules s'unissent à leurs voisins pour former un noyau plus volumineux, et ainsi se constitue la **broncho-pneumonie nodulaire.**

Bientôt ce nodule, plus ou moins volumineux, se caséifiera, se ramollira ; cette matière caséeuse se déversera dans la bronche, et voilà une cavernule constituée. Dans la paroi de celle-ci, se trouvent des follicules tuberculeux ; on y trouve d'innombrables bacilles mélangés à des microbes banals : streptocoques, staphylocoque, pneumocoques, tétragènes, qui continuent à pulluler, la paroi se caséifie et la caverne s'agrandit ainsi progressivement. Mais celle-ci peut ne pas augmenter, limitée qu'elle est par une coque scléreuse : on l'appelle alors **caverne stationnaire** ou « quiescent excavation ».

Autour de ces cavernes, on trouve parfois ce qu'on appelle **l'infiltration grise.** Le tissu pulmonaire est dense, humide, lisse et poli sur les coupes, imperméable à l'air, homogène et très dur. C'est le début d'une infiltration tuberculeuse : on y voit bientôt apparaître quantité de petits points jaunes.

A côté de ces lésions bien spécifiques, s'en trouvent d'autres banales, telles que : congestion, œdème, broncho-pneumonie, atélectasie, emphysème, sclérose.

Les vaisseaux sont atteints d'endo et de péri-vascularite, les artères bronchiques sont dilatées.

Sur les poumons des malades morts de tuberculose chronique, vous allez retrouver presque toutes ces lésions à leurs différents âges.

A l'ouverture du thorax, les poumons ne s'affaissent pas. Des adhérences plus ou moins épaisses, plus ou moins solides, les attachent à la plèvre pariétale ; la symphyse est parfois absolue et l'on déchire le poumon en l'enlevant.

Vous trouverez parfois un épanchement pleural, de qualité variable.

A la surface de la plèvre vous trouverez encore, en certains cas, des granulations tuberculeuses. En palpant le poumon, vous le sentez induré et cela surtout au sommet. S'il y a des cavernes, vous vous en rendez compte de suite par la perception de parties dépressibles. Si la base n'est pas indurée, vous sentirez à la palpation des grains ou des plaques irrégulières et disséminées.

Sectionnez maintenant du haut en bas le parenchyme pulmonaire. De suite vous constatez des lésions tuberculeuses de tout âge de la base au sommet.

A la base, voici des granulations grises dues à des poussées de tuberculose propagée par la voie des lymphatiques. Voici des nodules grisâtres appendus à des bronches, faisant corps avec leur paroi et revêtant parfois l'aspect de grappes lorsque tout le lobule est frappé.

Remontez un peu plus haut, les nodules présentent des points jaunes, parfois ils sont jaunes en totalité. Grattez ces points jaunes avec la pointe d'un scalpel, vous en détachez une substance analogue à du mastic : c'est de la matière caséeuse.

Mais voyez le sommet. Y voici des cavités plus ou moins volumineuses renfermant un liquide sanieux, parfois fétide. Ce sont les **cavernes**. On les distingue en *cavernes lobulaires, multilobulaires, lobaires*. Elles sont anfractueuses, leur paroi est inégale, tomenteuse, présente une surface puriforme, déliquescente et friable. Extérieurement elles se doublent d'une couche de tissu fibreux. Les cavernes sont souvent traversées de brides correspondant à des espaces cellulaires du parenchyme non détruit, à des bronches ou à des vaisseaux. Les cavernes communiquent toujours avec une bronche qui, le plus souvent, est taillée à l'emporte-pièce sauf lorsqu'il s'agit de petites bronches. En ce cas la bronche se dilate et sa paroi se confond avec celle de la caverne.

La paroi de ces cavernes renferme souvent des vaisseaux dilatés et sinueux, et présentant des dilatations anévrysmales : ce sont les anévrysmes de Rasmussen. Ceux-ci en se rompant peuvent donner naissance à des hémoptysies graves ; ils ne le font que rarement parce que les artères sont souvent thrombosées. On trouve dans cette paroi des granulations tuberculeuses de tout âge.

Dans ces cavernes on trouve de l'air et du pus contenant des cellules épithéliales dégénérées, des fibres élastiques, des leucocytes, du sang et des débris caséeux. Elles sont parfois si nombreuses que le sommet ressemble à un fragment de pierre ponce.

La caverne tuberculeuse, par ces caractères se différencie aisément de celle que l'on peut rencontrer dans le poumon.

L'ectasie bronchique a une paroi lisse, elle occupe la base.

Les abcès interlobaires se distinguent par leur siège, ils sont entourés par les feuillets symphysés de la plèvre.

L'infarctus suppuré ou gangréné ne siège pas au sommet, sa paroi est sanieuse, sphacélée, prutrilagineuse mais non caséeuse.

Le kyste hydatique a une paroi anhiste blanche, opalescente, recroquevillée, non adhérente au poumon. Il renferme des hydatides filles, des crochets. La bronche qui y débouche est taillée en biseau.

Entre les îlots tuberculeux on trouve parfois des îlots œdémateux, incolores, ou vaguement hémorrhagiques, presque colloïdes parsemés de tubercules monobulaires : c'est l'**infiltration gélatiniforme** de Laënnec.

Letulle a signalé une transformation mucoïde du poumon qui ne semble rien avoir de spécifique.

On distingue parfois encore dans le parenchyme pulmonaire des **tubercules fibreux** autour desquels rayonnent des travées de sclérose. Ces tubercules fibreux sont souvent incrustés d'anthracose, ce sont des **tubercules anthracosiques.**

En plus de ces lésions spécifiques, le poumon présente des lésions banales telles que l'emphysème, la congestion œdémateuse, la splénisation, la broncho-pneumonie, etc.

Il y a encore une lésion un peu spéciale sur laquelle je désire fixer votre attention : c'est **la pneumonie caséeuse.** Celle-ci n'est en somme qu'une tuberculose massive à tubercules conglomérés.

L'un des poumons, dans une de ses parties, est tuméfié, transformé en un bloc solide, imperméable à l'air, dur, sec et la coupe est d'un aspect qui rappelle celui du fromage de Roquefort, sillonnée qu'elle est de marbrures et de sillons verdâtres ou noirâtres. C'est l'infiltration jaune.

La surface de cette coupe est terne, dense et sèche. Au râclage on n'enlève pas de blocs fibrineux. Les parties centrales sont parfois ramollies et caséeuses.

Examinée au microscope, cette lésion présente deux zônes bien distinctes. L'une centrale, l'autre périphérique. A la périphérie, les alvéoles sont comblées d'un réticulum fibrineux contenant dans ses mailles des cellules endothéliales dégénérées, des leucocytes et des globules rouges. Les cloisons interalvéolaires sont épaissies, les capillaires qu'elles renferment sont distendus.

Au fur et à mesure qu'on s'approche du centre, on voit le contenu alvéolaire subissant la dégénérescence vitreuse. Les cellules deviennent prismatiques et sphériques, leur protoplasma est granulo-graisseux ou brillant et creusé d'alvéoles. Les noyaux disparaissent et les cellules se soudent les unes aux autres, puis se caséifient.

Les parois alvéolaires, les artères, les veinules, les bronches, les lymphatiques, le tissu conjonctif, tout disparaît et on ne distingue plus que le squelette élastique, encore semble-t-il voilé et flou.

On n'est pas d'accord sur la genèse de ces lésions. Tout le monde admet qu'il s'agit d'une lésion inflammatoire qui devient le point de départ d'une tuberculose à nodules conglomérés. Reste à savoir si cette inflammation primitive est bacillaire ou non.

Cornil, Dreyfus-Brissac, Bruhl, Renaut et Reil pensent qu'il s'agit d'une inflammation bacillaire.

Samter, Hutinel, Mosny, Aviragnet affirment au contraire qu'il s'agit là d'une infection mixte bacillo-pneumococcique, bacillo-streptococcique ou due au bacille et au pneumobacille de Friedlander.

A côté des formes dégénératives que nous venons de passer en revue, il convient de dire un mot de celles dans lesquelles domine le processus fibreux : il en existe deux types.

Le premier forme la **phtisie fibreuse**. On y trouve des îlots fibro-caséeux anthracosiques d'où partent des travées scléreuses qui les réunissent les uns aux autres. Entre elles, le parenchyme est emphysémateux.

La seconde forme est moins fréquente. Ici, l'on trouve des îlots de pneumonie lobulaire ulcérative accumulés sur une étendue considérable et qui sont séparés par d'énormes travées interlobulaires, que représente assez bien le squelette interlobulaire, mais fort hypertrophié.

Les **grosses bronches** présentent des lésions de bronchite banale.

Le **larynx** est souvent atteint de tuberculose ou de lésions inflammatoires vulgaires.

L'**adénopathie trachéo-bronchique** est presque constante et les ganglions sont souvent caséifiés.

Le **péricarde** est souvent frappé de symphyse tuberculeuse ou non. Le **cœur** est petit, décoloré, atrophié dans les formes chroniques. Dans les phtisies fibreuses, on peut noter la dilatation du cœur droit. On peut trouver des tubercules endocardiques. On peut du reste en trouver dans tous les organes.

L'**estomac** présente des lésions de catarrhe, de gastrite, parfois même des érosions et des saillies papillaires. Histologiquement, on trouve une infiltration embryonnaire interglandulaire et sous-glandulaire qui aboutit à l'atrophie des glandes.

L'**intestin** présente surtout des lésions spécifiques.

Le **foie** est hypertrophié, hypérémié, en voie de dégénérescence graisseuse ou amyloïde. On peut y rencontrer les lésions de la cirrhose tuberculeuse.

Les **reins** sont souvent altérés. Parfois ce sont les lésions du gros rein blanc qu'on y trouve, parfois ce sont des lésions épithéliales ou la dégénérescence amyloïde. J'ai établi, en 1896, le rôle que jouaient les toxines tuberculeuses dans la genèse de ces lésions dégénératives du foie et des reins.

Enfin, on peut trouver la tuberculose des méninges, du péritoine ou de l'appareil génito-urinaire, des névrites périphériques, des altérations des cellules nerveuses.

Voici donc, Messieurs, les lésions produites dans le poumon par l'évolution et la pullulation du bacille de Koch et de ses associés, agents d'infection secondaire. Dans la prochaine leçon nous exposerons les symptômes cliniques révélateurs de ces lésions.

DE LA TUBERCULOSE PULMONAIRE
SES SYMPTOMES

Messieurs,

Nous avons étudié les causes et les lésions de la tuberculose du poumon, examinons maintenant les symptômes qui vont nous permettre d'en révéler l'existence.

Il convient à ce sujet de distinguer deux formes :

1° La tuberculose chronique du poumon ;

2° La tuberculose aiguë.

I. — TUBERCULOSE CHRONIQUE DU POUMON

La tuberculose chronique du poumon est de beaucoup la plus fréquente de ces deux formes : c'est la phtisie banale.

Modes des début. La maladie peut débuter suivant un nombre infini de types dont je vais vous exposer les principaux.

Latence. Parfois **aucun signe révélateur** ne permet au malade de reconnaître qu'il est frappé, au clinicien de dévoiler la maladie.

Pleurésie. Parfois c'est un sujet qui jusqu'alors bien portant, contracte une **pleurésie** torpide pendant laquelle on trouve au sommet le schème $S + V + R —$ et à la suite de laquelle il reste malingre, chétif et souffreteux. Il maigrit de plus en plus et la phtisie se constitue. C'est encore un pneumothorax qui ouvre la série.

Bronchite. En voici un qui, « à la suite d'un rhume négligé » est devenu sujet à des **bronchites** qui reviennent chaque hiver et plusieurs fois par hiver.

En voici un autre chez lequel les **laryngites** se succèdent jusqu'à devenir subintrantes. Laryngites.

Ce peut-être encore une hémoptysie récente qui amène le malade dans votre cabinet. Hémoptysie.

Bien plus souvent le malade entre dans la tuberculose sous le couvert de l'**anémie**, de la chlorose chez la femme. Il pâlit, ses muqueuses se décolorent ; il est sujet à des palpitations ; il s'essouffle au moindre effort. Si c'est une femme, elle présente des troubles menstruels. Les bruits du cœur sont exagérés et l'on entend souvent des souffles extra-cardiaques. Le sang lui-même peut présenter les altérations caractérisques de la chlorose ou de l'anémie : bref, en présence de ce tableau clinique l'erreur est très facile. Nous verrons comment on peut l'éviter. Chloro-anémie.

D'autres malades présentent les symptômes d'une **dyspepsie** banale. L'appétit et irrégulier, les digestions sont lentes et parfois douloureuses. Un degré de plus et l'on peut observer des vomissements et de la diarrhée. Dyspepsies.

Enfin il est des cas où l'on observe les symptômes classiques de l'hyperacidité.

Je dois vous dire enfin que la maladie peut se révéler tout d'abord par des **troubles menstruels** (suppression, irrégularités des règles) ou par des accidents génitaux (avortements répétés, stérilité). Troubles menstruels ou génitaux.

Je ne vous parle point des sujets qui, présentant déjà une lésion tuberculeuse d'un organe quelconque (peau, ganglions, testicules, os, etc.), glissent insensiblement jusqu'à la tuberculose pulmonaire confirmée.

Quel que soit le mode de début, les malades se plaignent de deux symptômes :

1° **L'amaigrissement** progressif ou entrecoupé de rémissions plus ou moins longues ;

2° **L'asthénie**, la perte des forces qui, elle aussi, va s'accentuant de jour en jour.

On peut cependant, dès ce moment, constater chez les malades un certain nombre de signes présomptifs qu'ils vous faut bien connaître, car ils permettent parfois de faire un diagnostic précoce, point de départ nécessaire d'une thérapeutique efficace.

L'**habitus** des malades présente quelques particularités intéres- Habitus.

santes. Il ont un aspect *débile*. *Leur peau* est fine et blanche, et l'on y voit se dessiner un réseau veineux bleuâtre très délicat. Le *système pileux* est très développé, *leur chevelure* est souvent d'un roux vénitien sur lequel insiste Landouzy, mais Delpeuch affirme que seul l'*érythrisme partiel* à une valeur séméiologique, que l'érythrisme généralisé n'en a aucune. On a décrit chez les tuberculeux, même à une période très précoce, un liseré rouge des gencives : le liseré de Fredericq Thompson. Je l'ai recherché chez 150 malades. Il existait chez 90 % des tuberculeux, mais s'observait dans bien d'autres maladies.

Les muscles de ces sujets sont grêles, leur *attitude* est nonchalente ; ils sont *apathiques*, tant au point de vue intellectuel qu'au point de vue physique. Ils se développent tardivement au point de vue génital et présentent souvent de l'hypertrophie mammaire, ce sont des infantiles. Destrée et Hamigton ont constaté qu'à cette époque il y avait souvent inégalité pupillaire.

Infantilisme.

A l'état normal, le **poids** d'un individu est représenté assez exactement par le nombre de centimètres en plus du mètre qui marque sa taille (ceci n'est pas exact pour la femme) ; toutes les fois que le poids sera au-dessous de ce chiffre, on peut considérer le sujet comme maigre ; il peut, à ce compte, être entaché de tuberculose.

Poids.

Il existe aussi un rapport anthropométrique important : c'est la **corpulence** de l'individu ; ce rapport est égal à :

Corpulence.

$$\frac{P}{H} = \frac{poids\ de\ l'individu}{taille}$$

Ce rapport est de 2,5 chez l'homme ; 3,9 chez la femme. Des chiffres inférieurs s'observent constamment chez les prédisposés à la tuberculose et les tuberculeux.

Examinons maintenant le thorax de ces malades. Il présente des particularités intéressantes. Il est souvent **modifié dans sa forme générale**, et Truc en distinguait deux modalités principales :

Déformations thoraciques.

a) *l'ellipsoïde arrondi* et

b) *le conoïde aplati à base supérieure.*

L'appendice xyphoïde forme, avec le rebord costal, un angle qui, normalement, est de 70 à 75°. Chez les tuberculeux, cet *angle est habituellement inférieur à 60°.* Les clavicules sont horizontales ; leur extrémité acromiale est enfoncée. Les trois premières côtes sont ordinairement plus courtes chez ces sujets que chez les indi-

Angle costo-xyphoïdien.

vidus normaux ; les côtes inférieures sont parfois déjetées en dehors et forment un relief exagéré.

Le thorax peut aussi être rétréci au sommet, le diamètre bi-huméral est exagéré, l'espace intermammaire est au contraire diminué.

Les omoplates sont saillantes (scapulœ alatœ), leur pointe bascule vers l'aisselle et leur bord spinal forme avec le rachis un angle supérieur à 60°. Ceci tient à l'atrophie des trapèzes qui est fréquente ainsi que celle des pectoraux dès cette période même. *Amyotrophies précoces.*

Le **périmètre thoracique** doit-être, chez les individus normaux, supérieur à la demi-taille ; il est fréquemment inférieur chez les tuberculeux en puissance ou au début. Enfin l'inspection vous permettra parfois de reconnaître des cicatrices, véritables stigmates d'une tuberculose antérieure (lupus, abcès froid, etc...). *Périmètre thoracique.*

Les vibrations vocales restent pourtant normales, mais on peut réveiller à la palpation des **points douloureux** dont le malade se plaint et qu'a signalé A. Gros : ils sont localisés le plus souvent au niveau des deux dernières vertèbres cervicales, des deux premières dorsales et des deux premières lombaires. En appuyant fortement le doigt entre les insertions des scalens sur le trajet du pneumogastrique, on réveille parfois une douleur thoracique profonde, c'est le clou phtérique.

La sonorité est normale ou légèrement diminuée.

L'auscultation présente au contraire des modifications très importantes et sur lesquelles le professeur Grancher a fixé l'attention des cliniciens. La respiration parfois est diminuée. *Signes stéthoscopiques.*

L'inspiration devient rude et râpeuse, granuleuse, grave aux sommets ; sa tonalité égale celle de l'expiration. Celle-ci ne tarde pas à devenir plus haute et prolongée. Enfin on constate bien souvent que l'inspiration et l'expiration se font par petites saccades : c'est le **rythme saccadé** de Racibowrsky qui a une certaine importance. *Mouvements respiratoires.*

Souvent encore on note le schème constituant la **triade de Fernet.**

1° Inspiration rude et grave au sommet ;

2° Signes d'adénopathie dans la région interscapulaire ;

3° Râles sous-crépitants à la base.

Si, comme Hirtz et Brouardel, on enregistre au **pneumographe** les mouvements respiratoires, on s'aperçoit que chez les tuberculeux, même au début, ces mouvements sont plus fréquents, moins amples qu'à l'état normal. Ils sont inégaux dans leur rythme et l'expiration est prolongée.

La pneumatométrie révèle une augmentation de la pression inspiratoire, une diminution de la pression expiratoire.

La **capacité respiratoire** enregistrée au spiromètre est au-dessous de la normale chez les tuberculeux au début.

Troubles circulatoires. La **tachycardie** est fréquente chez ces malades ainsi que Faisans l'a démontré : elle est surtout marquée après les repas, la toux, une fatigue quelconque et, caractère précieux, *elle persiste longtemps après la cessation de la cause qui l'a produite*. Elle est instable.

« Toutes les fois, dit Faisans, qu'avec un amaigrissement qui ne s'est expliqué par aucune déperdition excrémentitielle anormale, il existe de la tachycardie, toutes les chances sont en faveur du diagnostic d'une tuberculose imminente ou latente mais qui fera son apparition au bout d'un certain temps. »

Le pouls est hâtif, tressautant « hurried » suivant l'expression anglaise.

La tension artérielle est toujours au-dessous de la normale.

Troubles urinaires. Les malades urinent souvent en abondance et cette **polyurie** s'accompagne de phosphaturie, d'hyperchlorurie et parfois d'azoturie. Le sang présente une hypoglobulie plus ou moins accentuée, sans leucocytose mais avec diminution du taux de l'hémoglobine.

Parfois, il semble au sujet qu'il a la fièvre bien que le thermomètre ne monte pas au-dessus de 37°5 : c'est la fièvre subjective.

Fièvre. La **fièvre** est assez habituelle à cette période. Tantôt on observe des accès fébriles dont la cause reste inconnue. Il faut savoir les rechercher et se rappeler que, comme l'affirmait tout récemment Barbier, il y a deux moments choisis pour la constatation de ces températures maxima : de 1 à 3 heures et de 9 à 11 heures du soir. Il est urgent, pour se rendre compte des perturbations thermiques, de prendre la température toutes les 3 heures.

Daremberg et Chuquet attachent une certaine importance à l'examen de la **température** une heure après la marche. Pendant 10 jours ils font marcher leur malade de 3 à 4 heures puis prennent leur température : si elle s'élève de plus de 5/10 de degré; si elle ne s'élève pas à la même heure quand le malade s'est reposé : on a bien des chances d'avoir affaire à un tuberculeux ; c'est la température déséquilibrée.

La constatation chez la femme, pendant la période prémenstruelle d'une température supérieure de 5 à 10/10 de degré à sa température moyenne, permettrait de conclure dans le même sens. Chez les tuberculeux enfin, la température monte de 8/10 de degré à un degré, et davantage après injection de 10 c³ de sérum artificiel ou de 1 c³ de tuberculine diluée à 1/1000ᵉ.

Aucun des symptômes que nous venons d'étudier n'est pathognomonique ; la réunion de plusieurs d'entre eux chez le même sujet éclaire au contraire singulièrement le diagnostic.

Ce diagnostic est difficile. Diagnostic.

Je ne parle que pour mémoire du **rétrécissement mitral** : l'auscultation du cœur suffirait pour lever tous les doutes.

La **chlorose**, l'**anémie** vraie sont bien difficiles à distinguer. *Les altérations sanguines y sont plus accentuées ; les téguments y ont une teinte verdâtre ou cireuse* très caractéristique ; *l'examen du poumon est négatif* et on ne constate *pas la réunion des symptômes que nous avons passés en revue.*

La **dyspepsie** pure est aussi malaisée à reconnaître. *L'examen minutieux du poumon, la recherche des stigmates* précédemment énumérés vous permettront d'arriver par exclusion au diagnostic.

L'examen laryngoscopique vous révélera la nature d'une laryngite récidivante dont se plaignent quelques malades.

La bronchite non spécifique se reconnaîtrait à l'absence de signes généraux, d'amaigrissement et d'asthénie, à la recherche négative des stigmates.

Je ne puis vous citer toutes les causes d'erreur possible : elles sont légion. Quelle que soit la distinction que vous ayez à faire, il est un certain nombre de moyens qu'il vous faut bien connaître et qui pourront vous rendre des services pour établir un diagnostic précoce. Les voici :

1º *L'examen des crachats* ne peut ici donner des renseignements utiles ; les malades ne crachent pas encore sauf s'il s'agit de bronchite. En ce cas l'examen négatif des crachats, leur inoculation négative au cobaye vous permettront de conclure à la nature non spécifique de la bronchite ou vice versa.

2º La notion de l'*hérédité* est des plus importante, il faut la rechercher avec soin et la faire entrer en ligne de compte.

3º *L'existence de lésions tuberculeuses antérieures* feront aussi pencher la balance vers l'hypothèse de la bacillose, il faut donc soigneusement interroger les malades sur ce point et rechercher les stigmates.

4º *L'épreuve de l'iodure de potassium* préconisée par Landouzy n'est pas à recommander. Cet auteur donnait à ses malades soupçonnés de bacillose 1 gr. d'iodure de potassium. Cette substance donne lieu chez les tuberculeux à des poussées de congestion périphymiques constatables à l'oreille ! Ce procédé n'est pas sans danger.

5° *L'injection sous-cutanée de 1 c. c. de tuberculine diluée* suivant la méthode de Grasset et Vedel donnerait chez les tuberculeux une élévation très nette de la température. Cette réaction n'est malheureusement pas spécifique : elle peut manquer ; elle s'observe chez les syphilitiques secondaires, les lépreux, les cancéreux.

6° Les mêmes reproches s'adressent aux *injections de sérum artificiel* à la dose de 15 grammes : leur valeur diagnostique est peu importante.

7° Il convient au contraire d'attacher une plus grande importance au *séro-diagnostic de la tuberculose* d'après la méthode d'Arloing et Courmont : malheureusement le procédé n'est pas à la portée de tous en pratique.

Il faut avoir premièrement des cultures émulsionnées de bacilles de Koch : ce n'est point chose facile ! On en prend une petite quantité dans les couches superficielles. Dans un tube stérilisé on en met 5 gouttes, dans un autre 20. Dans chaque tube on met une goutte de sérum du malade à examiner.

On examine les tubes 2 à 24 heures après à l'œil nu et au microscope. La culture reste trouble si le séro-diagnostic est négatif. S'il est positif elle se clarifie et il se forme un dépôt sur les parois et au fond du tube. Au microscope on constate l'agglomération.

J'ai examiné à ce sujet 22 tuberculeux pulmonaires à diverses périodes. Même au début 21 ont donné un séro-diognostic positif, 95 °/₀. Sur 10 sujets sains 2 seulement ont présenté la réaction positive. Ces résultats confirment ceux d'Arloing et Courmont, de Mongour, Buard, etc...

Ce procédé mérite donc d'entrer sérieusement dans la pratique.

Arrivé à cette période de la maladie, deux hypothèses sont possibles :

a) Ou bien le malade va guérir et sa guérison pourra être temporaire ou définitive. En ce cas les symptômes énumérés s'amendent, sauf les modifications corporelles.

b) Ou bien la maladie va entrer franchement dans une période plus caractérisée : les symptômes s'accusent.

Étudions-les.

Tuberculose pulmonaire confirmée. Et d'abord, les malades se plaignent de symptômes fonctionnels : ils toussent, crachent ; ils ont parfois des hémoptysies ; ils ont des douleurs thoraciques ; ils sont oppressés.

La **toux**, à ce moment, se présente sous divers aspects. Le plus souvent, elle est *sèche*, saccadée. Bientôt elle devient *quinteuse*. Elle est alors réveillée au moindre courant d'air, au moindre changement de température. Elle est surtout fréquente le matin de 5 à 7 heures. Puis les quintes se rapprochent dans la journée, elles se produisent la nuit même et peuvent empêcher le sommeil.

Elle est souvent réveillée ou exaspérée par l'ingestion des aliments, après les repas, d'où le nom de *toux gastrique* qu'on lui donne quelquefois. Il n'est pas rare, en ce cas, de voir les quintes être assez violentes pour produire les vomissements : c'est la *toux émétisante*.

La toux est vraisemblablement due à l'excitation des rameaux laryngés et des vaisseaux bronchiques du pneumogastrique irrités par la production des nodules tuberculeux.

Les malades arrivés à cette période **crachent** *encore fort peu*. Leur **expectoration**, surtout matinale, consiste en deux ou trois crachats muqueux renfermant de petites particules purulentes qu'il faut bien rechercher, car ce sont elles, et elles seulement, qui renferment les bacilles de Koch : c'est sur elles que doit donc porter l'examen bacilloscopique. Il faut bien distinguer cette expectoration de celle que présentent certains sujets atteints de catarrhe naso-pharyngien et qui ne sont nullement tuberculeux : en ce cas, vous rechercherez minutieusement comment se fait l'expectoration après un effort de toux ou non.

L'**hémoptysie** n'est pas rare à cette période ; c'est elle qui, bien souvent, appelle l'attention sur un état pulmonaire jusqu'alors méconnu.

Elle se produit sans cause appréciable ou à la suite d'une émotion, d'une fatigue, d'un effort (de défécation par exemple, ou autre). On la voit aussi se produire après une chaleur excessive, un bain, etc... Chez la femme, elle apparaît souvent à la période prémenstruelle et les règles ne se produisent pas : c'est l'*hémoptysie supplémentaire*.

L'hémoptysie est annoncée par une sensation de malaise, de fatigue, de courbature, avec ou sans frisson. — Les malades accusent une sensation de picotement, de chaleur à la gorge, un goût de sang, salé, tout particulier.

Enfin, après un effort de toux, le malade rejette du sang en quantité variable : tantôt ce sont quelques filets qui strient les crachats ; tantôt, c'est du sang pur, rouge et spumeux ; tantôt, l'hémoptysie est foudroyante et le sang coule à flots.

L'hémoptysie peut être unique ou se reproduire les jours suivants :

Première période.
Toux.

Crachats.

Hémoptysie.

en ce cas, la *phtisie* est dite *hémoptoïque*; cette forme est toujours grave, car ces hémoptysies répétées déterminent un état anémique qui favorise la déchéance de l'organisme et la pullulation microbienne.

Les jours suivants, les crachats renferment des caillots vermiformes noirâtres provenant du sang coagulé dans les bronches.

Ces hémoptysies sont dues :

1° A la congestion périphymique ;

2° A la dilatation vaso-motrice due à l'action ectasique des poisons tuberculeux ;

3° A la friabilité des vaisseaux.

Douleurs thoraciques. — Les malades se plaignent souvent de **douleurs thoraciques,** points de côté erratiques très souvent localisés aux sommets, dans la région interscapulaire et au niveau des 6e et 7e vertèbres cervicales, 1re et 2e dorsales, 1re et 2e lombaires.

Ces douleurs qui, d'abord, n'apparaissaient que l'hiver, deviennent ensuite continuelles.

Dyspnée. — Enfin, les malades sont souvent **oppressés** au moindre effort.

Examinons le sujet qui se plaint d'un tel complexus symptomatique.

Nous retrouvons les modifications thoraciques précédemment signalées : il n'est pas rare non plus de constater une **dépression sus et sous-claviculaire** plus ou moins accentuée et due à la rétraction pariétale consécutive à la pleurésie sèche du sommet si fréquente à cette période.

Signes physiques. — Les **vibrations vocales sont exagérées** au sommet : les nodules tuberculeux, en se conglomérant à ce niveau, produisent, en effet, une induration plus ou moins prononcée du parenchyme. Quelquefois, cependant, les vibrations sont diminuées quand l'emphysème vicariant périphymique est très prononcé.

La **sonorité thoracique** est ordinairement **diminuée** : *toute submatité sous-claviculaire à limites diffuses doit être suspectée et faire penser à la tuberculose.* En certains cas, cependant, quand l'emphysème vicariant périphymique est très accentuée, on constate du tympanisme sus et sous-claviculaire.

Respiration faible. Expiration prolongée. Rythme saccadé. — Le **murmure vésiculaire est diminué** ; l'inspiration est **courte, rude et saccadée** ; l'expiration est **prolongée** et soufflante. La valeur de l'expiration prolongée est considérable, car on ne trouve ce signe que dans l'emphysème et la tuberculose, mais, en ce dernier cas, elle est circonscrite et localisée au sommet.

Modification de tonalité. — En même temps, la **tonalité de l'inspiration devient plus**

grave, celle de l'expiration plus haute, si bien que la différence qui, normalement, existe entre la tonalité des deux temps, peut arriver à s'effacer.

La **rudesse de la respiration**, si elle est *persistante* et bien *localisée* au sommet, suffirait pour autoriser le diagnostic de tuberculose. Ce phénomène est dû à l'induration des bronches vestibulaires infiltrées par les lésions tuberculeuses. Si l'infiltration tuberculeuse progresse, on perçoit bientôt un souffle qui peut revêtir les caractères du **souffle tubaire**.

L'auscultation permet encore de constater au sommet l'existence de **frottements pleuraux** *secs, rudes, superficiels, se décomposant en petits bruits explosifs.*

On peut encore percevoir des frottements ressemblant au craquement sec, mais qui se font entendre dans l'expiration et la fin de l'inspiration et entre les deux temps, indépendamment de tout mouvement respiratoire.

Ajoutez à ces signes la constatation fréquente des signes stéthoscopiques d'une bronchite-banale mais *localisée*.

En auscultant le sommet du poumon de femmes entachées de tuberculose à cette période pendant les jours qui précèdent les règles, vous entendrez souvent des râles crépitants révélateurs d'une congestion périphymique qui peut s'observer même en dehors de cet état et chez l'homme.

Après une hémoptysie vous trouverez des râles bulleux de toutes dimensions.

Enfin on trouve au sommet malade une bronchophonie exagérée. On constate presque constamment à cette période de la maladie des **signes d'adénopathie trachéo-bronchique** (matité interscapulaire ; souffle tubaire en cette région, parfois toux coquelùchoïde...)

Fernet a insisté récemment sur la constatation à la base de la poitrine et du côté malade des signes d'un **engorgement pulmonaire** caractérisé par *de la submatité, de la respiration faible ou rude et des râles crépitants ou sous-crépitants. Cette triade : signes physiques du sommet, signes d'adénopathie trachéo-bronchique, signes d'engorgement à la base, constituerait, d'après Fernet, un syndrome d'une importance capitale au point de vue du diagnostic.*

Depuis la communication de M. Fernet j'ai vérifié la justesse de ces conclusions chez 15 tuberculeux sur 20 à la première période de la maladie.

Transonnance claviculaire.

Je ne néglige jamais de rechercher aussi la **transonnance claviculaire**, en auscultant les fosses sus-épineuses pendant que je percute les clavicules. Si la transmission du son est exagérée à l'un des sommets, il faut conclure à l'existence d'une induration pulmonaire. Ce signe bien décrit par Guéneau de Mussy à une grande valeur.

En même temps qu'on constate ces symptômes, on retrouve tous ceux de la période précédente, mais accentués : c'est ainsi qu'on note l'amaigrissement, l'asthénie, la tachycardie, les altérations du sang, les modifications thermiques, les troubles digestifs.

Diagnostic.

Il est donc plus facile à ce moment de distinguer la tuberculose pulmonaire des états avec lesquels on pouvait la confondre pendant la période précédente. Mais il devient aussi facile de la confondre avec d'autres états qui donnent naissance à des signes stéthoscopiques à peu près analogues.

L'**emphysème pulmonaire** s'en différencie aisément parce qu'il est généralisé et qu'*il faut toujours suspecter un emphysème circonscrit et localisé au sommet.*

La **pneumonie** et la **broncho-pneumonie** du sommet s'accompagnent de signes généraux bien plus marqués ; leur évolution est plus rapide.

La **bronchite chronique** donne naissance à une phénoménalité stéthoscopique plus étendue et plus disséminée ; son évolution est plus torpide et l'état général reste intact.

Les **congestions pulmonaires idiopathiques** ont une évolution aiguë. Elles frappent rarement le sommet, elles sont mobiles.

Le **cancer du poumon** : 1° ne débute pas ordinairement par le sommet ; 2° il donne lieu à des douleurs violentes et fixes ; 3° la dyspnée y est intense et progressive ; 4° la sonorité thoracique est abolie ; 5° l'expectoration est gelée de groseille ; 6° il n'y a pas de fièvre ; 7° on trouve presque constamment des adénopathies sus-claviculaires ou axillaires ; 8° l'évolution de la maladie est très rapide.

Il faudra songer aussi à la **syphilis pulmonaire** ; nous verrons dans un instant comment on peut la différencier.

En présence d'une hémoptysie, vous chercherez d'abord à vous convaincre que vous n'avez pas affaire à un épistaxis postérieur, une stomatorrhagie, une hémorrhagie pharyngienne ou une hématémèse.

La **stomatorrhagie** ne s'accompagne pas de toux. Le sang est pur, non mélangé à du mucus bronchique. L'examen des gencives et de la bouche lèvera vos hésitations.

L'épistaxis donne un sang aéré, noir. L'examen rhinoscopique tranchera le diagnostic.

L'hémorrhagie pharyngienne se décèle au laryngoscope. Le sang est mélangé à la salive et non à du mucus bronchique.

L'hématémèse donne un sang noir, déjà partiellement digéré et coagulé en grains plus ou moins foncés. Il est acide et présente des déformations évidentes. L'absence de dyspnée ou de signes physiques lèverait tous les doutes.

En présence d'une hémoptysie, pensez toujours à la tuberculose, puis éliminez successivement les autres hypothèses.

L'anévrysme aortique se reconnaît à l'auscultation attentive de la région de l'aorte.

L'hémoptysie de la **gangrène pulmonaire** s'accompagne d'une fétidité particulière.

Celle du **cancer pulmonaire** donne une expectoration gelée de groseille.

Celle des **kystes hydatiques** se reconnaîtra aux signes physiques bien circonstanciés, ou plus tard à la présence dans les crachats des membranes, des vésicules et des crochets caractéristiques.

L'apoplexie pulmonaire se distingue par l'odeur aigrelette des crachats.

L'auscultation du cœur vous permettra parfois de rattacher l'hémoptysie à une **cardiopathie.**

Enfin il conviendra de rechercher les stigmates de l'**hystérie** qui peut donner lieu à des hémoptysies parfois très abondantes.

Quant aux **hémoptysies arthritiques** et aux hémoptysies supplémentaires, il ne convient d'accepter leur existence qu'après avoir procédé par exclusion.

Ici encore il vous faudra asseoir le diagnostic sur les considérations suivantes : 1° hérédité tuberculeuse ; 2° lésions tuberculeuses antérieures ; 3° séro-diagnostic ; 4° recherche des bacilles dans les crachats ; 5° inoculation de ces crachats au cobaye. La radioscopie peut aussi rendre quelques services.

Arrivée à cette période, la tuberculose peut guérir soit momentanément, soit définitivement ; le cas n'est pas rare chez des sujets placés dans des conditions favorables. Plus ordinairement, les lésions poursuivent leur évolution, les nodules tuberculeux vont se ramollir, s'évacuer dans les bronches : nous voici à la seconde période.

Seconde période de la tuberculose.

Expectoration.

Les symptômes fonctionnels vont en s'aggravant dans cette dernière alternative. La **toux** devient plus fréquente encore, mais aussi moins pénible, *plus grasse*. La **dypsnée** s'accentue, les **points de côtés** deviennent plus intenses et revêtent souvent les caractères de la névralgie intercostale. **L'expectoration** devient plus abondante. Elle est alors franchement *muco-purulente* et renferme parfois des parcelles caséeuses ressemblant à du riz cuit, qui proviennent de l'évacuation dans les bronches des nodules tuberculeux. Ces crachats sont ordinairement pleins d'air, quelquefois striés de sang.

L'examen microscopique y révèle l'existence de cellules nécrosées de l'épithélium bronchique, de globules de pus. Si on prend une lame sur laquelle on a étalé un fragment de ces crachats, si, après l'avoir plongée dans une solution de potasse à 40 °/₀, on la colore ensuite dans l'éosine ou la fuchsine, on y voit au microscope des filaments contournés en vrille et présentant un double contour : ce sont des fibres élastiques. La **présence de fibres élastiques dans les crachats** est des plus importantes au point de vue du diagnostic, car on ne les trouve que dans la gangrène broncho-pulmonaire et la tuberculose.

Les bacilles sont nombreux dans ces crachats. Inoculons 1 c. c. de ces crachats sous la peau de la cuisse d'un cobaye ; huit jours après on trouve au lieu d'inoculation un *chancre d'inoculation.* Quelques jours après on trouve de volumineuses adénopathies inguinales, et trois semaines, un mois après l'animal meurt, après avoir considérablement maigri. A l'autopsie on trouve des lésions tuberculeuses de la rate, du foie, du péritoine et parfois du poumon.

Ces crachats renferment une proportion énorme de chlorures, de phosphates et de matières animales. On y trouve de la sérine, de la pyine, de la trypsine et du glycogène. Leur toxicité est élevée.

Hémoptysies. Les **hémoptysies** sont plus rares à cette période qu'à la précédente. Elles présentent les mêmes caractères. Elles sont souvent très abondantes, car elles sont dues à l'ulcération de la paroi d'un vaisseau par le processus nécrotique.

L'amaigrissement et l'**asthénie** sont beaucoup plus prononcés. Les dépressions sus et sous-claviculaires sont bien accusées maintenant, le type respiratoire se modifie et devient inverse.

Inutile de vous redire qu'on retrouve ici l'habitus et les malfor=mations thoraciques déjà décrites.

La **submatité** est franche et plus étendue dans la région sus et sous-claviculaire ; la matité peut être franche.

Les **vibrations vocales sont exagérées** dans les mêmes parties du poumon, et ces zônes sont plus étendues que dans la période précédente.

Nous retrouvons à l'auscultation la **respiration saccadée, l'inspiration brève et l'expiration prolongée, la respiration forte ou faible, les modifications de la tonalité, la respiration rude, soufflante, les frottements et les râles muqueux** ; mais nous entendons, et c'est là le caractéristique de cette période, nous entendons, dis-je, des craquements et du **râle cavernuleux.**

Craquements. Le **craquement** est un râle bulleux à bulles peu nombreuses et espacées. Si ces bulles sont peu nettes, *le craquement est sec* ; si elles sont bien caractérisées, éclatantes, *le craquement est humide.* Ces craquements sont précieux et constituent de bons signes du ramollissement tuberculeux. Ils peuvent prêter à confusion, car certains râles muqueux constatés après les hémoptysies ou dans le cours des états congestifs périphymiques leur ressemblent beaucoup.

En l'absence de submatité et d'exagération du fremitus vocal, on penchera vers la congestion et le raptus hémorrhagique. La fixité des craquements, leur persistance seraient au contraire en faveur du ramollissement tuberculeux.

Râles cavernuleux. Le **râle cavernuleux** est composé de grosses bulles humides plus ou moins espacées : c'est le bruit que l'on produit en fumant « une pipe qui jute ». Il est inconstant ; car si la cavernule se vide en totalité, il peut disparaître. Le râle cavernuleux indique déjà un degré de plus que le craquement humide. Le nodule s'est évacué dans la bronche ; il y a cavernule. La bronchophonie est maintenant très nette. La **transsomance claviculaire** très marquée.

Troubles digestifs. Les **troubles digestifs** s'accentuent à cette période : *l'anorexie* est marquée, les *vomissements* se répètent, la *diarrhée* s'installe, rebelle, persistante et quelquefois sanglante ; vomissements et diarrhée contribuent à hâter la déchéance de l'organisme.

Troubles circulatoires et urinaires. La **tachycardie** persiste ; les altérations du sang s'accentuent. On y trouve beaucoup de phosphates, peu de chlorures, de glycose, de lipase.

L'analyse des urines révèle les mêmes caractères que nous avons signalés tout à l'heure ; la désassimilation est intense.

On observe souvent des névralgies rebelles ou des troubles nerveux périphériques.

Les malades transpirent abondamment et à la moindre occasion : après une quinte de toux, un effort, une émotion. Ces sueurs sont surtout abondantes la nuit : elles troublent le repos du malade et déterminent des éruptions cutanées (sudamina, miliaire, etc.).

La **fièvre** présente les mêmes caractères que celle de la période précédente. Enfin, le teint devient pâle, terreux, la peau sèche et bistrée ; les pommettes sont rouges, l'œil présente un éclat particulier.

Diagnostic. — Le diagnostic, à cette période, est de beaucoup plus facile.

La **pneumonie du sommet** 1° *s'accompagne, en effet, de symptômes bien différents ;* 2° *son évolution est cyclique ;* 3° *le début est bien tranché ;* 4° *les crachats sont rouillés ;* 5° *le souffle tubaire et les râles crépitants se succèdent à époques fixes.*

La **congestion pulmonaire du sommet** est une *maladie à évolution rapide ;* on n'y trouve *pas de craquements.*

Dans quelques cas de congestions périphymiques, le diagnostic de congestion simple peut cependant s'imposer, et vous ne parviendrez à la différencier qu'en tenant compte des éléments que je vous exposerais tout à l'heure.

La **bronchite chronique** 1° *frappe en général les deux poumons ;*

2° *L'état général reste fort longtemps intact ;*

3° *On n'entend que des râles ronflants, sibilants ou bulleux, sans craquement, sans les modifications de la sonorité et du frémitus vocal que nous avons étudiées.*

Les **pneumonokonioses** se reconnaissent à :

1° *La notion d'une profession exposant à l'inhalation des poussières ;*

2° *La lenteur de l'évolution des accidents ;*

3° *L'intégrité longtemps persistante de l'état général ;*

4° *La constatation des poussières dans les crachats.*

Il est des cas où la tuberculose s'associe à la pneumonokoniose ; le diagnostic en est très épineux : on verra la tuberculose et l'on ne verra pas la pneumonokoniose, ou *vice versa.*

Les **scléroses pulmonaires** sont aussi très difficiles à reconnaître. Seule, l'intégrité longtemps persistante de l'état général fera déjà naître quelques soupçons.

Les **inflammations chroniques du poumon** ; les pneumonies et les **broncho-pneumonies chroniques** devront aussi être différenciées de la tuberculose. La **syphilis pulmonaire** se reconnaît comme nous le dirons plus tard.

Quelles que soient les hypothèses entre lesquelles vous hésitez, voici les éléments communs qui vous aideront à établir le diagnostic de tuberculose :

1° *La notion de l'hérédité ;*

2° *Celle de lésions tuberculeuses antérieures ;*

3° *Le séro-diagnostic positif ;*

4° *L'examen bacilloscopique des crachats.* On ne peut le regarder comme définitivement négatif que si l'on a fait à plusieurs reprises, espacées, une dizaine de préparations chaque fois toutes négatives ;

5° *L'inoculation positive des crachats* au cobaye. Il est quelquefois nécessaire de faire des inoculations en série, en particulier lorsqu'il s'agit de pneumonokonioses, car les poussières renfermées dans les crachats et injectées peuvent donner naissance à de faux follicules tuberculeux qui ne se reproduisent pas en série.

Même à cette période la tuberculose peut guérir. Le plus souvent il est trop tard et la marche des accidents se précipite.

L'émaciation s'accentue ; la maigreur devient quasi-squelettique. Les forces ont abandonné le patient qui est exténué au moindre effort. De plus en plus cachectique il présente parfois des escharres, des œdèmes.

La fièvre est maintenant nettement hectique : c'est la courbe à grandes oscillations.

L'anorexie est complète, les vomissements parfois incoercibles ; la diarrhée extrêmement violente.

Parfois, mais le cas est très rare, l'état général reste assez satisfaisant (c'est la phtisie floride).

Les **signes fonctionnels** sont les mêmes : la **toux** est fréquente, plus pénible ou très facile ; les **douleurs thoraciques** présentent les mêmes caractères. L'oppression est extrême, intermittente et se produisant au moindre effort, elle devient continue, va jusqu'à l'orthopnée aux abords de l'asphyxie terminale.

Les **crachats** se présentent sous deux aspects : puriformes ou nummulaires. Puriformes ils ressemblent à de la purée de pois. Nummulaires ils sont constitués par des masses purulentes irrégulieres, nageant dans un liquide muqueux. Leur flore microbienne est extrêmement riche et variée : citons parmi les hôtes les plus habituels : le tétragène, le pneumocoque, le streptocoque, le pneumo-bacille ; des leptothrix, des aspergillus, etc.

Les crachats se suppriment dans le cours des maladies intercurrentes ou aux approches de la mort. Ils sont parfois fétides.

Les hémoptysies sont rares, mais lorsqu'elles se produisent elles sont très abondantes et souvent mortelles. Elles sont dues en effet à la rupture des anévrysmes de Rasmussen.

Localement on trouve une émaciation extrême du thorax avec les modifications précédemment examinées.

Le **fremitus vocal est exagéré** par l'infiltration scléreuse qui enveloppe les cavernes.

La **sonorité thoracique est augmentée** si les cavernes sont superficielles, spacieuses et vides de liquide ; on peut en ce cas observer le tympanisme ou le bruit de pot fêlé ; bruit sonore, bref, à tonalité élevée, analogue à celui qu'on produit en percutant un **pot fêlé.**

Pour percevoir ce bruit il faut percuter sous la clavicule, à la fin de l'expiration, le malade ouvrant la bouche. Le choc doit être fort et bref. Le bruit est variable, disparaît du jour au lendemain, ce qui tient vraisemblablement à la plus ou moins grande quantité de liquide contenue dans la caverne, à la communication plus ou moins facile de celle-ci avec la bronche.

Le plus souvent elle est **diminuée.**

Le **son tympanique** est également inconstant. Il s'élève dans l'inspiration profonde, s'abaisse dans l'expiration profonde. Il est plus fort la bouche ouverte, moins fort la bouche fermée. Il peut varier suivant les attitudes que l'on fait prendre au malade.

A l'auscultation, on perçoit les **signes stéthoscopiques précédemment énumérés,** mais aussi des symptômes nouveaux.

Parmi ceux-ci, le **souffle caverneux** est des plus importants. Il est plus grave et moins rude que le souffle tubaire. On ne saurait mieux le comparer qu'au bruit que l'on produit en inspirant et en expirant avec force dans les deux mains disposées en cavité.

Le **souffle amphorique** est un bruit identique à celui qu'on produit en soufflant dans une cruche vide à goulot étroit. Il a un timbre métallique. Son intensité est variable, et il faut parfois une auscultation attentive en faisant respirer avec force ou tousser le malade pour le percevoir. Pour qu'une caverne donne naissance au souffle amphorique, il faut qu'elle soit très spacieuse, qu'elle communique largement avec une bronche, qu'elle soit vide ou à peu près.

Le **gargouillement** est un râle à bulles très grosses et humides, renforcé comme tonalité.

Le **tintement métallique** est un bruit analogue à celui qu'on produit en laissant tomber un grain de sable dans une coupe en cristal. Il est rare. Il se produit pendant la respiration à l'un ou l'autre des deux temps, surtout quand on fait tousser ou parler le malade, lorsqu'on le fait asseoir. Il faut, pour donner naissance à ce bruit, une caverne très vaste, superficielle, renfermant un peu de liquide.

La **voix** et la **toux** sont caverneuses ou amphoriques. On constate la pectoriloquie aphone. Parfois le **bruit d'airain** et rarement enfin la succussion hyppocratique.

A ce moment, il convient de distinguer la caverne tuberculeuse de toutes les autres excavations pulmonaires.   *Diagnostic.*

La **dilatation des bronches** :

1° *A une évolution beaucoup plus lente.*

2° *L'état général n'est atteint que très tardivement, l'apyrexie est habituelle.*

3° *L'expectoration y est matutinale et se fait par pseudovomique. Elle ne renferme pas de fibres élastiques. Elle présente trois couches caractéristiques.*

4° *Les cavernes occupent surtout la base.*

La **gangrène du poumon** :

1° *S'accompagne d'une expectoration noirâtre, très fétide.*

2° *Les symptômes généraux sont très graves.*

3° *L'évolution est aiguë.*

La gangrène d'une caverne tuberculeuse est très difficile à reconnaître. On se basera sur l'existence antérieure de la tuberculose, sur l'apparition de la fétidité et des symptômes généraux aigus immédiatement graves qui seuls permettraient de rejeter l'hypothèse de la fétidité simple de l'expectoration.

Les **abcès pulmonaires** :

1° *Ont une évolution aiguë au début.*

2° *Ils succèdent généralement à une pneumonie ou à un infarctus.*

3° *Ils se révèlent par un vomique.*

Le **kyste hydatique suppuré** se reconnaît :

1° *A des vomiques répétés, au milieu desquelles on trouve des membranes, des vésicules ou des crochets.*

2° *Aux accidents d'intoxication hydatique antérieure (urticaire à répétition).*

Le **pneumothorax partiel supérieur** se reconnaîtra uniquement :

1° *A l'abolition des vibrations vocales à son niveau ;*

2° *A la notion d'un épisode aigu : douleurs ou vomiques au début des accidents.*

33

Nous avons vu comment on arrivait à reconnaître les pneumo-nokonioses.

La **syphilis du poumon** doit toujours être différenciée de la tuberculose ; on y arrive en se basant sur les éléments suivants :

1° *L'absence de cachexie.* Les signes cavitaires chez un individu d'un aspect florissant feront penser à la syphilis.

2° *L'absence du faciès tuberculeux.*

3° *L'absence de fièvre ou son peu d'intensité.*

4° *La rareté des hémoptysies.*

5° *L'intensité des phénomènes dyspnéiques coïncidant avec une lésion petite et bien circonscrite.*

6° *La constatation d'une grosse caverne au milieu d'un poumon sain dans tout le reste de son étendue.*

7° *Le traitement spécifique intensif servira de pierre de touche.*

8° *L'examen bacilloscopique négatif des crachats ; leur inoculation négative au cobaye.*

Si la syphilis est associée à la tuberculose, le diagnostic exact est impossible.

Terminaisons   Même à cette période, la tuberculose peut guérir : c'est tout à fait exceptionnel. La mort est la terminaison de beaucoup la plus habituelle de la tuberculose pulmonaire.

La guérison existe néanmoins. Elle est prouvée par les constatations de Cruveilher, Cohnheim, Bouchard et de Debove. Les cas de guérison ne se comptent plus aujourd'hui.

Il est très délicat d'affirmer qu'un tuberculeux est guéri. Même dans les lésions enkystées et crétacées, on trouve des bacilles virulents bien longtemps après la guérison. *Des réveils sont donc toujours possibles.* Les signes stéthoscopiques ne peuvent guère vous servir pour établir cette guérison ; même guéries, les lésions laissent toujours après elles une induration définitive du poumon et le schème S — V + R — persiste. Lorsque l'on ne trouve plus aucun craquement, lorsque les crachats ne renferment plus de bacilles de Koch pendant longtemps, on peut affirmer qu'on se trouve en présence d'une guérison apparente. Mais Guérison apparente. il faut attendre de longues années encore avant de se prononcer définitivement, et encore faut-il faire des réserves sur des réveils possibles.

Guérison définitive ou temporaire Si la guérison définitive est, en effet, possible (elle est indubitable), c'est surtout la guérison temporaire que l'on observe. Or, les expériences de Strauss et de Gamaleïa ont démontré qu'une première atteinte de tuberculose prédispose à une seconde. C'est donc une épée de Damoclès que le malade, même guéri, a toujours suspendu sur la tête.

La tuberculose pulmonaire évolue donc souvent suivant **un premier type progressif avec rémissions.**

Le second type est plus fréquent encore. C'est la **marche régulièrement progressive vers la consomption, l'asphyxie et la mort.**

Le malade se cyanose, **s'asphyxie.** Les extrémités se refroidissent, on observe le pouls veineux du dos de la main (1), le pouls s'affaiblit, les urines diminuent et se suppriment presque. Elles renferment des quantités minimes d'urée, de phosphates, de chlorures, de l'albumine, des peptones et de la glycose. Le malade succombe, faute de pouvoir respirer. *(Mort par asphyxie.)*

La **consomption** seule peut conduire le malade au tombeau. Le pouls s'affaiblit, un délire tranquille s'établit, parfois entrecoupé d'accès maniaques avec hallucinations et délire furieux. Le malade, épuisé, tombe dans un accablement profond, puis survient un état d'euphorie au milieu duquel il s'endort pour toujours. *(Mort par consomption.)*

Le **tuberculeux peut mourir subitement :** 1° par hémorrhagies foudroyantes ; 2° par embolies ; 3° par syncope due à une anémie bulbaire ou pneumogastrique, ou à une excitation réflexe d'origine laryngée ; 4° par thrombose des veines coronaires, ou 5° par vomique. *(Mort subite.)*

Enfin, et c'est là un troisième mode évolutif, le malade peut être enlevé à l'une quelconque des périodes de la tuberculose par une des nombreuses **complications** qui peuvent survenir, et que nous allons maintenant étudier. *(Complications.)*

Ces complications peuvent être divisées en deux grandes catégories :

a) Complications infectieuses.

b) Complications toxémiques.

L'organisme déchu du tuberculeux est une proie facile pour les infections secondaires : aussi sont-elles extrêmement fréquentes. Les agents de ces infections sont, par ordre de fréquence : le pneumocoque, le staphylocoque, le pneumobacille, le colibacille, le tétragène, le pyocyanique, des protéï, des aspergillus, des sarcines, des leptothrix, de l'oïdium, etc.

---

(1) Signe sur lequel Peter insiste et qui indiquerait l'approche de la mort.

De plus, les poisons secrétés par le bacille de Koch ou les agents d'infection secondaire peuvent, après avoir été entraînés dans le torrent circulatoire, léser les organes et produire leur dégénéfescence.

On ne peut cependant décrire les complications de la tuberculose pulmonaire en suivant cette classification, parce que souvent, l'infection et les toxines s'unissent pour les produire; parce qu'il en est, d'autre part, qui reconnaissent une pathogénie plus complexe.

Pour la commodité de la description, nous envisagerons successivement chaque appareil.

a) Appareil respiratoire.

L'appareil respiratoire est, cela se conçoit, le plus souvent en cause.

Le **larynx** est fréquemment atteint. On y trouve *la laryngite simple catarrhale, la laryngite tuberculeuse, la laryngite pachydermique, les paralysies laryngées*. Toutes ces complications se traduisent par des troubles de la parole (dysphonie, aphonie), parfois par des douleurs, de la dysphagie. Seul l'examen laryngoscopique vous permettra d'assurer un diagnostic exact.

La **trachéite** et la **bronchite** sont fréquentes. Elles sont spécifiques ou non. A la moindre cause le tuberculeux s'enrhume et chaque bronchite donne un coup de fouet à la tuberculose.

La **bronchite capillaire** n'est pas rare : elle tue le tuberculeux par asphyxie.

Les **congestions pulmonaires** ne présentent rien de bien particulier dans leur évolution. Elles se traduisent par une exagération de la dyspnée, des hémoptysies, des symptômes généraux et de la fièvre. Les signes stéthoscopiques s'exagèrent. Ces congestions pulmonaires peuvent se répéter : en ce cas elles ont une influence néfaste et accélèrent singulièrement l'évolution de la tuberculose.

La **broncho-pneumonie** se révèle par une fièvre rémittente, une exagération de la toux et de la dyspnée. On trouve dans le poumon des râles crépitants et sous-crépitants disséminés, parfois un léger souffle et de la bronchophonie. Si le noyau de bronchopneumonie est suffisamment étendu, on trouve de la matité.

L'affection peut guérir et la tuberculose continue à évoluer. Plus souvent celle-ci reçoit un coup de fouet et se termine en phtisie galopante.

La **pneumonie**, qui peut se produire à la première période de la tuberculose, évolue sans présenter de caractères particuliers. Plus tard au contraire elle amène ordinairement la mort.

Les **suppurations pulmonaires** sont rares, elles contribuent à hâter a terminaison fatale. Il en est de même de la **gangrène du poumon**. La gangrène peut parfois frapper la paroi des bronches ou des cavernes. En ce cas elle ne se traduit que par la fétidité de l'haleine et des crachats, et son pronostic est moins grave.

On observe parfois dans le cours de la tuberculose pulmonaire l'**emphysème sous-cutané** par rupture dans le tissu cellulaire d'une bronche, d'une alvéole ou de la trachée : cet accident n'est généralement par grave.

Les tuberculeux peuvent présenter des **pleurésies** sèches, séro-fibrineuse, purulente, chyliforme ou hémorrhagique : nous les décrirons plus tard.

Le **pneumothorax** est aussi un accident fréquent. Au début il est généralisé et pur ; à la troisième période il est plus souvent partiel et suppuré. Nous le retrouverons dans une des prochaines leçons.

Les voies digestives sont souvent le siège de complications variées. Le passage des crachats bacillifères explique la fréquence de la **tuberculose bucco-pharyngée**. Le **muguet** n'est pas rare, son apparition indique que sa terminaison fatale est proche.

b) Appareil digestif.

Les troubles gastriques sont constants, surtout dans les périodes avancées.

Je ne cite que pour mémoire la **tuberculose de l'estomac** : elle est très rare.

Souvent il ne s'agit que d'une **dyspepsie banale** caractérisée par l'irrégularité de l'appétit, des douleurs après les repas, des éructations, du pyrosis, des vomissements. On trouve de l'hyper-chlorhydrie avec myasthénie.

Parfois on observe les symptômes de l'**hyperpepsie** : douleurs très vives, véritables brûlures pendant 2 à 3 heures après les repas et se terminant par d'abondants vomissements.

Enfin à la troisième période on note la **gastrite terminale** dans laquelle la langue est rouge, luisante, vernissée ; l'anorexie absolue ; les douleurs violentes ; les éructations incessantes ; les régurgitations acides.

Histologiquement les lésions sont profondes : ce sont celles de la gastrite parenchymateuse, de la gastrite interstitielle avec atrophie glandulaire prononcée et transformation muqueuse de l'épithélium.

Dans certains cas enfin les lésions gastriques sont dues aux médicaments ou à la suralimentation.

L'intestin est constamment lésé dans la tuberculose pulmonaire.

On y trouve soit l'entérite tuberculeuse, soit l'entérite non tuberculeuse due à des lésions dégénératives et interstitielles de la muqueuse.

La diarrhée simple à la première période devient constante, muqueuse, fétide et souvent sanglante (melœna). Si les lésions sont localisées au côlon, les matières sont adhérentes ; si elles frappent le cœcum ou le gros intestin la diarrhée devient dyssentériforme. Elle est colliquative à la dernière période.

- Ces troubles assombrissent toujours le pronostic, car cette diarrhée épuise les malades et hâte la déchéance finale.

On observe parfois des **typhlo-appendicites** à rechutes pouvant aboutir à l'abcès pérityphlique, à la fistule stercorale.

La **péritonite** n'est pas rare ; elle est soit aiguë (miliaire), soit chronique. On peut observer le **carreau**.

Du côté du foie on a à signaler les diverses **tuberculoses hépatiques**, la **dégénérescence graisseuse** ou **amyloïde du foie** et la mort par **ictère grave**.

c) Appareil circulatoire. — La **péricardite** sèche ou avec épanchement, la **dilatation du cœur droit**, la **dégénérescence graisseuse du cœur**, les **myocardites diverses** peuvent s'observer dans le cours de la tuberculose pulmonaire.

Je vous signale encore le **thrombose de l'artère pulmonaire**.

La **phlegmatia alba dolens** est fréquente à la troisième période : elle indique généralement la fin prochaine.

d) Système nerveux. — Du côté du système nerveux on observe des complications variées dont plusieurs sont mortelles. Telles sont la **méningite tuberculeuse** ou non, la **pachyméningite**, les **encéphalites**, la **paralysie générale**. Les **névrites périphériques** sont fréquentes. Les amyotrophies en sont la traduction habituelle. On a observé des lésions de la moelle : méningite spinale tuberculeuse, leptomyélite tuberculeuse. Les troubles psychiques : excitation, dépression, neurasthénie, hystérie ne sont pas rares.

e) Reins. — Les reins sont presque toujours lésés. On y trouve des dégénérescences diverses de *l'épithélium*, de véritables **néphrites** parenchymateuses ou interstitielles ; l'amylose. L'albuminurie en est la traduction fréquente. La perméabilité rénale est diminuée : aussi **l'urémie** est-elle une des manières de mourir des tuber-

Faut-il vous signaler les **lésions osseuses et articulaires**, les **ostéo-arthropathies hypertrophiantes des phalangettes**, les lésions des organes des sens : la tuberculose ou les inflammations de l'œil, les otites ; la tuberculose du nez. Faut-il vous citer les éruptions cutanées, le lupus, les escharres ?

Les complications sont donc extrêmement nombreuses et pleines de dangers pour les malades.

III. — Formes aiguës de la tuberculose

La tuberculose pulmonaire, lorsqu'elle évolue suivant le mode aigu, peut revêtir divers aspects :

<table>
<tr><td>1° Tantôt les lésions sont massives</td><td>{</td><td>α Phtisie galopante
β Pneumonie caséeuse
γ Spléno-pneumonie tuberculeuse</td><td>Classification.</td></tr>
<tr><td rowspan="2">2° Tantôt elles sont disséminées</td><td>a) systématisées</td><td>{forme catarrhale {αbronchitique
{forme pleurale {βsuffocant</td></tr>
<tr><td>b) généralisées</td><td>{α typho-bacillose
{β formes gastriques
{γ formes insidieuses</td></tr>
</table>

Pourquoi la tuberculose évolue-t-elle suivant le mode aigu ? Cela tient à trois causes :

1° A la virulence exagérée du bacille de Koch ;

2° A l'invasion massive de l'organisme ;

3° A ce qu'il envahit un terrain préparé.

1° **La virulence du bacille de Koch est exagérée.** Cette exaltation tient sans doute à des *conditions cosmiques* que prouvent les épidémies de tuberculoses aiguës que l'on a observées. Elle peut tenir aussi à la *provenance* même du bacille. Elle tient parfois à ce que le *bacille est associé à d'autres germes microbiens :* c'est ce qui fait que les tuberculoses consécutives à la rougeole, la coqueluche, la bronchopneumonie sont si souvent aiguës.

Cette notion de l'exaltation de la virulence des microbes par leur association est aujourd'hui bien démontrée. « On trouve toujours, chez les sujets morts de tuberculose diffuse du poumon, des foyers tuberculeux anciens. » C'est la loi de Brühl.

2° **L'invasion bacillaire est massive** quand une collection tuberculeuse (ganglionnaire ou autre) fait irruption dans les voies respiratoires ; lorsqu'on respire en masse des poussières bacillifères ; quand un foyer tuberculeux osseux, articulaire, ganglionnaire s'ouvre dans un vaisseau spontanément ou à la suite d'une intervention chirurgicale. En ce cas, le sang charrie et dissémine les bacilles partout. Enfin, la dissémination peut se faire en masse par les lymphatiques, comme dans la tuberculose pleuro-péritonéale de Fernet et Boullant.

3° Enfin, l'acuité de l'évolution peut tenir à ce que le **terrain est préparé.**

Cette préparation peut être due à une *imprégnation tuberculeuse antérieure.* Les expériences de Strauss et de Gamaleïa ont démontré que le bacille de Koch sécrétait des poisons favorisants.

Elle peut être due à une *maladie infectieuse :* rougeole, coqueluche, *grippe*, congestion pulmonaire, etc.

Parfois, c'est une *tare de l'organisme* qui est en jeu : alcoolisme, troubles diabétiques, azoturiques et phosphaturiques.

Enfin, *certaines modifications de l'organisme,* telles que refroidissement, fatigue, surmenage, grossesse, accouchement, peuvent agir comme cause préparante.

Ceci dit, passons en revue les diverses formes ci-dessus énumérées.

Phtisie galopante. La PHTISIE GALOPANTE, c'est la phtisie chronique, moins la durée. C'est, suivant l'expression de Grancher et Hutinel, « une phtisie qui brûle les étapes ». Les nodules se ramollissent rapidement ; les cavernes sont précoces. Elle est primitive ou secondaire, et survient en ce cas chez un tuberculeux.

Le début n'a rien de caractéristique : c'est un *catarrhe bronchique aigu,* avec frissons et fièvre plus ou moins élevée, irrégulière. La toux est sèche et quinteuse, la dyspnée intense, l'expectoration muco-purulente.

On observe fréquemment des douleurs thoraciques et des troubles digestifs variés. *L'amaigrissement est rapide, la dénutrition hâtive.*

Au bout de quinze jours à un mois, le doute n'est plus permis. L'expectoration renferme des fibres élastiques et des bacilles de Koch en abondance.

Au sommet, on perçoit des râles crépitants, des râles cavernuleux et du gargouillement.

La fièvre est plus élevée, la cachexie se constitue. Le marasme, au bout de deux à trois mois, est déjà prononcé. On trouve du muguet, la phlegmatia, et le malade s'éteint, soit de consomption, soit de granulie généralisée.

La durée de la maladie est de deux à cinq mois.

Quelquefois, elle se transforme en tuberculose chronique. La guérison est exceptionnelle, si tant est qu'elle existe.

Le **diagnostic** n'est possible que vers le quinzième jour. Jusque-là, il n'y a pas de critérium et on confondra fatalement cet état avec la grippe ou la bronchite.

Au quinzième jour, l'examen des sommets, celui des crachats lèveront tous les doutes.

Chez l'enfant, la broncho-pneumonie subaiguë se distinguera :

1º Par la moindre atteinte de l'état général ;

2º Par la marche de la maladie qui se fait par poussées successives ;

3º Par l'examen des crachats retirés par le lavage de l'estomac ;

4º Par le séro-diagnostic.

La PNEUMONIE CASÉEUSE est primitive ou secondaire.

Elle **débute** de diverses manières :

1º Par des signes de fièvre pseudo-intermittente ;

2º Par un malaise général, une fatigue insurmontable ;

3º Par une évolution analogue à celle de la pneumonie franche.

Même en ce cas, le début est précédé de **prodromes** : courbature, perte de forces, anorexie, frissonnements, dyspnée, toux. Il est donc *moins brusque, moins solennel, moins aigu* que celui de la pneumonie. Le point de côté fait défaut. La toux est quinteuse, sèche et douloureuse. *La* **dyspnée** *est intense, hors de proportion avec les lésions circonscrites que l'on va constater.* L'expectoration est muco-purulente, striée de sang, mais *non rouillée.* Elle ne renferme des bacilles que plus tard, à la période de ramollissement du foyer.

La **fièvre** est **irrégulière** et présente une courbe à grandes oscillations.

Le **dépérissement** est rapide, l'émaciation précoce, la prostration très marquée.

A l'examen du poumon, on trouve, *de préférence au sommet, une matité bien tranchée, l'exagération du frémitus vocal à ce niveau, un souffle tubaire avec râles crépitants ou sous-crépitants ; la bronchophonie est marquée.*

La cachexie va s'accentuant, et la *mort survient en trois à quatre semaines* par asphyxie, collapsus cardiaque ou au milieu d'accidents typhoïdes.

Si la mort ne se produit pas trop tôt, on perçoit les *signes cavi-*

Pneumonie caséeuse.

taires classiques : submatité, pot félé, exagération du frémitus vocal, souffle caverneux ou anphorique, gargouillement, voix et toux caverneuses ou amphoriques.

A ce moment, le **diagnostic** n'est plus à faire : il s'impose.

Au début, dans les quinze premiers jours, on peut confondre la pneumonie caséeuse avec la pneumonie grippale, la pneumo-typhoïde, la pneumonie franche.

Le diagnostic s'établira sur les notions suivantes :

1° *Hérédité bacillaire ;*

2° *Lésions tuberculeuses antérieures ;*

3° *Prodromes très accusés ;*

4° *Début moins solennel ;*

5° *Irrégularité de la courbe thermique ;*

6° *Absence de crachats rouillés.*

7° *Apparition tardive du souffle.*

8° *Déchéance rapide de l'organisme.*

9° *Absence de résolution au 8ᵉ jour.*

10° *Examen bacilloscopique positif des crachats. Inoculation au cobaye positive.*

11° *Séro-diagnostic de la tuberculose positive.*

Spléno-pneumonie. La SPLÉNO-PNEUMONIE TUBERCULEUSE est, elle aussi, **primitive** ou **secondaire.**

Elle débute comme une pneumonie franche, mais ce *début moins solennel et moins soudain* est *précédé de prodromes :* courbature, malaise, asthénie, troubles digestifs.

La toux est fréquente, sèche, quinteuse ; la dyspnée violente ; l'expectoration muco-purulente souvent striée de sang.

Les lésions localisées dans la partie inférieure du poumon, plus rarement au sommet, s'étendent de proche en proche et simulent une pleurésie. A leur niveau, la *matité est franche ;* le *frémitus vocal est aboli ;* on entend un *souffle doux et aigre ;* de la *broncho-egophonie,* de la *pectoriloquie aphone.*

La fièvre est très irrégulière. L'état général est rapidement atteint, l'amaigrissement, l'asthénie et la consomption précoces.

La mort survient en pleine cachexie du 3ᵉ au 6ᵉ mois. Elle peut être hâtée et due soit à l'asphyxie, soit à une hémoptysie foudroyante.

Cette forme peut s'arrêter dans son évolution progressive : vers le 2ᵉ ou 3ᵉ mois, les lésions peuvent se limiter et le malade guérir, ou devenir un phtisique banal.

Le **diagnostic** doit être fait avec la pleurésie à épanchement.

Pour établir l'existence de la spléno-pneumonie, on se basera :

1º *Sur l'absence habituelle du signe du cordeau.*

2º *La sonorité de l'aire de Traube, l'absence d'abaissement du foie et de déplacement de la pointe du cœur.*

3º *L'absence de dénivellement.*

4º *L'absence du signe du sou.*

5º *La constatation de quelques râles crépitants en plein foyer de matité.*

6º *La ponction exploratrice négative.*

La nature tuberculeuse de la spléno-pneumonie sera établie :

1º *Sur la notion de l'hérédité.*

2º *Sur la notion de lésions bacillaires antérieures.*

3º *Sur l'examen bacilloscopique positif et l'inoculation positive des crachats.*

4º *Le séro-diagnostic.*

La FORME CATARRHALE de la tuberculose aiguë du poumon peut révéler deux aspects : **Forme catarrhale.**

a) Type **bronchitique.**

b) Type **suffocant.**

Le **type bronchitique** s'observe surtout chez l'enfant à la suite de la rougeole, de la grippe ou de la coqueluche. **Type bronchitique.**

La maladie débute par un rhume avec fièvre, oppression, toux pénible et hyperesthésie cutanée.

La fièvre est intense : le thermomètre oscille entre 39º et 41º. Elle est rémittente ou présente de grandes oscillations. La dyspnée est extrême et va jusqu'à l'orthopnée. La toux est pénible et quinteuse. Les crachats sont aérés, muqueux ou muco-purulents, et striés de sang. L'émaciation est précoce et rapide.

Localement on trouve des *symptômes de bronchite unilatérale,* des *signes de bronchite généralisée* ou de *broncho-pneumonie à îlots disséminés et mobiles* se traduisant par des râles sous-crépitants, de la respiration rude et soufflante.

Il n'est pas rare de trouver un léger épanchement. L'anorexie est complète, l'adynamie profonde, la mégalosplénie presque constante, l'albuminurie fréquente, l'amaigrissement prononcé. La mort peut survenir de la 5e à la 6e semaine du fait de l'asphyxie, de l'adynamie, de l'asystolie. Elle peut être due à une hémoptysie profuse ou à une poussée granulique. On a vu néanmoins des accalmies se produire dans l'évolution de cette forme ; elle peut aboutir à la phtisie chronique.

Le diagnostic entre cette affection et la bronchite capillaire est presque impossible. On ne peut guère l'établir que sur l'examen et l'inoculation des crachats : encore faut-il se rappeler que même dans les cas de tuberculose disséminée de cette forme ils fournissent très souvent des résultats négatifs.

Le séro-diagnostic pourra rendre quelques services. Ordinairement on n'aura que des probabilités tirées de la connaissance d'antécédents bacillaires, héréditaires ou personnels; la lenteur de l'évolution.

Type suffocant. — Le **type suffocant** correspond à l'asphyxie tuberculeuse aiguë de Graves.

Ordinairement primitive, elle débute brusquement et frappe de préférence les enfants de 2 à 5 ans ou les soldats.

Quelquefois le début des accidents est précédé de prodromes : fièvre irrégulière, fatigue, dyspnée légère.

Le malade est subitement pris d'une *dyspnée extrême* : il étouffe. Malgré tout il tousse peu, il ne rend que quelques crachats gommeux striés de sang, et l'examen somatique reste à peu près négatif : on ne trouve qu'une diminution ou abolition du murmure vésiculaire avec quelques râles de bronchite peu nombreux.

La dyspnée continue et la mort survient au bout de 20 à 30 jours. Il existe cependant parfois des rémissions plus ou moins longues. Des poussées nouvelles se succèdent et la mort finit par survenir du 2e au 3e mois. On a signalé des cas foudroyants qui tuent en 3 jours. La guérison est exceptionnelle.

Le **diagnostic** est extrêmement difficile. L'asystolie sera éliminée en l'absence de lésion cardiaque avérée, de stase, d'œdèmes.

La bronchite capillaire sera rejetée parce que l'on ne trouve pas de signes stéthoscopiques de cette affection.

L'asthme donne lieu à des accès de peu de durée, apyrétiques avec un type respiratoire spécial (dyspnée expiratoire).

La carcinose miliaire survient généralement chez des individus plus âgés et a une évolution moins rapide. L'expectoration est gelée de groseille, il existe des adénopathies précoces.

Forme pleurale. — Il est fréquent de trouver la pleurésie associée ou consécutive aux lésions tuberculeuses du poumon. Elle peut parfois tenir la première place soit qu'il s'agisse d'une éruption de granulations de la plèvre, soit qu'il s'agisse de congestion consécutive à une éruption de granulations sous-pleurales.

La tuberculose en ce cas débute par un malaise général, une fatigue extrême, de l'anorexie, de la céphalée et de l'insomnie. *L'amaigrissement est rapide et précoce.* Le malade tousse, est oppressé et ressent des douleurs thoraciques erratiques. Il a une *fièvre irrégulière.*

Localement on trouve des frottements râpeux révélateurs d'une pleurésie sèche ou des *signes d'épanchement pleurétique bilatéral.* Ces signes sont *très mobiles.* L'épanchement peut être séreux, séro-fibrineux, purulent ou hémorrhagique. Quoiqu'il en soit on trouve au sommet le schème révélateur de Grancher (S + V + R —). Souvent l'épanchement reste latent, même lorsqu'il est considérable.

Cette affection peut *guérir. Elle peut passer à l'état chronique ;* elle peut se terminer par la *mort* due à une syncope, à l'asphyxie, ou à une généralisation granulique. Celle-ci, au dire de Litten, serait à redouter si l'on évacuait la pleurésie par la thoracentèse.

Comment reconnaîtrez-vous cette forme aiguë de la tuberculose ? Comment la différencierez-vous des pleurésies banales ? En vous basant sur les données suivantes :

1°-La bilatéralité de l'épanchement ; son peu d'abondance au début, sa tendance à l'extension progressive ;

2° La persistance de la dyspnée après la thoracentèse ;

3° Les allures capricieuses de la fièvre ;

4° L'amaigrissement rapide et précoce.

Joignez à cela l'examen bacilloscopique et l'inoculation positifs du liquide retiré par la ponction ainsi que le séro-diagnostic positif.

Fernet et Boulland ont décrit sous le nom de **tuberculose pleuro-péritonéale** une modalité de la précédente forme dans laquelle la pleurésie s'associe à une péritonite avec ascite légère.

Le pronostic de cette forme est moins grave, elle évolue souvent dans la suite suivant le mode fibreux et donne parfois naissance du côté du péritoine à la production de brides, points de départ d'accidents ultérieurs.

Les formes aiguës généralisées de la tuberculose pulmonaire sont nombreuses.

Nous décrirons successivement la typho-bacillose, la tuberculose pulmonaire aiguë à forme gastrique ; enfin certaines formes rares.

La TYPHO-BACILLOSE débute en général par une **période d'invasion** qui dure une dizaine de jours et se caractérise par de la courbature, de la céphalée, de l'insomnie, de l'anorexie, des épistaxis. Les malades ont parfois des frissonnements vespéraux accompagnés de fièvre légère. De plus ils éprouvent facilement de l'oppression et **maigrissent d'une façon manifeste.**

Pendant ce temps le diagnostic est vraiment impossible.

Bientôt la scène change et se caractérise.

Le malade est en proie à une **fièvre violente** se présentant sous trois aspects :

a) *Continue* avec rémission matutinale à peine accusée ;

b) *Intermittente* avec grands accès vespéraux ou matinaux (type inverse) ;

c) *Irrégulière*, c'est-à-dire constituée par des exacerbations thermiques survenant d'une façon très capricieuse.

Le fastigium thermique dépasse ordinairement 40°. Cette fièvre est rebelle aux antithermiques (sauf peut être à l'antipyrine).

En même temps on note un **état adynamique** ou ataxique peu profond, une céphalée gravative parfois intense, une **hyperesthésie cutanée thoracique ou généralisée,** de la photophobie due à une éruption de tubercules sur la choroïde.

Les malades ont perdu l'appétit. Leur langue est nette ou humide, plus rarement saburrale ou rôtie. Les vomissements sont fréquents, ils sont souvent incoercibles. La diarrhée est inconstante. Le foie et la rate sont augmentés de volume.

Les urines sont peu abondantes : elles renferment souvent de l'albumine, parfois même du sang.

La **dyspnée** est constante. Elle présente des paroxysmes parfois très accentués. Elle est hors de proportion avec le peu d'intensité et d'étendue des signes stéthoscopiques. La toux est petite, sèche, quinteuse. L'expectoration est muqueuse, spumeuse : quelquefois, mais rarement, on y a trouvé le bacille de Koch.

Localement on ne trouve que des symptômes de bronchite diffuse ou de congestion du sommet.

Le pouls est fréquent, plus élevé que la température.

La peau présente quelquefois des taches rosées lenticulaires, la raie méningétique, des sudanima, de la miliaire rouge ou du purpura.

Le diagnostic en présence d'un malade qui présente ce tableau clinique hésite entre : typho-bacillose et fièvre typhoïde.

Mais, 1° la fièvre typhoïde ne *présente pas l'amaigrissement précoce prodromique de la typho-bacillose.*

2° *La dyspnée y est moins intense.*

3° *L'adynamie, l'ataxie y sont plus intenses et plus profondes.*

4° *La céphalée y est plus violente.*

5° On n'y observe pas *l'hypéresthésie cutanée*, ni la *photophobie*. L'examen ophtalmoscopique révèle une choroïde normale sans tubercules.

6° *La langue est constamment rôtie, les vomissements rares, la diarrhée presque constante.*

7° *La douleur abdominale est localisée au niveau de la fosse iliaque ou présente un maximum à ce niveau.*

8° *La splénomégalie y est plus accentuée.* Le suc retiré par la ponction de la rate renferme des bacilles mais c'est une manœuvre dangereuse.

9° *Le séro-diagnostic* fait sur une culture d'Eberth et une culture de tuberculose permettra de faire pencher la balance de l'un ou l'autre côté.

10° *L'examen du sang* révélera parfois l'existence des bacilles de Koch, il ne faut jamais négliger de le faire.

Il faut encore différencier la typho-bacillose de **l'endocardite infectieuse à forme typhoïde.**

Le début est en ce dernier cas plus brutal ; l'examen du cœur, l'examen bactérioscopique du sang fixeront le diagnostic.

La grippe à forme typhoïde se caractérisera par *la notion d'épidémicité.*

2° *Par l'existence du bacille de Pfeiffer dans le sang ou les crachats.*

3° *L'absence d'amaigrissement prodromique.*

Enfin la **typho-malarienne** se reconnaîtra :

1° Parce qu'elle ne s'observe que chez des sujets habitants ou ayant habité des pays à malaria ;

2° Parce que l'examen du sang permettra de caractériser l'hématozoaire.

La typho-bacillose pourrait guérir, disent quelques auteurs : c'est tout à fait exceptionnel. Elle peut se transformer en tuberculose chronique, elle peut présenter des rémissions ; bien plus souvent elle tue en une à deux semaines, quelquefois en trois jours.

La FORME GASTRIQUE évolue comme un embarras gastrique fébrile ou apyrétique.

Les malades perdent l'appétit, leur langue est saburrale. Ils vomissent, ont la diarrhée. Ils éprouvent parfois des douleurs épigastriques extrêmement violentes.

En même temps ils ont de la fièvre, légère en général et oscillant aux environs de 38°. Ils maigrissent rapidement et meurent en deux à trois semaines, d'accidents méningés, d'asphyxie suraiguë ou de typho-bacillose.

L'embarras gastrique a un *début plus brusque, moins insidieux. L'état général est moins rapidement et moins profondément atteint.*

La grippe s'accompagne de manifestations thoraciques plus marquées, les malades toussent, crachent mais sont beaucoup moins oppressés.

Formes rares. Enfin, pour être complet je dois vous citer certaines formes très rares de tuberculoses aiguës : la **forme pseudo-grippale** de Marfan, la **forme pseudo-articulaire** de Laveran ; celle qui évolue comme un **ictère grave** ou comme une **apoplexie cérébrale** : ce sont là des exceptions.

En général on voit donc que ces formes aiguës de la tuberculose pulmonaire ne pardonnent guère. On peut les considérer comme fatales. Il existe cependant des cas de guérisons indubitables, ils sont dus à Lebert, Waller, Empis, Wunderlich, Sick et Anderson, Ulacaus et Jaccoudd.

La tuberculose pulmonaire présente des particularités intéressantes suivant l'âge des sujets chez lesquels elle évolue.

Tuberculose des enfants du premier âge. Chez les **enfants du premier âge,** elle évolue suivant un type très particulier qu'on désigne sous le nom de **tuberculose chronique apyrétique diffuse.**

Elle débute ordinairement à la suite d'une bronchite ou d'une broncho-pneumonie grippale, coqueluche ou morbilleuse, parfois sans causes appréciables, parfois à la suite d'une diarrhée fébrile.

La maladie première semble guérir, mais l'état général s'aggrave. L'enfant maigrit, pâlit. Ses traits se tirent, ses yeux se cernent, le visage devient fatigué ou souffreteux ; il exprime la tristesse et la tranquillité. Le regard jette un vif éclat et ne perd que fort tard son expression.

Le foie et la rate sont hypertrophiés ; on constate la *micropolyadénopathie généralisée.*

L'examen du poumon ne révèle ordinairement rien d'anormal. Parfois on trouve des signes de bronchites banales, des signes de condensation pulmonaire au niveau du hile, ou bien encore les symptômes de l'adénopathie trachéo-bronchique.

L'appétit reste bon pendant longtemps, *mais l'enfant ne profite pas*. Plus tard, il vomit ce qu'il prend et il a la diarrhée.

La cachexie progresse, et la mort ne tarde pas à enlever le petit malade. Elle est le fait d'une méningite — d'une complication pulmonaire pneumococcique ou streptococcique — ou de la consomption.

Vous distinguerez cette cachexie tuberculeuse des enfants du premier âge de la cachexie rachitique, par la constatation de déformations osseuses caractéristiques de cette affection.

La cachexie gastro-intestinale s'accompagne de troubles gastro-intestinaux prédominants ; la peau des enfants est ridée et jaunâtre. La cachexie des broncho-pneumonies subaiguës à rechûtes se différencie par l'absence d'hypermégalie hépato splénique et de micropolyadénopathie généralisée.

Les lésions des muqueuses (fissures des lèvres, coryza chronique, etc.), celles des os (ostéophytes crâniens), l'alopécie et la chûte des cils, l'absence d'amaigrissement, la teinte jaune-paille des téguments, l'anamnèse héréditaire positive feront porter le diagnostic de la cachexie syphilitique.

Enfin, la cachexie d'inanition s'observe chez les nouveau-nés avant terme et chez ceux qui sont insuffisamment alimentés. On n'y trouve aucun trouble fonctionnel, aucune lésion viscérale appréciable.

On trouve chez les enfants du second âge toutes les formes que nous avons décrites chez l'adulte.

Nous y retrouvons les **Tuberculoses aiguës à forme typhoïde.** Elle présente les mêmes caractères que chez l'adulte.

La **tuberculose infectieuse à forme atténuée** débute comme la précédente par des accidents typhoïdes. Elle s'en distingue parce qu'elle peut guérir, soit définitivement, soit temporairement. En ce dernier cas, la tuberculose peut se rallumer de ces cendres et évoluer, soit suivant le mode aigu, soit suivant le mode chronique.

On peut encore observer une **tuberculose miliaire broncho-pulmonaire.**

Elle se présente sous l'aspect d'une bronchite simple, d'une bronchite capillaire ou d'une broncho-pneumonie. *Les symptômes pulmonaires prédominent sur les signes généraux.*

La **phtisie catarrhale** c'est ainsi qu'on appelle cette forme, frappe des enfants déjà cachectiques, amaigris, ayant eu plusieurs bronchites, la rougeole ou la coqueluche. Le petit malade tousse et est légèrement dyspnéique, lorsque la fièvre apparaît. Elle est irrégulière et ne dépasse guère 39°. Les symptômes pulmonaires fixent l'attention sur le thorax. La dyspnée est intense et accompagnée de cyanose.

Tout le poumon est plein de sibilances, de râles ronflants et sous-crépitants. Ces bruits sont mobiles et irréguliers. Ils prédominent aux sommets ou aux bases qui sont submates. La respiration y est soufflante et des râles crépitants fixes indiquent la broncho-pneumonie. La percussion est douloureuse, elle dénote de la submatité en îlots ou du tympanisme produit par l'emphysème de compensation.

On **ne** trouve que peu de troubles digestifs, la rate est augmentée.

L'insomnie et l'agitation sont constantes avec un peu de prostration.

L'amaigrissement progresse accompagné de bouffissure du visage. La dyspnée s'accentue.

Une rémission peut se produire, mais bientôt une nouvelle poussée ramène tous les symptômes et l'enfant succombe asphyxié en hypo ou en hyperthémie. Il peut mourir de méningite.

Le **diagnostic** est difficile, vous le baserez :

1° *L'intensité de la dyspnée ;*

2° *L'unilatéralité parfois constatée des symptômes ;*

3° *La rapide atteinte de l'état général ;*

4° *L'étude des antécédents héréditaires ou personnels.*

La forme suffocante de cette variété ne présente rien de particulier. Elle tue l'enfant en 8 ou 10 jours.

La tuberculose peut affecter chez l'enfant les allures et les lésions de la **pneumonie** et de la **broncho-pneumonie** caséeuse de la **spléno-pneumonie tuberculeuse.**

La **tuberculose chronique** du poumon présente quelques particularités bien dignes d'intérêt et qui la différencient de celle de l'adulte :

1° *Le début y est plus brusque.* Il se fait souvent par une broncho-pneumonie, une bronchite capillaire, une pneumonie ou une spléno-pneumonie ;

2° *Les hémoptysies y sont rares,* sauf à la 3° période ;

3° *L'expectoration fait défaut ;*

4° *Les signes physiques sont plus accentués ;*

5° *Elle a une évolution plus rapide ;*

6° *Elle se généralise fréquemment ;*

7° Les poussées congestives y sont fréquentes;

Enfin, il convient de dire à son sujet qu'il faut bien se souvenir de la fréquence chez l'enfant des signes pseudo-cavitaires, sans cavernes, dus à l'ectasie bronchique précoce.

Chez les **vieillards,** la **tuberculose aiguë** peut se présenter sous les aspects les plus divers.

Tantôt elle reste latente jusqu'à la fin.

Tantôt elle évolue en simulant une cardiopathie : dyspnée, ascite, œdème, cyanose, asystolie.

Parfois elle revêt l'apparence d'accidents cérébraux : démence, gâtisme, rigidité de la nuque avec hyperesthésie cutanée.

Quelquefois elle simule la forme typhoïde ou la bronchite capillaire.

La **pneumonie caséeuse** évolue de même sans fracas et passe souvent inaperçue.

Quant à la tuberculose pulmonaire chronique elle se caractérise :

1° Par l'absence fréquente d'expectoration ;

2° Par la rareté des hémoptysies ;

3° L'absence de fièvre ;

4° Ses allures traînantes. Les sujets s'amaigrissent, perdent leurs forces, leur peau se dessèche et se plisse et ils s'éteignent sans bruit.

Le **pronostic** de la tuberculose *doit être toujours réservé.*

Vous devrez le considérer surtout comme très grave dans les conditions suivantes :

1° S'il y a hérédité tuberculeuse chez le sujet : celle-ci semble favoriser l'extension et la marche rapide de la tuberculose pulmonaire.

2° Si le sujet a eu des manifestations tuberculeuses antérieures.

3° S'il y a fièvre, toute tuberculose fébrile est très grave.

4° S'il y a des hémoptysies répétées, elles anémient l'organisme et hâtent la faillite.

5° Si les lésions sont très étendues.

6° Si elles sont très avancées : à la 3ᵉ période le pronostic est presque certainement fatal.

7° Si l'état général est très grave, si l'hecticité est prononcée.

8° Si l'anémie est très marquée (ce que vous révèlera l'état du sang).

9° S'il y a des troubles gastro-intestinaux. Ils sont extrêmement graves.

10° *S'il survient des complications.*
11° *Si le sujet est diabétique.*

On ne peut rien dire de l'examen des crachats. Cependant le pronostic sera surtout grave si les bacilles de Koch y abondent, s'ils sont longs et également colorés ; s'ils sont associés à d'autres microbes.

La notion d'antécédents héréditaires ou personnels, arthritiques ou scrofuleux feront penser que la tuberculose aura une évolution torpide.

Vous tiendrez compte de la rapidité plus ou moins grande de la maladie ; vous pourrez en tirer des renseignements sur son évolution ultérieure. N'oubliez pas cependant qu'un épisode aigu peut toujours venir déjouer vos prévisions.

TRENTE-SEPTIÈME LEÇON

TRAITEMENT DE LA TUBERCULOSE PULMONAIRE

MESSIEURS,

La **tuberculose pulmonaire** est curable, voilà la première notion qui doit planer au-dessus de toute la thérapeutique de cette terrible affection et soutenir vos efforts comme ceux de vos malades. Elle est curable dans toutes ses formes et à toutes ses périodes. Vibert a démontré que sur 131 autopsies prises au hasard, il en avait 17 où l'on trouvait des tubercules guéris. Les observations cliniques de guérisons définitives abondent et Grancher a bien montré de quelle façon se faisait le processus réparateur.

Il convient néanmoins de ne point tomber dans l'optimisme exagéré qu'on affiche aujourd'hui à cet égard. Certes la tuberculose est curable, mais pas aussi souvent qu'on le proclame. Elle est difficilement curable lorsqu'elle est bien déterminée et bien réelle.

Il **n'y a pas de médication spécifique** de la tuberculose pulmonaire : telle est la seconde notion que vous devez avoir bien présente à l'esprit. Au milieu même de la cohorte innombrable des médicaments préconisés pour traiter cette affection, *il n'y en a qu'un tout petit nombre qui méritent d'être retenus.* Aussi ne décrirons-nous que les médications utiles.

Il est enfin un troisième précepte que je voudrais vous voir graver dans votre esprit, c'est le suivant : « **Il faut entourer l'estomac des tuberculeux de soins pieux** », comme le disait Peter, et ce sera la qualité fondamentale que devront présenter les médications que nous allons retenir : elles devront respecter l'estomac dont l'intégrité est la clef du pronostic.

Devrez-vous révéler au malade l'état dans lequel il se trouve, la maladie dont il est atteint ? Assurément dans certains cas, car, convaincu de la gravité de son état, le patient surveillera davantage son traitement et résistera à toute velléité d'errement hygiénique ou diététique, cause des aggravations de la phtisie.

Mais, comme il est des gens qui, à l'annonce de cette fatale nouvelle, éprouveraient une émotion trop vive et bien compréhensible, comme cette émotion pourrait impressionner profondément leur système nerveux et produire en même temps que le désespoir un état neurasthénique des plus défavorables pour la guérison, **il y a lieu d'être prudent.**

Amenez insensiblement le malade à cette idée et avec toutes sortes de ménagements laissez-lui entrevoir la vérité. Mais, et c'est là le point capital, faites luire surtout aux yeux du malheureux phtisique cette divine lumière qui s'appelle l'espérance ; montrez-lui la curabilité facile ; prouvez-lui qu'elle est entre ses mains, et que c'est lui surtout qui, en se soumettant aveuglément et en exécutant minutieusement toutes vos prescriptions, aussi longtemps qu'il le faudra, sera l'artisan de sa guérison.

Il n'y a pas de vaccination préventive contre la tuberculose pulmonaire. Toutes les tentatives faites avec le vaccin de génisse, l'érysipèle, les cultures de tuberculose atténuées, les poisons extraits de bacilles de Koch, la tuberculine ancienne et nouvelle de Koch ont misérablement échoué jusqu'ici.

Les prédisposés à la tuberculose pourront beaucoup, pour éviter la maladie qui les menace, en observant les règles hygiéniques suivantes : **éviter les excès de toute nature, la vie des villes, la sédentarité ; se soumettre au régime alimentaire et hygiénique** que nous allons décrire et imposer au tuberculeux avéré.

Tous, nous pouvons beaucoup pour nous préserver de la contamination qui nous menace sans cesse. Il convient, dans ce but, de fréquenter le moins possible les lieux où se réunissent des agglomérations humaines. Il convient de se méfier des objets manipulés par des masses de personnes (livres de prêts, etc.). Il convient aussi de surveiller l'alimentation. La viande sera autant que possible débarrassée des ganglions, coupée en minces tranches et portée à une chaleur suffisante pour tuer le bacille de Koch (ce sera difficile pour les viandes grillées).

Le lait ne devra jamais être absorbé cru ; il faudra le faire bouillir quelques minutes, car Grancher et Ledoux-Lebard ont constaté qu'à 70° tous les germes pathogènes étaient détruits.

Nous, médecins, nous nettoierons soigneusement nos instruments et nos mains quand nous aurons examiné ou opéré des tuberculeux.

En présence d'un tuberculeux, nous devrons songer à préserver l'entourage de la terrible maladie. Prophylaxie.

C'est par l'expectoration et les particules liquides rejetées dans la toux que se dissémine le bacille de Koch. *Les crachats seront donc toujours recueillis dans des vases.* A la promenade, le malade expectorera dans un petit crachoir portatif : le modèle de Detweiler est le plus pratique. C'est un flacon oblong, terminé à ses deux extrémités par des armatures métalliques. Celle du haut forme un couvercle bien clos recouvrant l'ouverture du crachoir, qui est identique à celle des encriers irrenversables que vous connaissez tous ; celle d'en bas est une fermeture à vis. Un courant d'eau nettoie parfaitement ce flacon.

A la maison, on se servira de crachoirs couverts ordinaires. Le malade soulèvera le couvercle pour cracher. Le couvercle est indispensable pour empêcher la dissémination du bacille par les mouches. Le crachoir renfermera un peu de sublimé au 1 °/₀₀. Les crachoirs seront vidés dans les fosses d'aisances, où les bacilles de Koch sont détruits par les saprophytes. On fera bouillir dix minutes les crachoirs dans une casserole (toujours la même) renfermant de l'eau saturée de carbonate de soude.

Plusieurs fois par jour, le malade se lavera la bouche, la moustache, la barbe et les mains avec l'eau boriquée saturée, pour détruire les bacilles entraînés dans les particules salivaires rejetées au dehors par la toux. On a préconisé des masques destinés à retenir ces particules, mais on les fait très difficilement accepter des malades. On ne se servira pas des objets de table ou de toilette du tuberculeux. On devra proscrire les effusions de tendresse, les baisers trop fréquents, etc....

Les déjections seront aussi désinfectées par le sulfate de cuivre.

Les rapports sexuels devront être espacés pour les hommes et défendus aux femmes : la grossesse et l'avortement donnant un coup de fouet à la tuberculose.

La chambre du tuberculeux doit être aérée, ensoleillée (la lumière solaire tue le bacille de Koch). Elle sera balayée avec un linge humide, pendant qu'un courant d'air chassera les poussières. Elle n'aura ni tapis, ni tentures et le balayage humide sera préféré.

Inutile de dire qu'après le décès, s'il survient, on fera une désinfection rigoureuse de l'appartement, des vêtements et objets qui ont servi au tuberculeux.

Traitement palliatif des complications — Pour éviter l'infection tuberculeuse du nez, de la gorge ou de la bouche, vous recommanderez à votre tuberculeux de se laver le nez ou d'y mettre de la vaseline boriquée et mentholée :

> Menthol........................ 0,25 centigr.
> Acide borique................. 2 gr.
> Vaseline .... 20 gr.

Vous l'engagerez à se laver plusieurs fois par jour la bouche et à se gargariser avec un liquide antiseptique quelconque ou une eau dentifrice forte.

Pour éviter l'infection de l'intestin, vous conseillerez aux malades de ne pas déglutir leurs crachats : ils pourront éviter ainsi la dyspepsie. Celle-ci sera prévenue encore par une mastication minutieuse, la privation de fumer.

On luttera contre la constipation et on conseillera aux malades de boire peu aux repas.

Ceci dit, comment allons-nous entreprendre la lutte ?

Deux grandes indications s'imposent à notre thérapeutique :

1° **Détruire ou atténuer le bacille** ;

2° **Exciter les défenses de l'organisme, tonifier le terrain.**

Nous étudierons enfin certaines médications qui, pense-t-on, agissent à la fois sur le bacille et le terrain.

Détruire ou atténuer le bacille de Koch. — On a tenté la cure radicale, l'extirpation absolue du bacille et des lésions pulmonaires qu'il produit. Malgré les cas heureux de Tuffier, Lawson, Doyen, la **pneumectomie** ne mérite pas d'être retenue. Les lésions sont si diffuses, si mal limitées, si étendues ! Prétend-on savoir si on ne laisse pas un seul follicule tuberculeux microscopique dans le poumon ? Ce serait présomptueux ! En l'absence de données précises il vaut mieux s'abstenir.

La **pneumotomie** elle-même pratiquée pour drainer et traiter les cavernes tuberculeuses ne nous arrêtera pas. Malgré les statistiques favorables de Kurz, de Poirier et Jonnesco, de Tuffier et de Richerolle, cette opération ne serait à tenter que pour traiter une *caverne de la base, très localisée, sans lésions diffuses* : ces cas sont tout à fait exceptionnels.

En résumé il y a lieu de repousser les interventions chirurgicales dirigées contre la tuberculose du poumon.

On a essayé d'agir sur le bacille à l'aide des substances parasiticides, on les a employées en inhalations, on les a injectées dans le poumon, on a eu recours à des médicaments qui absorbés dans le tube digestif ou introduits sous la peau s'éliminaient par le poumon.

L'acide phénique, l'acide borique, les borates, les sels de mercure, de cuivre ou d'or, l'acide fluorhydrique, l'acide sulfureux, le naphtol, le pétrole, l'acide sulfhydrique, l'acide carbonique, l'azone et l'oxygène ont misérablement échoué. Le chlore, le chloroforme, l'azote, l'acide cyanhydrique, l'iode et l'iodoforme n'ont pas eu plus de succès : ils offrent même des dangers.

C'est en vain qu'on a essayé de l'air surchauffé, comprimé ou raréfié, celui des étables : quand on n'a pas fait de mal aux malades on ne les a nullement améliorés.

On s'est tourné vers la bactériothérapie et Cantani croyant à un antagonisme entre le bactérium termo et le bacille de Koch injecta les toxines du premier de ces microbes à ses tuberculeux : ce fut en vain.

L'érysipèle inoculé n'a point eu plus d'effet. Tous les efforts faits dans le but de trouver dans les poisons du bacille de Koch une substance ayant une action vaccinante ou curative sur la tuberculose pulmonaire sont restés infructueux.

En résumé on peut dire qu'il n'y a à l'heure actuelle aucun agent qui inhalé, ingéré, introduit sous la peau ou dans le rectum, soit capable de tuer le bacille de Koch installé dans le poumon et d'enrayer l'évolution de la tuberculose pulmonaire.

Nous ne pouvons donc rien pour obéir à la première indication ; nous pouvons beaucoup au contraire en suivant la seconde.

Pour fortifier l'organisme, exciter ses moyens de défense nous avons à notre disposition trois ordres de moyens :

1º La suralimentation ;

2º La suraération ;

3º Les médicaments.

Le professeur Grancher a soigneusement insisté sur ce que devait être l'alimentation du tuberculeux, j'ajouterai du candidat à la tuberculose.

II. Fortifier le terrain. Exciter les moyens de défense de l'organisme. Suralimentation.

L'alimentation du phtisique doit être minutieusement spécifiée. Vous vous appesantirez sur les conditions qu'elle doit remplir.

Un certain nombre d'aliments sont à recommander chez les tuberculeux.

Viande pulpée — Parmi ceux-ci il convient de placer la **viande pulpée**. Celle-ci *doit-être un supplément aux repas du malade*. Il en prendra de 100 à 200 gr. à la fin des repas ou au goûter. La viande qu'on devra préparer sera crue et fraîche. Les mains et les instruments dont on se servira seront soigneusement nettoyés.

A l'aide d'un couteau à lame mousse on raclera cette viande en longs filaments dépourvus de toutes parties fibreuses. Ces filaments seront soigneusement pilés dans un mortier bien propre, puis la bouillie ainsi obtenue sera tamisée à l'aide d'une cuiller sur un tamis fin.

On emploie la viande de bœuf ou celle du mouton. Cette dernière a l'inconvénient de donner le tœnia aux malades. C'est là un léger accident qu'il vous sera aisé de combattre en temps voulu.

Cette viande pulpée pourra être absorbée soit délayée dans du bouillon, soit en boulettes sucrées, soit sur des tartines de confitures. On pourra l'aromatiser avec du cognac ou la mélanger à des purées de pommes de terre, de pois ou de lentilles.

On suspendra la viande pulpée s'il y a dégout absolu de la part du malade ou si la diarrhée est continue. On la remplacera alors par du jus de viande obtenu en comprimant un morceau de bœuf légèrement cuit. Si le dégout se calme, si la diarrhée disparaît on reprendra la viande pulpée mais par doses plus petites (50 à 60 gr.).

Suivant les conseils de Richet, j'emploie aussi très souvent le jus de viande. On le prépare ainsi : prendre 500 gr. à 1 kilog. de viande crue, la couper en fragments, l'additionner d'eau bouillie froide. Laisser une heure en contact. Presser et faire boire le jus pur, ou dans du bouillon.

Les **œufs**, très riches en azote, en phosphore et en graisse constituent un aliment de choix pour le tuberculeux. On conseillera surtout les œufs crus plus faciles à digérer et l'on ordonnera au malade d'en prendre de 3 à 10 dans la journée sans aller jusqu'à fatiguer l'estomac.

Les **poissons** surtout les poissons maigres à chair fine, la sole, le merlan, le brochet, la limande sont aussi permis. Il y aura lieu de *recommander* les poissons conservés (sardines à l'huile, thon, et surtout les filets de harengs marinés) qui sont riches en graisses.

Parmi les **céréales** qui devront surtout entrer dans l'alimentation du tuberculeux, je vous citerai le *riz*. Celui-ci ne doit pas être trop cuit, car il est alors indigeste. On doit prendre une quantité égale de riz et d'eau, on fait bouillir rapidement jusqu'à ce qu'il n'y ait plus d'eau ; on retire du feu et on assaisonne avec de la graisse et du sel.

Les *haricots*, les *pois cassés*, les **lentilles** sont à recommander. *On devra les faire prendre en purée.* — Les pommes de terre, les nouilles, le macaroni pourront entrer aussi dans la composition des menus.

Il n'en est pas de même des *légumes verts*. Les malades n'en useront qu'avec une extrême modération, par suite des fermentations exagérées auxquelles ils donnent naissance dans l'intestin. *[Légumes et céréales.]*

Il faudra renoncer aux desserts et les remplacer par des entremets au lait ou à la crème, des fruits cuits au four sans beurre et sans sucre. — Le fromage de gruyère peut être autorisé.

Le beurre est un aliment utile aux tuberculeux. Les malades en mangeront plusieurs tartines salées aux repas.

En fait de **boissons**, *vous proscrirez le vin*, vous pourrez autoriser le vin blanc coupé d'eau et la bière, mais *vous recommanderez le lait bouilli*. Les malades en prendront de 150 à 200 gr. aux repas, *par petites gorgées*. *[Boissons.]*

Je me trouve bien de conseiller comme boisson à mes malades la décoction de céréales suivant la formule de Springer et dont voici la formule.

Mettez dans 4 litres d'eaux 2 cuillères à soupe de chacune des graines suivantes : blé, orge, avoine, seigle, maïs, son. Faire bouillir pendant 3 heures en ajoutant de l'eau s'il est nécessaire pour avoir un litre de décoction.

Le malade en boira une tasse le matin et si possible aux repas.

Comment conseillerez-vous de répartir les repas ? Voici ce que je conseille habituellement :

Le matin, une tasse de lait, de café au lait ou de décoction de céréales sans pain avec deux œufs crus.

A midi, un hors-d'œuvre (sardines à l'huile avec beurre), un plat de viande, un plat de légumes, un laitage. —Viande pulpée ou jus de viande.

A 4 heures, une tasse de lait et deux œufs crus.

A 7 heures, un plat de viande, un plat de légumes ; viande pulpée ou jus de viande.

Au coucher, une tasse de lait et deux œufs crus.

Vous vous trouverez parfois en présence de tuberculeux nerveux et qui ne pourront pas se soumettre à ce régime, l'anorexie étant trop prononcée. Vous aurez alors recours au **gavage**, suivant la méthode de Debove. Vous introduirez plusieurs fois chaque jour, et par la sonde œsophagienne, 200 à 300 gr. de poudre de viande délayée dans du bouillon. Vous serez parfois tout surpris de voir l'appétit se réveiller et l'état du malade s'améliorer. Néenmoins il ne faut pas ériger ce moyen en méthode de crainte d'intolérance gastrique.

Chez les sujets qui présenteront la toux émétisante, vous recommanderez des *repas moins abondants, mais plus fréquents*, et vous ferez manger les malades aussitôt après le vomissement.

Si le tuberculeux a la fièvre, l'alimentation ne devra comporter que des œufs crus, du lait et de la viande pulpée.

Suraération. La seconde indication à donner au tuberculeux pour soutenir ses défenses c'est la **suraération**. Les avantages de cette méthode sont bien établis depuis les travaux de Brehmer et de Detweiler.

Et d'abord y a-t-il lieu d'envoyer le malade sous un climat spécial ? Non, pourvu qu'il soit à la campagne et qu'il respire un air pur et vivifiant, le tuberculeux n'est pas obligé d'aller chercher la guérison sous un climat déterminé.

a) Le climat. *Il n'y a pas de climats spécifiques pour les tuberculeux.* Mais s'il n'y a pas de climats spécifiques, il y en a qu'il faut systématiquement proscrire parce qu'ils sont dangereux ou nuisibles.

Un tuberculeux ne devra jamais séjourner dans un climat froid, humide et où les brouillards sont fréquents, dans ceux où la chaleur est trop élevée ; ce sont là des conditions capitales et l'on ne pourra jamais songer à établir des sanatoria sous un tel climat. **Les climats de choix seront ceux où les états thermométriques, barométriques ou hydrométriques présenteront les oscillations les moins sensibles.**

Si votre client est en mesure de le faire, vous pourrez l'envoyer passer l'hiver à Menton, à Cannes, à Costebelle, Saint-Raphaël ou Grasse. Vous pourrez lui conseiller Corfou, Malte, Madère, Le Caire ou Alger. Vous lui conseillerez surtout Arcachon, Pau ou Amélie-les-Bains.

L'été, vous choisirez pour séjour Bagnères de Bigorre, le Dauphiné ou l'Auvergne. Enseignez à vos malades qu'il est mauvais de changer de station pour un oui ou pour un non.

Les voyages en mer sur yacht bien aménagé peuvent être conseillés, à condition que l'on reste en hiver dans la Méditerranée et en été sur les côtes ouest de France.

Rappelez-vous en résumé qu'il n'est pas nécessaire de faire expatrier votre malade s'il habite déjà un climat qui n'est ni froid, ni humide, ni trop chaud, où il n'y a pas de variations brusques de température et de pressions barométriques.

Faut-il envoyer votre malade à un sanatorium ? Vous savez qu'en ce moment on fait grand bruit à ce sujet. Le congrès de Berlin a été une véritable apothéose des sanatoria allemands. Il en existe à l'heure actuelle un très grand nombre. Les principaux sont ceux de Davos, Samaden, Saint-Moritz, Falkenstein, Gorsberdorf, citons aussi celui de Leysin, du Canigou et tant d'autres encore.

b) Les sanatorias.

Le sanatorium a plusieurs avantages :

1° L'installation y est parfaite et appropriée aux besoins de la cure d'air.

2° La discipline y est énergique et le malade apprend à s'y soumettre et à se traiter.

3° En voyant ses compagnons il s'entraine lui-même.

4° Enfin il s'y trouve sous une direction médicale constante et bien raisonnée.

Pour toutes ces raisons, le sanatorium peut être conseillé. Mais si votre malade est soumis, s'il est bien décidé à obéir aveuglément à vos ordres, si vous pouvez lui assurer une direction constante, point n'est besoin de sanatorium.

A côté de ces avantages le sanatorium a de nombreux inconvénients que nous avons, le professeur Lemoine et moi, signalés à l'Académie de Médecine en 1901.

Et puis il est une raison contre laquelle vous vous buterez bien souvent en conseillant le sanatorium, c'est la question pécuniaire. La vie y coûte fort cher et c'est là un traitement de luxe qui n'est pas à la portée de toutes les bourses.

On s'occupe beaucoup, pour remédier à ce vice, de créer des sanatoria pour indigents. On se heurte alors à de grosses difficultés. Ceux-ci ne peuvent pas, je vous l'ai dit, être créés sous tous les climats. Il faudrait donc déplacer les tuberculeux et ces déplacements coûteraient fort chers. De plus ce serait là, sans aucun doute, un nouveau mode de dissémination active de la tuberculose dans les chemins de fer.

De plus, quelles sommes faudrait-il avoir à sa disposition pour entretenir les innombrables tuberculeux dans les sanatoria. Renvoyer après un an de séjour le malade, ce serait l'exposer, et rapidement, à une nouvelle atteinte : c'est comme si on ne faisait rien. Il faut que le séjour au sanatorium, pour qu'il soit efficace, soit d'au moins cinq ou six années. On dit bien que pendant ce temps le tuberculeux pourrait travailler selon ses forces et dégrever ainsi le budget, mais cela ne résout pas le problème.

En un mot cette question reste pendante à l'heure actuelle.

c) Vie à l'air. Mais, si la question du climat, si celle du sanatorium ne sont pas absolument capitales, au moins dans certaines régions et dans certaines conditions, il n'en est plus de même du genre de vie que doit mener le malade.

Ici les règles devront être soigneusement indiquées et expliquées au malade et à son entourage.

Le tuberculeux doit vivre à l'air libre jour et nuit.

Il se lèvera sur les neuf heures, et, dès que la température extérieure sera de + 8° il se placera dehors, à l'abri du vent, sur une chaise longue. Il évitera de se mettre la tête au soleil. Il s'enveloppera soigneusement de laine pour ne pas avoir froid. Il restera ainsi dehors jusqu'au coucher du soleil, jamais plus tard. Si la température dépasse 20°, le tuberculeux ne se mettrait pas dehors, resterait dans sa chambre.

Le tuberculeux se couchera tôt. Une fois au lit on ouvrira la fenêtre de la chambre voisine pendant les premiers jours (un peu d'abord, puis largement). Quelques jours après on ouvrira la fenêtre de sa chambre même. D'abord on laissera fermés persiennes et rideaux, puis on ouvrira les persiennes d'abord en tuile, puis largement, enfin on ouvrira les rideaux et le malade couchera ainsi la fenêtre toute ouverte. On mettra devant le lit un paravent.

Pour éviter de se refroidir pendant le sommeil s'il se découvrait, le malade se couvrira bien d'un gilet de laine à manches.

La pratique de la fenêtre ouverte ne peut être adoptée sous tous les climats. Il faut, pour y soumettre les patients, craindre les variations brusques de température et les pressions barométriques.

Le tuberculeux doit avoir une vie physique et intellectuelle des plus calmes. Il s'habillera de vêtements chauds sans être lourds. Ceux de flanelle sont particulièrement recommandables. Il aura un large chapeau pour bien se protéger des rayons du soleil. Il devra toujours avoir à sa disposition un châle ou une couverture pour le cas où la température changerait brusquement.

La marche et les exercices du corps devront être dosés par le médecin. Si le malade a la fièvre, il devra rester toute la journée étendu sur sa chaise longue.

S'il n'est pas fébricitant, il pourra faire les promenades plus ou moins prolongées, suivant ses forces et *sans aller jusqu'à la fatigue*. Tous les exercices violents seront interdits : escrime, équitation, etc.

On se trouve bien d'exciter le système nerveux du tuberculeux par les lotions froides à 22° faites le matin au lit, après avoir fermé la fenêtre de la chambre.

Vous pourrez aussi user des lotions d'alcool à 95° ou d'essence de térébentine suivies de frictions sèches.

Parmi les exercices à recommander aux tuberculeux apyrétiques et sans tendance aux hémoptysies, je vous citerais la gymnastique respiratoire dans laquelle les malades feront des expirations et des inspirations forcées par le nez. Plus tard, on leur fera faire en même temps des mouvements rythmiques des membres supérieurs.

Doit-on envoyer le tuberculeux dans une **station thermale** ? Je n'en suis nullement partisan. Celles-ci n'agiront guère sur le tuberculeux que par la cure d'air qu'il y fera. Ce sera parfois un moyen terme pour éloigner des affaires certains sujets qui ont besoin d'air et de repos, ceux qu'il faut arracher à la ville, à la vie du bureau ou du cercle. En ce cas vous devez les conseiller à vos malades.

La station thermale à choisir doit avoir un climat frais en été, des eaux pures, des installations confortables ; vous ne vous occuperez qu'ensuite de l'altitude.

Quant aux eaux thermales, le mieux sera de ne pas en faire prendre à vos tuberculeux.

Ceux qui, en même temps que leur tuberculose, ont une diathèse goutteuse ou rhumatismale seront justiciables du Mont-Dore ; les lymphatiques non congestifs seront envoyés à La Bourboule et à Cauterets ; les lymphatiques congestifs à Soden ; les congestifs nerveux à Weissemberg.

Passons maintenant en revue les médicaments destinés à modifier le terrain.

Je vous engage à rejeter la méthode de Brown-Sequart : le tannin, l'eucalyptol, l'ichtyol, l'iode et l'iodure de potassium.

Vous pourrez conserver au contraire les médications phosphatées, créosotées et arsenicales, enfin l'huile de foie de morue.

La médication phosphatée est un utile adjuvant à condition de ne pas en fatiguer l'estomac des malades. Vous pourrez conseiller les hypophosphites, les phosphates ou les glycérophosphates.

Les **hypophosphites** seront formulés de la façon suivante :

<pre>
Hypophosphite de chaux..........   1 gr. 20
Hypophosphite de soude...........   1 gr. 15
Hypophosphite de fer:............   0 gr. 45
Hypophosphite de magnésie ......   0 gr. 30
Hypophosphite de potasse ....   0 gr. 45
Sirop simple..................... 100 gr.
Eau.............................. 200 gr.
</pre>

Une cuillière à soupe à chaque repas.

Les **phosphates** seront formulés :

<pre>
Biphosphate de chaux .... 10 gr.
Eau............................. 300 gr.
</pre>

Une cuillière à soupe à chaque repas.

Enfin les **glycérophosphates** seront employés sous la formule suivante :

<pre>
Glycérophosphate de chaux.......)
Glycérophosphate de fer .... } ãã 0.25 ctgr.
Glycérophosphate de magnésie ..   )
</pre>

en un cachet f. s. a. nᵒ 30 ; un avant chaque repas.

Depuis deux ans j'ai étudié la médication par la lécithine qui fait actuellement tant de bruit. La lécithine est un excellent tonique général, mais non un antituberculeux. Vous pourrez en conseiller avec avantage 0.10 à 0.50 par jour.

Médication créosotée. — Préconisée en 1877 par Bouchard et Gombert la **créosote** est le moins mauvais des produits de distillation du goudron. Malheureusement sa composition n'est ni stable, ni fixe.

In vitro elle est microbicide et agit sur le bacille de Koch. Chez l'homme elle fait diminuer l'expectoration, la toux, la fièvre et les sueurs profuses ; elle réveille l'appétit et fait augmenter le poids des malades.

On peut la faire absorber en *inhalations*. On en imbibera un tampon qu'on placera dans une boite métallique sur laquelle respirera le malade. On pourra faire respirer au malade l'air qui aura barbotté dans un flacon laveur rempli d'eau saturée de créosote. On pourra utiliser les inhalations de créosote sous pression de Tapret. Toutes ces méthodes sont à rejeter, car elles produisent souvent des hémoptysies.

Je ne vous recommande pas non plus l'injection sous-cutanée préconisée par Gimbert et Burlureaux. Elle peut produire la suppuration, détermine une intolérance rapide (urines noires). L'injection a pu parfois être faite dans une veine et déterminer des embolies huileuses.

On peut encore avoir recours à la voie stomacale. Ne vous y fiez pas. Les pilules sont à rejeter, elles produisent avec une facilité remarquable l'irritation gastrique.

Les cachets de Bouisson :

> Phosphate de chaux...................... 40
> Créosote 10
> f. s. a. 40 cachets : de 2 4 par jour.

ne sont guère préférables.

L'huile de foie de morue créosotée à 50 °/₀₀ a une saveur intolérable et indigeste. Les capsules fatiguent l'estomac. Le vin créosoté irrite la gorge et fait tousser. Pour toutes ces raisons, je ne vous conseille pas d'avoir recours à la voie stomacale.

Je lui préfère de beaucoup la voie rectale et je fais prendre à mes malades un lavement, chaque soir, formulé de la façon suivante :

> Lait .... Un quart de verre.
> Jaune d'œuf .... N° 1.
> Créosote de hêtre pure XL à L gouttes.

en lavement, le soir avant de se coucher.

Si les lavements étaient mal supportés par le rectum, on y ajouterait cinq gouttes de laudanum.

Parmi les succédanés de la créosote, je vous recommanderais seulement le **créosotal** qui, pris à la dose de une cuillerée à café deux ou trois fois par jour, dilué dans du lait, au moment des repas, n'est ni tonique, ni irritant, ni caustique pour l'estomac.

Le créosal, le tannate de créosote, le gaïacol, le gaïacol iodoformé, le benzoïl gaïacol, etc., ne sont pas à retenir.

La créosote est surtout à recommander dans les formes lentes et torpides sans tendance aux hémorrhagies.

Les **arsenicaux** sont des médicaments toniques, reconstituants et de puissants modificateurs de la nutrition. Arsenicaux.

On a préconisé la Liqueur de Fowler, soit en injections sous-cutanées, soit absorbée en lavement ou par la bouche. A. Gautier a récemment insisté sur les avantages du cacodylate de soude, le méthylarsinate disodique et sur les améliorations qu'il produit chez les tuberculeux.

J'ai expérimenté depuis la communication de A. Gautier, la médication cacodylique. Je préfère les gouttes aux globules et aux injections sous-cutanées. Je donne 25 gouttes dans un quart de verre de lait en lavement le soir avant de se coucher.

J'ai obtenu d'excellents résultats dans plusieurs cas (5 sur 20),

35

et je me propose de revenir sur ces faits. Les cacodylates sont d'excellents toniques généraux, ils fortifient le terrain mais n'agissent point comme antituberculeux. Quant au méthylarsinate disodique, ma conviction expérimentale n'est pas encore faite à son sujet.

Les arsenicaux sont contre-indiqués s'il y a dyspepsie ou diarrhée.

Huile de foie de morue. L'**huile de foie de morue** est un reconstituant puissant de l'organisme.

Il faut proscrire les huiles blanches et ne formuler que des huiles fauves, ce sont les plus riches en principes actifs.

On devra en faire prendre 4 à 5 cuillerées à bouche par jour, prises en deux fois avant les repas. Après l'ingestion, il est bon de marcher.

On se lavera la bouche avec du cognac, du café, du jus de citron ou de l'éther pour enlever le goût.

Tous les deux mois, on suspendra pendant dix jours cette médication.

Je vous conseille surtout l'huile iodo-saccharinée (formule de Cailleret), qui m'a donné constamment d'excellents résultats.

Il sera utile d'examiner de temps en temps les selles pour voir si l'huile est bien absorbée, car s'il en restait en quantité appréciable, on pourrait diminuer les doses.

Doit-on essayer de faire de la révulsion thoracique chez les tuberculeux ? Oui, mais seulement dans les formes lentes et torpides ; jamais lorsque vos malades auront la fièvre ou des tendances à l'hémoptysie : vous recourrez alors, soit aux badigeons de teinture d'iode trois fois par semaine, soit aux pointes de feu.

Ces diverses médications sont d'utiles adjuvants du traitement que je vous ai exposé. N'oubliez pas qu'aucun n'est spécifique et qu'il est bon de les alterner ; n'oubliez pas surtout qu'il vous faut respecter l'estomac de vos malades.

Traitement de quelques symptômes. Je dois, en terminant, vous exposer quelques médications à opposer à certains symptômes prédominants.

Dyspnée. L'**oppression**, due à des lésions très étendues, n'est justiciable que des inhalations d'oxygène. Le sirop de morphine associé au sirop d'éther à parties égales donneront aussi quelques bons résultats.

La fièvre. Il n'y a pas de meilleur traitement contre la **fièvre** que *le repos absolu*.

Si elle persiste, si elle fatigue le malade, si elle aggrave l'état général, alors vous serez autorisé à user des deux seuls antithermiques vraiment utiles : le sulfate de quinine et l'antipyrine.

Le sulfate de quinine sera pris en trois doses de 0,30 centigr., trois heures, deux heures, une heure avant le début de l'accès fébrile.

L'antipyrine sera absorbée en trois doses de 0,50 centigr., à une heure d'intervalle à partir du début de l'accès.

J'ai obtenu quelques bons résultats avec 0,60 à 0,80 d'aspirine.

Un malade qui observe strictement les conseils hygiéniques que je vous ai donné, a bien des chances d'éviter l'**hémoptysie**. *Hémoptysies.*

Si celle-ci se produit, vous condamnerez votre sujet *au repos absolu*, dans la position demi-assise, dans le silence. L'alimentation sera aussi légère que possible et consistera en lait et œufs crus. Vous placerez des sinapismes sur les jambes, de la glace sur les testicules ou les grandes lèvres. Vous ferez ensuite une injection de morphine.

Si l'hémoptysie persiste, vous donnerez *l'ergotine* suivant la formule :

    Ergotine .... 4 gr.
    Sirop de ratanhia...................... 30 gr.
    Sirop de punch .... 30 gr.
    Eau .... 60 gr.
    A prendre par cuillerée à soupe en 24 heures.

Vous pouvez user aussi de *l'eau de Rabel* :

    Eau de Rabel.................... 4 gr.
    Extrait thébaïque.............. 0,10 centigr.
    Eau de fleurs d'oranger .... 100 gr.

L'ipéca donne aussi de très bons résultats. On emploie alors la poudre d'ipéca à la dose de 3 à 4 grammes en quatre paquets, à prendre un toutes les dix minutes ; mais il faut ici une extrême prudence. Enfin j'ai obtenu de beaux succès par les injections de sérum gélatiné de Lancereaux.

Quand l'expectoration est difficile vous vous trouverez bien des *inhalations d'eau chaude* contenant quelques gouttes d'Euca- *Expectoration.* lyptol, de teinture de benjoin et d'un peu de glycérine.

Vous pourrez également conseiller la *terpine* suivant la formule :

    Terpine..................... 0,30 à 0,60
    Sirop de punch............. 30 grammes
    Eau .... 90 —

Toux. Il faut conseiller aux malades de *retenir la toux*, de ne *pas tousser* inutilement.

Le meilleur médicament contre la toux c'est assurément la *morphine*. Donnez-là en pilule d'un centigramme : deux à trois avant de s'endormir. Ne la donnez jamais aux phtisiques caverneux, ils la supportent très mal.

Contre la **toux coqueluchoïde** conseillez les pilules suivantes :

Térébenthine de résine............ } aa 0,05
Acide benzoïque.................. }
pour une pilule. 5 par jour.

Enfin vous pourrez essayer de faire ingérer du lait glacé ou très chaud, par petites gorgées, ou encore de pratiquer des injections d'eau pure dans la région cervicale ou claviculaire.

Toux émétisante. Contre la **toux émétisante** faites prendre à vos malades 4 à 5 gouttes de *laudanum* après le repas. Vous pourrez aussi conseiller d'absorber une cuillerée à dessert de *cognac* ou une cuillerée de la potion :

Acide chlorhydrique........ 1 gramme.
Extrait thébaïque .... 0,05 centigr.
Eau .... 100 grammes.

On peut employer avec succès un *vésicatoire volant* appliqué sur l'épigastre et pansé avec une pommade :

Chlorhydrate de cocaïne ou de morphine 0,05 centigr.
Vaseline boriquée..................... 20 grammes.

L'ingestion de trois cuillerées à soupe de la potion suivante, espacées à un quart d'heure d'intervalle, avant le repas, donne parfois d'excellents résultats :

Chlorhydrate de cocaïne..... 1 gr. 50.
Eau de fleurs d'oranger..... 300 grammes.

Je me suis souvent fort bien trouvé de faire prendre à mes malades, avant chaque repas, une cuillerée à soupe de la potion :

Eau chloroformée saturée........... 100 c³.
Eau de fleurs d'oranger... } aa 50 grammes.
Sirop de fleurs d'oranger.. }

Le menthol à 0.05 — 0.10 pour 100 est aussi bien souvent efficace.

Le régime lacté absolu est aussi un fort bon moyen pour lutter contre ces vomissements.

Certains malades se plaignent d'éprouver de **violentes douleurs thoraciques**. Les applications de serviettes imbibées d'eau très chaude, les sinapismes; les ventouses, l'injection de morphine en viendront le plus souvent aisément à bout.

Pour **exciter l'appétit** de vos malades, donnez-leur, un quart d'heure avant chaque repas, X à XV gouttes de la teinture composée suivante :

Teinture de badiane ....)
  »   de gentiane .... } aa 5 grammes.
  »   de noix vomique..)

Il faut aussi, pour arriver au même but suspendre toute médication.

Si vous notez les symptômes de la **gastralgie nerveuse** ou hyperchlorhydrie neurasthénique, donnez à vos malades, avant chaque repas, un des cachets suivants :

Bicarbonate de soude.........   0,50 centigr.
Salicylate de magnésie........   0,25 centigr.
Benzonaphtol.................   0,25 centigr.

S'il y a flatulence, conseillez de prendre à chaque repas un des cachets suivants :

Magnésie calcinée ....)
Charbon lavé .... } 0,30 centigr.
Craie lavée ....)
        pour un cachet.

Ou une cuillerée à soupe de la solution :

Acide chlorhydrique officinal   3 gr.
Sulfate de strychnine........   0,05 centigr.
Eau distillée................   300 gr.

Il faudra surtout surveiller le régime et le réduire au strict minimum : viandes crues, purée, panades, œufs crus.

Si le tuberculeux a la **diarrhée**, limitez l'alimentation aux œufs à la coque ou durs, à la viande blanche râpée, aux purées, panades au riz. Comme boisson, thé et eau mélangée d'un peu de cognac.

L'acide lactique, à la dose de 4 à 5 grammes en 24 heures, donne souvent d'excellents résultats ; on la formule :

Acide lactique...................   4 à 5 gr.
Sirop de citron ....   50 gr.
Eau ....   200 gr.

Je me suis fort bien trouvé de la *Tannalbine* et surtout du traitement suivant :

Douleurs
thoraciques.

Troubles
gastriques.

Diarrhée.

1º Dix des pilules suivantes à prendre en 24 heures :

Tannin........................ 0,20 centigr.
Extrait d'opium.............. 0,01 centigr.

2º Un des cachets suivants aux trois repas :

Naphtol B.................... 0,25 centigr.
Salicylate de bismuth .... 0,75 centigr.

N'abusez pas de ces divers moyens et n'ayez jamais recours à la médication symptomatique que contraint par les circonstances; lorsque le symptôme est devenu de par trop gênant pour le malade.

Enfin l'apparition des complications diverses nécessitera l'applications de règles thérapeutiques qui varieront suivant les cas et que je n'ai pas à vous décrire ici

---

DES PLEURÉSIES AIGUËS SÉRO-FIBRINEUSES

MESSIEURS,

La pleurésie c'est l'inflammation de la plèvre. On en distingue trois grandes catégories suivant la nature de l'épanchement qui accompagne cette inflammation :

1º Les pleurésies séro-fibrineuses.
2º Les pleurésies purulentes.
3º Les pleurésies hémorrhagiques.

Nous ne nous occuperons, dans cette leçon, que des pleurésies séro-fibrineuses.

Comme toutes les inflammations, **la pleurésie est fonction de microbe ou de toxines microbiennes.**

La bactériologie, l'expérimentation et l'anatomie pathologique ont démontré ce fait que soupçonnaient les cliniciens. Si à l'heure actuelle, il est quelques pleurésies dans lesquelles on ne rencontre pas de microbes, cela tient sans doute, soit à notre technique insuffisante, soit à la vitalité éphémère de ces agents.

C'est le bacille de Koch qui est le plus souvent en cause, quelques-uns vont même jusqu'à dire toujours. C'est lui qui produit le plus souvent ces pleurésies primitives *a frigore* dont l'origine était jusqu'ici des plus obscures.

Vous en faut-il des preuves ? Les voici :

1º Cliniquement il est un fait acquis de nos jours depuis les belles recherches de Landouzy et Grancher, c'est qu'un très grand nombre de pleurétiques deviennent ultérieurement tuberculeux, présentent actuellement des manifestations tuberculeuses et ont une hérédité suspecte. En compulsant les statistiques des cliniciens publiées sur ce sujet on trouve que 72 % de ces pleurésies peuvent être de nature bacillaire.

2° **Bactériologiquement** on a recherché systématiquement le bacille de Koch dans les exsudats pleurétiques en les ensemençant ou en les inoculant aux cobayes (il faut inoculer de grandes quantités). En compulsant tous les résultats versés au débat (1) on trouve que *84 % des pleurésies* dites primitives sont de nature tuberculeuse.

3° **Expérimentalement** on a vu que les 4/5 des sujets atteints de pleurésie réagissaient à l'injection de tuberculine comme des tuberculeux. Les 4/5 de ces exsudats agglutinent les cultures émulsionnées des bacilles de Koch comme le sérum des tuberculeux. Mais ce sont là procédés peut-être peu fidèles.

4° **Anatomiquement** enfin on a pu saisir sur le fait l'évolution tuberculeuse chez des sujets atteints de pleurésies considérées comme primitives et dites *a frigore*.

Ces preuves nous semblent suffisantes pour nous permettre de dire avec le professeur Grancher, que la *pleurésie aiguë séro-fibrineuse est le plus souvent de nature tuberculeuse.*

Mais elle n'est pas que tuberculeuse.

Le pneumo-coque. — On y a encore trouvé le **pneumocoque** et il semble que ce microbe soit après le bacille de Koch le plus souvent en cause.

Autres microbes. — On a encore isolé le **streptocoque**, le **staphylocoque**, le **coli-bacille**, le **bacille d'Eberth**, celui de **Pfeiffer**, celui du **rhuma-tisme**, d'Achalme-Thiroloix (2).

Il n'y a donc pas un microbe de la pleurésie, une foule d'espèces semblent capables de la produire : c'est ce qui explique en partie la phénoménalité polymorphe de cette affection.

Mode de pénétration des microbes dans la plèvre. — Comment ces microbes arrivent-ils jusqu'à la plèvre.

A) **Ils peuvent s'y fixer directement venant de l'extérieur.** C'est ce qui se passe lorsqu'ils sont importés dans la plèvre par *une plaie pénétrante de la poitrine.*

---

(1) Ceux de Weichselbaum, Vaillard, Gilbert et Lion, Kelsch, Lewy, Talamon, Pansini, Sakowski, Goldscheider, Ferdinand de Bavière, Lanne, Thele, Fiedler, Fernet, Barrs, Lemoine, Frœnkel, Lévy, Welten, Le Damany, etc.

(2) Nous-mêmes l'avons retrouvé après Thiroloix. Si M. Le Damany ne l'a pas rencontré c'est qu'il n'a pas suivi une bonne technique. L'ensemencement doit être fait *sur lait strictement anaérobie.*

B) **Ils peuvent pénétrer par les voies respiratoires et, sans léser le poumon, arriver jusqu'à la plèvre par l'intermédiaire des leucocytes cheminant à travers les vaisseaux lymphatiques.** Ce mode de pénétration est aujourd'hui démontré pour les poussières de charbon.

C) **Ils peuvent exister déjà dans le poumon, mais à l'état non virulent.** A un moment donné sous l'influence de causes favorisantes : refroidissement, traumatisme, etc. Ils passeront dans la plèvre et acquéreront une virulence plus considérable.

D) **Ils existent déjà dans le poumon, où ils ont déjà produit une lésion. De là ils passent dans la plèvre.** C'est ce qui se produit dans les broncho-pneumonies, les pneumonies, les infarcti pulmonaires, les congestions pulmonaires, la gangrène et le cancer du poumon. C'est par l'infection des infarcti pulmonaires que l'on explique la fréquence des pleurésies chez les cardiaques.

E) **Ils existent dans un organe voisin et arrivent jusqu'à la plèvre en suivant les vaisseaux sanguins et lymphatiques.** Ceci explique les pleurésies consécutives aux péricardites ou aux pancardites aiguës, aux cancers, aux abcès du sein, aux abcès de la paroi thoracique ou des parties voisines, celles qui s'observent au cours des péritonites, des typhlites, pérityphlites, appendicites et salpyngites. C'est ce qui se passe encore dans les infections biliaires si souvent en cause dans les pleurésies droites.

F) **Enfin ils peuvent exister dans la circulation générale et se fixent sur la plèvre pour on ne sait quelle raison.** C'est ce qui se produit dans les pleurésies dites secondaires, celles de la fièvre typhoïde, de la grippe, de la syphilis, du rhumatisme, de la blennorrhagie, du typhus abdominal.

Les causes qui favorisent la pénétration et la fixation des microbes dans la plèvre sont nombreuses. *Causes qui favorisent la pénétration des microbes dans la plèvre.*

Au premier rang, nous placerons le **refroidissement**. Celui-ci agit vraisemblablement en produisant l'auto-intoxication (1). Celle-ci paralyse les défenses de l'organisme, et celui-ci se laisse envahir. Le refroidissement peut être généralisé; c'est un individu qui tombe à l'eau, qui s'expose à un courant d'air, qui ingère de l'eau glacée. etc. Le refroidissement peut être partiel.

Au second rang, nous placerons le **traumatisme** qui, en produisant des épanchements sanguins, excellents milieux de culture pour les microbes, en affaiblissant la vitalité des tissus traumatisés,

---

(1) Que nous avons démontrée avec Castets. Th. Bordeaux, 1896.

peut aboutir à la pleurésie. Aussi, celle-ci est-elle fréquente à la suite des contusions thoraciques. S'il y a concurremment fracture de côtes, l'un des fragments peut aller déchirer le poumon et favoriser d'autant mieux la fixation microbienne.

En troisième lieu, nous mettrons les **irritations prolongées de la plèvre** amenant des perturbations vitales de l'endothélium pleural à leur niveau et y favorisant la fixation microbienne. C'est ce qui explique les pleurésies consécutives à l'anévrysme aortique comprimant la plèvre, celles qui accompagnent les tumeurs des côtes, du médiastin, les kystes hydatiques du poumon et du foie, les cirrhoses, les tumeurs de la rate, du tissu périnéphrétique, des kystes ovariques.

C'est aussi de la sorte qu'on peut expliquer les pleurésies consécutives à l'hydrothorax des cardiaques, des brightiques, des sujets atteints d'anémie pernicieuse.

Tous les **âges** sont susceptibles d'être atteints ; cependant, c'est l'adulte qui est le plus souvent frappé, parce qu'il est plus exposé aux causes favorisantes ci-dessus décrites : refroidissement, traumatisme.

C'est pour la même raison que les hommes sont plus souvent atteints que les femmes.

Lésions produites par la pullulation de ces microbes dans la plèvre
1er stade.
Hypérémie.

Étudions maintenant les lésions produites par la localisation et la pullulation des microbes dans la plèvre.

Dans un premier stade, l'invasion microbienne se traduit seulement par la **seule inflammation de la plèvre**.

Elle est dépolie, rouge-opaque, et présente des arborisations irrégulières avec foyers ecchymotiques. On trouve à sa surface des exsudats pseudo-membraneux disséminés qui lui donnent un aspect villeux. Parfois, ces fausses membranes réunissent l'un à l'autre les deux feuillets de la plèvre, mais ces adhérences sont essentiellement friables et cèdent au moindre effort.

Microscopiquement, on trouve à la surface de la plèvre des exsudats constitués seulement par des dépôts fibrinoïdes et des débris de cellules endothéliales desquamées et nécrosées ou de leucocytes dégénérés. On y trouve des microbes.

L'endothélium pleural a subi la dégénérescence vésiculaire et vacuolaire ou la nécrose de coagulation. Il desquame par place, il prolifère activement formant à ces niveaux une couche granuleuse composée de cellules embryonnaires à figures karyokynétiques.

La couche sous-endothéliale montre des capillaires distincts, rompus par place. Les lymphatiques sont bourrés de leucocytes et de blocs fibrioïdes. Les fibrilles conjonctives sont dissociées par l'infiltration leucocytaire qui est énorme et proportionnelle à l'intensité des réactions de défense. Les alvéoles sous-jacentes sont congestionnées ou atteintes de pneumonie catarrhale (alvéolite desquamative).

A ce moment, la pleurésie peut évoluer dans trois directions.

1º Elle peut se résorber ; — 2º s'organiser en pleurésie adhésive définitive ; — 3º s'accompagner de la production d'un épanchement.

Résorption.
a) La **résorption** se fait par l'intermédiaire des agents habituels de

la voirie : les leucocytes. Ceux-ci englobent les débris cellulaires, les parcelles de fibrine, en débarrassent la plèvre et les emportent vers des destinées inconnues.

b) La pleurésie peut **s'organiser**. Les cellules fixes prolifèrent, pénètrent les brides fibrineuses qui unissent les deux feuillets de la plèvre. Les vaisseaux sous-endothéliaux poussent des prolongements dans leur épaisseur. Quelques leucocytes infiltrent également la fausse membrane qui devient ainsi une *néo-membrane*. — Organisation.

A la longue, ces éléments embryonnaires s'organisent, se transforment en cellules conjonctives : c'est la sclérose, l'adhérence est définitive. — C'est la pleurésie adhésive.

c) Enfin, la pleurésie peut s'accompagner de la **production d'un épanchement.** — 2e stade. Epanchement

La distension vasculaire, jointe à des altérations de la paroi des capillaires, nous explique que le sérum sanguin puisse transsuder, s'épancher dans la plèvre. A ce sérum s'ajoutent les produits de désintégration des cellules endothéliales, préalablement hydropiques et dégénérées.

La quantité de l'épanchement est variable : elle va de quelques gouttes à trois ou quatre litres, quelquefois davantage. La densité de ce liquide est de 1012 à 1025. Il est citrin, plus ou moins ambré ou opalescent suivant les cas, parfois rosé, rarement bleu. Il se coagule plus ou moins rapidement. Sa *composition chimique* est intéressante à considérer au point de vue pronostic (1). Il est composé d'eau, renfermant 60 à 70 grammes de matières organiques et 7 à 10 grammes de sels dissous dans un litre. Le rapport des matières organiques aux sels est donc de 6/1 ; s'il est plus petit, la purulence est à craindre.

Les *sels* dissous sont des chlorures, des phosphates, etc. Ils sont peu abondants dans les liquides tuberculeux, plus abondants dans les pleurésies simples et quand la guérison est proche.

Les *matières organiques* sont constituées, en majeure partie, par la fibrine (de 0.73 à 1.17). Plus celle-ci est abondante, plus la pleurésie a de chances de guérir. On y trouve encore de la sérine, de la nucléïne, très rarement des peptones, du glycogène. On y note constamment l'existence d'urée, d'acide urique et des composés xantho-uriques. Peu abondants dans les pleurésies tuberculeuses, ces corps augmentent surtout dans les cas où se produit la transformation purulente.

Les *gaz* qu'on y rencontre sont surtout composés de CO^2 (de 40 à 63 %), celui-ci est fort peu abondant si la purulence se produit.

Histologiquement, l'épanchement renferme des filaments de fibrine, des cellules dégénérées, nécrosées ou vésiculeuses ; des leucocytes mono ou polynucléés, neutrophiles ou basophiles, des globules rouges, des cristaux de cystine et d'oxalate de chaux et de cholestérine. On y trouve peu de microbes.

La *tension* de ce liquide est de 0 à + 20.

L'épanchement occupe une partie plus ou moins considérable de la cavité pleurale au fond de laquelle se déposent des flocons fibrineux et des débris cellulaires. Il refoule donc vers le hile le poumon et, pour peu que l'épanchement soit abondant, celui-ci est réduit à l'état de moignon atélectasié.

En certains cas, cependant, le poumon congestionné résiste, et, c'est alors l'épanchement qui monte et prend une disposition parfois très irrégulière. Le liquide est mobile dans la cavité pleurale et son niveau se déplace suivant la position du corps.

Le processus inflammatoire peut cependant l'enkyster par production d'adhérences au-dessus de lui.

D'autre part, ces adhérences sont parfois antérieures, le liquide s'épanche alors d'une façon très irrégulière dans les loges ainsi limitées : *Pleurésies biloculaires, multiloculaires, cloisonnées ou aréolaires.*

(1) Carrière, *Soc. de Biologie*, 1899.

Etat de la plèvre.

La **plèvre** est alors recouverte de fausses membranes et de néo-membranes plus ou moins épaisses.

Les *fausses membranes* sont constituées par des stratifications ou des lames de fibrine, laissant entre elles des fentes remplies de leucocytes mono et polynucléaires et de blocs fibrinoïdes, le centre est coloré par l'hématoxyline (débris cellulaires nécrosés). On y trouve des microbes ou des bacilles, surtout au centre des foyers des leucocytes.

Les *néo-membranes* sous-jacentes sont formées superficiellement par une couche granuleuse de cellules embryonnaires et de leucocytes polynucléaires, au milieu desquels on trouve des néo-vaisseaux et des blocs fibrinoïdes. Au-dessous, on trouve une couche de tissu sclérosé au milieu duquel on trouve, dans le cas de pleurésie tuberculeuse, des cellules géantes avec ou sans couronne de cellules épithelioïdes. Les bacilles y sont rares.

Le tissu fondamental de la séreuse est constitué par la trame conjonctive élastique normale infiltrée de cellules embryonnaires aplaties ou des amas leucocytiques. Du côté de la plèvre pariétale, cette infiltration va jusque dans les profondeurs de l'espace intercostal. Le poumon sous-jacent est affaissé, atélectasié. Les alvéoles périphériques sont parfois atteints d'alvéolite desquamative et d'infiltration embryonnaire périlobulaire et périalvéolaire.

Déplacement des organes.

L'épanchement en se collectant affaisse la voûte diaphragmatique et déplace les organes situés au-dessous : foie, rate, estomac, colon. En même temps le diaphragme refoulé entraîne dans son déplacement les feuillets du sac péricardique qui s'y insère. Un épanchement gauche refoule la voûte gauche du diaphragme qui entraîne le feuillet gauche du sac péricardique. Celui-ci, d'oblique tend à devenir vertical. Il en résulte que le cœur lui-même est refoulé et tend à devenir vertical mais sa torsion ne saurait se produire (1). Elle est anatomiquement impossible. J'ai démontré ce fait établi par Bard et par mon maître le professeur Pitre en me basant sur l'étude clinique, les graphiques, l'expérimentation et nous sommes les premiers, le professeur Bergonié et moi, qui ayions prouvé ce fait à l'aide de la fluoroscopie.

De même à droite l'affaissement de la voûte diaphragmatique à droite entraîne le feuillet droit du péricarde. Celui-ci d'oblique tend à devenir vertical. Le foie repoussé en bas et à gauche tend aussi, par l'intermédiaire de son lobe gauche à repousser à gauche et légèrement en haut la pointe du cœur.

Nous verrons l'importance de ces faits en clinique.

Arrivé à cette période de son évolution la pleurésie peut :

1° Se résorber intégralement ;

2° S'organiser ;

3° Subir la transformation purulente.

3ᵉ stade. Résorption intégrale.

La résorption intégrale peut suivre la thoracentèse ou être spontanée. Le sérum est résorbé, les leucocytes polynucléaires volumineux se chargent de la fibrine, des débris cellulaires de toutes sortes et en débarrassent la cavité pleurale.

Organisation.

Ou bien, les fausses membranes *s'organisent* comme il a été dit plus haut. Il se forme des brides circatricielles unissant les deux feuillets de la plèvre : c'est la symphyse pleuro-pulmonaire. Cette organisation peut même se faire vers le poumon : Pneumonie chronique pleurogène

Suppuration.

ou bien l'épanchement subit la *transformation purulente*. Nous nous en occuperons plus tard.

ÉTUDE CLINIQUE.

Modes de début.

La pleurésie peut rester latente.

Elle peut débuter d'une façon **extrêmement insidieuse.** Le

(1) CARRIÈRE, *Echo Médical du Nord* et *Presse Médicale*, 1898.

malade perd son entrain et son appétit, maigrit, a de légers mouvements fébriles le soir. Il éprouve un peu de gêne et de pesanteur dans le côté atteint. Néanmoins, il peut vaquer à ses occupations habituelles jusqu'au jour où des symptômes plus manifestes viennent noter l'existence de la pleurésie.

Parfois, la pleurésie a un **début assez franc**. Le malade, bien portant jusqu'alors, éprouve des *frissonnements prolongés*. Il *tousse*, est un peu *oppressé*, éprouve un *point de côté violent*, si douloureux parfois, qu'il arrache des cris au malade. La maladie est constituée.

Analysons chacun de ces symptômes.

La **toux** est fréquente, sèche, saccadée, quinteuse et pénible ; elle n'a rien de caractéristique.

Le malade **ne crache pas,** sauf s'il y a concurremment bronchite ou congestion.

La **dyspnée** est assez intense, de 30 à 60 inspirations à la minute, au lieu de 16 à 20. Elle est due à l'intensité des phénomènes douloureux. Le malade restreint l'amplitude des incursions respiratoires, et, pour suppléer à leur insuffisance, il est obligé de les multiplier.

Le **point de côté** est, en effet, très violent. C'est un des symptômes les plus constants. Sa localisation est très variable : généralement sous-mammaire, il peut occuper un ou plusieurs espaces, parfois tout un côté. Il n'est pas en rapport avec le siège de l'épanchement : il existe parfois du côté opposé. Il est exagéré par la toux, les mouvements respiratoires, la pression.

Il y a parfois de la **dysphagie.**

Examinons le malade.

Il est couché sur le côté sain, la pression exaspérant le point de côté ; mais il y a des exceptions. Très souvent, on le trouve en **décubitus diagonal,** couché sur le dos et incliné sur le côté malade.

Debout, il est incliné du côté malade ; l'épaule de ce côté est abaissée, l'avant-bras fléchi et accolé au corps, la main à la hauteur de la ceinture. On note quelquefois une scoliose à convexité tournée vers le côté sain. Cette attitude est destinée à immobiliser, autant que faire se peut, l'hémithorax douloureux.

Celui-ci est **partiellement immobilisé** : ses incursions respiratoires sont bien moins accentuées que celles du côté opposé. Elles sont brèves et saccadées.

Déjà, à ce moment, on peut noter **l'immobilité du creux épigastrique**, parfois **l'inversion de ces mouvements**, c'est-à-dire sa dépression inspiratoire, le contraire de ce qui se passe chez l'homme sain.

La main appliquée sur l'hémithorax malade perçoit souvent une sorte de crépitation neigeuse, véritable **frottement palpable** dû au frottement des deux feuillets dépolies de la plèvre.

Les vibrations vocales sont conservées.

La **sonorité est normale** ; parfois on observe une submatité à limites diffuses. Le murmure vésiculaire est diminué, l'inspiration et l'expiration brèves, mais nous percevons de plus le signe véritablement caractéristique de cette période : le **frottement pleural.**

Celui-ci s'entend surtout *à la base et dans l'aisselle*. Il donne à l'oreille une sensation dont la nature est telle que l'idée qui se présente spontanément à l'esprit est celle d'une friction qui se produit entre deux surfaces irrégulières. On ne saurait mieux le produire artificiellement que suivant le procédé de Barth et Roger : « Appliquez sur l'oreille la paume de la main ; avec la pulpe des » doigts de l'autre main frottez lentement sur les articulations » métacarpophalangiennes en produisant de petits craquements » secs. »

Ils sont superficiels, ne se propagent guère ; ils sont synchrones aux mouvements respiratoires et se suspendent avec eux. Ils sont expiratoires et inspiratoires. Ils ne sont modifiés ni par les grands mouvements respiratoires, ni par les efforts de toux.

En quelques cas le frottement est très complexe et composé de petits bruits distincts et explosifs ; on les confond alors facilement avec les frottements-râles ou crépitations sous-pleurales qui ont un siège alvéolaire. Ces dernières se produisent au début de l'inspiration : le frottement un peu plus tard (Grancher).

Le pouls est petit, fréquent, serré. La peau est sèche, chaude et brûlante. La langue est blanche, la bouche sèche, pâteuse ; l'appétit nul, la soif vive. Il existe tantôt de la diarrhée, tantôt de la constipation.

La fièvre est intermittente, quotidienne, de 37°8 à 38°5 en moyenne.

Un tel complexus symptômatique ne saurait prêter à confusion. L'existence du frottement permet d'éliminer de suite la **pleurodynie.**

La **congestion pulmonaire** de Woillez se distingue par son *début plus franc, la fièvre plus élevée, l'expectoration gommeuse,* enfin par le schème V + S — R +. *Le souffle et les râles crépitants.*

La **pneumonie lobaire** se différencierait très aisément :

1º *Par le début solennel et le frisson unique;*

2º *L'ascension brusque de la température;*

3º *La moindre intensité du point de côté;*

4º *Les crachats rouillés;*

5º *Le schème V + S — R + avec râles crépitants ou souffle tubaire.*

Que va devenir cette pleurésie sèche ? Evolution de
la pleurésie
sèche.

1º **Elle peut se résorber.** Les leucocytes ont triomphé de l'invasion microbienne. Les symptômes généraux s'amendent, la fièvre tombe, l'appétit revient et avec lui les forces.

Les signes fonctionnels s'atténuent et disparaissent. Seul, le frottement persiste encore mais s'affaiblit graduellement et finit par s'éteindre.

2º **Elle peut s'organiser,** aboutir à la symphyse pleuro-costale : nous en étudierons les symptômes dans un instant ;

3º **Elle peut suppurer,** nous la retrouverons plus tard ;

4º **Elle peut s'accompagner** de la production d'un épanchement : c'est le cas que nous allons envisager.

Quels sont maintenant les symptômes de la **pleurésie avec épanchement.** **Pleurésie
avec
épanche-
ment.**

Il n'est pas rare, au moment où l'épanchement se produit de voir se produire un **abaissement** de la **température** qui peut être passager ou définitif. Dans le premier cas la température se relève les jours suivants et oscille autour de 38º5 avec des rémissions matutinales légères.

Parfois, même à cette période, la pleurésie reste latente.

La **toux** conserve les mêmes caractères, l'**expectoration** manque, le **point de côté** s'accentue.

La **dyspnée** s'amende en général. Elle n'est donc *pas proportionnelle à l'abondance de l'épanchement.* Le professeur Pitres, Dyspnée. mon maître, a même remarqué qu'elle lui était souvent inverse. Elle est due en effet à la fièvre, à la douleur, à la congestion, à la tuberculose, à l'état du cœur ou du rein.

Examinons notre malade :

La face est pâle, quelquefois cyanosée s'il y a des troubles circu- Habitus exté-
rieur.

latoires. En ce cas on a pu signaler l'œdème de la partie supérieure du corps.

Décubitus latéral. — Le malade est **couché sur le côté malade** de façon à permettre au côté sain d'y suppléer au point de vue respiratoire.

Type respiratoire. — Le **type respiratoire** qui chez l'homme normal est diaphragmatique devient **mixte ou costal supérieur.** Le creux épigastrique reste immobile et parfois même on note l'inversion de ses mouvements : dépression inspiratoire.

L'hémithorax malade reste immobile ou ses mouvements sont bien moins accentués que ceux du côté opposé. De plus il est déformé, augmenté de volume. Mais pour s'en rendre compte il convient auparavant de savoir que le sternum lui-même est **déplacé du côté malade.**

Signe du cordeau. — Voici un sujet sain ; prenons une ficelle. D'un doigt appliquons-le exactement sur la fourchette sternale, de l'autre sur la symphyse pubienne. Puis faisons-la soulever par un aide comme une corde de guitare. Cette ligne passe à égale distance des angles intercostaux et sur l'appendice xyphoïde : c'est la ligne médiane.

Chez un sujet atteint d'épanchement pleurétique il n'en est plus de même : l'appendice xyphoïde et le sternum lui-même sont déviés de 3, 4, 5, 6 centimètres ou plus du côté de l'épanchement. Ce déplacement semble proportionnel à la quantité de liquide épanché. De cette ligne médiane avec un mètre à ruban mesurons les deux hémithorax : celui du côté malade est plus large de 3, 4, 5, 6 centimètres (1) ou plus. Le thorax ainsi déformé a un aspect **oblique ovalaire.**

La matité pleurétique. — Le liquide épanché se collecte d'abord dans les culs-de-sac inférieurs de la plèvre plus particulièrement dans le cul-de-sac latéral : c'est là qu'il faut le rechercher par la percussion.

Mon maître, le professeur Pitres, a soigneusement établi les formes et les dimensions de la matité révélatrice.

Formes de la matité. Ses limites supérieures. — Lorsque l'*épanchement a de 3 à 500 c.* ³, cette matité se trouve entre les lignes axillaires antérieure et postérieure. Elle a la forme d'un segment de circonférence dont l'axe correspond au rebord costal, la corde est horizontale et la flèche a deux, trois ou quatre travers de doigt.

Dans les *épanchements moyens* de 500 à 2.000 c. ³, la matité est limitée en haut par une ligne qui a différentes formes.

Tantôt, c'est une ligne représentant un *S* couché transversalement et dont la convexité occupe la région axillaire (c'est la courbe sigmoïdale de Garland) ; tantôt elle est horizontale. Le plus souvent, elle part du

____

(1) Normalement le périmètre thoracique droit a de 1 à 3 centimètres de plus que le gauche.

rachis, remonte obliquement vers l'aisselle, formant ainsi l'angle paravertébral. Puis, en décrivant une courbe arrondie en dôme, la ligne de matité redescend vers le sternum. — Ce dôme forme le chapeau décrit par Rosenbach. — Dans quelques cas enfin, la matité forme une sorte de gâteau ovalaire : c'est la **pleurésie en galette**.

On a beaucoup discuté pour savoir quelles étaient les causes de cette forme de la matité. On a invoqué la viscosité du liquide, la rétraction pulmonaire, etc... A l'écran fluoroscopique, nous avons pu voir, avec le professeur Bergonié, que l'opacité due à l'épanchement pleurétique a ordinairement un niveau horizontal ; quand l'opacité décrivait la courbe du dôme, il s'agissait d'atélectasie pulmonaire surajoutée, car le chapeau disparaissait après les grands efforts respiratoires.

La ligne de matité atteint la 4ᵉ côte dans les épanchements de 1.500 c. ³.

—	3ᵉ	—	2.000 c. ³.
—	2ᵉ	—	2.500 c. ³.
—	1ʳᵉ	—	3 litres.

Cette matité est *franche*, hydrique, avec *perte de l'élasticité thoracique*. Elle est bien limitable et l'on passe presque subitement de la matité à la sonorité.

Dans les *grands épanchements*, la matité remonte jusqu'à la clavicule, dont l'hémithorax est mat et déborde légèrement la ligne médiane.

La limite inférieure de la matité se confond en arrière avec la matité lombaire, mais en avant présente quelques particularités intéressantes soit à droite, soit à gauche. *Les limites inférieures.*

A gauche, vous n'ignorez pas qu'il existe normalement, à la base, une zone hypersonore correspondant à l'estomac, et qu'on appelle l'aire de Traube. Elle est limitée en bas par le rebord costal, et en haut par une ligne qui, partant du 6ᵉ cartilage costal, remonte jusqu'à la 5ᵉ côte, puis redescend en coupant les extrémités des 6ᵉ, 7ᵉ, 8ᵉ et 9ᵉ côtes. Elle a une hauteur de 11 centimètres. Eh bien ! lorsqu'un épanchement de plus d'un litre se collecte dans la plèvre gauche, l'**espace de Traube diminue et s'efface**, si bien qu'il est absolument mat dès que le liquide est assez abondant. *L'aire de Traube.*

Même dans les épanchements droits, l'aire de Traube s'efface dans sa partie droite qui devient absolument mate.

Ces modifications de l'espace de Traube sont très intéressantes, on ne les retrouve que rarement en dehors de la pleurésie, dans les symphyses phréno-costales, et exceptionnellement dans les hépatomégalies, les hypertrophies ou dilatations du cœur, la pneumonie et la spléno-pneumonie.

A droite la matité pleurétique se confond avec celle du foie. Or celui-ci est déplacé par les épanchements droits suivant une ligne unissant le sein droit à l'ombilic ; la matité hépatique s'abaisse donc presque parallèlement à elle-même et d'autant plus que l'épanchement est plus abondant. *Les modifications de la matité hépatique.*

La zône sus-liquidienne Skodisme.

Au-dessus de l'épanchement existe une zône dite sus-liquidienne correspondant au poumon refoulé. Cette zône est hypersonore. Cette hypersonorité constitue ce qu'on appelle le **bruit skodique**. Elle disparait au fur et à mesure que le liquide augmente. Son absence doit faire penser à un gros épanchement, sauf si l'on trouve d'autres modifications de la zône sus-liquidienne.

Du côté sain il y a hypersonorité, le poumon de ce côté se distendant pour suppléer son congénère.

Dénivellement.

Ces diverses modalités de la matité ne sont pas invariables et le **niveau de la matité se déplace lorsque le malade change de position.** C'est ce qu'on appelle le dénivellement. Contestée par quelques auteurs, sa réalité est mise hors de doute par les constatations que nous avons pu faire avec le professeur Bergonié, sur l'écran fluoroscopique.

Pour le constater on percute la matité antérieure dans le décubitus dorsal et on trace sa limite au crayon. On fait asseoir le malade. On attend 2 à 3 minutes, on percute de nouveau et on constate que le niveau s'est élevé.

Formes anormales de la matité.

Toutes ces considérations ne s'appliquent qu'aux épanchements de la grande cavité pleurale, celle-ci étant libre de toutes adhérences. Les **pleurésies enkystées** s'accompagnent aussi de matités de formes très irrégulières et ne subissant pas le dénivellement.

C'est cet enkystement qui empêche l'aire de Traube et donne naissance aux **épanchements suspendus**, aux **épanchements échancrés ou angulaires.**

Abolition des vibrations vocales.

Les vibrations vocales doivent être recherchées en faisant compter le malade à voix normale, ni trop forte ni trop faible. On constate de la sorte que ces **vibrations sont diminuées**, puis si l'épanchement augmente, **abolies** exactement dans toute l'étendue de la matité. La conservation des vibrations vocales, coïncidant avec tous les autres signes des pleurésies avec épanchement, indiquerait, d'après Jaccoud, que l'on a affaire à une pleurésie cloisonnée.

Au-dessus, dans la zône sus-liquidienne, les vibrations vocales reparaissent brusquement, juste au niveau de la surface de l'épanchement. Elles sont exagérées s'il y a tassement, congestion, œdème ou tuberculose du poumon sus-jacent.

Du côté sain elles sont normales.

Appliquons maintenant l'oreille sur la paroi thoracique du malade. Nous constatons :

1° L'absence du murmure vésiculaire ;

2º Un souffle.

Les frottements ont disparu par suite de l'écartement imposé aux deux feuillets de la plèvre par l'épanchement collecté.

On n'entend presque plus ou plus du tout le murmure vésiculaire dans la zone mate, surtout dans les régions inférieures. Le poumon vide d'air, aplati sur le hile, ne vibre plus, et la lame liquide interposée s'oppose à la transmission des vibrations qui pourraient y parvenir. *(Abolition du murmure vésiculaire.)*

Enfin, on perçoit un **souffle**. *(Le souffle pleurétique.)*

Dès le troisième ou quatrième jour, on l'entend près de la base, dans la gouttière vertébrale. Il est *doux, lointain, voilé*, généralement *expiratoire*, occupant quelquefois les deux temps. Son timbre est aigre ; c'est un souffle en E ou en I, contrairement au souffle tubaire qui est en A ou en O.

Il change de place suivant les positions du malade.

Il siège dans les parties voisines de la surface du liquide, s'entend rarement en avant.

Si l'épanchement est plus abondant et atteint ou dépasse deux litres, le souffle disparaît en général. Quelquefois, cependant, on trouve un **souffle vraiment tubaire**, rude, inspiratoire, expiratoire ou, aux deux temps, localisé entre l'omoplate et le rachis. Chez l'enfant, il revêt parfois le **timbre amphorique**.

Enfin, dans les épanchements très abondants (3 à 4 litres), le **souffle** lui-même peut disparaître. c'est le **silence absolu**.

Quelquefois, on entend à la limite supérieure de l'épanchement quelques frottements ou quelques râles frottements.

Au-dessus de l'épanchement, la **respiration est forte, puérile, exagérée**. Si le poumon est sain, s'il est malade, s'il y a de la congestion, des lésions tuberculeuses, de l'œdème, le murmure vésiculaire est affaibli. *(Auscultation de la zone sus-liquidienne.)*

Du côté sain, le murmure vésiculaire est exagéré du fait de la suppléance.

Faisons maintenant compter le malade à voix haute pendant que nous auscultons en arrière. Du côté sain, le retentissement vocal est normal. Immédiatement au-dessus du liquide, il est exagéré : il y a bronchophonie légère. Au niveau de l'épanchement, la voix semble revêtir un timbre maxillaire ; il semble que le malade parle avec un jeton entre les dents. C'est la voix de polichinelle, **légophonie**. On l'entend dans une zone étroite qui répond à la limite supérieure de l'épanchement. *(L'égophonie.)*

Au fur et à mesure que l'épanchement augmente, cette bande

d'égophonie monte et disparaît quand il y a plus de trois litres de liquide.

Faisons compter le malade à voix base. Du côté sain, nous n'entendons rien ou seulement un murmure indistinct. Au niveau de l'épanchement, au contraire, on entend très nettement la voix articulée ; il semble que le malade vous parle à l'oreille : c'est la **pectoriloquie aphone.**

Prions maintenant une personne de l'entourage d'appliquer un sou bien à plat sur la paroi toracique, en avant, dans la zône mate. Sur ce sou qu'il frappe de petits coups secs à l'aide d'un second tenu entre le pouce et l'index. Pendant qu'il frappe ainsi, auscultons le poumon en arrière. Au-dessus de la matité, le son est sourd, lointain, à peine perçu. Au niveau de la matité, au contraire, on perçoit un bruit argentin analogue à celui qu'on entendrait en frappant sur le bord d'une coupe en argent.

Le **signe du sou,** sans être pathognomonique, a une grande valeur. Dans le service de mon maître, le professeur Pitres, qui le premier le décrivit, nous ne l'avons pas trouvé souvent en faute.

Du côté sain on ne trouve aucun de ces symptômes.

Les épanchements pleurétiques déplacent constamment les organes voisins. L'étude de ces déplacements a fait l'objet d'un travail que j'ai présenté jadis à la Faculté de Bordeaux.

Dans les épanchements gauche, le déplacement du cœur est de règle. Ceux de moins d'un litre n'impriment un déplacement au cœur que si le malade est debout.

Ceux de 1 à 3 litres déplacent le cœur de telle sorte que sa pointe s'abaisse et se rapproche de l'appendice xyphoïde ; son axe tend à devenir vertical. Les épanchements de plus de trois litres refoulent le cœur et le médiastin vers la droite, mais la pointe du cœur reste au voisinage de l'appendice xyphoïde comme l'avaient établi MM. Bard et Pitres. *Jamais on observe la torsion du cœur.* Anatomiquement, pièces en main on ne l'a jamais constatée. Cliniquement lorsqu'on croit observer la torsion du cœur, c'est une erreur d'interprétation : ce qui bat sous le sein droit c'est l'oreillette ou l'aorte. Les tracés graphiques et la fluoroscopie me l'ont démontré bien avant que Béclère ne l'ai dit. Expérimentalement la torsion du cœur est impossible, si elle se produisait elle s'accompagnerait aussitôt d'accidents graves (œdème des membres inférieurs, mort subite, etc.)

Quand l'épanchement siège à droite, la pointe du cœur est repoussée vers la gauche de 3 à 8 cent.

Dans les épanchements doubles la pointe du cœur est abaissée, elle se rapproche plus ou moins de la ligne médiane suivant que l'épanchement prédomine à droite ou à gauche.

Tous ces déplacements sont fonctions des déplacements du diaphragme. L'une ou l'autre moitié de la coupole diaphragmatique, en s'abaissant, tend à ramener à la verticale les feuillets péricardiques qui sont normalement obliques.

Ceux-ci refoulent le cœur dans l'une ou l'autre direction.

Ces déplacements ne vont pas sans amener des troubles fonctionnels du cœur. On observe l'arythmie, la difficulté de la systole ventriculaire.

J'ai signalé encore le polycrotisme, les variations de l'ampleur de l'ondée pulsatile suivant les positions du malade. La mort subite n'est pas le fait de la compression du cœur, car — 1° on la voit se produire dans les tout petits épanchements; — 2° le péricarde forme un sac protecteur qui empêche cette compression de se faire sentir sur le cœur.

Le **foie** est refoulé à droite et en bas, suivant la direction d'une ligne unissant le sein gauche à l'épine iliaque antérieure et supérieure droite dans les pleurésies gauches de plus de deux litres. Il est refoulé en bas et vers la gauche, suivant une ligne réunissant le mamelon droit à l'épine iliaque antérieure et supérieure gauche dans les pleurésies droites de plus de 1.500 grammes. Dans les pleurésies doubles, le foie est déplacé en masse.

Les déplacements de l'estomac, des reins, de l'intestin, de la rate et du pancréas que j'ai également étudiés, n'offrent pas d'intérêt pour le clinicien.

En même temps que ces symptômes, on trouve de la **fièvre**, ordinairement irrégulière, elle ne dépasse guère 39°. Peter a démontré que la température locale, au niveau de l'épanchement, était supérieure de 0°5 à 2 degrés à celle du côté sain. Les urines sont peu abondantes, foncées, troubles et sédimenteuses. La langue saburrale, l'anorexie prononcée.

En présence de ce tableau clinique, à quelle affection pouvons-nous songer ? Il est bien évident que quand ce tableau est au complet, ce diagnostic s'impose.

On peut confondre la pleurésie avec la **congestion pulmonaire du type Woillez**. L'hésitation ne durera pas longtemps si on se rappelle.

1° *Que l'évolution de cette maladie est rapide :* le 5° jour tout est fini, alors que dans la pleurésie c'est le moment où se collecte l'épanchement.

2° *L'expectoration est assez abondante et gommeuse.*

3° *Les vibrations vocales ne sont pas modifiées* ou sont seulement diminuées.

4° *La sonorité est seulement diminué,* il n'y a pas de matité. Les limites *en sont diffuses. L'aire de Traube n'est pas modifiée; il n'y a pas de déplacement du foie.*

5° *Le murmure vésiculaire s'entend ; il y a des râles souscrépitants ;*

6° On entend de la *broncho-égophonie, de l'échophonie ;* mais *pas d'égophonie* franche, *pas de pectoriloquie aphone,* pas de *signe du sou.*

La congestion pleuro-pulmonaire de Potain. Il est malaisé de différencier la pleurésie de la **congestion pleuro-pulmonaire du type Potain.** Celle-ci, en effet, s'accompagne d'épanchement et le plus souvent on ne peut faire qu'un diagnostic rétrospectif.

Pour arriver à les différencier, il faut se souvenir :

1° La congestion pleuro-pulmonaire s'accompagne toujours *d'expectoration gommeuse* qui fait défaut dans la pleurésie.

2° *La dyspnée y est beaucoup plus intense.*

3° *L'épanchement se collecte plus rapidement que dans la pleurésie.*

4° *Les vibrations vocales ne sont pas absolument abolies,* elles augmentent progressivement au fur et à mesure qu'on approche des parties saines. Dans la pleurésie, les vibrations reparaissent brusquement au niveau de la surface du liquide.

5° *La matité a des limites moins franches.* Le dénivellement manque *ordinairement.*

6° *Le souffle est très précoce :* on l'entend dès le 2ᵉ ou le 3ᵉ jour ; *il est très étalé.*

7° *Le signe du sou n'est pas net, souvent il manque.*

La congestion pseudo-pleurétique du Pʳ Grancher. Bien plus difficile encore est le diagnostic différentiel entre la pleurésie avec épanchement et la **congestion pseudo-pleurétique** de Grancher. C'est ici qu'un examen minutieux du malade s'impose, et encore n'empêchera-t-il pas toujours d'être induit en erreur.

1° *La température est ordinairement plus élevée et plus régulière* dans la maladie de Grancher.

2° *On y trouve une expectoration gommeuse.*

3° *Le signe du cordeau y manque souvent.*

4° *La matité est diffuse, ne subit pas le dénivellement* et ne s'accompagne pas de perte de l'élasticité thoracique.

5° *L'aire de Traube est ordinairement conservée ; le foie n'est pas déplacé.*

6° *Le signe du sou y manque* aussi le plus souvent.

7° *La constatation de crépitations fines à la base est en faveur de la congestion pseudo-pleurétique.*

8° *Le déplacement du cœur et des organes est peu accusé et n'est jamais en rapport avec les symptômes qui indiqueraient un épanchement énorme.*

9° *La ponction exploratrice,* faite avec précaution et en suivant les règles précédemment indiquées, est le seul moyen qui vous permette d'affirmer le diagnostic. Avant donc de pratiquer toute thoracentèse, demandez à pratiquer une ponction exploratrice : do la sorte, vous éviterez bien souvent des mécomptes.

Le diagnostic entre la pleurésie et la **pneumonie franche** ne nous arrêtera pas longtemps. Les différences sont ici bien sensibles.

La pneumonie franche.

1° *Le début de la pneumonie est solennel,* accompagné *d'un frisson unique, d'une ascension thermique brusque ;* celui de la pleurésie est insidieux, accompagné de frissonnements, d'une ascension thermique peu élevée.

2° *L'expectoration est rouillée;* elle fait défaut dans la pleurésie.

3° *Les vibrations vocales sont exagérées.*

4° *La matité n'a pas de limites bien nettes, ne décrit pas les courbes caractéristiques, ne subit pas le dénivellement. L'aire de Traube est normale ; le foie n'est pas déplacé.*

5° *La paroi thoracique conserve son élasticité.*

6° *Il n'y a pas d'égophonie, pas de signe du sou.*

7° *Le râle crépitant, le souffle tubaire, le redux se succèdent d'une manière cyclique.*

8° *Les viscères ne sont pas déplacés.*

9° *Au 8°, 9° jour la guérison se produit* brusquement.

Il est bien plus malaisé de différencier la pleurésie de cette variété de pneumonie décrite par Grancher sous le nom de **pneumonie massive.** Les symptômes sont exactement les mêmes et vous ne pourrez guère établir le diagnostic qu'en recueillant le faisceau de preuves que voici :

Pneumonie massive du Pr Grancher.

1° *La pneumonie massive a une marche rapide :* le 3° jour tous ses signes existent déjà ; il n'en est pas de même dans la pleurésie. *Elle a un début solennel.*

2º *La température y est plus élevée* que dans la pleurésie.

3º *Le rejet d'un seul moule bronchique* lèverait tous les doutes mais il ne faut pas y compter.

4º *L'aire de Traube est ordinairement conservée.*

5º *La paroi thoracique a conservé son élasticité.*

6º *Le déplacement des organes est insignifiant et nullement en rapport avec les signes physiques qui annoncent un épanchement énorme.*

7º *Le signe du sou manque le plus souvent.*

8º *L'existence des râles crépitants à la base est en faveur de la pneumonie.*

9º Enfin s'il vous reste des doutes pratiquez une *ponction exploratrice.*

L'infiltration tuberculeuse aiguë du poumon chez l'enfant donne lieu à un ensemble symptomatique qui rappelle beaucoup celui de la pleurésie et qu'il est difficile d'en séparer.

L'évolution de la maladie est la même. Mais *l'expectoration renferme parfois des bacilles; la paroi thoracique conserve son élasticité; la matité n'a pas de limites précises, ne se dénivelle pas. Il n'y a pas de signes du sou, pas d'égophonie. On ne trouve pas les organes déplacés. L'aire de Traube est conservée. La ponction exploratrice* lèvera tous vos doutes.

L'hydrothorax se distingue de l'épanchement pleurétique :

1º Parce qu'il est *apyrétique ; manque de signes fonctionnels ;*

2º Il a une *évolution torpide* et survient souvent quand existe déjà un anasarque généralisé ;

3º *Il est bilatéral ;*

4º *Le liquide n'est pas inflammatoire* (épreuve de Rivalta).

Le **kyste hydatique du poumon** peut simuler un épanchement pleurétique, mais :

1º *Il n'y a pas de fièvre* sauf complication.

2º *La matité a une surface nettement convexe* et qui ne *se dénivelle pas.*

3º On recherchera soigneusement les *signes d'intoxication hydatique* (urticaire, etc.)

4º *Le liquide retiré par la ponction* est limpide, clair comme de l'eau de roche. Il est dépourvu de chlorures et renferme des membranes et des crochets.

.Le **kyste hydatique de la face convexe du foie** peut s'accompagner de pleurésie. Il peut la simuler.

Vous la différencierez de la même façon que précédemment :

1º *Apyrexie.*

2º *Matité convexe, ne se dénivelant pas.*

3º *Symptômes d'intoxication hydatique et d'insuffisance hépatique*, néanmoins le diagnostic est des plus épineux sans *la ponction exploratrice.*

Le cancer du poumon est en général assez facile à distinguer :

1º Par la *cachexie progressive* qu'il accompagne ; *l'absence de fièvre ;*

2º Par l'*expectoration gelée de groseille* renfermant des cellules cancéreuses ;

3º Par *l'existence d'adénopathies cervicales ou axillaires ;*

4º Par l'apparition de *troubles de compression* médiastinal ;

5º *La matité est mal limitée, ne se dénivelle pas, l'aire de Traube est respectée.*

Mais souvent le cancer s'accompagne de pleurésie et le diagnostic reste hésitant jusqu'à ce que la *ponction exploratrice* ramène un liquide *hémorrhagique* renfermant parfois des cellules cancéreuses.

Quand vous aurez ainsi successivement éliminé toutes ces affections capables de simuler l'épanchement pleurétique, lorsque vous aurez soigneusement établi l'existence d'un épanchement, votre tâche ne sera qu'à moitié remplie.

Il vous faudra déterminer la nature du liquide épanché. Ici vous rencontrerez bien des difficultés.

Sans la ponction exploratrice vous ne pourrez vous prononcer avec certitude. Tout au plus pourrez-vous présumer la nature hémorrhagique d'un épanchement s'il survient chez *un débilité, un alcoolique ; une infection hémorrhagipare*, chez un sujet atteint de *tuberculose, de cancer ou de syphilis pleuro-pulmonaire.*

De même vous pourrez penser qu'il s'agit d'un **épanchement purulent** quand les accidents surviennent dans le cours d'une *infection puerpérale*, d'une pyohémie, d'une scarlatine, etc..., lorsque vous trouverez chez le malade :

1º *L'œdème de la paroi.*

2° La circulation collatérale.

3° Une matité à limite irrégulière.

4° Des signes d'hecticité, des frissons, des sueurs, de la fièvre à grandes oscillations.

5° Quand les urines renferment des albumines, des peptones ou des propeptones.

6° Lorsque dans le sang vous trouvez une leucocytose à prédominance de polyurie ectasiée.

Causes de l'épanchement

Vous établirez ensuite la **cause** de cet épanchement. Vous la trouverez en ensemençant et en inoculant le liquide. Ces inoculations doivent être copieuses. Vous inoculerez au cobaye dans le péritoine, 20 à 30 c. ³ de liquide, et vous attendrez les événements. Par ce moyen, vous décélerez souvent la tuberculose, ce qui constitue un élément de première importance pour le pronostic ultérieur.

Indépendamment du bacille de Koch, vous isolerez peut-être d'autres espèces microbiennes.

On attache actuellement une grande importance à l'étude cytologique du liquide. En cas de tuberculose, le liquide renferme presque exclusivement des lymphocytes. Dans les épanchements mécaniques, par troubles circulatoires, ce qui domine, ce sont des plaques de cellules endothéliales plates.

Si la pleurésie est due à une infection banale, ce sont les polynucléaires.

De plus, vous tiendrez compte dans cette recherche, de la cause des conditions dans lesquelles s'est produite la pleurésie : refroidissement, traumatisme, maladies infectieuses diverses, etc...

Quantité de liquide que l'on trouve dans l'épanchement.

Il vous faut maintenant établir quelle peut être l'abondance de l'épanchement. Je réunis dans le tableau suivant les éléments qui vous guideront dans cette appréciation :

Épanchement de moins d'un litre		
Signes fonctionnels	{	Respiration normale ; pas de voussure. Le cœur n'est déplacé que très légèrement dans la position verticale.
Zône liquidienne	{	Abolition des vibrations vocales. Matité en croissant située dans la gouttière costo-diaphragmatique latérale. Diminution du murmure vésiculaire. Ni souffle, ni égophonie.
Zône sus-liquidienne	{	Très étendue, part de la 5ᵐᵉ côte. S + V + R + sauf congestion ou tuberculose.

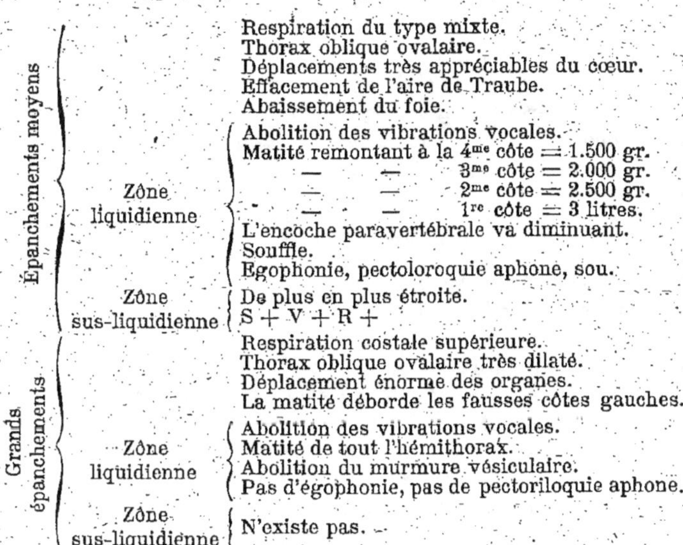

Quelques conditions modifient les règles générales. Certaines d'entre elles peuvent faire croire à un épanchement plus considérable qu'il ne l'est en réalité. Les voici.

L'existence de fausses membranes au-dessus de l'épanchement donne lieu à une matité qui se confond avec la matité pleurétique, vous les reconnaîtrez :

1º *A l'irrégularité et à la diffusion de la ligne de matité.*

2º *A l'absence de dénivellement.*

3º *A la simple diminution des vibrations vocales à ce niveau.*

4º *A l'absence du signe du sou dans la région correspondante.*

L'induration du poumon peut aussi donner le change et faire croire à un épanchement énorme. Vous la reconnaîtrez :

1º *A l'irrégularité et à la diffusion de la ligne de matité.*

2º *A l'absence de dénivellement.*

3º *A l'exagération des vibrations vocales dans la zône sus-liquidienne.*

4º Dans cette région vous trouverez *la respiration bronchique, un souffle tubaire, de la bronchophonie, des râles.*

L'absence de refoulement du diaphragme chez les femmes enceintes, les sujets atteints de météorisme, d'ascites ou de tumeurs abdominales, peut également induire en erreur. Il suffit d'un peu d'attention pour arriver à la vérité.

Certaines conditions peuvent au contraire faire croire que l'épanchement est moins abondant qu'il ne l'est en réalité. Telles sont les **adhérences pleuro-pulmonaires,** l'insuffisance de résistance de la coupole diaphragmatique. Il vous faudra essayer de reconnaître ces deux états : ce sera difficile parfois.

Evolution de la pleurésie.

Arrivée à cette période de son évolution, la pleurésie peut se terminer de plusieurs manières différentes.

Résorption.

I. — **Elle peut se résorber.** Cette résorption peut se faire brusquement ou insidieusement.

Elle est rarement brusque : en ce cas elle s'accompagne de phénomènes critiques : polyurie, sueurs, diarrhée.

Elle est ordinairement insidieuse. Les symptômes généraux et fonctionnels s'amendent et disparaissent. Les vibrations vocales, la sonorité et le murmure vésiculaire reparaissent progressivement. En même temps les deux feuillets de la plèvre recouverts d'exsudat, reviennent au contact et l'on entend des frottements râpeux, rudes, plus ou moins nombreux : c'est le **frottement de retour.**

L'égophonie, la pectoriloquie aphone, le signe du sou disparaissent ; les organes déplacés reprennent leur position normale ; l'hémithorax atteint diminue progressivement de volume.

La durée de cette période est à peu près égale à celle de la période d'augmentation. Mais cette durée est variable. En moyenne, une pleurésie normale dure en tout de 30 à 40 jours.

Pleurésie chronique.

II. — **La pleurésie peut passer à l'état chronique.** Si, au bout d'un mois, l'épanchement n'a aucune tendance à se résorber, on dit que la pleurésie est chronique.

Les signes physiques persistent. Les signes généraux s'amendent. La fièvre reparaît cependant au moindre prétexte. La dyspnée persiste, l'estomac est susceptible. Cette pleurésie chronique peut se **résorber ou aboutir à la symphyse pleurale.** Cette dernière éventualité est de beaucoup la plus commune.

En ce cas, on observe la rétraction de l'hémithorax correspondant, la matité, la faiblesse des vibrations vocales et du murmure vésiculaire.

Symphyse pleurale et atrophie musculaire.

III. — Même sans passer à l'état chronique, la **pleurésie peut aboutir à la symphyse pleurale** et à l'atrophie des muscles de l'hémithorax du côté atteint.

Purulence.

IV. — **L'épanchement pleurétique peut encore subir la transformation purulente.** Lorsque vous verrez chez un pleurétique la fièvre se rallumer en l'absence de toute complication, lorsque la courbe thermométrique décrit de grandes oscillations, quand le facies devient pâle et terreux, quand l'appétit disparaît, et la diarrhée s'installe, quand le malade perd ses forces, maigrit et transpire abondamment, vous pourrez affirmer que l'épanchement est devenu purulent.

V. — La pleurésie peut se compliquer. Parmi ces complications, je dois vous citer les plus fréquentes. Telles sont la bronchite, la pneumonie et surtout la **congestion pulmonaire.** Celle-ci se reconnaît :

1° *A l'intensité de la dyspnée.*

2° *A l'expectoration gommeuse qui l'accompagne.*

3° *A la conservation des vibrations vocales qui sont seulement légèrement modifiées et qui sont exagérées au-dessus de la zône liquidienne.*

4° *A la diffusion des limites de la matité qui n'a pas de formes classiques et ne présente pas de dénivellement.*

5° *A l'existence du souffle étalé accompagné de râles crépitants.*

6° *A la broncho-égophonie qui remplace ici l'égophonie franche.*

7° *A l'absence habituelle du signe du sou ou à son manque de netteté.*

Parmi ces complications, je dois encore vous citer la **péri-cardite.**

A citer encore les **abcès pleurétiques** qui peuvent évoluer tantôt suivant le type des abcès chauds, plus souvent sous le type des abcès froids. Ils ne communiquent pas avec la cavité pleurale. Ils sont dûs le plus souvent au bacille de Koch.

VI. — La pleurésie peut encore donner naissance à la tuberculose pulmonaire, que celle-ci fasse son apparition à plus ou moins longue échéance à la suite de la pleurésie. Nous avons rassemblé à ce sujet toutes les statistiques (1) qui ont trait à cette question. Elles nous apprennent que *58 °/o des pleurétiques deviennent tuberculeux,* qu'il s'agisse de manifestations pulmonaires ou d'autres localisations. Ayez toujours cette notion présente à l'esprit lorsque vous établirez votre pronostic.

VII. — Enfin la pleurésie peut se terminer par **la mort.** Celle-ci est cependant assez rare sauf dans les pleurésies doubles ou diaphragmatique : en ce cas elle est due à une véritable asphyxie

(1) Celles de Fiedler, Bars, Ricochon, Bowdith, etc.

progressive attribuable à la diminution considérable du champ de l'hématose.

Mais à côté de ce mode de terminaison, rappelez-vous que c'est surtout la **mort subite** qui vient clore l'évolution de la pleurésie.

Elle est parfois immédiatement annoncée par une dyspnée extrême, une douleur épigastrique pongitive, une anxiété profonde. Le corps est couvert de sueur, le pouls petit, irrégulier ; les battements du cœur sont sourds et tumultueux, la voix faiblit, le malade se cramponne à ses draps et retombe mort.

On ne sait pas exactement quelle est la cause de cette mort subite. Ce n'est point l'épanchement seul qui, par son abondance, en est la cause. Jusque dans les 2/3 des cas il ne dépasse pas 1.800 gr. à 2 litres.

Elle est due à une syncope, à des lésions du myocarde, à la thrombose du cœur ou de l'artère pulmonaire, à la péricardite conconcomittante, à la déviation du cœur et à la torsion consécutive des gros vaisseaux.

Enfin la **mort rapide** qu'on observe dans la pleurésie peut résulter d'une embolie cérébrale provenant des veines pulmonaires ou du cœur gauche.

Formes
particulières
de pleurésies. La pleurésie peut présenter des aspects anormaux lorsqu'elle se produit chez les vieillards ou chez les enfants.

Chez les vieillards la pleurésie aiguë séro-fibrineuse *est exceptionnellement primitive* ; elle est ordinairement consécutive à un infarctus pulmonaire, au mal de Bright, ou à une cardiopathie.

Elle est insidieuse et la fièvre n'y dépasse guère 38°5. Les symptômes fonctionnels sont atténués ou font défaut ; les signes physiques ne présentent rien de particulier. L'évolution est lente et sa guérison ne se produit grère avant le 60° jour.

La mort subite y est rare mais la maladie se termine fréquemment par la mort, due le plus souvent à la faillite du cœur.

Chez l'enfant la pleurésie aiguë séro-fibrineuse est rare. Le point de côté y fait généralement défaut, le thorax est dilaté de bonne heure. Le frottement y est rare et les vibrations vocales sont rarement abolies.

L'égophonie manque chez les sujets de moins de 7 ans et ne dure guère que trois ou 4 jour lorsqu'elle se produit. Le souffle est au contraire très intense. La maladie évolue rapidement et se termine le plus souvent par la guérison du 8° au 15° jour. Elle ne laisse généralement pas à sa suite de rétraction thoracique.

La **pleurésie double** ne présente guère de particularités intéressantes. La dyspnée y est énorme, la fièvre très élevée, et la mort y est fréquente. Elle guérit très lentement, laissant après elle des rétractions bilatérales préjudiciables au bon fonctionnement des poumons.

Toutes les autres variétés de **pleurésies enkystées, multiloculaires, aréolaires, interlobaires, médiastines** ou **diaphragmatiques** seront étudiées plus tard.

La **pleurésie rhumatismale** précède, accompagne ou suit les arthropathies.

La fièvre y est vive, le point de côté violent, la dyspnée très accentuée.

L'épanchement se collecte et progresse rapidement, mais la résolution, non moins brusque, survient du 3e au 4e jour.

Chez les cardiaques, la pleurésie, ordinairement consécutive à un infarctus pulmonaire, est insidieuse, mais ne présente guère d'autres particularités intéressantes.

Une notion générale domine tout le pronostic de la pleurésie aiguë séro-fibrineuse : *son origine tuberculeuse si fréquente*. Elle laisse toujours planer un nuage sombre à l'horizon et *vous devez toujours faire des réserves sur l'avenir de vos pleurétiques*. **Pronostic.**

Aussi, le premier élément qui devra vous servir pour établir ce pronostic, ce sera la **notion de la cause** de la pleurésie.

Pour la découvrir, vous aurez recours à l'examen bactérioscopique et aux ensemencements du liquide après ou sans centrifugation ; rappelez-vous que ces ensemencements doivent être copieux. — Vous aurez surtout recours à l'inoculation intrapéritonéale de 30 à 40 c.³ du liquide pleurétique à un ou plusieurs cobayes. Attendez ensuite un à plusieurs mois, et s'il s'agit de tuberculose vous en aurez la preuve à l'autopsie de l'animal. — Ce ne sera donc, en ce cas, qu'un pronostic *a posteriori*. Vous pourrez faire plus tôt un pronostic en vous basant, pour établir le diagnostic de tuberculose, sur la constatation des signes de cette maladie, du schéma de Grancher en particulier.

En second lieu, vous tiendrez compte de l'**état antérieur du sujet**. Etait-il robuste et vigoureux, auparavant ? il aura bien des chances de s'en rétablir promptement. Etait-il souffrant, au contraire ? le pronostic de sa pleurésie dépendra de celui de la maladie antérieure.

En troisième lieu, vous pourrez tenir compte de l'**état général**. Plus il sera endommagé, plus le pronostic sera grave.

En quatrième lieu, vous baserez ce pronostic sur l'état du poumon. Toute lésion de cet organe peut compliquer l'évolution de la maladie.

L'**état du cœur** est un excellent guide. S'il fonctionne bien, si ses bruits sont normaux, son rythme régulier, si la tension artérielle est élevée, il n'y a rien à craindre.

Toute complication aggrave le pronostic de la pleurésie.

Certaines formes sont plus particulièrement graves ; citons parmi celles-ci : la pleurésie double, la pleurésie médiastine et la pleurésie diaphragmatique.

Enfin, n'oubliez pas qu'une épée de Damoclès est toujours suspendue sur la tête de votre malade : la **mort subite,** qui peut survenir alors que vous vous y attendez le moins.

Souvenez-vous aussi que la pleurésie **peut devenir purulente,** qu'elle peut laisser après elle des adhérences définitives, la sclérose du poumon et toutes leurs conséquences.

Indications thérapeutiques.
Pleurésie sèche.

Le traitement de la pleurésie doit être considéré à ses différentes périodes.

Dans la première, période de pleurésie sèche, les indications à remplir sont au nombre de quatre.

1º **Tenter l'antisepsie générale.** — La pleurésie étant due à une infection microbienne, on peut tenter de lutter contre cette dernière. Le meilleur moyen est de donner le *sulfate de quinine* à la dose de 0.50 centigr. par jour. Ce médicament agit de plus en excitant et tonifiant le système nerveux, grand régisseur des défenses de l'organisme.

Sulfate de quinine.

2º **Calmer les phénomènes fluxionnaires.** — A titre d'antiseptique général, en même temps que pour réduire à minima les phénomènes de fluxion, vous vous trouverez bien de donner à vos malades le *salicylate de soude,* à la dose de 2 à 4 gr., pris en deux fois avant l'ingestion d'une tasse de lait. Prenez la formule classique :

Salicylate de soude.

Salicylate de soude................	2 à 4 gr.
Sirop d'écorces d'oranges amères .	30 gr.
Eau.................................	90 gr.

Ventouses scarifiées.

En même temps, et dans le même but, vous ferez appliquer sur le côté malade de 6 à 10 ventouses scarifiées.

3º **Faites éliminer les toxines microbiennes.** — Vous y parviendrez : *a)* par la diurèse ; *b)* par des purgatifs répétés. Vous mettrez donc vos malades au *régime lacté absolu,* mais, pour augmenter le pouvoir diurétique du lait, vous l'additionnerez de *2 gr. de bicarbonate de soude par tasse*, allant ainsi jusqu'à 10 à 12 gr. en 24 heures. *(Régime lacté. Bicarbonate de soude.)*

Tous les deux jours, votre malade prendra, le soir avant de s'endormir, une pilule avec 0 gr. 15 d'aloès.

4º Enfin, **soutenez l'organisme** dans la lutte. Nous l'avons déjà soutenu avec la quinine. Condamnez les malades *au repos au lit*, dans une chambre bien aérée à température constante de 18 à 19º.

Si le point de côté est vraiment trop intense, faites une injection de morphine loco dolenti. On a été jusqu'à prétendre que les injections quotidiennes de morphine faisaient avorter la pleurésie (Ansaloni) : la preuve en reste à faire.

Mais l'épanchement est collecté. Les indications thérapeutiques restent les mêmes, mais les moyens varient : *(Pleurésie avec épanchement.)*

1º *Continuez l'administration quotidienne de 0,25 à 0,50 centigrammes de sulfate de quinine.* *(Sulfate de quinine.)*

2º Vous tenterez ensuite de calmer la fluxion : *continuez donc le salicylate de soude.* On se trouve bien quelquefois à ce moment, dès que l'épanchement se collecte, d'appliquer un vésicatoire camphré de 10/10. Cependant, je ne crois pas qu'il agisse aussi bien qu'à la fin de la maladie.

3º Pour favoriser l'élimination des toxines et hâter en même temps la résorption de l'épanchement, vous donnerez *tous les trois jours à vos malades une infusion avec 2 à 4 gr. de feuilles jaborandi.* Les jours intercalaires, donnez comme diurétiques la *scille*, soit en pilules : *(Jaborandi. Scille.)*

> Extrait de scille.................. 0,05 centigr.
> Poudre de scille.................. 0,10   —
> Pour une pilule nº 4 par jour.

Enfin, tous les deux jours, donnez encore des pilules d'aloès (0,10 à 0,15 centigr.).

Le régime lacté doit être continué avec ou sans addition de bicarbonate de soude. On peut y ajouter des œufs crus en nombre variable, suivant le désir des malades. *(Régime lacté.)*

4º Les indications hygiéniques sont les mêmes que dans la précédente période.

Au 10e jour après l'apparition de l'épanchement, si celui-ci ne se résorbe pas, évacuez-le par la **thoracentèse.** *(La thoracentèse.)*

Celle-ci peut être urgente dès les premiers jours si l'épanchement, abondant, se collecte en peu de temps.

Je n'ai pas l'intention de vous décrire ici ni les appareils, ni leur fonctionnement ; vous trouverez partout ces descriptions et particulièrement dans le livre de Terrier et Reymond sur la « Chirurgie du poumon et de la plèvre ».

Je me sers toujours d'un simple trocart de diamètre moyen (n° 2 ou 3), muni d'un tube en caoutchouc faisant siphon. Ce tube est fermé plus ou moins complètement par un obturateur à vis qui règle l'écoulement. C'est ce qu'il y a de plus pratique et de moins coûteux.

Les indications.

Quelles sont les indications de la thoracentèse ?

1° *Elle est toujours indiquée dans les épanchements qui, au dixième jour, ne se résorbent pas, quelle que soit leur abondance.*

2° *Elle s'impose d'urgence lorsque le liquide est trop abondant et qu'on observe :*

a). L'effacement complet de l'aire de Traube.

b). L'abaissement très marqué du foie.

c). Une matité s'élevant jusqu'à la 3e côte.

d). Lorsque le déplacement du cœur est très accusé.

Il n'y a pas de contre-indications absolues à la thoracentèse. Quelques auteurs (1) ont pensé qu'en cas de tuberculose pulmonaire concomittante, la thoracentèse amenant la décompression du poumon pouvait favoriser l'évolution d'une éruption granulique. Ceci s'est en effet produit en quelques cas, mais combien rarement !

Même à un tuberculeux avancé, on ne peut refuser le bénéfice de la thoracentèse et du soulagement qu'elle produit. Le tout est d'opérer avec prudence et lenteur et de n'enlever que peu de liquide à la fois.

D'autres pensent que certains troubles fonctionnels du cœur peuvent aussi contre indiquer la thoracentèse. Il n'en est rien ; tout au contraire ils indiquent qu'il y a hâte d'intervenir, qu'il convient de se presser ; mais ici plus que jamais lenteur et prudence sont nécessaires.

Lieu d'élection.

La ponction doit-être pratiquée le plus bas possible, mais comme en opérant trop bas on s'exposerait à blesser le diaphragme ou les organes sous-jacents, *il ne faut pas ponctionner au-dessous du 10e espace ; à trois travers de doigts du rebord costal,* le malade étant assis.

C'est à l'union du tiers postérieur avec les deux tiers antérieurs de l'espace intercostal qu'il convient d'enfoncer le trocart

(1) TALAMON. *Médecine moderne*, 9 mars 1898. — LE DAMANY. *Presse médicale*, 2 novembre 1898. — Péron a même essayé de démontrer que le liquide pleurétique possède, à un moment donné, une action thérapeutique heureuse sur l'infection tuberculeuse du chien. (*Soc. de Biologie*, 1898.)

et en suivant le bord supérieur de la côte qui limite en bas l'espace choisi. Ceci pour éviter la blessure des vaisseaux intercostaux.

Les mains étant soigneusement aseptisées, on saisit le trocart stérilisé de la main droite. Le manche étant empaumé dans le creux de la main, l'index plus ou moins allongé sur l'aiguille limite sa course qui doit être de 3 à 7 centimètres suivant l'embonpoint du sujet.

L'index gauche marque le point d'élection et déprime l'espace intercostal à ce niveau et au-dessus de la côte sous-jacente. On place la pointe du trocart immédiatement au contact de l'extrémité de l'index gauche et on enfonce sans brusquerie mais sans hésitation jusque dans le thorax. On retire le mandrin et le liquide s'écoule.

On laisse ainsi s'écouler le liquide avec lenteur en surveillant attentivement le malade :

a) A-t-il de l'expectoration albumineuse ? On ralentit encore l'écoulement. Augmente-t-elle ? On arrête définitivement et on fait une injection de morphine.

b) Le malade éprouve-t-il une sensation de constriction thoracique ? Arrêtez l'écoulement pendant quelques instants puis reprenez quand le malade ne se plaint plus. La douleur revient-elle, enlevez le trocart !

c) Y a-t-il des menaces de syncope ? Arrêtez la thoracentèse, vous la recommencerez les jours suivants.

Faut-il évacuer tout le liquide ?

Le plus que vous pourrez si le patient ne présente aucun signe qui attire votre attention.

La thoracentèse peut s'accompagner de quelques accidents. Nous en avons déjà signalé quelques-uns : l'œdème pulmonaire, la syncope. Je vous signale encore l'emphysème sous-cutané qui n'a aucune gravité et l'hémorrhagie par lésion de l'artère intercostale qu'on évite presque à coup sûr en rasant la côte sous-jacente.

Quant aux abcès gazeux de la paroi et à la possibilité d'une transformation purulente de l'épanchement, on doit toujours les éviter si l'on opère proprement et aseptiquement.

Si le liquide se reproduit, on attendra qu'il soit suffisamment abondant pour faire une nouvelle thoracentèse. Mais celle-ci, sauf urgence, ne doit pas être pratiquée avant 10-15 jours.

Pour hâter la résolution de l'épanchement à ce moment, on se trouve parfois très bien d'appliquer un *vésicatoire* camphré de 10/10 sur le thorax préalablement aseptisé, vésicatoire qu'on sépare de la peau par un papier huilé. On le laisse 6 heures en place, on le lève, on le remplace par un cataplasme antiseptique bien chaud qu'on laisse quelques heures et on ouvre les phlyctènes ; on panse à la vaseline boriquée.

On se trouve bien encore donner au malade *l'iodure de potassium* à la dose quotidienne de 0,50 à 1 gr.

Je trouve inutile, dans l'immense majorité des cas, d'injecter dans la plèvre après la thoracentèse des solutions médicamenteuses (liqueur de Van Swieten, eau naphtolée, chloral ou eucalyptol à 1/500). Dans quelques cas à épanchements très rebelles, j'ai vu injecter dans le service de mon maître, le professeur Pitres, la solution iodo-iodurée :

<pre>
Iode.. 1 gr.
Iodure de potassium......................... 4 gr.
Eau distillée bouillie...................... 35 gr.
</pre>

Les effets ont été inconstants mais j'ai vu quelques beaux succès.

Convalescence.

Mais l'épanchement a cédé, nous voici à la période de retour, quelle va être notre conduite ?

Les indications à remplir sont les suivantes :

1° Soutenir l'organisme.

2° Favoriser la résorbtion des exsudats et des adhérences.

Soutenir l'organisme. Favoriser la résorbtion des exsudats.

3° S'opposer à leur organisation, favoriser le jeu du poumon.

Pour remplir la première indication, nous conseillerons à notre malade de se lever et de sortir au grand air s'il fait beau, mais avec prudence et de manière à éviter tout refroidissement. Dès qu'il le pourra, qu'il aille vivre en été à la campagne, en hiver sur les bords de la côte d'azur. Qu'il s'alimente le mieux possible : œufs crus, jus de viande et viande crue, purée de légumes, etc.

Pour favoriser la résorption des exsudats vous aurez recours à la révulsion sous forme de *pointes de feu* ou de badigeons à la teinture d'iode.

L'iodure de potassium pris à l'intérieur aux doses quotidiennes de 0.50 à 1 gr. n'a qu'une action problématique.

S'opposer à l'organisation des adhérences.

Pour empêcher l'organisation des adhérences vous aurez recours au *massage* raisonné et soigneux des intercostaux et des masses lombaires, à la *gymnastique respiratoire* bien entendue et aux pratiques de la *gymnastique suédoise*.

Un peu plus tard la marche, les ascensions, surtout *l'escrime*, vous rendront d'excellents services.

Enfin le malade une fois définitivement guéri ne doit jamais être perdu de vue. N'oubliez pas que c'est souvent un tuberculeux en puissance.

Il est donc nécessaire qu'il se fasse examiner plusieurs fois chaque année. Sans même attendre l'éclosion des lésions pulmonaires, considérez-le et traitez-le comme un sujet entré dans la prétuberculose.

C'est à ce moment, vous le savez, que vous aurez le plus d'action sur la maladie ainsi que l'a surabondamment démontré Grancher (1). Or, suivant l'expression du même auteur, « pour guérir, le tuberculeux doit le vouloir, le vouloir bien, le vouloir longtemps ». Faites pénétrer cet axiome dans l'esprit de votre malade et réglez sa vie, son alimentation, son existence, en suivant les préceptes que je vous ai indiqués pour la tuberculose.

Quelques formes de pleurésie nécessitent quelques indications thérapeutiques spéciales.

Chez les très jeunes enfants le traitement consistera : *Pleurésie des enfants.*
1° A la première période : cataplasmes sinapisés ou teinture d'iode sur le côté lésé ; bottes russes. Purgatifs légers (calomel).
2° L'épanchement une fois collecté : thoracentèse.

Chez les enfants un peu plus âgés au début de la pleurésie : ventouses, teinture d'iode, etc ; quinine ; bottes russes.

L'épanchement une fois collecté : quinine, thoracentèse.

Chez le vieillard il n'y a guère de particularités thérapeutiques *Chez le vieillard.* intéressantes. La thoracentèse doit être faite de bonne heure et avec prudence.

La pleurésie double ne comporte aucune indication spéciale. L'évacuation doit être précoce; mais on ne doit pas évacuer en même temps les deux côtés.

Les pleurésies enkystées, médiastines, interlobaires ou diaphragmatiques seront traitées comme les autres. La thoracentèse sera faite au point correspondant. Quant aux épanchements cloisonnés, la pneumotomie a été faite avec succès en certains cas.

La pleurésie rhumatismale est justiciable du salicylate de soude. Celle qui est de nature syphilitique sera soumise au traitement spécifique. Quant aux cardiaques, en même temps qu'on traitera la pleurésie, on soutiendra le cœur, suivant les indications, par la caféine, le strophantus ou la digitale.

Enfin, les complications nécessiteront encore quelques indications particulières que je ne puis envisager ici.

(1) GRANCHER. — La curabilité de la tuberculose, *Bulletin méd.*, 1895.

DES PLEURÉSIES PURULENTES

MESSIEURS,

On appelle pleurésie purulente, l'inflammation de la plèvre accompagnée de suppuration et de collection de pus.

Causes.
Les microbes. Comme les pleurésies séro-fibrineuses, les **pleurésies purulentes sont dues à la fixation et à la pullulation dans les plèvres des microbes divers.**

La preuve n'en est plus à faire : les allures cliniques de la maladie, les recherches bactériologiques portant sur le liquide et faites pendant la vie ou après la mort des malades, la reproduction expérimentale de la pleurésie purulente en injectant chez l'animal le microbe isolé chez l'homme, voilà autant de raisons qui nous font admettre le rôle déterminant joué par les microbes dans la genèse de la pleurésie purulente.

On a pu objecter que, dans certains cas, le pus avait été stérile ! Stérile ! Soit. Mais en examinant suffisamment, n'eut-on pas trouvé dans le pus des débris, des cadavres de microbes.

Les microbes en cause sont des plus variés.

Très communément, on rencontre le **streptocoque** et le **pneumocoque.** Le premier plus fréquent chez l'homme adulte, le second chez l'enfant. Avec une fréquence déjà moindre, vient le **bacille de Koch.**

Plus rarement, c'est le **staphylocoque**, le **pneumobacille de Friedlander** qui sont en cause.

A titre d'exception enfin, on a signalé le bacille d'Eberth, celui de Pfeiffer, le tétragène, le coli-commun, l'actinomyces, le leptothrix, le spirochœte, le bacille de l'œdème malin, des protei divers, enfin des anaérobies. On peut trouver dans le pus de la pleurésie, une seule de ces espèces ou plusieurs d'entre elles associées.

Le microbe, cause déterminante, peut ne pas exister auparavant dans l'organisme du malade. **En ce cas, il est apporté directement du dehors dans la plèvre** *par une plaie pénétrante :* coup d'épée, trocart malpropre, balle, coup de couteau, etc. Peut-il, de la même façon, arriver jusqu'à la plèvre par les voies respiratoires sans laisser trace de son passage dans le poumon : ce n'est pas démontré.

Il se peut au contraire que le microbe en cause existe déjà dans l'organisme. En ce cas, il peut être **déversé directement dans la plèvre, après avoir produit une collection purulente voisine de cette cavité :** c'est ce qui se passe dans les abcès de la paroi thoracique, les abcès du sein, ceux du cou, ceux du médiastin, du poumon, de la rate, du rein, du foie, de l'estomac. Tous ces abcès peuvent s'ouvrir directement dans la plèvre donnant lieu à une pleurésie purulente. C'est ce qui se passe aussi quand une caverne pulmonaire s'ouvre dans la plèvre.

Indépendamment de cette pénétration directe *les microbes peuvent arriver à la plèvre sans effraction, en suivant soit la voie sanguine, soit la voie lymphatique, venant des points les plus divers.*

Ils peuvent venir du poumon lui-même : telles sont les pleurésies purulentes consécutives à la broncho-pneumonie, à la pénétration de corps étrangers dans les voies aériennes, à la tuberculose, à la gangrène, au cancer, aux kystes hydatiques du poumon. Telles sont encore les pleurésies purulentes plus fréquentes qui succèdent à la pneumonie. Celles-ci peuvent survenir dans le cours, à la défervescence ou dans la convalescence de la maladie, après une apyrexie de 2, 4, 6, 9 jours. Ce sont surtout les pneumonies longues et graves qui y donnent naissance.

Ces microbes peuvent venir de la paroi thoracique. C'est ce qui se passe dans les pleurésies purulentes consécutives aux abcès, aux cancers ulcérés du sein, aux foyers de carie costale, etc.

Ils peuvent venir de la cavité abdominale : pleurésies purulentes consécutives aux abcès sous-phréniques d'origine hépatique, gastrique, rénale ou splénique, aux infections biliaires, à l'ulcère ou au cancer ulcéré de l'estomac, à l'appendicite, aux cancers ulcérés de l'intestin, infection puerpérale, la blennorrhagie.

Ils peuvent enfin venir d'organes plus éloignés: pleurésies purulentes consécutives à une otite, une angine, une amygdalite, un phlegmon pharyngien, etc.

Enfin l'infection peut être générale : érysipèle, fièvre typhoïde, grippe, scarlatine, etc... Les microbes arrivent alors à la plèvre, soit charriés par le sang, soit par l'intermédiaire d'une broncho-pneumonie.

Causes de la localisation pleurale.

Certaines causes secondes favorisent la fixation du microbe sur la plèvre : telles sont les *traumatismes* thoraciques, les *refroidissements*, une fragilité spéciale de la plèvre tenant à une *première atteinte*. Quant aux influences générales des saisons, de la température, etc., elles n'agissent qu'en favorisant la production des maladies elles-mêmes produites par l'infection causale qui frappera secondairement la plèvre.

Lésions.

Les dégâts produits par la pullulation microbienne dans la plèvre sont bien différents de ceux qu'on trouve dans les pleurésies sérofibrineuses. Dès l'ouverture du thorax, sur la table d'autopsie, il s'écoule de la plèvre un liquide purulent. Ce liquide est inodore ou fétide.

Le pus.

Il est parfois homogène, bien lié, crémeux, jaunâtre ou verdâtre ; au repos il reste tel quel : ce sont les caractères du *pus louable des pleurésies purulentes dues au pneumocoque*.

Il est, en d'autres cas, séro-purulent. Au repos il se dispose en deux couches, la partie supérieure est séreuse, parfois véritablement limpide ou à peine louche. La partie inférieure est grumeleuse, vert purée de pois et forme une poussière très fine et floconneuse : c'est ainsi que se présente le *pus des pleurésies purulentes à streptocoques*.

Enfin le pus séro-purulent donne encore, au repos, deux couches : l'une inférieure pulvérulente, l'autre séreuse opaque, louche vert d'eau. Le liquide renferme des gouttelettes graisseuse ou des cristaux d'acide gras : ce sont les caractères du *pus des pleurésies purulentes tuberculeuses*.

Le liquide peut se présenter sous une foule d'autres aspects, depuis le vert pistache jusqu'au brun chocolat ; il peut tenir en suspension des fausses membranes, des débris d'hydatides ou des lambeaux sphacélés.

On y trouve microscopiquement des globules rouges, des leucocytes des globules de pus, de la fibrine et des microbes ; on y rencontre encore des cristaux aciculaires d'acides gras et des plaques de cholestérine.

La quantité de liquide contenue dans la plèvre varie entre 1 à 6 litres.

La plèvre.

Les lésions pleurales peuvent être *généralisées,* occuper toute la cavité pleurale ; ou bien être *localisées* en une partie seulement de cette cavité. En ce cas la collection purulente est limitée par des fausses membranes qui l'enkystent. Les localisations de prédilection de ces collections partielles sont les régions *interlobaires, diaphragmatiques, médiastines,* le sommet. En certains cas il y a plusieurs de ces collections dans la plèvre, on dit alors qu'il y a *pleurésie multiloculaire ou aréolaire*.

Lorsque la pleurésie purulente a évolué sur un mode suraigu la plèvre peut sembler saine ; à peine y trouve-t-on une hypérémie plus ou moins marquée.

Le plus souvent elle est recouverte de dépôts jaunâtres ou verdâtres non organisés ou bien de fausses membranes parfois très épaisses et très adhérentes. Ces fausses membranes en s'organisant peuvent aboutir à la *symphyse pleurale*.

Enlevez maintenant ce dépôt jaune-verdâtre qui recouvre la plèvre ; au-dessous vous découvrez des érosions plus ou moins étendues et profondes qui peuvent même entamer profondément le poumon (pleurésie putride) et le nécroser d'une façon plus ou moins diffuse (pneumonie disséquante).

Si la pleurésie est plus ancienne, la plèvre est plus ou moins épaissie et scléreuse.

En certains cas, la plèvre épaissie semble tomenteuse, anfractueuse, et en effet, on y trouve des ulcérations à fond caséeux analogue à du mortier. Sur la coupe, on trouve au milieu de la plèvre épaissie des points jaunes ou grisâtres au niveau desquels on trouve une matière caséeuse énucléable. Ces amas caséeux correspondent à des tubercules caséifiés : ce sont des follicules tuberculeux, on y trouve des bacilles de Koch.

Le **poumon** est refoulé, aplati, rétracté en haut, vers son hile. La plèvre qui l'enveloppe forme une coque fibreuse plus ou moins épaisse qui crie sous le scalpel. La décortication du poumon est parfois possible, mais en quelques cas, de la plèvre sclérosée, partent des tractus scléreux qui pénètrent le poumon en diverses directions : c'est la sclérose d'origine pleurale.

Le poumon est ordinairement atélectasié, parfois atteint de processus inflammatoires aigus, subaigus ou chroniques, quelquefois de nécrobiose.

On trouve souvent, dans le poumon, des lésions bacillaires ou des cavernes, point de départ de l'infection pleurale.

Le **péricarde** est souvent lésé : péricardite purulente ou péricardite chronique aboutissant à la symphyse. Le **cœur** est mou, pâle et souvent dégénéré (myocardite segmentaire, dégénérescence granulo-graisseuse ou amyloïde).

Le **foie** est atteint de dégénérescence : lésions du foie infectieuses ou dégénérescence amyloïde ; de même pour les **reins**. La **rate** est molle, friable, volumineuse. Dans les cas anciens, elle est amyloïde.

Les **muscles intercostaux** sont atrophiés et dégénérés ; les **côtes** sont atteintes d'ostéopériostite chronique avec formation fréquente d'ostéophytes.

Enfin on trouve des abcès métastatiques à distance dans le cerveau ou les autres organes.

Une fois ces lésions constatées, on recherchera l'origine de la pleurésie purulente, et on portera toute son attention à chercher d'où est venu l'agent infectieux qui l'a produite : pour ce faire, une étude minutieuse de tous les organes s'impose.

Comment vont se révéler à nous de telles lésions ?

Souvent elles ne se révèlent pas, elles **restent latentes** jusqu'à ce qu'une *vomique* éveille l'attention du malade ou du médecin ou que la *mort subite* vienne terminer l'existence du sujet.

Parfois elles évoluent **lentement**, d'une manière véritablement **chronique**. Le sujet maigrit et se cachectise. Il est oppressé au moindre effort, tousse, éprouve de vagues douleurs dans la poitrine, et expectore en abondance. Il perd l'appétit et les forces, transpire abondamment la nuit, a des journées fébriles : bref les allures de la maladie sont celles de la tuberculose pulmonaire.

En d'autres cas le **début est aigu**. Le malade éprouve tout à coup des frissonnements, un point de côté, avec toux déchirante, une oppression souvent extrême. Le facies est vultueux, la fièvre est vive.

Enfin l'invasion peut se faire suivant un **mode suraigu.** Ici tout est au maximum : la fièvre est extrême, l'adynamie profonde, c'est un véritable état typhoïde.

Ajoutons enfin que la scène s'ouvre parfois par une pleurésie séro-fibrineuse banale qui, dans la suite, devient purulente, ce dont on est averti par les symptômes généraux.

Signes
fonctionnels.

Les **symptômes fonctionnels** n'offrent rien de spécial : ce sont ceux de la pleurésie séro-fibrineuse. Point de côté, dyspnée, toux, n'ont rien de caractéristique.

Signes
physiques.

Localement du reste, fort peu de particularités vraiment dignes d'intérêt !

La **voussure** thoracique est prononcée surtout quand il s'agit de pleurésies enkystées dans lesquelles le pus enserré de toutes parts ne peut trouver un peu d'élasticité que du côté de la cage thoracique qu'il fait bomber. Cette voussure n'a rien de spécial à la pleurésie purulente.

Doit-on attacher plus de valeur à **l'état lisse de la peau** signalée en ce cas par Marsh ? Véritablement non, pas plus qu'à la **circulation collatérale** parfois très accentuée, mais souvent absente.

Pendant longtemps on a attaché à **l'œdème de la paroi** une grande importance séméiologique. C'est en effet un bon signe de purulence mais il est loin d'être pathognomonique. Il siège de préférence dans la région sous-axillaire ou axillaire postérieure ; c'est un œdème assez dur. Les mouvements respiratoires sont troubles ; on trouve le type inverse car le diaphragme est souvent paralysé.

Les **vibrations vocales sont abolies.** On trouve quelquefois les ganglions axillaires tuméfiés et douloureux. La palpation permet souvent de percevoir plus particulièrement au niveau de la voussure des pulsations synchrones aux battements du cœur : on dit alors que l'emphysème est pulsatile. La région atteinte présente une **matité franche** à limites faciles à tracer en général, et présentant exactement les mêmes particularités que celles des épanchements séro-fibrineux : ligne de Damoiseau, disparition de l'aire de Traube, abaissement de la matité hépatique, dénivellement, etc.

Le **murmure vésiculaire est aboli** à ce niveau et l'on perçoit un **souffle** ayant tous les caractères de celui qu'on entend dans les épanchements séro-fibrineux.

L'**égophonie** est peu nette, la **pectoriloquie aphone** manque souvent, mais la **broncho-égophonie** est constante. Le **signe du sou** s'entend, mais généralement moins nettement que dans les épanchements séro-fibrineux.

La zône sus-liquidienne présente les mêmes modalités qu'en ce dernier cas : exagération des vibrations vocales, de la sonorité, du murmure vésiculaire.

Les viscères sont déplacés comme dans les pleurésies simples.

En résumé, vous le voyez, ce n'est pas dans les symptômes fonctionnels, ni dans les symptômes locaux que vous trouverez les indices de la purulence de l'épanchement : c'est dans les symptômes généraux.

Le visage est altéré, la teinte est terreuse. Le malade n'a pas d'appétit, parfois même il vomit tout ce qu'il prend, il a la diarrhée, il maigrit, il a la **fièvre**. *Signes généraux.*

Celle-ci est presque toujours élevée. Elle manque cependant parfois dans les pleurésies putrides adynamiques. La fièvre est quelquefois **continue** avec rémissions matutinales de 0°5 à 1°. *La fièvre.*

En d'autres cas elle présente de **grandes oscillations**; la température qui, le matin était normale, monte chaque soir à 39° 40° après un stade de frissons et de chaleur parfois très intense.

Quelquefois encore la fièvre est moyenne et continue pendant quelques jours, puis subitement elle se met à osciller : ceci se voit surtout dans les pleurésies putrides.

L'examen des **autres organes** reste négatif, à moins qu'on y trouve la cause de la pleurésie elle-même. Les **urines** sont troubles, sédimenteuses, parfois albumineuses : elles renferment souvent des peptones ou du **phénols** : cette **peptonurie pyogène** est utile à connaître, c'est un des petits signes qui peut servir à étayer un diagnostic. Il en est de même de la **polynucléose**. La constatation dans le sang d'un nombre de leucocytes polynucléaires anormales peut indiquer encore l'existence d'une suppuration profonde (pleurale en l'espèce).

En présence d'un tel ensemble symptomatique il est aisé de reconnaître l'épanchement pleurétique, l'intensité des signes généraux en indiquent la nature purulente.

Avec quoi pourriez-vous confondre cet état ? *Diagnostic.*

Il n'y a guère que la congestion pseudo-pleurétique, la broncho-pneumonie, la pneumonie, les abcès du poumon et la tuberculose pulmonaire qui pourraient vous induire en erreur.

La congestion pseudo-pleurétique.

La **congestion pseudo-pleurétique** se reconnaîtra, nous l'avons déjà vu :

1° *A l'expectoration gommeuse.*

2° *A l'absence fréquente du signe du cordeau.*

3° *La conservation habituelle de l'aire de Traube.*

4° *L'absence habituelle de signe du sou.*

5° *L'existence de râles crépitants fins à la base.*

La *ponction exploratrice* lèverait tous les doutes.

Congestion de Woillez.

La **congestion de Woillez** se distingue de la pleurésie purulente :

1° *Par la rapidité de son évolution.*

2° *L'expectoration gommeuse.*

3° *La conservation, tout au moins partielle, des vibrations vocales.*

4° *L'intégrité de l'aire de Traube ; l'absence de déplacements viscéraux et de signe du cordeau.*

5° *Les râles sous-crépitants.*

Congestion pleuro-pulmonaire.

La **congestion pleuro-pulmonaire de Potain** se sépare des pleurésies purulentes :

1° *Par l'expectoration gommeuse.*

2° *Par l'intensité de la dyspnée.*

3° *La diffusion des limites de la matité et l'absence de dénivellement.*

4° *Les allures plus rapides* de la maladie ; la moindre acuité de la fièvre et des signes généraux.

Pneumonie franche.

Quant à la **pneumonie franche**, les éléments différentiels ne manquent guère :

1° C'est le *début solennel* avec frisson et ascension thermique brusque.

2° *L'expectoration rouillée.*

3° *L'exagération des vibrations vocales.*

4° *La matité diffuse, sans dénivellement ; l'absence de modifications de l'aire de Traube* et de *déplacements du foie* ou des *viscères.*

5° *L'absence d'égophonie, de signe du sou.*

6° *Le râle crépitant, le souffle tubaire, le redux* de la pneumonie permettront d'éviter toute erreur.

7° *L'évolution cyclique* de la maladie lèverait *a posteriori* tous les doutes.

Pneumonie massive.

Le diagnostic de la **pneumonie massive** est bien plus malaisé.

Vous la différencierez de la pneumonie purulente parce que :

1º *Les viscères ne sont pas déplacés.*

2º *Le signe du sou manque.*

3º *L'aire de Traube est conservée.*

4º *On y trouve quelquefois des râles crépitants.*

5º *Le rejet d'un seul moule bronchique éclairerait le diagnostic.*

6º *La ponction exploratrice* lèverait tous les doutes.

La **broncho-pneumonie pseudo-lobaire** peut prêter à confusion ; on la distinguera de la pleurésie purulente :

1º *L'expectoration est constante ; elle manque dans les pleurésies.*

2º *La matité est diffuse, sans dénivellement, sans déplacements viscéraux.*

3º *Les vibrations vocales ne sont pas abolies.*

4º *Le souffle est intense.*

5º *Il n'y a pas d'égophonie, ni de signe du sou.*

La **gangrène du poumon** ne saurait guère vous laisser hésitant :

1º *La fétidité de l'expectoration et de l'haleine.*

2º La constatation des *râles crépitants* dans un foyer bien circonscrit.

3º *L'absence de déplacement des viscères, du signe du sou,* de *l'égophonie :* voilà tout autant de causes qui trancheront le diagnostic.

Reste la **tuberculose massive du poumon.** Avec quelque attention, l'erreur est impossible :

1º *L'expectoration.*

2º *La diffusion de la matité, son dénivellement.*

3º *L'exagération des vibrations vocales.*

4º *La conservation de l'aire de Traube, l'absence de déplacement viscéral.*

5º *L'absence d'égophonie, du signe du sou,* etc. : voilà tout autant de signes vous permettant d'étudier la tuberculose.

Voilà établi votre diagnostic d'épanchement pleural. A quoi reconnaîtrez-vous qu'il est purulent :

1º En vous basant sur les anamnestiques et l'histoire de la maladie, lorsque le sujet aura été primitivement atteint d'une infection ou d'une suppuration quelconque ;

2º En constatant l'état lisse de la peau ou l'œdème de la paroi thoracique ;

3º En vous basant sur la courbe thermique et les grandes oscillations qu'elle présente ;

4° En notant dans les urines la présence de peptones ou de phénols ;

5° En observant dans le sang une polynucléose manifeste ;

6° En pratiquant la ponction exploratrice.

Voilà donc votre diagnostic soigneusement assis, vous avez reconnu l'existence d'un épanchement purulent de la plèvre, vous en avez approximativement fixé la quantité en vous basant sur le tableau que je vous ai donné à propos des épanchements séro-fibrineux, vous en reconnaîtrez la cause immédiate (le microbe) en examinant le liquide de la ponction exploratrice. Cette enquête doit se faire :

1° *Par l'examen des lames colorées* par la thionine, le Gram, le Ziehl ;

2° *Par les ensemencements* aérobies et anaérobies sur les milieux usuels ;

3° *Par l'inoculation* au cobaye (réactif du bacille de Koch), à la souris (réactif du pneumocoque) et au lapin (réactif du strepto-coque.

Indépendamment de ces preuves indéniables tirées de la bacté-riologie pure, vous pourrez présumer de la nature microbienne de la pleurésie purulente en vous rappelant les donnés suivantes :

La pleurésie à pneumocoque :

1° Apparaît dans le cours ou à la suite d'une pneumonie ou d'une manifestation pneumococcique ;

2° La fièvre y est peu élevée et continue ;

3° Le pus est louable ;

4° La vomique y est fréquente.

La pleurésie à streptocoque :

1° Succède à une manifestation streptococcique (érysipèle, scar-latine, etc...) ;

2° La fièvre est à grandes oscillations ;

3° L'état général est grave ;

4° Le pus est séro-purulent ;

5° Il se reproduit incessamment.

La pleurésie à bacilles de Koch :

1° Survient sur un terrain tuberculeux ;

2° La fièvre est irrégulière ;

3° Le pus est séro-purulent, graisseux.

La pleurésie putride :

1° A un début très violent ;

2° Les phénomènes douloureux y sont très aigus ;

3° L'expectoration est en ce cas souvent fétide ;

4° L'adynamie est très marquée ;

5° La fièvre est d'abord continue, puis à grandes oscillations.

Vous rechercherez ensuite la voie de pénétration du microbe. Ceci ne pourra se faire qu'en étudiant minutieusement l'anamnésie, l'histoire précise de la maladie, l'examen somatique.

Que va-t-il se passer ?

a) **La pleurésie purulente peut se résorber** : c'est tout à fait exceptionnel. Tous les signes régressent graduellement et l'ordre se rétablit, soit définitivement, soit avec symphyse pleurale et rétraction thoracique ultérieure.

b) **La collection purulente peut s'enkyster.** En ce cas des fausses membranes la limitent de toutes parts ; les signes généraux disparaissent seuls, les symptômes locaux persistent.

c) **Elle peut s'évacuer, se vider.** Le plus souvent elle se vide **dans une bronche** : c'est *la vomique*. Cette ouverture se fait de quinze jours à un mois après le début de la pleurésie. Brusquement, après une quinte de toux ou un effort quelconque, le malade rejette un flot de pus plus ou moins abondant. Ce pus présente des caractères variables et que nous avons précédemment décrit. La vomique terminée, le malade se sent soulagé. Localement on trouve alors les signes d'un pyopneuthorax ou d'une grande caverne : à la base, signes de la pleurésie purulente, en haut, sonorité amphorique, pot fêlé, abolition des vibrations vocales, souffle amphorique, bruit d'airain, bruit de fistule, pectoriloquie aphone, succussion hypocratique.

La vomique peut ne pas se répéter : la pleurésie s'est évacuée toute entière ; les parois de l'abcès costal s'accolent et se cicatrisent. Elle peut au contraire se reproduire et, cependant, cicatriser au bout de la 5° et 6° vomique. Elle peut durer indéfiniment. En ce cas cette suppuration continuelle ne tarde pas à épuiser le malade. Il maigrit de plus en plus, perd ses forces, pâlit. Des œdèmes apparaissent, des thromboses marastiques se développent et le malade s'éteint dans le marasme avec des émonctoires ne fonctionnant plus, infiltrés qu'ils sont par la matière amyloïde.

L'évacuation peut se faire par la peau. On voit un beau jour une tumeur apparaître, le plus souvent entre la ligne mamelonnaire et la ligne axillaire antérieure. Cette tuméfaction à bords étalés est chaude, rouge et douloureuse, parfois pulsatile. Elle devient fluctuante, s'ouvre au dehors, et par cet orifice, s'écoule le pus de la pleurésie purulente. Ici encore, ou l'évacuation peut être complète et définitive, tout est fini ; ou bien, et c'est le cas le plus fréquent, elle dure indéfiniment, épuise le malade et le conduit au marasme et à la mort.

L'évacuation peut se faire dans l'œsophage, l'estomac, l'intestin, et il est difficile alors de s'en apercevoir. Elle peut se faire dans le **péricarde,** donnant lieu à une péricardite foudroyante, ou dans le **péritoine,** produisant une péritonite suraiguë.

Enfin, elle peut s'ouvrir au moins partiellement dans un **vaisseau,** c'est ainsi que s'expliquent la *pyohémie*, les *abcès métastatiques* du cerveau ou d'autres organes.

Indépendamment de toute évacuation, la mort peut survenir par septicémie et dégénérescence viscérale : la mort subite est la conséquence de la dégénérescence du myocarde.

Diagnostic.

Le diagnostic de la pleurésie purulente, après la vomique, est encore bien ardu. La collection qui vient de s'ouvrir dans les bronches était-elle pleurale, pulmonaire, pariétale ou abdominale ? voilà autant de questions auxquelles il faut répondre.

L'examen attentif des antécédents et l'histoire détaillée de la maladie, vous permettront déjà de fixer un certain nombre de points appartenant à une affection abdominale (foie, estomac, rate, reins). L'examen très minutieux de ces organes viendra compléter ces données. L'étude très approfondie du pus peut fournir des renseignements capitaux (débris de parenchyme, pigments ou sels biliaires, vésicules hydatides, crochets, etc...). L'analyse complète des urines s'impose (abcès périnéphritique), celle du sang également (origine splénique) ; celle du suc gastrique aussi (ulcère gastrique).

N'oublions pas qu'il est parfois impossible d'élucider cette question. Si un abcès de ces organes peut, en effet, s'ouvrir directement dans les bronches après symphyse pleurale, dans bon nombre de cas, ils s'ouvrent dans la plèvre, produisant une pleurésie purulente qui, secondairement, s'ouvrira dans une bronche. — Ici encore, l'anamnesie et l'histoire de la maladie, joints aux renseignements fournis par l'étude approfondie des organes, vous permettront seules d'arriver au diagnostic, et après combien de difficultés !

La vomique provient-elle d'une **suppuration pulmonaire ?**

Le problème est encore bien difficile !

Rappelez-vous qu'en ce cas :

1° Elle est plus précoce.

2º Elle est moins abondante, moins prolongée.

3º On peut trouver des débris du parenchyme pulmonaire.

4º Les signes cavitaires sont plus localisés.

La confondre est malgré tout des plus faciles ; heureusement l'erreur n'a pas de conséquences, le traitement étant le même.

Si le liquide contenait des débris d'hydatides ou des crochets, on reconnaîtrait aisément le pus d'un kyste hydatique suppuré du poumon.

A cette période la pleurésie purulente peut être confondue avec bien d'autres affections qui s'accompagnent de fausses vomiques.

Telle est la **dilatation des bronches**. Il est aisé de la reconnaître :

1º *Parce que la fausse vomique est matutinale.*

2º *Les crachats se déposent au repos en trois couches caractéristiques.*

3º *L'évolution chronique, lente et apyrétique de la maladie.*

4º *Les signes stéthoscopiques bien circonscrits* confirmeront le diagnostic.

La **gangrène pulmonaire** ne donne lieu qu'à une fausse vomique insignifiante. Celle-ci est *bien plus précoce* que la vomique pleurale. Elle est aussi *beaucoup moins abondante. On ne trouve pas d'autre part de symptômes pleurétiques.* Ces arguments nous permettent d'éviter l'erreur.

Quant à la **tuberculose pulmonaire** elle est souvent la source de bien des confusions. Une grande caverne tuberculeuse peut être prise pour une pleurésie purulente tuberculeuse évacuée dans les bronches. Vous vous baserez pour arriver au diagnostic exact :

1º *Sur la lenteur de l'évolution en cas de tuberculose simple.*

2º *Sur l'apparition tardive des fausses vomiques.*

3º *L'aspect nummulaire des crachats, la présence de fibres élastiques.*

Quelle ligne de conduite allez-vous adopter quand vous serez mis en présence d'un épanchement pleural purulent?

Il n'y en a pas deux. Toute hésitation est inexcusable.

Quand vous trouvez chez un malade un abcès chaud ou froid, sans attendre vous intervenez, vous ouvrez largement, vous évacuez le pus !

Une pleurésie purulente est un abcès pleural ; d'où vient que beaucoup de médecins ne la traite pas comme telle et s'entêtent à ne pas ouvrir, à ne pas évacuer? Je n'en sais rien, mais ce que je sais bien c'est qu'en tergiversant ils retardent la guérison et l'empêchent même quelquefois.

Il convient cependant, à mon avis, de ne pas intervenir immédiatement par la thoracotomie. Voici qu'elle est d'habitude la ligne de conduite que j'adopte.

Sitôt le diagnostic posé, je pratique la thoracentèse et l'évacuation aussi complète que possible. Je lave la cavité pleurale avec beaucoup de précautions avec des petites quantités d'eau oxygénée à 5 volumes. J'évacue l'eau oxygénée et les gaz qui s'en dégagent avec des lavages à l'eau bouillie. J'opère ainsi cinq à six fois de suite. Je termine par un lavage à l'eau bouillie et je ferme.

J'ai eu ainsi des guérisons d'emblée en 8, 10 jours.

Si les jours suivants le liquide reparaît, si la fièvre reparaît, j'ouvre la plèvre : après deux ponctions si le pus se reproduit il faut faire l'empyème.

Pleurotomie. **Toute pleurésie purulente doit-être traitée aussi promptement que possible par la pleurotomie.** *Il n'y a aucune contre indication à cette règle.*

Vingt-quatre ou quarante huit heures après la ponction exploratrice qui vous aura révélé l'existence d'un épanchement purulent dans la plèvre, vous interviendrez donc après avoir minutieusement stérilisé tous les instruments nécessaires (bistouri, ciseau, trocart, pinces, pinces à forcipressures, laveur, gros drain et 5 litres d'eau bouillie.

Après lavage de la paroi thoracique au savon et à la brosse, à l'éther et au sublimé on limite, par la pneumose, la zone mate. On choisit alors comme lieu d'élection l'espace intercostal le plus déclive, mais jamais au-dessous du 10e. Sur cet espace vous choisirez un point situé à 6 centimètres en arrière de la ligne axillaire postérieure : c'est là que vous allez inciser (1).

Le malade n'est pas anasthésié : on insensibilise par la cocaïne ou le chlorure d'éthyle, on le fait coucher sur le dos ou sur le côté sain. Ceci fait on incise d'un seul coup de bistouri la peau sur une longueur de 6 à 7 centim. On incise d'un second coup l'aponévrose, puis le muscle. On arrive ainsi à la côte qui limite au-dessous l'espace intercostal. Rasant alors d'un coup de bistouri le bord supérieur de cette côte, on arrive jusqu'à la plèvre pariétale qu'on voit très nettement distendue par le pus. On fait alors mettre

(1) S'il y a un empyème saillant, on incisera sur la saillie si elle est située en un point déclive, dans le cas contraire on incisera au lieu d'élection. Si la pleurésie est double on fera la pleurotomie d'un côté, on traitera le côté opposé par les ponctions. Plus tard on fera la pleurotomie.

à portée une cuvette et une grosse éponge stérilisée. Saisissant avec une pince le feuillet pariétal de la plèvre on le soulève, on se met de côté pour éviter la projection du liquide qui vous inonderait, et d'un coup de ciseau on incise la plèvre. On oblitère aussitôt avec l'éponge qui empêche l'issue trop rapide du pus et la décompression trop brusque du poumon qui pourrait être une source de complications.

Le pus s'écoule, on assied le malade. On fait alors passer la canule du laveur dans la plèvre et ont fait passer 3 à 4 litres d'eau bouillie ou mieux d'eau oxygénée étendue d'une fois son volume d'eau stérilisée tiède (1). L'on verse le liquide dans l'entonnoir muni d'un caoutchouc stérilisé qui forme le laveur.

Je suis alors d'avis d'introduire le doigt dans la cavité pleurale et de le recourber vers le bas jusqu'à la limite inférieure extrême du cul de sac ; je sens le dernier espace et j'incise cet espace d'un seul coup en suivant la côte sous-jacente. Par cette ouverture inférieure, j'obtiens un drainage parfait et j'évite toute accumulation de pus. J'ai déjà obtenu de très bons résultats de cette pratique.

On introduit alors deux drains dans la plèvre par l'orifice inférieur. Ces drains sont munis à leur extrémité d'une épingle anglaise à laquelle se fixe un fil assez fort qu'on fixe avec du collodion sur la paroi thoracique. On met un point de suture à chaque angle de la plèvre, on couvre de gaze stérilisée, d'une épaisse couche d'ouate hydrophile stérilisée, d'ouate ordinaire et d'une bande en flanelle qu'on maintient avec des épaulettes.

On ne touchera pas au pansement avant le 3e jour, sauf s'il est humide et imbibé de pus, auquel cas il y a urgence à le changer.

Le 3e jour, s'il y a fièvre, on fait un nouveau lavage à l'eau oxygénée. On laissera ensuite le pansement 3 à 4 jours, puis on espacera les pansements. Au fur et à mesure que l'écoulement diminue on raccourcit les draines jusqu'à ce qu'on les enlève tout à fait.

Quelques accidents sont à craindre à la suite de la pleurotomie. C'est la *blessure du diaphragme, de l'artère intercostale* ou *du cœur déplacé*, on les évitera en opérant au lieu d'élection que nous avons déterminé.

Accidents de la pleurotomie.

La *chûte du drain* dans la plèvre ne se produira pas si on le fixe comme il a été dit.

(1) Des recherches faites avec le docteur Vanverts nous ont démontré que l'eau oxygénée au 17 °/₀ tuait tous les germes en fort peu de temps.

La *syncope* est rare. Elle est tantôt *subite*, sans un cri, sans un mot ; tantôt elle est précédée d'angoisse, de pâleur ou de dyspnée. Vous lutterez contre elle par la flagellation, la faradisation du laryngé, les tractions de la langue.

Elle est souvent mortelle. Elle s'accompagne parfois de convulsions.

On peut observer à la suite de la pleurotomie des *convulsions* précédées d'aura et se produisant suivant le mode tonique ou classique, suivie de coma. Vous administrerez contre elles le chloroforme ou le chloral.

<pre>
Hydrate de chloral.....................   4 gr.
Bromure de potassium...............   4 gr.
Extrait gras de connabis indica .....   0 gr. 10
Julep gommeux .... 150 gr.
</pre>

L'hémiplégie est heureusement rare. Ordinairement transitoire, elle est de nature obscure et due à l'urémie, à des embolies ou à un réflexe.

L'intoxication ne se produira pas si on emploie les liquides de lavages que nous recommandons. On ne l'a observée qu'après les lavages au sublimé, à l'acide phénique, etc.

En certains cas la pleurotomie est insuffisante. L'abcès froid n'est pas justiciable du même traitement que l'abcès chaud. L'incision simple avec ou sans lavage est ici insuffisante ; il faut ouvrir plus largement et modifier la paroi qui en ce cas renferme des éléments capables d'entretenir la suppuration pendant longtemps et d'empêcher l'accolement des deux feuillets de la plèvre. La pleurotomie faite, le pus évacué, il reste un espace mort déterminé par la rétraction pulmonaire et la rigidité de la cage thoracique. Si cet espace mort persiste jamais l'oblitération ne se fera, il restera une cavité suppurante dont la persistance même épuisera le malade.

Que faire à cela ?

1° Tenter de rendre l'élasticité au poumon emprisonné dans sa coque de fausses membranes.

2° Supprimer la rigidité de la cage thoracique.

3° Modifier les parois de la poche : y détruire les germes et exciter leur vitalité. Un certain nombre d'opérations dont le type est celle de Letiévant-Estlander ont été proposées dans ce but.

Quand sont-elles indiquées ?

1° Dans la pleurésie purulente tuberculeuse, lorsque les lésions pulmonaires sont peu étendues, peu avancées et n'ont pas une tendance à évoluer rapidement.

2º Dans les pleurésies purulentes qui ne présentent aucune tendance à se tarir rapidement.

3º Dans les pleurésies purulentes à fistules persistantes.

4º Dans les pleurésies purulentes très anciennes persistantes et où se produit une rétraction thoracique pourtant insuffisante.

5º Dans les pleurésies multiloculaires ou, après résection, on détruira avec le doigt les adhérences, réunissant toutes les loges en une seule que l'on drainera.

Le meilleur procédé me semble être celui de **Delagenière,** qui supprime l'espace mort en réséquant les 8ᵉ, 9ᵉ, 7ᵉ et 6ᵉ côtes ; en ouvrant largement la plèvre au point le plus déclive et en plaçant les drains au point le plus déclive.

Si le poumon est rétracté au milieu de fausses membranes et pelotonné vers le hile, on pourra tenter la **décortication** suivant la méthode de Roux, de Lausanne.

Si la pleurésie est très ancienne, si l'espace mort est très étendu, très profond, on aura recours à l'opération d'Estlander avec les modifications de Schede et de Beckel (1).

Si au contraire l'espace mort, tout en étant étendu, est plus profond, c'est le procédé de Quenu qui est le meilleur.

Dans toutes ces interventions, on peut modifier la plèvre en curettant et en badigeonnant avec une solution au chlorure de zinc à 2 ou 5 %.

Les résultats de ces interventions sont des plus instructifs. Voici les chiffres fournis par les diverses statistiques réunies :

Guérisons complètes : 50,1 %.

Guérisons incomplètes : 11 %.

Améliorations : 18 %.

États stationnaires : 24,3 %.

Morts : 17 %.

On voit donc que la statistique est tout en faveur de l'intervention.

L'essentiel est de **ne pas tarder.** Quand chez votre malade vous trouvez les indications ci-dessus énoncées, intervenez le **plus tôt possible.**

Indépendamment de ces interventions, la médecine doit soutenir les forces du malade :

1º Par une *hygiène bien entendue* : aération.

(1) Je ne peux décrire ici toutes ces opérations. — Cf. TERRIER et REYMOND, *Chirurgie de la plèvre et du poumon.*

2° Par la *suralimentation* (viandes, œufs crus, féculents en purée, etc....).

3° Par l'*huile de foie de morue iodo-saccharinée* ou les arsenicaux.

Plus tard, vous fortifierez encore l'organisme :

1° Par la *vie en plein air* avec exercices physiques.

2° Par *l'alimentation bien choisie*.

3° Par *l'escrime et autres exercices*.

Vous lutterez contre les atrophies musculaires et les déformations thoraciques :

1° Par la *gymnastique respiratoire :* exercices de marche ; d'inspirations et d'expirations profondes, la course, etc...

2° Par les *mouvements bien ordonnés des bras :* élévation, projection, moulinet, projection des coudes en arrière, circumduction, etc., répétés 10 à 20 minutes chaque jour.

3° Par le *massage du thorax*.

4° Par les *courants continus faibles*.

QUARANTIÈME LEÇON

———

DES FORMES ANORMALES DE PLEURÉSIES

———

I. — Pleurésies Interlobaires.

Messieurs,

Parmi les raretés diverses de pleurésies il en est deux qui méritent d'attirer notre attention : la pleurésie interlobaire, la pleurésie diaphragmatique.

Les poumons ne sont pas, vous le savez, composés d'une seule pièce, ils sont divisés par des scissures en lobes bien distincts. Le poumon gauche présente une scissure qui partant de 6 cm. au-dessous du sommet se dirige très obliquement en bas et en avant formant deux lobes : un lobe supérieur et un lobe inférieur.

Le poumon droit présente une scissure qui, partie également de 6 cm. au-dessous du sommet, se bifurque ; une de ses branches vient horizontalement en avant, l'autre va obliquement en bas et en avant : il y a donc trois lobes ainsi formés.

Ces scissures interlobaires sont tapissées par la plèvre viscérale dans toute leur étendue. Si cette plèvre interlobaire s'enflamme, s'il se produit des adhérences entre les lèvres de la scissure, l'épanchement se collectera à ce niveau, la pleurésie sera interlobaire.

Parfois séro-fibrineuse *la pleurésie interlobaire est ordinairement purulente.*

Toutes les espèces microbiennes incriminées comme causes de pleurésies peuvent aussi la produire, mais c'est surtout le *pneumocoque* qui est le plus souvent en jeu. Les causes.

Ces microbes arrivent à la plèvre interlobaire sans avoir lésé le poumon ou après l'avoir lésé. Dans le premier cas, de beaucoup le plus fréquent, la pleurésie interlobaire est **primitive** ; dans le second cas elle est **secondaire**. Elle succède alors à une infection pneumonique, soit dans le cours même de celle-ci (**pleurésie parapneumonique**), soit à sa suite (**pleurésie postpneumonique**). — Elle peut succéder à une broncho-pneumonie, à une congestion pulmonaire. Ordinairement elle est primitive et survient, c'est là un fait véritablement remarquable, dans le cours d'une santé parfaite.

Les lésions. — Les **lésions** ne présentent rien de particulier. La grande cavité pleurale est saine. Souvent néanmoins il y a des adhérences et des exsudats pseudo-membraneux au niveau de la scissure malade.

Par tractions on peut séparer les lèvres de cette scissure et on la trouve alors tapissée de fausses membranes et distendues par le liquide le plus souvent purulent.

Ce pus présente les caractères habituels décrits précédemment : c'est le plus souvent un pus louable, crémeux, bien lié, du pus pneumococcique.

Il peut y en avoir plusieurs litres *(grands épanchements interlobaires)*, il ne peut y en avoir que une ou deux cuillerées.

Le poumon voisin, refoulé par l'exsudat, est atelectasié, congestionné ou hépatisé.

Étude clinique.

Pleurésie secondaire. — Lorsqu'elle est secondaire, la pleurésie interlobaire voit son début masqué par les signes de la pneumonie causale.

Vous soignez un sujet atteint de pneumonie franche ; au 4e, 5e jour, la température subit une exacerbation ; le point de côté, la dyspnée s'aggravent, l'état général devient plus sérieux. Au 7e jour, la défervescence ne se fait pas ; la maladie traine en longueur jusqu'au 15e, 20e jour, date à laquelle le sujet fait une vomique.

Voici un autre malade qui relève d'une pneumonie. Après quelques jours d'apyrexie, la fièvre reparaît ; la dyspnée, la toux et le point de côté se réveillent. Localement, vous ne trouvez qu'un peu de submatité suspendue en arrière et sous l'aisselle, du souffle, des râles crépitants ! Méfiez-vous ! car bientôt, vers le 25e jour, la vomique viendra vous éclairer.

Pleurésie primitive. Début. — Primitive, la pleurésie interlobaire a un début insidieux. Le plus souvent, c'est à la suite d'un refroidissement qu'un malade éprouve des **frissonnements**, de l'**insomnie**, de la **fièvre**, de la courbature. La température ne dépasse guère 38°5 à 39°5.

Puis apparaît un **point de côté** diversement localisé, la **toux** sèche et quinteuse *sans expectoration*, et une **dyspnée** ordinairement très intense.

Localement, cependant, vous ne trouvez que des symptômes mal définis : une **bande de submatité** qui s'étend du niveau des 5ᵉ et 6ᵉ côtes jusqu'à l'aisselle et au niveau de laquelle vous entendez des râles, quelques frottements et parfois un léger souffle. Au-dessus et au-dessous, le poumon reste normal.

En présence de cet état de choses, vous restez hésitant. S'agit-il d'une pneumonie, d'une congestion pulmonaire ou d'une pleurésie ?

Vous rejettez la **pneumonie** en *l'absence du début solennel,* d'expectoration rouillée, d'exagération des vibrations vocales, de râles ou souffles crépitants. Vous rejettez la **congestion pulmonaire de Woillez** *en l'absence de toute expectoration, de souffle, d'échophonie ;* la maladie, d'autre part, ne *régresse pas au 4ᵉ, 5ᵉ jour.*

Quant à la pleurésie, il y manque *l'abolition des vibrations vocales, le dénivellement, l'égophonie, la pectoriloquie aphone, le signe du sou ; la ponction exploratrice reste de plus négative.*

De même, vous éliminez l'idée d'une **broncho-pneumonie**, parce qu'il n'y a *pas d'expectoration*, parce que la *localisation est précise* et ne correspond point à un lobe, parce que l'on n'entend point de signes de bronchite.

De quoi s'agit-il donc, alors ? Vous restez ordinairement embarrassés et vous bornez à faire de la thérapeutique symptômatique.

Deuxième phase.

La **toux** augmente toujours sèche et quinteuse, le **point de côté** persiste mais moins intense, la **dyspnée** est extrême, mais l'**expectoration** est nulle.

La **fièvre** reste élevée (de 39° à 40°) ; l'**état général** reste grave.

Localement, on trouve une **zône de matité occupant les 5ᵉ et 6ᵉ espaces intercostaux** ordinairement bien limitée. Les vibrations vocales sont diminuées à ce niveau mais jamais abolies, quelquefois exagérées au contraire.

Dans cette zône, **on ne perçoit pas le murmure vésiculaire.** Tout autour, on entend de la respiration soufflante avec quelques râles crépitants. Pas d'égophonie, un peu de broncho-égophonie ; pas de pectoriloquie aphone, pas de signe du sou.

Ajoutez à cela que l'aire de Traube n'est jamais modifiée, le foie n'est jamais abaissé. Au contraire, le **cœur est souvent déplacé** et ce déplacement très marqué, coïncidant avec la conservation de l'aire de Traube, est digne de remarque.

Déjà votre diagnostic se précise, car un pareil complexus symptômatique est bien particulier et ne s'observe que dans la pleurésie interlobaire.

L'état du malade restant toujours le même, deux épisodes significatifs vont faire leur apparition : les hémoptysies et la vomique.

Les hémoptysies. — Un beau jour, le malade, dans une quinte de toux, rejette du sang en quantité variable, généralement assez abondante. Cette **hémoptysie** ne présente rien de particulier. Elle peut être unique ou, au contraire, se répéter les jours suivants.

La vomique. — La **vomique** a une importance bien plus grande encore. Elle est *fréquente* et *précoce* dans les pleurésies interlobaires.

Elle s'annonce à l'avance par la *fétidité de l'haleine*, symptôme révélateur de premier ordre. Puis un jour, après une quinte de toux, au milieu d'accidents dyspnéïques parfois angoissants, le patient rejette des crachats muco-purulents en abondance, parfois considérables. Jamais il ne rejette un flot de pus comme dans les vomiques pleurales, ici la vomique est, pour ainsi dire, *fragmentée*.

La guérison. — A ce moment le malade est soulagé. Ce soulagement peut être définitif et la guérison peut en résulter. Localement, on perçoit alors des symptômes cavitaires habituels : sonorité exagérée, souffle caverneux, gargouillement, voix caverneuse, etc... La fièvre tombe, la dyspnée s'amende, les quintes de toux diminuent d'intensité, les crachats deviennent de moins en moins abondants, la fétidité disparaît, l'appétit renaît et, en quelques semaines, le malade est guéri.

L'hecticité. — Mais, en bien des cas, tout n'est pas aussi simple. La cavité ne se ferme pas, la suppuration continue, la fièvre reste vive, le pouls accéléré, les transpirations abondantes, l'anorexie absolue. L'amaigrissement est rapide, le malade prend l'aspect phtisique ; ses bronches s'infectent, on entend des râles broncho-pulmonaires disséminés ; si vous n'intervenez pas c'est la mort à brève échéance.

La gangrène. — Parfois la cavité interlobaire peut s'infecter et se sphacéler : la gangrène, qui en est la résultante, se traduit par une fétidité particulière de l'haleine et de l'expectoration : le professeur Dieulafoy en a rapporté récemment des exemples.

Enfin si une intervention active n'enraye pas la marche de la maladie, elle aboutira à la sclérose pulmonaire avec dilatation des bronches.

Abandonnée à elle-même, la pleurésie interlobaire serait donc des plus graves et son pronostic fatal à plus ou moins longue échéance dans les 3/5 des cas. L'intervention chirurgicale éclaircit singulièrement ce pronostic. Le tout est d'intervenir de bonne heure. Tout dépend donc d'un diagnostic précoce.

Vous le ferez en vous basant :

1º Sur la matité suspendue des 5e et 6e espaces.

2º Le peu de netteté des signes stéthoscopiques.

3º Les hémoptysies.

4º La vomique.

5º La ponction exploratrice.

6º La fluoroscopie qui permet de reconnaître sur l'écran ou sur une photographie l'existence d'une zône opaque occupant la région interlobaire.

C'est l'intervention chirurgicale qui est ici encore votre unique recours. Elle consistera à ouvrir le thorax, réséquer les 5e et 6e côtes, suturer la plèvre et ouvrir au thermo-cautère chauffé au rouge le sillon interlobaire. On draine et on applique un pansement soigné. *Traitement.*

En même temps on soumet le malade au traitement médical comme dans les pleurésies purulentes.

II. — Pleurésies diaphragmatiques

La pleurésie diaphragmatique est assurément l'une des formes les plus saisissantes de l'inflammation pleurale.

Toute pleurésie diaphragmatique est due à la fixation et à la pullulation d'une ou de plusieurs espèces microbiennes sur la plèvre diaphragmatique. *Sss causes.*

Il est logique d'admettre que **toutes les espèces microbiennes** que nous avons vu produire les pleurésies, sont également capables de produire la pleurésie diaphragmatique séro-fibrineuse ou purulente. Peu de recherches ont été faites en ce sens. Leblond est presque le seul qui ait démontré la présence du streptocoque dans un cas de ce genre.

Comment ces microbes pénètrent-ils jusqu'à la séreuse diaphragmatique ? De diverses façons. *Mode de pénétration des microbes.*

Tantôt ils y sont apportés directement par un traumatisme pénétrant : l'observation de Raymond (1884) en fait foi.

Tantôt ils y sont déversés par rupture d'une collection voisine ou en suivant la voie des lymphatiques. Ceci s'observe à la suite de pleurésie costo-pariétale, de péricardite ou de tumeur du médiastin ; dans le cours de la pneumonie, des abcès pulmonaires ou de la tuberculose pulmonaire ; dans le cours des kystes hydatiques du poumon ou du foie, des abcès du foie, des cirrhoses avec périhépatite. On la voit ainsi se produire dans les abcès sousphréniques ; l'ulcère et le cancer ulcéré de l'estomac, les abcès de la rate ou les tumeurs de cet organe, les abcès périnéphrétiques, l'appendicite, la pelvipéritonite.

Enfin la pleurésie diaphragmatique peut se produire dans le *cours des maladies infectieuses* : grippe, fièvre typhoïde, rhumatisme articulaire aigü, etc., en ce cas les microbes doivent être apportés jusqu'à la séreuse par le sang lui-même.

En dernier lieu je dois vous dire que *dans bon nombre de cas on ne saisit pas le mode d'infection* : la pleurésie diaphragmatique apparaît dans le cours d'une santé parfaite. Les malades incriminent alors un refroidissement, un traumatisme, une frayeur, le surmenage ou la suppression brusque des règles : ce sont là des causes secondes dont le mode d'action est aujourd'hui encore des plus obscurs.

La pleurésie diaphragmatique frappe de préférence les adultes. Chez l'homme elle est habituellement primitive ; elle est au contraire secondaire chez la femme où elle est due le plus souvent à l'infection puerpérale.

Les lésions. En elles-mêmes, les lésions de la pleurésie diaphragmatique ne présentent rien de bien particulier : ce sont celles des pleurésies sérofibrineuses ou purulentes, en général. Elles sont du reste mal connues, les autopsies de malades morts de cette affection étant rares.

Dans la **pleurésie sèche**, la séreuse est dépolie, injectée, sa surface est terne, irrégulière et tomenteuse. Elle est recouverte de fausses membranes plus ou moins épaisses, en couches superposées, formant des saillies villeuses agglutinant parfois les deux feuillets.

Ces fausses membranes peuvent s'organiser et forment alors des bourgeons vasculaires plus ou moins volumineux, véritables crêtes de coq qui, en se fusionnant avec celles du feuillet opposé, forment des brides mollasses, puis fibreuses, qui constituent des adhérences parfois très solides entre le poumon et le diaphragme, le diaphragme et les fausses côtes.

Dans les **pleurésies avec épanchement**, l'exsudat est *séreux, purulent* ou *hémorragique*.

Le liquide séreux est limpide, citrin ou trouble; *purulent*, il est jaunâtre, *verdâtre* ou caséeux; on retrouve ici tous les caractères précédemment décrits, soit à propos des pleurésies séro-fibrineuses, soit à propos des pleurésies purulentes.

Le liquide, quel qu'il soit, est presque toujours enkysté au-dessus du diaphragme. Cet enkystement est dû aux adhérences qui se forment très facilement à ce niveau. Anatomiquement, en effet, le poumon descend à la manière d'un coin entre la voûte diaphragmatique et la paroi costale. Cette disposition même explique la facilité avec laquelle des adhérences s'établissent entre le coin pulmonaire et la plèvre pariétale.

Ces adhérences peuvent être préexistantes à la pleurésie diaphragmatique.

On peut admettre aussi qu'elles se produisent dans un premier temps : l'inflammation crée l'adhérence, puis, en un second temps, elle crée l'exsudat.

Quoiqu'il en soit, il *suffit d'une adhérence très lâche pour produire l'enkystement.*

Le liquide se dispose alors sous forme d'une lentille convexe ou biconvexe, par suite du refoulement total du diaphragme.

Enfin, en certains cas, la collection diaphragmatique peut communiquer avec une collection sous-phrénique par un ou plusieurs orifices ou fistules.

Il n'est pas rare de trouver ces pleurésies diaphragmatiques divisées en plusieurs loges, et, chose curieuse, ces loges peuvent renfermer des liquide de nature différente (pus, liquides gélatineux, séreux ou hémorrhagiques) : ce sont des pleurésies polymorphes.

Dans les vieilles pleurésies purulentes, les loges ont souvent les parois très épaisses, sclérosées, cartilagineuses ou crétacées.

Ces épanchements ont des destinées variables. Si ie liquide est séreux *il se résorbe* habituellement mais peut parfois *devenir purulent.* S'il est purulent il peut encore *se résorber :* c'est exceptionnel mais on l'a vu dans les pleurésies métapneumoniques. Il peut *s'enkyster* définitivement. Il peut enfin, et c'est le cas le plus fréquent, *s'évacuer* dans une bronche, dans la grande cavité pleurale, dans le péritoine, le péricarde ou l'un des organes abdominaux.

Le **poumon** est congestionné, atélectasié au voisinage de la collection. Il peut, si le cas est ancien, se scléroser.

Le *diaphragme* est enflammé. Les lymphatiques sont oblitérés par des thromboses fibrineuses ou leucocytaires.

Les fibres musculaires sont en dégénérescence granulo-graisseuse ou fragmentaire. Parfois on trouve des ecchymoses interstitielles.

Dans les cas anciens il y a myosite interstitielle. Le muscle est ordinairement ramolli et friable.

Le **nerf phrénique** est hypérémié mais jamais on n'y a signalé de lésions névritiques.

Le plus ordinairement la pleurésie diaphragmatique a **un début brusque.**

Etude clinique.

A la suite d'un refroidissement ou de tout autre des causes précédemment énumérées, un homme jusqu'alors bien portant se sent très « mal en train. » Il éprouve **un ou plusieurs frissons** tantôt légers et de peu de durée, tantôt intenses et prolongés. Bientôt la **fièvre** s'allume, le malade a très chaud, son corps se couvre de sueurs, le thermomètre monte à 38°5, 39°, 40°. Il est courbaturé, se plaint de céphalée.

Bientôt il accuse une **douleur** violente, située plus bas que le point de côté habituel. La dyspnée est extrême.

Fièvre, douleur, dyspnée vont augmentant progressivement jusqu'à la période d'état de la maladie.

A ce moment vous trouvez le malade assis sur son séant, le corps penché en avant. **Il ne peut se coucher ;** tout mouvement est pénible. La toux, l'effort, le hoquet qui est presque continuel arrachent des cris de douleurs au malade. La voix est cassée.

La face est anxieuse, grippée, cyanosée ; les muscles des lèvres et le peaucier du cou contracturés lui donne un aspect que l'on désigne en clinique sous le nom de **fièvre sardonique.**

Les douleurs.   Le malade se plaint surtout de **douleurs** exaspérées par tout mouvement.

Ces douleurs sont ordinairement bien localisées en des points qu'il vous faut bien connaître.

Prolongez au crayon la 10ᵉ côte ; prolongez le bord externe du sternum, et, à l'intersection de ces deux lignes, enfoncez le doigt. Le malade pousse un cri, halète et suffoque : ce point, c'est le *bouton diaphragmatique.*

Vous trouvez également un point douloureux au-dessous de l'appendice xiphoïde : c'est le *point épigastrique.* A ce sujet, rappelez-vous qu'en pressant de haut en bas cette région, la douleur est tolérable ; elle devient intolérable si vous pressez, au contraire, de bas en haut.

A signaler encore le *point dorsal* au niveau de la 10ᵉ vertèbre dorsale, le *point sterno-mastoïdien* au niveau des muscles du même nom, qui forment parfois deux cordes douloureuses et tendues. Citons encore un point *sus-claviculaire, sus-scapulaire* et surtout les *points intercostaux* dans l'angle des espaces du même nom. Enfin, dans certains cas, il y a une *douleur en demi-ceinture,* sur laquelle Huchard a fixé l'attention.

Dyspnée.   Ces douleurs sont si exquises que, pour les empêcher d'être trop intenses, le malade respire le plus superficiellement possible : d'où **dyspnée intense,** allant parfois jusqu'à l'orthopnée.

Toux.   La toux est sèche, quinteuse et fréquente ; elle se réveille dès que le malade change de position. **Le malade ne crache pas.**

Localement, vous notez tout d'abord **l'inversion du type respiratoire** chez l'homme : la respiration devient exclusivement costale supérieure. L'épigastre reste immobile.

Signes physiques.   Parfois même, il y a **inversion des mouvements du diaphragme ;** le creux épigastrique est avalé à chaque inspiration.

L'hémithorax du côté malade est immobile et élargi à sa base.

La 12ᵉ côte est abaissée.

Les vibrations vocales sont normales ou légèrement diminuées.

L'aire de Traube est mate ; la matité **hépatique** est abaissée sans que sa limite supérieure soit modifiée.

C'est à peine si le murmure vésiculaire est diminué, si l'on entend quelques râles ou quelques frottements : le souffle est rare, l'égo-phonie exceptionnelle, le signe du sou fait défaut

Indépendamment de ces signes, les malades accusent souvent du **hoquet**, de la **dysphagie**, des nausées et des **vomissements bilieux incoercibles.**

L'estomac est distendu, **l'ictère** est fréquent, **l'albuminurie** n'est pas rare.

La fièvre reste élevée (39° à 40°) ; le pouls est dur, petit, concentré ; le malade délire.

La maladie peut alors tourner court et **guérir** : brusquement ou graduellement on voit tous les symptômes s'amender et disparaître. Il n'est pas rare cependant, une fois la guérison obtenue, de voir persister des douleurs névralgiques souvent très intenses. *Guérison.*

En d'autres cas, le pus peut se **faire jour à l'extérieur.** Après avoir constaté que depuis quelques jours son **haleine** devient **fétide,** le malade éprouve tout à coup une envie irrésistible de tousser et dans une quinte de toux il rejette du pus en quantité plus ou moins considérable. *Vomique.*

Cette **vomique** est suivie d'un soulagement très appréciable. Celui-ci peut être définitif : la vomique ne se reproduit plus, l'état général s'améliore et localement vous percevez à la base des signes cavitaires qui vont diminuant jusqu'à disparaître. En d'autres cas les vomiques se répètent, l'état général reste stationnaire ou s'aggrave : c'est celui d'un phtisique, les signes cavitaires persistent et la mort survient dans le marasme.

L'ouverture peut se faire dans le péricarde ou le péritoine, déterminant une infection de ces séreuses qui peuvent emporter le malade. L'ouverture peut se faire aux hanches, à la cuisse, à la crête iliaque, dans le rachis. La mort peut survenir en ces diverses alternatives.

Elle peut être due à une infection généralisée.

Le **pronostic** des pleurésies diaphragmatiques est donc des plus sérieux. Très bénigne lorsqu'elle reste sèche ou séro-fibrineuse, elle devient des plus graves si elle subit la transformation puru-lente. *Pronostic.*

La gravité dépendra de la *cause.* C'est ainsi que la pleurésie diaphragmatique rhumatismale, celle qui succède à la suppression brusque d'un flux menstruel, les pleurésies sèches ou grippales sont de peu d'importance.

Une pleurésie diaphragmatique qui survient chez un *tuberculeux* est toujours grave car elle peut être due elle-même à une éruption granulique. *Elle est plus grave lorsqu'elle est double.*

Enfin vous vous baserez sur l'étude du *terrain* sur lequel évolue la pleurésie diaphragmatique : s'il est bon le pronostic sera favorable et vice versa.

Diagnostic. Le **diagnostic** de la pleurésie diaphragmatique est des plus difficiles.

L'**angine de poitrine** se différenciera :

1° Par l'*apyrexie*.

2° Le *caractère paroxystique* des douleurs.

3° La *localisation précoce de ces douleurs*.

4° L'*absence des points classiques, les irradiations brachiales*.

La **péricardite** se distinguera de suite à *l'auscultation du cœur*.

La **pleurodynie** est *apyrétique. Elle manque des signes physiques* que nous avons décrits.

Elle ne s'accompagne pas *d'ictère, de vomissements, ni de hoquet.*

La **névralgie intercostale** ne saurait nous attarder : *l'existence des points douloureux classiques* lèverait tous les doutes.

La **névralgie diaphragmatique** est *apyrétique*. Il n'y a *pas d'ictère, pas de vomissements, pas de signes stéthoscopiques.*

La **colique hépatique**, le **foie cardiaque**, l'**hépatite aiguë** se distingueront très aisément quand on aura minutieusement analysé l'histoire de la maladie et examiné le foie.

Il est bien plus difficile de séparer la pleurésie diaphragmatique de l'**abcès sous-phrénique**. — Le diagnostic repose :

1° *Sur la notion d'une affection stomacale antécédente.*

2° *Sur l'abaissement de la limite de la matité pendant l'inspiration* dans les abcès sous-phréniques ; elle reste immobile dans la pleurésie diaphragmatique.

3° *Sur la disparition de la matité hépatique masquée par une zone sonore.*

4° Après ponction exploratrice l'écoulement du pus est plus fort dans l'inspiration que dans l'expiration ; c'est le contraire dans la pleurésie diaphragmatique.

5° La fluoroscopie peut être d'un certain secours en ces cas.

En présence d'une pleurésie diaphragmatique votre ligne de conduite est simple. *Traitement.*

Si la pleurésie est sèche, attendre en combattant les symptômes :

1° Par une injection de morphine loco-dolenti.

2° Par l'application d'une couronne de ventouses scarifiées à la base du thorax.

3° Par l'administration de 4 à 5 gr. de salicylate de soude par 24 heures.

4° Régime lacté.

S'il y a du liquide séro-fibrineux :

1° Thoracentèse.

2° Continuer le salicylate.

3° Infusion avec 4-6 gr. feuilles de jaborandi en 24 heures.

4° Régime lacté.

Si le liquide est purulent : thoracotomie au niveau du 8e espace avec résection partielle des 8e, 9e et 10e côtes. Suivre le diaphragme, décoller le poumon si possible ou aller ouvrir la cavité à l'aide du thermocautère. Drainage.

DES PLEURÉSIES HÉMORRHAGIQUES

MESSIEURS,

On appelle pleurésie hémorrhagique une pleurésie avec épanchement sanglant renfermant plus de 6.000 globules rouges par millimètre cube.

Pour que cet épanchement sanglant se produise, il faut :

Facteurs pathogéniques.

1º Une lésion des parois vasculaires : fissure, vascularite, etc. qui permette l'irruption du sang ou de ses éléments.

2º Une néoformation vasculaire.

3º Une altération dyscrasique du sang qui le rende tel qu'il puisse filtrer à travers les parois vasculaires même saines.

Anévrysme de l'aorte ou anévrysme aortique fissuré.

A part les **hématomes pleuraux consécutifs aux fissures d'un anévrysme de l'aorte ou d'une aorte athéromateuse,** cas dans lesquels le mécanisme de l'hémorrhagie est facile à saisir, celle-ci est, dans l'immense majorité des cas, mixte, chacun des facteurs précités y jouant son rôle.

Ces épanchements hémorrhagiques s'observent donc dans les affections dans lesquelles les parois des vaisseaux sont lésées, le sang adultéré.

Maladies infectieuses.

C'est surtout dans les **maladies infectieuses** que se retrouvent ces deux lésions.

Parmi celles-ci il convient de placer le **cancer** et la **tuberculose** de la plèvre ou du poumon ;

Le **cancer** est une des causes les plus fréquentes des pleurésies hémorrhagiques, pourvu que les néoplasies soient assez étendues ou assez nombreuses.

Le cancer pleuropulmonaire s'accompagne presque toujours de pleurésie et celle-ci est hémorrhagique dans les deux tiers des cas. Le reste des cas est séreux ou chyliforme.

Toutes les variétés anatomiques du cancer peuvent y donner naissance : l'encéphaloïde, le squirrhe, le sarcome, le carcinome mélanique en sont capables, que ces tumeurs soient primitives ou secondaires.

L'hémorrhagie tient en ce cas :

1º A ce que ces tumeurs sont en général très vasculaires.

2º A ce que les vaisseaux qui s'y trouvent ont des parois fragiles.

3º A ce que le néoplasme peut léser des vaisseaux avoisinants.

4º A ce qu'il se produit presque toujours de la pleurésie au voisinage avec néo-membranes très vasculaires.

5º A ce que chez les cancéreux il y a des altérations du sang : destruction de fibrine, hypoglobulie, etc.

Le cancer de la plèvre est ordinairement un épithélioma atypique évoluant vers le cancer et se présentant sous forme de nodosités, de champignons, de plaques, de masses informes. On a signalé des cas de sarcome. (1)

Dans la tuberculose pleuro-pulmonaire les pleurésies hémorrhagiques sont aussi très fréquentes, qu'il s'agisse de tuberculose aiguë, chronique ou d'une localisation primitive du bacille de Koch sur la plèvre.

En ce cas l'hémorrhagie est due surtout à des lésions vasculaires : thromboses vitreuses, dégénérescence vitreuse ou nécrose des parois, lésions bien étudiées par Kelsch et Vaillard. Elle est due aussi aux propriétés vaso-dilatatrices des toxines secrétées par le bacille de Koch.

Les **fièvres éruptives** dites hémorrhagipares, le **purpura**, le scorbut, la grippe, la fièvre typhoïde, l'ictère grave.

A côté d'elles nous placerons les **intoxications** : les **cirrhoses** (2), Intoxications. le **mal de Bright**, l'intoxication par le mercure, le plomb, et surtout l'alcoolisme qui, en produisant la pachypleurite, est une cause relativement assez fréquente de pleurésie hémorrhagique et d'hématome pleural.

On voit donc que l'hématome traumatique ne rentre pas dans le cadre de cette étude. Ici il s'agit d'un épanchement spécial, non inflammatoire, dû à la seule déchéance d'un vaisseau par un traumatisme direct.

(1) Brunati. — Thèse, Paris 1894.

(2) Barjon et Henry ont démontré que les pleurésies hémorrhagiques des cirrhoses étaient dues à la tuberculose de la plèvre. *Lyon médical*, 1898.

Dans tous ces cas on invoque :

1° Des lésions de vascularites aiguës ;

2° L'action ectasique et vaso-dilatatrice des toxines sécrétées par les microbes ;

3° Des altérations du sang dues aux microbes eux-mêmes ou à leurs toxines.

L'étude bactériologique des pleurésies hémorrhagiques est à faire : on y a trouvé des micrococoques divers et des bacilles d'Eberth.

Dans la pachypleurite alcoolique, l'inflammation chronique de la plèvre aboutit à la formation de strates superposés de fausses membranes au milieu desquels rampent des néo-vaisseaux à parois minces et fragiles qui se rompent à la première occasion.

Lésions. A l'ouverture de la plèvre il s'échappe un liquide sanglant. Ce liquide peut occuper toute la cavité pleurale ou l'une de ses parties seulement : pleurésies enkystées.

Le liquide est plus ou moins rouge suivant la quantité de sang qu'il renferme : on y trouve un nombre de globules rouges qui varie entre 6.000 et 5.000.000. En ce dernier cas le sang est donc pur : on dit qu'il s'agit d'**hématome**. Ces globules rouges sont normaux ou déformés, crénelés, irréguliers.

En cas de sang pur, le liquide se coagule ou non : dans les hématômes néoplasiques il ne se coagule qu'exceptionnellement.

On y trouve des globules blancs en nombre variable : il peut égaler celui des hématies : ce sont des polynucléaires ou des mononucléaires. On y trouve de nombreuses cellules éosmophiles. (1)

On y rencontre encore des cellules volumineuses hydropiques en dégénérescence vacuolaire ou granulo-graisseuse.

Enfin on peut y trouver des cellules cancéreuses : volumineuses, géantes, renfermant plusieurs noyaux en voie de mitose et polymorphes : en raquette, en marteau, etc.

Je vous rappelle qu'au contraire dans le sarcome le liquide est extrêmement pauvre en éléments figurés, c'est sur cette absence d'éléments figurés que se base Lancereaux pour affirmer dans un cas l'existence d'un sarcome du poumon qui fut vérifié plus tard. Ce liquide est plus ou moins riche en fibrine et en hématine. Sa composition chimique ne peut nous être d'aucune utilité pour le diagnostic. Méhu affirme qu'un épanchement pauvre en fibrine et de densité supérieure à 1018 est d'origine néoplasique.

La plèvre présente les lésions causes de la pleurésie hémorrhagique et que je n'ai pas à décrire : cancer, tuberculose, inflammation pachypleurite, etc.

Etude clinique. Cliniquement, les pleurésies hémorrhagiques ne présentent aucune particularité intéressante.

Les signes physiques sont exactement les mêmes que ceux des autres pleurésies : matité hydrique avec perte de l'élasticité thoracique, dénivellement, modifications de l'aire de Traube et de la matité hépatique, tout s'y trouve.

(1) Auché et Carrière. — *Étude histologique des épanchement hémorrhagiques de la plèvre.* Congrès de Nancy, 1896.

Les vibrations vocales sont abolies ; le silence respiratoire est absolu, couvert par le souffle doux, voilé, lointain, caractéristique des épanchements. On retrouve l'égophonie, généralement peu éclatante, la pectoriloquie aphone et le signe du sou.

L'allure de ces pleurésies est variable : c'est parfois celle d'une **pleurésie séro-fibrineuse aiguë**. Le malade éprouve des frissonnements, de la fièvre parfois intense, un point de côté, de la dyspnée et de la toux. On ponctionne. *(Aiguë.)*

Parfois, l'acuité d'évolution est telle qu'on croit être en présence d'une pleurésie purulente : les symptômes généraux sont alors très violents, l'état général est rapidement endommagé ; jusqu'à ce que la ponction vous éclaire, vous resterez dans le doute. *(Suraiguë.)*

Le plus souvent, les allures sont **torpides**. Il n'y a pas de fièvre, mais le malade est gêné pour respirer ; il est oppressé, et cette dyspnée peut être extrême. Il tousse incessamment, souffre d'un point de côté continu, a des palpitations. Son état général reste bon ou s'aggrave ; il vient consulter, vous trouvez l'épanchement, vous le ponctionnez : il est hémorrhagique. *(Chronique.)*

Enfin, la pleurésie hémorrhagique peut rester **latente**, méconnue : c'est une surprise d'autopsie ou une surprise d'examen. *(Latent.)*

Tout ceci nous permet d'affirmer que, seule, la **ponction exploratrice vous permettra de porter le diagnostic de pleurésie hémorrhagique**. Sans doute, chez un cancéreux avéré, chez un tuberculeux, chez un malade atteint d'une fièvre éruptive hémorrhagique, vous pourrez avoir des soupçons et présumer de la nature hémorrhagique d'un épanchement que vous constatez : ce ne sont là que des présomptions ; seule, la ponction exploratrice vous donne la certitude *(Diagnostic.)*

Mais une fois cette certitude acquise, votre embarras est grand encore. Il vous faut en effet reconnaître la cause de cette pleurésie hémorrhagique, car c'est là la clef du pronostic et du traitement.

Pensez tout de suite au **cancer**. Il est évident que si le malade est atteint depuis quelque temps déjà d'un cancer de l'estomac, de l'œsophage, de l'intestin, du rectum, du péritoine, du foie, du pancréas ou de tout autre organe, vous serez amené de suite à penser que son épanchement hémorrhagique est d'origine cancéreuse. *(Est-elle d'origine cancéreuse.)*

Il en serait de même si, en interrogeant votre malade, vous appreniez qu'il a été opéré jadis pour une tumeur cancéreuse.

Mais la besogne n'est pas toujours aussi simple.

Rappelez-vous alors que le cancer pleuro-pulmonaire s'accompagne de *douleurs fixes, persistantes, irradiant vers le cou, l'épaule, le bras ou les poignets*. — Rappelez-vous que la *dyspnée est intense, continue ou paroxystique, peu soulagée par la thoracentèse.* — Souvenez-vous qu'il n'y a *généralement pas de fièvre ; que l'expectoration est gelée de groseille. Le pouls y est ordinairement accéléré ; le cœur est dévié au maximum* et sa *déviation persiste après la thoracentèse.* Les battements s'entendent nettement dans toute la poitrine. — *L'hémithorax lésé est souvent rétréci* et ce rétrécissement paradoxal est un des bons signes de la pleurésie du cancer.

Enfin, recherchez les *adénopathies*, la *circulation collatérale*, les troubles de *compression médiastinale* (aphonie, dysphagie, hoquet, troubles pupillaires) ; basez-vous sur *la rapide atteinte de l'état général :* toute pleurésie hémorrhagique qui dure plus d'un an n'est pas de nature cancéreuse.

Prenant alors le liquide, centrifugez-le : étudiez les éléments cellulaires qui s'y trouvent après action d'une solution iodée (qui colore en rouge les éléments cancéreux) : si vous y trouvez des cellules cancéreuses, le diagnostic est fait.

En dernier lieu, rappelez-vous que l'épanchement se reproduit avec une extrême rapidité après la thoracentèse : c'est encore là un élément du diagnostic.

Le cancer étant éliminé, vous songerez à la tuberculose.

Est-elle de nature tuberculeuse.

Bien entendu que si la pleurésie hémorrhagique survient chez un tuberculeux avéré, la tâche sera facile. Pour arriver au diagnostic étiologique, il vous faudra :

1º Relever minutieusement *les antécédents héréditaires bacillaires* de vos malades.

2º *Les manifestations tuberculeuses* qu'ils ont pu présenter ou présentent actuellement.

3º Etudier avec soin *l'état du poumon dans la zône sus-liquidienne,* y rechercher les schèmes du Professeur Grancher.

4º Pratiquer *l'examen des crachats,* y rechercher les bacilles de Koch, les inoculer.

5º Examiner aussi, à ce point de vue, *le liquide de l'épanchement* et l'inoculer au cobaye.

6º Faire l'épreuve du *séro-diagnostic.*

Ces deux causes étant éliminées, recherchez à quelle autre affection vous pouvez rattacher cet épanchement hémorrhagique.

Dans le cours d'une affection ou d'une fièvre éruptive hémorrhagipare, il sera facile de rattacher l'épanchement à sa cause.

Recherchez le brightisme, les cirrhoses du foie, les signes de l'alcoolisme, et en désespoir de cause, toutes ces notions étant éliminées, songez à l'hématome pleural simple, qui, ne l'oubliez pas, ne fait bien souvent que marquer le début d'une tuberculose de la plèvre.

Le **pronostic** est donc variable suivant la **cause**. *Pronostic.*

La **pleurésie hémorrhagique des cancers** est fatale. L'épanchement peut même se tarir (c'est exceptionnel) et le cancer, continuant son œuvre destructive, tue néanmoins le malade.

La **pleurésie hémorrhagique tuberculeuse** a un pronostic variable.

Aiguë, associée à des lésions pulmonaires aiguës, elle est *fatale*.

Chronique, se produisant dans le cours de lésions pulmonaires chroniques, elle est *très grave*, mais peut céder et *guérir* après plusieurs thoracentèses.

C'est l'état du poumon qui régit le pronostic : s'il s'agit d'une tuberculose localisée à la plèvre, elle peut guérir.

Les **pleurésies hémorrhagiques des cirrhotiques** et des **brightiques** sont **sérieuses** ; leur pronostic est celui de l'affection causale. Elles sont, d'autre part, souvent tuberculeuses.

Celles des **fièvres hémorrhagiques** sont très graves, parce que ces affections elles-mêmes sont très sérieuses.

L'**hématome des anévrysmes aortiques** ou de l'**athérome aortique** est très sérieux et généralement fatal à brève échéance.

La **pleurésie hémorrhagique de la pachypleurite** alcoolique est *curable*, mais récidive.

Quant à l'hématome simple, il faut être réservé : il n'est souvent que la première manifestation de la tuberculose.

Indépendamment de cette notion dominante, vous établirez un pronostic d'autant plus grave :

1º Que l'épanchement est plus abondant, plus riche en sang ;
2º Qu'il se reproduit plus rapidement après la thoracentèse ;
3º Que le soulagement qui suit cette opération est moins marqué ;
4º Que le cœur est lésé.

Le **traitement** des pleurésies hémorrhagiques est fort simple : *Traitement.* c'est l'**évacuation du liquide**.

Celle-ci doit, en effet, être pratiquée, mais avec une extrême prudence, **par petite quantité**, sans jamais dépasser 4 à 500 gr.

On peut répéter ces ponctions, mais seulement sur les instances des malades, lorsque la dyspnée devient trop intense, l'asphyxie menaçante.

Toutes les pleurésies hémorrhagiques peuvent être taries au moins transitoirement; ce qu'il est plus difficile de guérir, c'est leur cause.

Contre le cancer instituez un traitement purement symptômatique ; contre la tuberculose et les autres affections ayez recours aux traitements appropriés déjà décrits.

PLEURÉSIES AVEC ÉPANCHEMENTS CHYLIFORMES

Il est une variété d'épanchement pleurétique, rare il est vrai, que vous devez connaître : l'**épanchement chyliforme.**

Le liquide, en ce cas, est opaque et d'un blanc laiteux ou jaunâtre, il a l'aspect du chyle ou d'un looch. Ce liquide est homogène, sans flocons et inodore. Parfois il présente un reflet pailleté dû aux plaquettes de cholestérine qu'il renferme.

Au repos, ce liquide se dépose en deux couches : l'une inférieure claire et presque transparente, l'autre supérieure blanche et crémeuse. — Il ne renferme pas de fibrine, mais contient une dose variable d'albumine et de la graisse qui se dissout dans l'éther.

Microscopiquement, on y trouve des granulations graisseuses isolées ou en amas, des cellules en dégénérescence granulo-graisseuse. On n'y rencontre que fort peu ou pas de leucocytes.

Le seul examen bactériologique fait par Sainton a été négatif.

Cliniquement, ces épanchements ne présentent rien de remarquable. Ils s'accroissent lentement, mais atteignent presque toujours des proportions énormes : 5, 6, 7 litres.

Ils se décèlent par tous les signes classiques des épanchements pleurétiques ; rien ne permet de les reconnaître avant la ponction.

Ils se reproduisent avec persistance, ne se terminent jamais par une vomique. On ne les a jamais vu guérir.

La pathogénie de ces épanchements chyliformes est obscure. — Les lésions pleurales concomitantes ont été fort rarement étudiées. Dans quelques cas, on a signalé le rétrécissement du canal thoracique et la dilatation des lymphatiques sous-pleuraux; Debove a trouvé sur les feuillets de la plèvre une couche de cellules granulo-graisseuses assez épaisse. — On a voulu en conséquence voir dans le liquide chyliforme le résultat d'une dégénérescence cellulaire spéciale.

Il convient surtout de se souvenir que ces épanchements s'observent presque toujours **dans des pleurésies tuberculeuses ou cancéreuses.**

QUARANTE-DEUXIÈME LEÇON

DES SYMPHYSES PLEURALES

Messieurs,

On appelle symphyse pleurale la **soudure de deux feuillets pleuraux l'un à l'autre**.

C'est l'aboutissant de toutes les inflammations, de toutes les irritations de la plèvre.

Les lésions. Partielle, elle occupe de préférence le *sommet* chez les tuberculeux ou les vieillards. Elle peut occuper la région *phréno-costale*, aboutissant à la fusion du diaphragme, du poumon et de la paroi costale. Elle peut être *médiastine* et correspond alors à la médiastinite celluleuse.

La symphyse peut être partielle ou généralisée. Elle est plus ou moins résistante : il est des cas où l'on ne peut séparer le poumon de la paroi costale sans déchirer cet organe.

Dans toute pleurésie, dans toute irritation de la plèvre, il se produit aux points enflammés soit un exsudat, soit une prolifération des cellules fixes de la séreuse. L'exsudat ou les végétations ainsi formées s'organisent, il s'y forment des néo-vascularisations. Ces végétations s'unissent à celle du feuillet opposé et se soudent entre elles. Le tissu embryonnaire qui les constitue s'organise en tissu fibroïde ou cicatriciel. L'adhérence est constituée, la symphyse existe.

Cette symphyse peut se présenter sous différents aspects : tantôt il s'agit de brides filamenteuses, tantôt d'adhérences en surface plus ou moins étendue.

Ces adhérences peuvent s'infiltrer de substance cartilagineuse ou calcaire donnant lieu alors à la **pleurésie scléro-calcaire**. On peut trouver au milieu de ces adhérences de granulations blanchâtres dures ou caséeuses : ce sont des granulations tuberculeuses. Celles-ci peuvent se présenter avec leur aspect anatomique caractéristique, on peut y trouver des bacilles de Koch. Le périoste costal avoisinant est épaissi, il se produit une ostéite costale condensante qui aboutit à la production d'ostéophytes plus ou moins saillants.

Le poumon est parfois gros, mou, doux, non friable, non crépitant mais insufflable. Le plus souvent il est dur, fibreux, racorni, ardoisé. Il n'est plus insufflable. Sur la surface de section on voit des bandes fibreuses partir de la plèvre et s'enfoncer plus ou moins profondément dans le poumon en suivant les espaces interlobulaires et interacineux : c'est la pneumonie chronique pleurogène.

La sclérose et la symphyse peuvent se propager au péricarde ou au médiastin.

Les symphyses gênent le développement normal du poumon, limitent l'inspiration et l'expiration; elles le compriment. Il en résulte une gêne appréciable de la circulation pulmonaire, la déplétion sanguine se fait mal et incomplètement; le cœur droit en ressent les conséquences, il se dilate, s'hypertrophie pour suffire à sa tâche, finalement il succombe : c'est l'**asystolie** et on en trouve les lésions à l'autopsie.

L'inflammation, l'irritation causales de la symphyse peuvent siéger primitivement sur la plèvre; elles peuvent frapper la séreuse secondairement après avoir lésé le poumon. Dans le premier cas la symphyse est dite **pariétale,** dans le second elle est dite **viscérale,** dénominations justement proposées par le professeur Grancher. La **symphyse pariétale** est celle qui succède aux *pleurésies chroniques végétantes,* sèches et adhésives dès le début, tuberculeuses ou secondaires chez un tuberculeux. Elle peut succéder aussi aux *pleurésies exsudatives* séreuses ou surtout purulentes. Cette symphyse se produit plus particulièrement dans les épanchements chroniques qui séjournent longtemps dans la plèvre, dans ceux qui sont très abondants : nous manquons de données précises à ce sujet.

Divisions

Ces symphyses pariétales donnent lieu aux symptômes suivants :

Symphyse
pariétale.

1º Il y a des **déformations thoraciques**; l'hémithorax est rétracté en totalité ou en partie. Les espaces intercostaux sont rétrécis, les côtes abaissées. Les pectoraux et les muscles du thorax sont atrophiés dans des proportions parfois énormes. A la longue le rachis se déforme, il se produit une scoliose à convexité dirigée vers le côté sain; le malade prend une démarche claudicante. L'expansion thoracique est diminuée du côté malade, parfois nulle.

2º La sonorité thoracique est diminuée; la **submatité** est plus ou moins marquée.

3º Les **vibrations vocales** sont **diminuées** ou plus rarement exagérées.

4º Le **murmure vésiculaire** est **diminué ou aboli.** Parfois, suivant l'état du poumon sous-jacent, on perçoit un souffle ou des râles crépitants.

Lorsque la symphyse est localisée à la base, lorsqu'on se trouve en présence d'une symphyse phréno-costale, les symptômes sont assez caractéristiques. On observe alors une **dépression inspi-**

ratoire des côtes inférieures à partir de la 6ᵉ. **L'aire de Traube est mate, silencieuse et l'on n'y perçoit pas de vibrations vocales.**

Le **diagnostic** de cette affection est aisé. La rétraction thoracique survenant chez un individu, qui quelques mois ou quelques années auparavant a eu une pleurésie grave, suffit à l'établir.

Symphyse viscérale. Les **symphyses viscérales** sont celles qui se produisent après les bronchites, les broncho-pneumonies, les congestions pulmonaires, la pneumonie ou la tuberculose.

Cliniquement elles se traduisent par des douleurs thoraciques vagues, tiraillements douloureux, sensations de déchirure, etc. Vous examinez votre malade et vous trouvez :

1° Une **exagération des mouvements respiratoires des côtes obligés** de suppléer au peu d'amplitude de ceux du diaphragme.

2° La **diminution du murmure vésiculaire, les vibrations vocales et la sonorité restant normales.** Cette diminution du murmure vésiculaire coïncidant avec des mouvements respiratoires thoraciques exagérés constitue un excellent signe de symphyse au dire du professeur Grancher qui l'appelle : **respiration discordante.**

Cet état de chose s'accompagne de douleurs tantôt vagues, tantôt bien localisées et correspondant à la névralgie intercostale, à la névralgie phrénique ou diaphragmatique. Les malades sont oppressés, toussent et crachent si le poumon est lésé. Ils se plaignent de dyspepsie, de troubles gastro-intestinaux variés.

Le **Diagnostic** de cette lésion est facile, on ne saurait guère la confondre qu'avec l'**Emphysème pulmonaire.** Celui-ci se reconnait :

1° *parceque la sonorité est exagérée ;*
2° *les vibrations vocales sont diminuées ou abolies ;*
3° *les incursions thoraciques sont diminuées.*

Marche. Terminaisons. Les **Symphyses pleurales** peuvent se résorber et disparaître. Elles peuvent se rompre dans les grands efforts respiratoires et une fois déchirées peuvent se résorber.

Elles peuvent donner naissance à des troubles circulatoires : le cœur droit se dilate et l'asystolie apparaît. Celle-ci peut guérir mais se répétera sûrement et cette répétition conduira le malade à la cachexie cardiaque terminale.

Elles compliquent enfin toute affection pulmonaire et en assombrissent le pronostic par suite de la gêne apportée au fonctionnement du poumon.

Le **pronostic** de ces symphyses pleurales est variable. Il est bénin dans les symphyses partielles et dans celles qui sont peu résistantes, plus graves dans les autres. *Pronostic.*

Vous établirez ce pronostic sur les considérations suivantes :

1º *Sur l'âge des malades* : la symphyse a d'autant plus de chances de se résorber et de guérir que le sujet est plus jeune.

2º *Sur l'âge de la maladie.* Si la symphyse dure depuis plus de six mois on peut la considérer comme définitive ; jusqu'à cette date on peut tout espérer.

3º *Sur l'état du poumon.* S'il est sain le pronostic est peu sérieux, s'il est scléreux il faut redouter les troubles circulatoires ; s'il est tuberculeux, le pronostic sera celui de cette affection. Il est bien difficile du reste de se rendre un compte exact de cet état du poumon : les adhérences masquent et déforment tous les signes sthéthoscopiques.

4º *Sur l'état du cœur.* De l'intégrité de son fonctionnement dépend en grande partie l'évolution ultérieure de la maladie.

Pour traiter ces lésions vous aurez recours : *Traitement.*

1º A la révulsion répétée sous forme de *pointes de feu.*

2º *Aux résolutifs.* Chaque matin faire prendre à vos malades dans une tasse de lait une cuillerée à soupe de la solution :

Iodure de sodium..............	20 grammes
Chlorure de sodium..........	40 —
Bromure de sodium...........	30 —
Arseniate de soude...........	10 centigrammes
Eau distillée	300 grammes

3º Aux exercices physiques : escrime, marche. mouvements, *gymnastique respiratoire, massage de la paroi,* etc...

QUARANTE-TROISIÈME LEÇON

DU PNEUMOTHORAX ET DE SES COMPLICATIONS

Le pneumothorax est caractérisé par **la présence d'air ou de gaz dans la cavité pleurale.**

Ces gaz peuvent venir de l'extérieur ; c'est le cas de beaucoup le plus fréquent. Ils peuvent **prendre naissance spontanément dans la plèvre,** c'est exceptionnel mais indéniable. Nous savons tous que certains microbes (surtout les anaèrobies), en végétant, donnent naissance à des gaz parfois en quantité si considérable que les tubes de cultures fermés éclatent. Supposez que ces microbes aient élu domicile dans la cavité pleurale, ils pourront aussi donner naissance à des gaz : il y aura pneumothorax.

Que faut-il pour que l'air puisse pénétrer dans la plèvre ? Un orifice qui fasse communiquer la plèvre avec l'air extérieur.

Le plus souvent cet orifice siège dans le poumon et se produit sous l'influence de deux conditions :

1° *Un défaut de résistance du parenchyme pulmonaire ;*
2° *Une distension exagérée de ce parenchyme.*

Ces deux conditions sont généralement réunies chez le même sujet ; elles semblent toutes deux nécessaires. Le pneumothorax spontané, dit des conscrits, considéré pendant longtemps comme essentiel et indépendant de toutes lésions, est le plus souvent la conséquence d'une tuberculose latente ou méconnue.

Au premier rang, parmi les conditions qui déterminent la diminution de résistance du parenchyme pulmonaire, il convient de placer la **tuberculose pulmonaire**. Sur 918 cas de pneumothorax Biach a trouvé 715 fois la tuberculose et l'on peut dire que 10 % des tuberculeux sont exposés à cet accident.

Il est très aisé de comprendre comment la tuberculose peut diminuer la résistance du poumon. Voici un tubercule ; à sa première période, il est à l'état de granulation grise et dure. Bientôt il se ramollit, son centre subit la dégénérescence vitro-caséeuse. Supposez qu'il soit voisin de la plèvre, il peut s'ouvrir dans une bronche ou une alvéole et dans la plèvre : voilà la communication établie, voilà le pneumothorax créé.

Mais la lésion tuberculeuse peut ne pas s'ouvrir immédiatement dans la plèvre ; si elle est centrale par exemple elle s'ouvre dans une bronche, voilà une caverne. Celle-ci peut augmenter progressivement, la voilà sous la plèvre, elle se rompt dans un effort : le pneumothorax est créé. Le plus souvent, en ce cas, l'irruption d'air s'accompagne d'irruption de germes septiques : il en résulte un pyopneumothorax.

Rappelez-vous, enfin, que la granulation tuberculeuse est généralement entourée d'une couronne d'emphysème vicariant ou compensateur. Si l'une des alvéoles emphysémateuses ectasiées situées sous la plèvre vient à se rompre, le pneumothorax se produit.

Vous comprenez aisément, d'après ce que je viens de vous dire, que le pneumothorax est surtout fréquent à la deuxième période de la tuberculose, quand la granulation se ramollit. C'est en effet *dans le cours de la première année, pendant les premiers mois de la tuberculose pulmonaire* que s'observe cet accident.

C'est surtout dans les poussées aiguës de tuberculose qu'on l'observe. Dans les lésions chroniques, en effet, il se produit presque toujours de la pleurésie chronique concomittante ; celle-ci, par suite de l'épaississement qui en résulte, par suite des adhérences qui en sont la conséquence, s'oppose à la rupture : c'est une barrière opposée à la perforation. C'est ce qui fait que le pneumothorax, dû à la rupture des cavernes, est en somme assez rare. Peu nous importe de savoir si la tuberculose frappe primitivement le poumon où la plèvre dans les cas où se produit le pneumothorax.

Bien après la tuberculose comme facteur étiologique vient l'**emphysème pulmonaire** : c'est ici une vésicule ectasiée sous-pleurale qui se rompt et crée le pneumothorax.

Plus rarement encore, c'est la **gangrène corticale du poumon** qui crée le *locus minoris resistantiae* où, dans un effort, se produira la déchirure qui produira le pneumotharax et surtout le pyopneumothorax.

Autres causes Viennent ensuite les **abcès pulmonaires**, les **ectasies bronchiques**, sources de pyopneumothorax, les **kystes hydatiques du poumon**, cause d'hydropneumothorax, les **infarctus pulmonaires**, le **cancer du poumon**.

Distension pulmonaire. Dans tous ces cas, la lésion crée le point faible où se fera la déchirure lorsque se produira la distension exagérée du poumon. Cette distension pulmonaire est presque toujours la résultante d'un *effort*, acte dans lequel le poumon, préalablement distendu par une inspiration forcée, est soumis à une compression expiratoire maxima.

Cet effort est bien manifeste dans les *quintes de toux*, celles de la coqueluche en particulier, dans les *vomissements*, l'acte de jouer d'un instrument à vent, etc...

On retrouve encore l'effort respiratoire dans l'accès d'asthme, la marche précipitée, la chûte d'un lieu élevé, etc...

C'est précisément dans ces conditions que se produit le pneumothorax, et presque tous les malades vous diront : « c'est à l'occasion d'un effort quelconque que les accidents ont fait leur apparition. »

Mais ce n'est là qu'une modalité du pneumothorax qu'on pouvait désigner sous le nom de **pneumothorax d'origine pulmonaire**.

Il est des cas tout à fait distinct où le **pneumothorax est consécutif à une lésion de la plèvre.**

Pneumothorax d'origine pleurale. Voici un malade atteint de pleurésie purulente. Le processus inflammatoire peut aboutir à l'ulcération du poumon ou de la paroi thoracique, le liquide s'évacue par une bronche (fistule bronchopulmonaire) ou par la peau (fistule cutanée). Par la fistule, l'air peut pénétrer, et voilà le pneumothorax.

Pneumothorax d'origine pariétale. Pneumothorax traumatique. L'orifice peut siéger sur la paroi thoracique. C'est ce qui se passe dans le **pneumothorax traumatique.**

Cet orifice peut être créé brutalement par une plaie pénétrante de poitrine : coup d'épée, mettant en communication la plèvre et l'extérieur par perforation cutanée, la plèvre et une bronche par coup de feu, fracture de côte, etc. En ce dernier cas, la pointe de la côte fracturée peut agir soit en déchirant la peau et les parties molles jusqu'à la plèvre, soit en déchirant le poumon. On peut aussi incriminer la pointe du trocart dans la thoracentèse. Dans quelques cas la déchirure pulmonaire peut se produire dans un traumatisme thoracique sans plaie pénétrante, sans fracture de côte, par simple compression du thorax et du poumon sous-jacent. Celui-ci comprimé, peut éclater comme un ballon d'enfant que l'on serre entre les mains. Il en résulte une déchirure, un pneumothorax.

On peut voir aussi le pneumothorax succéder à l'ouverture, à l'extérieur et dans la plèvre d'un **abcès de la paroi** surtout d'un **abcès froid d'origine ganglionnaire ou costale**. En ces cas il s'agit presque toujours de pyopneumothorax.

Le **pneumothorax peut être d'origine médiastinale**. Ceci se voit quand un **cancer de l'œsophage** s'ulcère dans la plèvre et fait communiquer la cavité pleurale et l'œsophage, ceci s'observe encore lorsqu'un **cathétérisme œsophagien maladroit** perfore ce conduit et vient s'engager dans la plèvre. Ceci s'observe enfin dans les cas **d'adénopathie hilaire** : un ganglion caséifié peut s'ouvrir à la fois dans une bronche et dans la plèvre. Dans tous ces cas il s'agit d'ordinaire de pyopneumothorax.

Le **pneumothorax peut être enfin d'origine abdominale**. C'est un abcès sous-phrénique d'origine gastrique, hépatique ou périnéphrétique qui, après s'être ouvert dans la plèvre, ulcère le poumon et s'ouvre au dehors.

Vous voyez combien nombreuses et complexes sont les causes du pneumothorax : rappelez-vous seulement que *c'est la tuberculose qui est le plus souvent en cause*.

Toutes ces notions sont aujourd'hui solidement acquises. L'histoire du pneumothorax n'est pourtant pas bien vieille.

Dans une première période Itard et Laënnec en donnent la description clinique.

Dans la seconde, phase clinique, on s'attache à rassembler tous les éléments du diagnostic : nous signalons ici les noms de Graves, Stokes, Hérard, ceux de Jaccoud et de Potain.

La troisième période est une période expérimentale. On s'attache à reconnaître les causes et la pathogénie du pneumothorax ; on cherche à expliquer le mécanisme de ses symptômes révélateurs : citons les noms de Weil, de Gilbert et Roger, de Wintrich, de Demarquay et Lecomte et la monographie de M. Galliard.

Voici la communication établie entre l'air extérieur et la cavité pleurale :

Qu'est-ce qui va se passer ?

I. — Si la cavité est libre, l'air la remplira toute entière : le **pneumothorax est généralisé**.

Si, au contraire, elle a été préalablement enflammée, si il y a des adhérences établies entre ces deux feuillets et circonscrivant des loges, le pneumothorax n'occupera qu'une de ces loges : il sera **partiel**.

II. — Une fois la communication établie, l'orifice peut rester béant : le **pneumothorax est ouvert**. Ou bien il se ferme aussitôt, soit spontanément, soit parce que la pression intra-pleurale comprime le poumon et ferme l'orifice : le **pneumothorax est fermé**. Ou bien enfin, l'orifice, terminé en clapet, s'ouvre pendant l'inspiration, se ferme pendant l'expiration : le **pneumothorax est dit à soupape**.

Ces considérations sont des plus importantes.

Dans le **pneumothorax ouvert**, l'air entre à chaque inspiration, ressort à chaque expiration, la tension intra-pleurale ne dépasse pas la tension atmosphérique, *les accidents atteignent bientôt leur maximum, puis restent stationnaires*.

Dans le **pneumothorax fermé**, la tension intra-pleurale est variable, elle oscille entre — 7 dans l'inspiration et + 3 dans l'expiration. Le gaz contenu dans la plèvre se résorbe et *les accidents ne tardent pas à diminuer*. Mais l'orifice peut se rouvrir et le pneumothorax fermé peut se transformer en pneumothorax ouvert ou à soupape.

Dans le **pneumothorax à soupape**, l'air entre à chaque inspiration, mais ne ressort pas. La quantité va donc en augmentant jusqu'à ce que la pression intra-pleurale soit suffisamment élevée pour s'opposer à l'entrée d'une nouvelle quantité d'air. C'est dire que la tension est d'ordinaire très élevée (de — 1 à + 6). *Les accidents iront donc en progressant*.

Suivant que vous serez en présence de tel ou tel de ces trois états, la composition du gaz contenu dans la plèvre variera, il est aisé de le comprendre.

Voici un pneumothorax ouvert ; le gaz contenu dans la plèvre est en communication facile avec l'air atmosphérique : il en aura donc la composition ; c'est ce qui se passe, en effet, et dans ces cas on trouve moins de 5 °/₀ d'acide carbonique.

Voilà, au contraire, un pneumothorax fermé, le gaz est isolé de l'extérieur. Or, quand on injecte de l'air dans la plèvre, on voit la teneur en oxygène diminuer, alors que celle en acide carbonique va en augmentant. Rodet et Pourrat l'ont démontré expérimentalement. C'est ce qui se passe dans le pneumothorax fermé : le gaz contenu dans la plèvre renferme plus de 10 °/° d'acide carbonique. L'azote existe dans ces gaz ; on y trouve de l'hydrogène sulfuré dans les cas de pyopneumothorax.

Ces considérations sont importantes pour le diagnostic. Mais l'air entraîné dans la plèvre n'est pas souvent aseptique : il est chargé de germes. Ceux-ci peuvent, du reste, y être déversés par la lésion même qui a favorisé la production de l'emphysème.

Ces microbes vont pulluler, la plèvre va s'enflammer, il se produira un exsudat purulent : **Pyopneumothorax**; il est dû au bacille de Koch ou aux microbes pyogènes ordinaires.

Il peut rester séro-fibrineux, c'est l'**hydropneumothorax** : il est souvent dû alors au bacille de Koch ou plus rarement à d'autres germes. Ce liquide s'accumule dans les parties déclives.

La quantité d'air introduite dans la plèvre est variable : elle oscille entre 500 c. c. à plusieurs litres.

Cet air refoule le poumon vers le hile, il peut refouler le médiastin, le cœur, le diaphragme, le foie, la rate et l'estomac exactement de la même manière manière qu'un épanchement liquide.

Pratiquons l'autopsie d'un malade mort de pneumothorax.

A peine enfonçons-nous le couteau dans un espace intercostal, que nous percevons un sifflement plus ou moins intense et prolongé, dû à l'irruption de l'air enfermé dans le thorax. Mettons une allumette devant l'orifice, elle est éteinte. En cas de pneumothorax pariétal, nous retrouvons la fistule. En même temps, l'hémithorax s'affaisse.

Ouvrons le thorax.

Ou bien la cavité pleurale est libre dans toute son étendue, le poumon est rétracté, refoulé vers le hile : le pneumothorax est généralisé. On peut trouver du pus ou du liquide séro-fibrineux, et en ce cas, la plèvre peut présenter les lésions de la pleurésie purulente ou séreuse.

Ou bien la cavité est cloisonnée, il y a des brides allongées ou des adhérences solides entre les deux feuillets de la plèvre : le *pneumothorax* est partiel ou cloisonné.

La plèvre présente des lésions qui varient suivant la cause du pneumothorax, et l'on retrouve la fistule médiastinale, pariétale ou abdominale par où s'est produit le pneumothorax.

Prenons le poumon, insufflons-le sous l'eau. Nous voyons alors sortir des bulles d'air qui remontent à la surface et nous font préciser le siège de la perforation. Celle-ci peut siéger partout. Chez les tuberculeux, elle siège ordinairement sur le bord inférieur et antérieur du lobe supérieur, au niveau de l'encoche qui correspond au péricarde.

La perforation est unique ou multiple.

Elle a des dimensions variables; tantôt elle est fissuraire, tantôt circulaire, tantôt irrégulière. Elle est grosse comme un grain de mil, une noisette ou une noix.

Son trajet est variable. Tantôt très court, il peut, en certains cas, former une véritable fistule plus ou moins irrégulière et anfractueuse, oblitérée ou ouverte, parfois masquée par une fausse membrane.

Ce poumon, refoulé sur son hile, est ordinairement rétracté et se présente comme un moignon informe recouvert de fausses membranes épaisses, si la lésion est ancienne.

Il est dense, sclérosé ou atélectasié et peut présenter l'une des lésions que nous avons décrites comme cause du pneumothorax : tuberculose, emphysème, gangrène, ectasie bronchique, etc..

Le pneumothorax peut-être double. Le poumon opposé est ordinairement lésé lorsqu'il s'agit de tuberculose; il peut être sain dans les autres cas.

Étude clinique. Le pneumothorax peut survenir dans le cours d'une santé parfaite lorsqu'il est traumatique ou quand il constitue un accident primitif dans la bacillose jusqu'alors méconnue.

Bien plus souvent l'histoire de votre malade vous apprendra qu'il était déjà atteint d'accidents pulmonaires ou pleuraux (emphysème, gangrène, ectasie bronchique, abcès, kyste hydatique) ; qu'il souffrait du cœur (infarctus), qu'il avait une lésion de la paroi thoracique ou qu'il éprouvait des symptômes abdominaux, gastro-intestinaux. Parfois le début est insidieux et se fait à *Début brusque* la suite d'une vomique par exemple. Dans presque tous ces cas le **début du pneumothorax est brusque** et cette brusquerie même doit vous mettre sur la voie du diagnostic.

Vous êtes appelés subitement auprès d'un malade qui, parfois sans cause, le plus souvent après un effort, une quinte de toux, a *Violente douleur thoracique.* ressenti une **violente douleur thoracique** ; une sensation de déchirure interne, analogue à celle qu'on éprouverait en recevant un coup de pistolet ou un coup de poignard.

Cette douleur l'étreint parfois comme une ceinture de fer ou affecte les caractères d'un point de côté sous mammaire ou axillaire s'irradiant vers l'épaule, l'épigastre ou les lombes. Elle est parfois si violente qu'elle amène la syncope ou la mort subite.

Cette douleur peut rester stationnaire (surtout dans le pneumothorax ouvert) ; elle peut diminuer (dans le pneumothorax fermé en particulier), elle peut aller en augmentant (dans le pneumothorax à soupape).

Dyspnée. Cette douleur s'accompagne d'une **dyspnée** des plus accentuées en général.

Assis sur son lit, entouré d'oreillers, le malade, les yeux brillants et injectés, les pommettes rouges, le facies vultueux, étouffe littéralement. Les lèvres sont cyanosées, les ailes du nez battent d'une façon désordonnée. Le patient écartant les bras du corps, se cramponnant aux draps, fournit de la sorte un solide point d'appui à ses muscles respiratoires accessoires, les jugulaires sont turgescentes et parfois animées de pulsations, le pouls est petit, mou, rapide et dépressible.

Profondément angoissé par cette soif d'air qui l'épouvante votre malade réclame de vous un soulagement pressant.

Voussure de l'hémithorax. Découvrant alors le thorax vous constatez qu'une moitié du thorax, le plus souvent celle de gauche, celle qui est surtout douloureuse, est **augmentée de volume.** Vous vous en rendrez compte en mesurant à l'aide du mètre à ruban les deux hémithorax. **L'appendice**

— 633 —

xyphoïde est dévié du côté atteint (signe du cordeau). Si la voussure est énorme et déjà ancienne, vous noterez l'existence de **vergetures et de circulation collatérale. Ce côté est immobile.**

Les **vibrations vocales** sont supprimées dans tout le côté malade.

Celui-ci est **hypersonore.** Cette hypersonorité est considérable et revêt les caractères du tympanisme grave ou du tympanisme très élevé, aigu, simulant la matité; c'est ce qu'on appelle l'**atympanisme** (ceci s'observe surtout dans le pneumothorax à soupape).

Quand le pneumothorax est ouvert et communique librement avec une grosse bronche, le son est plus haut quand le malade a la bouche ouverte ou fait une grande inspiration, plus bas lorsque la bouche est fermée ou pendant l'expiration.

Le doigt qui percute se rend compte aisément que l'**élasticité thoracique est plus nette** encore qu'à l'état normal.

Appliquez votre oreille sur le thorax vous constatez ainsi :

1° **La suppression du murmure vésiculaire.**

2° **Un retentissement énorme de tous les bruits pulmonaires ou extra-pulmonaires,** râles, toux, voix, souffle, bruit de déglutition, bruits gastriques, battements du cœur : tous sont renforcés par la caisse de résonnance aérienne constituée par la plèvre et prennent un **timbre amphorique.** On dirait que le malade parle, tousse à l'ouverture d'une grande cruche. Si, pendant que vous auscultez, un aide percute à l'aide d'un sou, un autre sou appliqué sur le thorax, en avant vous entendrez un retentissement spécial, véritable **bruit d'airain** qui est presque pathognomonique.

Parfois enfin, vous entendrez certains bruits comparables à celui que fait un grain de plomb tombant dans une coupe en argent : c'est le **tintement métallique.** Ce bruit était dû, d'après Laennec, à une goutte de liquide tombant du poumon au fond du thorax à la surface du liquide; d'après Beau il serait dû à l'air s'échappant d'une fistule située au-dessous du liquide et remontant à la surface. Mais le bruit peut se produire sans qu'il y ait de liquide dans la plèvre. Les expériences de Castelneau et de Besnier ont démontré qu'il s'agissait tout simplement de râles et de bruits se produisant dans un poumon entouré d'une cavité remplie de gaz à une forte tension.

Dans quelques cas on entend un **bruit de fistule,** gargouillement métallique analogue à celui que produit l'eau qui jaillit en bouillant. Ce bruit est inspiratoire ou expiratoire; il occupe parfois les deux temps.

En présence de ces constatations, l'hésitation n'est pas possible.

Abolition des vibrations

Hypersonorité thoracique.

Abolition du murmure vésiculaire.
Timbre amphorique des bruits.

Bruit d'airain.

Tintement métallique.

Bruit de fistule.

Il n'y a que le pneumothorax qui soit capable de produire un tel complexus symptomatique.

Du côté opposé le poumon peut présenter le schéma de suppléance S + V + R + ou les signes d'une lésion quelconque : tuberculose, emphysème, etc., qui, le plus souvent, est la cause du pneumothorax du côté opposé.

Les viscères sont déplacés comme dans les épanchements pleurétiques. Le cœur est refoulé à droite et tend à devenir vertical dans le pneumothorax gauche ; si celui-ci siège à droite, le cœur sera refoulé à gauche.

Le foie est abaissé ; l'estomac et la rate diversement déplacés.

Evolution. — Pneumothoráx fermé.

Quelle va être l'évolution de la maladie ? Elle varie suivant les cas.

Dans le **pneumothorax fermé** la douleur se calme bientôt, la dyspnée diminue peu à peu, les phénomènes asphyxiques disparaissent. Les signes physiques s'atténuent au fur et à mesure que l'air se résorbe, et la **guérison** s'effectue.

La **mort** peut cependant se produire dès le début par *syncope*, par *asphyxie* ou par *asystolie*.

Pneumothoráx ouvert.

Dans le **pneumothorax ouvert** la douleur persiste plus longtemps, l'oppression et les phénomènes asphyxiques se calment et disparaissent plus lentement. Les signes physiques persistent.

On voit alors se produire l'hydro ou le pyopneumothorax qui, s'ils ne sont pas énergiquement traités, amèneront la mort.

Celle-ci peut encore survenir par syncope, asphyxie ou asystolie.

La **guérison** est cependant possible, la fistule peut s'oblitérer et le pneumothorax guérit.

Pneumothorax à soupape.

Dans le **pneumothorax à soupape** la dyspnée va ordinairement en augmentant jusqu'à l'orthopné et l'asphyxie. Le facies se cyanose, les extrémités se refroidissent, se recouvrent de sueurs visqueuses ; le pouls est petit, faible, misérable, irrégulier et la mort survient bientôt.

Rarement la fistule peut se fermer et le pneumothorax guérit. Elle peut s'ouvrir et le pneumothorax reste alors ouvert : il a alors le pronostic de cette dernière variété.

Pneumothoráx double.

Lorsque le **pneumothorax** est **double** l'asphyxie est ordinairement rapide et les malades succombent soit sous son influence, soit par le cœur.

Hydropneumothorax.

Le plus souvent le pneumothorax se complique, un épanchement séreux ou purulent se collecte : c'est l'**hydropneumothorax** ou le

pyopneumothorax. Nous retrouvons alors les mêmes symptômes fonctionnels, les mêmes signes physiques, mais à la base apparaissent quelques nouveaux signes. Au-dessous de la zône tympanique on trouve une **matité** plus ou moins élevée, augmentant parfois de jour en jour et limitée par une ligne horizontale ou convexe en haut. Cette matité se déplace, on trouve le dénivellement.

Saisissez à pleines mains le thorax du malade ; approchez-en l'oreille et donnez une ou deux secousses brusques : vous entendez alors un clapotement analogue à celui qu'on produit en agitant de la même façon un baril à moitié plein de liquide : c'est la **succussion hippocratique**. Ce bruit peut s'entendre à distance. On peut le percevoir à la main. Le malade le produit lui-même en se secouant brusquement. Il faut pour que ce bruit se produise un épanchement non cloisonné.

Dans certains cas on a perçu, quand le malade change brusquement de position, un **bruit de glou-glou** caractéristique.

Dans ces cas, vous le comprenez aisément, si l'orifice de communication reste ouvert, le liquide collecté peut s'écouler au dehors sous forme de **vomiques**. On voit même des malades se donner une vomique à volonté en se mettant en telle ou telle position, celle où le liquide vient jusqu'à la fistule.

Dans le **pneumothorax partiel** les allures de la maladie sont tout autres. Le début est insidieux, la douleur peu marquée et plus localisée, l'oppression est moins vive. Les signes physiques sont plus localisés, soit en haut : **pneumothorax partiel supérieur** ; soit en bas : **pneumothorax partiel inférieur** très rare.

On trouve alors une **voussure limitée** plus ou moins accentuée au niveau de laquelle la la sonorité est **tympanique** et peut donner le bruit de pot fêlé.

Les **vibrations vocales** sont abolies, le murmure vésiculaire est diminué, on entend un **souffle amphorique**, des **gargouillements** ; la voix et la toux revêtent le **timbre caverneux** ; on note la pectoriloquie aphone.

L'évolution en ce cas est variable. L'air peut se résorber et le pneumothorax guérit.

Il peut se produire concurremment du pus ou du liquide séreux : celui-ci peut s'enkyster ou s'évacuer au dehors par une ou plusieurs vomiques. En ce cas on trouve quand la cavité est pleine : la matité, les vibrations abolies, du gargouillement.

Le pneumothorax généralisé est aisé à reconnaître : la voussure,

Pyopneumothorax.

Pneumothorax partiel.

Diagnostic.

le tympanisme, l'abolition des vibrations, le timbre amphorique des bruits qui se forment à ce niveau, le bruit d'airain, le tintement métallique ne laissent aucun doute à ce sujet.

Emphysème. — Seul l'**emphysème** pourrait prêter à confusion : mais il est d'habitude *bilatéral; les déformations thoraciques sont bien localisées. Le murmure vésiculaire est aboli ou ne perçoit ni timbre amphorique, ni bruit d'airain, ni tintement métallique.*

Il est bien plus difficile de distinguer le pneumothorax partiel. Celui-ci doit être différencié : 1° des cavernes pulmonaires; 2° des abcès sous-phréniques.

Cavernes pulmonaires. — Il est bien difficile de distinguer le pneumothorax partiel d'une vaste **caverne pulmonaire.**

Rappelez-vous cependant qu'au niveau de la caverne le *thorax est ordinairement rétracté*, affaissé et non pas voussuré comme dans le pneumothorax.

Les vibrations vocales sont conservées à ce niveau.

Le malade crache en abondance et dans ces crachats nummulaires vous trouverez des *éléments pulmonaires* (fibres élastiques) ou des débris d'hydatides.

La constatation de *signes cavitaires ou de signes de ramollissement du côté opposé* vous feraient pencher vers l'hypothèse de cavernes tuberculeuses.

Abcès sous-phréniques. — Les **abcès sous-phréniques** sont aussi difficiles à reconnaître. Vous vous baserez pour y parvenir :

1° Sur *l'histoire de vos malades.* Ils vous apprendront que depuis longtemps ils souffrent d'affections gastro-intestinales ou hépatiques.

2° Sur *l'absence de toux et d'expectoration.*

3° Sur la *déformation thoracique surtout marquée à la base et en coup de hache.*

4° Sur les *déplacements de la matité* qui s'abaisse dans l'inspiration forcée.

5° Sur *l'absence de dénivellement dans la limite supérieure*, l'absence de succussion, phénomène qui est rare dans les abcès sous-phréniques.

6° Sur le *déplacement du cœur en haut et à gauche.*

7° Enfin si vous ponctionnez, *le liquide sort avec une pression plus élevée dans l'inspiration, plus faible dans l'expiration :* c'est le contraire de ce qui se passe dans les épanchements pleurétiques.

Dans certains cas de pyopneumothorax d'origine abdominale le diagnostic est impossible.

Enfin dans certains cas de pleurésie avec épanchement ou d'hydrothorax vous serez parfois embarrassé.

La constatation de la succussion hippocratique et des signes amphoriques dans la zône sus-liquidienne suffirait pour rectifier le diagnostic et vous faire admettre l'hydro ou le pyopneumothorax.

Une fois le diagnostic de pneumothorax porté vous chercherez s'il est ouvert, fermé ou à soupape.

On ne peut avoir que des présomptions.

Si la dyspnée est extrême, les signes d'asphyxie très marqués, la sonorité très élevée, si les signes stéthoscopiques sont maximas, le déplacement des organes très prononcé, si tous ces phénomènes vont en s'accentuant, pensez au **pneumothorax à soupape**. En ce cas une ponction capillaire vous apprendrait que la tension intra-pleurale est élevée, supérieure à celle de l'atmosphère ; les gaz évacués renfermeraient plus de 5 % de CO_2.

Si la poitrine est moins dilatée, le tympanisme moins aigu, si les phénomènes restent stationnaires : pensez à un **pneumothorax ouvert**. En ce cas la tension intra-pleurale égale celle de l'atmosphère, il y a moins de 5 % de CO_2 dans le gaz obtenu.

Si les symptômes sont moins acccentués encore et s'amendent progressivement, pensez au **pneumothorax fermé** : la tension intra-pleurale est négative, il y a plus de 10 % de CO_2 dans le gaz retiré.

Il vous faudra ensuite déterminer s'il y a du liquide, si le liquide collecté est séreux ou purulent. Ce sera bien difficile avant la ponction.

S'il y a de la fièvre, si la courbe thermique décrit de grandes oscillations, si l'état général est grave, vous pouvez affirmer que le liquide est purulent ; dans le cas contraire il y a hydropneumothorax. Seule la ponction exploratrice vous donnera la certitude.

Ceci fait, vous rechercherez la cause du pneumothorax.

Songez de suite à la **tuberculose** ; et, pour vous en convaincre, recherchez soigneusement :

1° *Les antécédents héréditaires bacillaires.*

2° *Les manifestations tuberculeuses que le malade a pu avoir, celles qu'il peut actuellement présenter.*

3° Étudiez avec soin *l'histoire de la maladie* : vous apprendrez que le patient, avant son pneumothorax, maigrissait, perdait ses forces, toussait et crachait.

4° Examinez avec soin *le poumon du côté sain*, vous y trouverez parfois des manifestations pulmonaires.

5° Enfin, *l'examen des crachats, leur inoculation au cobaye, le séro-diagnostic* lèveraient tous les doutes.

Emphysème. La tuberculose étant éliminée, recherchez si l'**emphysème** n'est pas en cause. L'examen du poumon vous suffira en ce cas.

Autres causes Recherchez enfin les signes de gangrène, d'abcès du poumon, ceux de la dilatation des bronches, de l'infarctus, du cancer pleuro-pulmonaire.

Pensez à l'existence d'une pleurésie purulente antécédente évacuée au dehors : la vomique vous mettra ici sur la voie du diagnostic ; elle précède les accidents du pneumothorax.

Le pneumothorax d'origine pariétale sera facilement reconnu par la simple inspection de la poitrine.

Enfin, l'existence de troubles gastro-intestinaux précédant l'apparition du pneumothorax, l'examen positif des organes abdominaux vous porteraient à penser au pneumothorax d'origine abdominale.

Pronostic. Le **pronostic** du pneumothorax doit se baser sur bien des considérations :

1° *Sur la variété en présence de laquelle on se trouve ;* voici quel est l'ordre de gravité croissante de ces diverses espèces : pneumothorax fermé, ouvert, à soupape et double ;

2° *Sur la cause du pneumothorax.* C'est toujours un accident grave, mais il est plus sérieux lorsqu'il est dû à certaines causes.

Il est extrêmement grave lorsqu'il est dû à la gangrène corticale du poumon, à la rupture d'une ectasie bronchique, d'un kyste hydatique ou d'un infarctus suppurés, d'un abcès pulmonaire, lorsqu'il est d'origine abdominale ou médiastinale.

Il est très grave quand il est dû à un kyste hydatique non suppuré, à une pleurésie purulente, lorsqu'il est d'origine pariétale.

Il est grave lorsqu'il est dû à l'emphysème pulmonaire.

Chez les tuberculeux, sa gravité est variable. Lorsqu'il survient à la 3ᵉ période, il est très grave. Plus tôt, sa gravité est moindre ; on a même prétendu qu'en certains cas, l'hydropneumothorax constituait une complication favorable, capable d'enrayer l'évolution de la tuberculose. Il est de fait qu'en certains cas, on voit survenir un temps d'arrêt dans l'évolution de la lésion bacillaire. Il ne faut pas néanmoins s'exagérer cette influence favorable, ce n'est ordinairement qu'un arrêt passager.

3° Le pronostic est variable *suivant la forme du pneumothorax.* Il est de plus en plus grave suivant qu'il est simple, suivant qu'il y a hydropneumothorax ou pyopneumothorax.

4º Vous baserez votre pronostic sur *l'état du poumon du côté opposé* : et sa gravité sera d'autant plus grande que les lésions de ce côté seront plus étendues et plus profondes ; s'il est sain, on peut voir une survie de plusieurs années.

5º Sur *l'état du cœur*. La dilatation du cœur droit est toujours à redouter : si la tension artérielle est faible, si les battements du cœur sont sourds ou irréguliers, si le pouls est mou et dépressible, redoutez l'asystolie.

6º Sur *l'état général* du sujet qui mesure assez exactement sa force de résistance.

7º Sur *l'ancienneté de la lésion :* plus vous interviendrez tôt, plus vous aurez des chances de réussir.

Comment interviendrez-vous ?

Vous chercherez tout d'abord à calmer les accidents aigus : c'est là le plus pressé ! Une ou plusieurs injections de morphine calmeront la douleur et la dyspnée.

Les ventouses scarifiées, les inhalations d'oxygène agiront dans le même sens. Si le cœur faiblit, injectez la caféine ou l'éther.

Sous l'influence de ce traitement, l'amélioration qui se produira peut être définitive et les accidents peuvent se calmer.

S'ils vont en progressant, vous n'avez qu'un recours, la **thoracenthèse** (1). Celle-ci s'impose dès qu'il y a menace d'asphyxie, et surtout quand le pneumothorax siège à gauche. *Il n'y a pas de contre-indications.*

Vous pratiquerez la thoracentèse avec les précautions et en suivant les règles indiquées précédemment.

Une seule thoracentèse peut suffire et amener un amendement des symptômes ; — souvent l'amélioration est passagère. *Ne quittez jamais votre malade avant que le danger ne soit passé.* Si les phénomènes graves recommencent, renouvelez la ponction.

On pourrait, en ce cas, laisser un **trocart à demeure.** Ceci s'impose :

1º Quand il y a emphysème sous-cutané.

2º Quand le pneumothorax est double.

Quelle conduite convient-il de tenir en présence d'un hydropneumothorax ?

S'il est peu abondant, s'il n'y a ni douleur, ni dyspnée intense,

Traitement du pneumothorax.

La thoracentèse.

Traitement de l'hydropneumothorax.

(1) Klinitz. — *Valeur de la ponction dans le pneumothorax.* Th. Paris, 1897.

la thoracentèse est inutile. — On a tout avantage à attendre.

Si le liquide est plus abondant, il convient de ne l'évacuer que lorsqu'on sera autorisé à penser que la fistule est oblitérée, ou que le poumon bridé ne se distendra plus. — Ceci ne se produit qu'en 15 jours à 1 mois. Si cependant la dyspnée est extrême, si l'asphyxie semble proche, *faites la thoracentèse.*

Celle-ci devra être faite avec une prudence extrême. Il faudra vider la plèvre avec lenteur pour éviter que le poumon ne revienne trop rapidement sur lui-même et ne provoque ainsi une nouvelle perforation.

Méthode de Potain. N'évacuez jamais complètement le liquide, ou, pour mieux faire, ayez recours à la **méthode du professeur Potain** qui, au fur et à mesure qu'il évacue le liquide, le remplace par de l'air stérilisé.

On a essayé de s'opposer à la transformation purulente du liquide en injectant 3 à 8 c. c. de liqueur de Van Swieten ou de teinture d'iode iodurée. Je ne vous recommande pas cette pratique qui peut avoir de graves inconvénients (intoxication).

Traitement du pyopneumo-thorax. Dans le **pyopneumothorax**, la ligne de conduite a été très discutée (1). En ce cas, la pleurotomie avec résection costale me semble très admissible, même chez les tuberculeux. Dans tous les autres cas les succès seront presque de règle.

Intervenez *de bonne heure* à l'aide de cette opération et surtout suivant la méthode de Delagenière (2), d'Estlander ou de Quénu.

Il n'y a qu'une seule contre-indication : la tuberculose avancée et étendue du poumon du côté opposé au pneumothorax.

Les résultats de Guermonprez, de Delorme, Lardy, Delagenière, Gérard-Marchant, sont des plus favorables et des plus encourageants.

Dans le pneumothorax double, il convient d'intervenir activement et de ponctionner des deux côtés.

N'oubliez pas, enfin, qu'il faut traiter médicalement l'état général des malades, le tonifier, le suralimenter, lui permettre de vaincre.

(1) Société médic. des Hôpitaux, 13 novembre 1891.
(2) TERRIER et RAYMOND. — *Loc. cit.*

TABLE

TABLE ALPHABÉTIQUE

IMP. H. MOREL, LILLE, 77, RUE NATIONALE